최신

ORAL ANATOMY

구강해부학

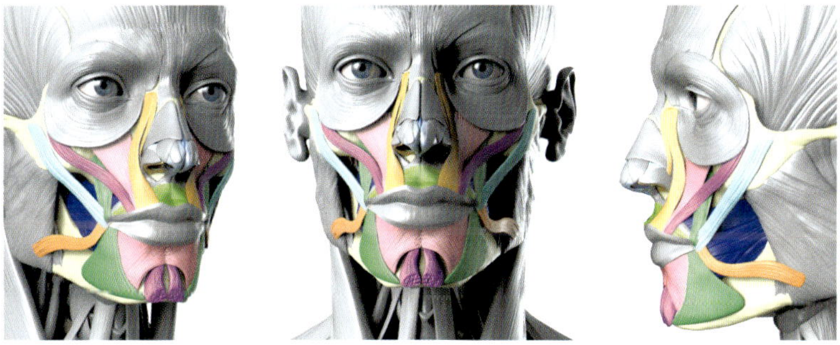

Pacific Books

집필진

- **김종대** 강릉영동대학교 치위생과
- **유기연** 강릉원주대학교 치과대학 해부학교실
- **정보현** 강릉원주대학교 치과대학 해부학교실
- **정은경** 울산과학대학교 치위생과
- **조원길** 연세대학교 원주의과대학 해부학교실

(가나다 순)

머.리.말

구강해부학은 의학 분야에서도 가장 고전적이면서 필수기초학문인 해부학의 한 분야로, 의학분야에서 학문으로서의 가치와 함께 소통을 위한 언어로서의 가치도 가지고 있습니다. 우리 몸에 대한 구조들의 이해를 바탕으로 한 해부학적 용어를 습득하는 것은 또 다른 언어를 배우는 것이라고 할 수도 있겠습니다. 특히나 머리와 목에 관련된 해부학적 내용들은 치의학과 밀접한 관련성이 있기 때문에 인체의 구조적 지식이 필요한 교과목의 이해와 의료현장에서 소통을 위해 치의학 및 치위생학을 공부하는 학생들에게 무엇보다 필수적인 학문입니다.

의학 및 치의학의 여러 분야에서 해부학을 처음 공부하는 학생들은 저자들이 해부학을 배우기 시작했을 때와 마찬가지로 여전히 "해부학은 어렵다!"라고 토로하고 있습니다. 아마도 여러분이 잘 사용하지 않았던 생소한 해부학적용어들을, 그것도 대학에 들어온 초기에 공부하게 되기 때문일 것이라고 생각이 됩니다. 더군다나 머리와 목 부분에는 좁은 부위에 여러 구조들의 밀집도가 매우 높기 때문에 보기만 해도 머리가 어지럽다고 느낄 수 있을 것입니다. 그렇기 때문에 이 책의 초판의 발행에서 가장 중요하게 생각했던 점은 "어떻게 하면 처음 치위생사가 되기 위하여 마음먹고 대학에 들어온 학생들이 구강해부학이라는 학문을 포기하지 않고 끝까지 공부하는 데 도움을 줄 수 있을까?"라는 점이었고, 초판에서부터 책의 구성은 장황한 설명은 배제하고, 상세한 삽화와 잘 요약되어 있는 표를 중심으로 핵심적인 내용만 간략히 담고자 노력하였습니다. 이러한 기조를 바탕으로 이 책은 치위생 구강해부학 학습목표에 근거하여 서론, 두개골, 두경부의 근육, 악관절, 구강, 두경부의 혈관 및 신경 등의 장으로 구성하였으며, 육안해부학적 내용에 임상현장에서 발생할 수 있는 문제점들을 함께 설명함으로써 흥미와 임상적 시각으로 학습내용을 비추어 볼 수 있는 기회를 제공하고자 하였습니다. 각 장의 말미에는 중요한 내용의 요약 및 용어들을 따로 정리함으로써 내용과 용어 학습의 효율적 측면도 고려하였습니다.

다양한 매체를 통해 해부학적 지식을 배울 수 있는 방법들이 즐비하지만, 여전히 우리 몸의 구조적 지식에 대한 습득은 여전히 학생 여러분 스스로의 몫입니다. 이 책을 공부하는 학생 여러분이 포기하지 않고 마지막 페이지에 다다르는 순간 치위생사라는 직업에 더 한걸음 더 가까이 다가가 있는 여러분을 보게 될 것입니다.

2017년 3월

저자일동

CONTENTS

CONTENTS

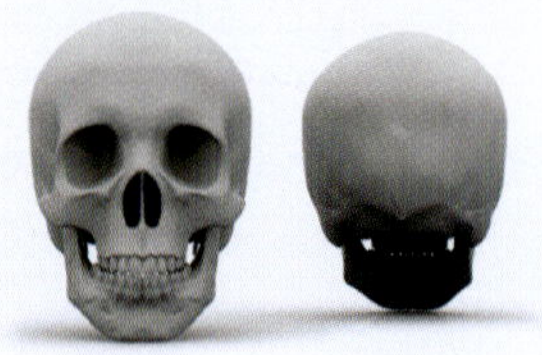

ORAL ANATOMY

01
CHAPTER

서 론

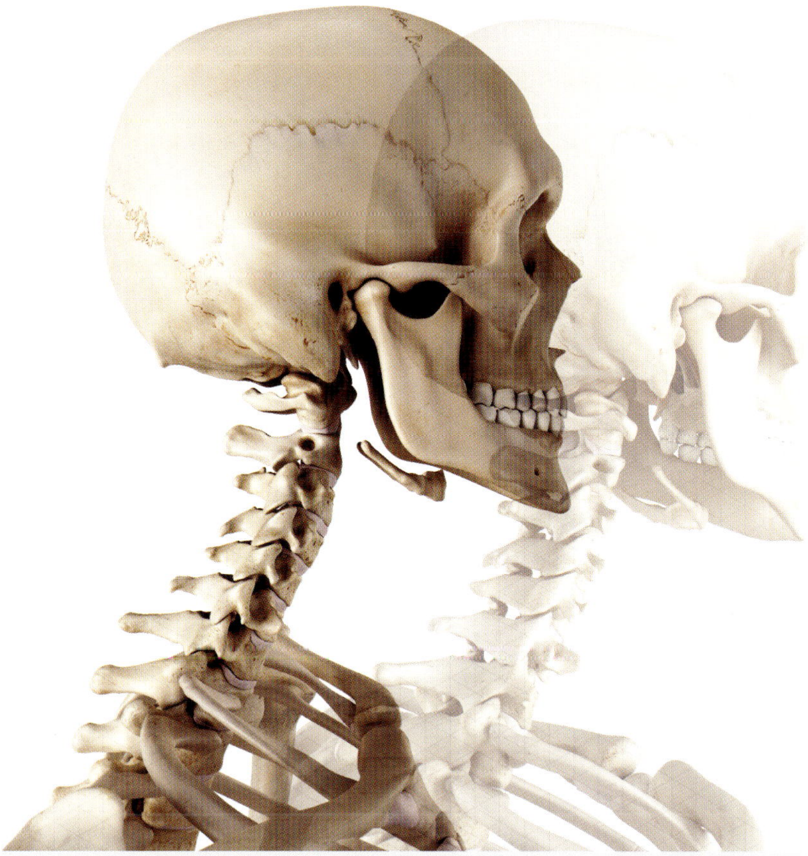

학/습/목/표

- 해부학을 분류하고 설명할 수 있다.
- 해부학적 자세의 정의에 대해 설명할 수 있다.
- 해부학에서 인체의 기준이 되는 가상적인 절단면의 종류를 설명할 수 있다.
- 해부학에서 위치와 방향을 나타내는 용어를 설명할 수 있다.
- 구강해부학의 정의와 범위를 설명할 수 있다.
- 두경부의 부위를 구분할 수 있다.

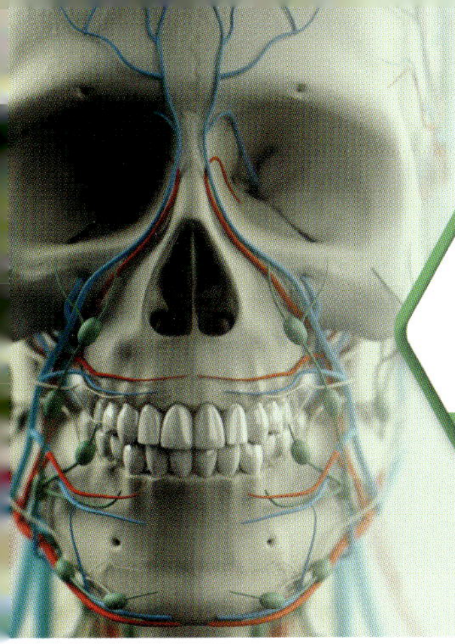

01 CHAPTER

서 론

ORAL ANATOMY

1 해부학의 개념

해부학(anatomy)은 그리스어의 anatomia에서 유래한 단어로, '조각조각 분해하다'라는 의미를 갖는 ana와 '자르다'라는 의미를 갖는 tomy의 합성어이다. 해부학은 생물의 형태나 구조를 연구하는 학문으로 연구방법에 따라 맨눈해부학(육안해부학, Gross anatomy), 현미경해부학[Microscopic anatomy; 조직학(Histology)], 발생학(Embryology 또는 Developmental anatomy) 등으로 나뉜다.

1) 육안해부학

육안해부학(gross anatomy)은 사람의 눈으로 보이는 형태나 구조를 연구하는 해부학으로 응용해부학, 계통해부학, 국소해부학 등이 있다.

- **응용 또는 임상해부학(applied or clinical anatomy)** : 의학 및 치의학 전 분야의 임상적인 문제와 관련된 해부학을 다룬다(예, 외과해부학, 법의해부학, 운동해부학, 병리해부학, 방사선해부학).
- **계통해부학(systemic anatomy)** : 몸을 각 계통별로 구분하여 연구하고 설명한 것으로 이러한 연구방법은 실제로 연구보다는 대학의 해부 교과과정에 이용된다(예, 골학, 근육학 등).
- **국소해부학(regional anatomy)** : 몸을 부위별로 여러 부분으로 나누어 여러 계통이 포함된 몸의 구조들 간의 관련성 연구하는 것으로, 이 연구방법은 직접 해부를 하거나 해부된 표본을 이용하는 해부 실습과정에 이용된다.

2) 조직학

조직학(histology)은 광학현미경으로 관찰할 수 있는 기본조직과 세포골격의 범위에서부터 전자현미경을 이용하여 관찰할 수 있는 조직과 세포의 미세구조 범주까지 사람의 조직을 연구하는 학문을 말한다. 조직학적 기술과 연결된 생화학적 기술은 조직화학과 면역세포화학적 연구를 가능하게 하였다.

3) 발생학

발생학(embryology)은 정자와 난자가 만나 형성된 수정란이 모체의 자궁 속에서 착상이 되고, 성장하여 태아가 된 후 출생 전까지의 과정을 연구하는 학문으로 몸 구조들의 크기, 복잡성, 형태 및 기능이 시기(stage) 및 나이(age)에 따라 변하면서 바뀌는 것을 연구하여 설명한 것으로 발생단계에 따라 태생 전 발생(prenatal development)과 태생 후 발생(postnatal development)으로 구분한다.

- **태생 전 발생(prenatal development)** : 수정에서 출생까지의 각 발생 단계를 다룬다.
- **태생 후 발생(postnatal development)** : 출생 후 유아, 아동, 청소년기와 성인의 형태변화와 기능을 다룬다.

2 해부학적 자세

인체의 해부학적 자세(anatomical position)는 똑바로 서서 눈은 정면을 바라보며, 팔은 몸통 옆으로 내려 손바닥이 앞을 향하며 두 발을 모아 발끝이 앞을 향한 자세이다. 이 자세를 기본으로 하여 4개의 다른 면에 따라 대상을 나누고 이 면을 따라 용어를 설명한다〈그림 1-1〉.

3 해부학 용어

인체해부학과 관련된 용어는 기초와 임상과학에서 그 의미를 전달하기 위해 정확한 기준이 있어야 하며 어느 분야에서나 소통되어야 한다. 정확한 용어는 다른 구조와 구별되며, 일관되며 정확하게 위치관계를 알 수 있어야 한다.

1) 절단면 용어

인체를 여러 부분으로 나눌 때 기준이 되는 가상의 단면으로 시상면, 관상면, 가로면 등이 있으며 시상면, 관상면, 가로면은 서로 직각을 이룬다〈그림 1-2〉.

- **시상면(sagittal plane)** : 인체를 좌-우로 나누는 수직면을 말한다. 정중앙에 해당되는 것을 정중면(median plane)이라 하며, 이 면을 기준으로 몸은 좌우대칭이 된다. 정중면은 시상봉합(sagittal suture)을 지나며, 시상면은 시상봉합에 평행하다.

- **관상면(coronal plane) 또는 전두면(이마면, frontal plane)** : 인체를 전-후로 나누는 단면으로 두개골의 관상봉합(coronal suture)을 지나거나 평행하다.
- **횡단면(가로면, transverse plane) 또는 수평면(horizontal plane)** : 인체를 상-하로 나누는 단면을 말한다.

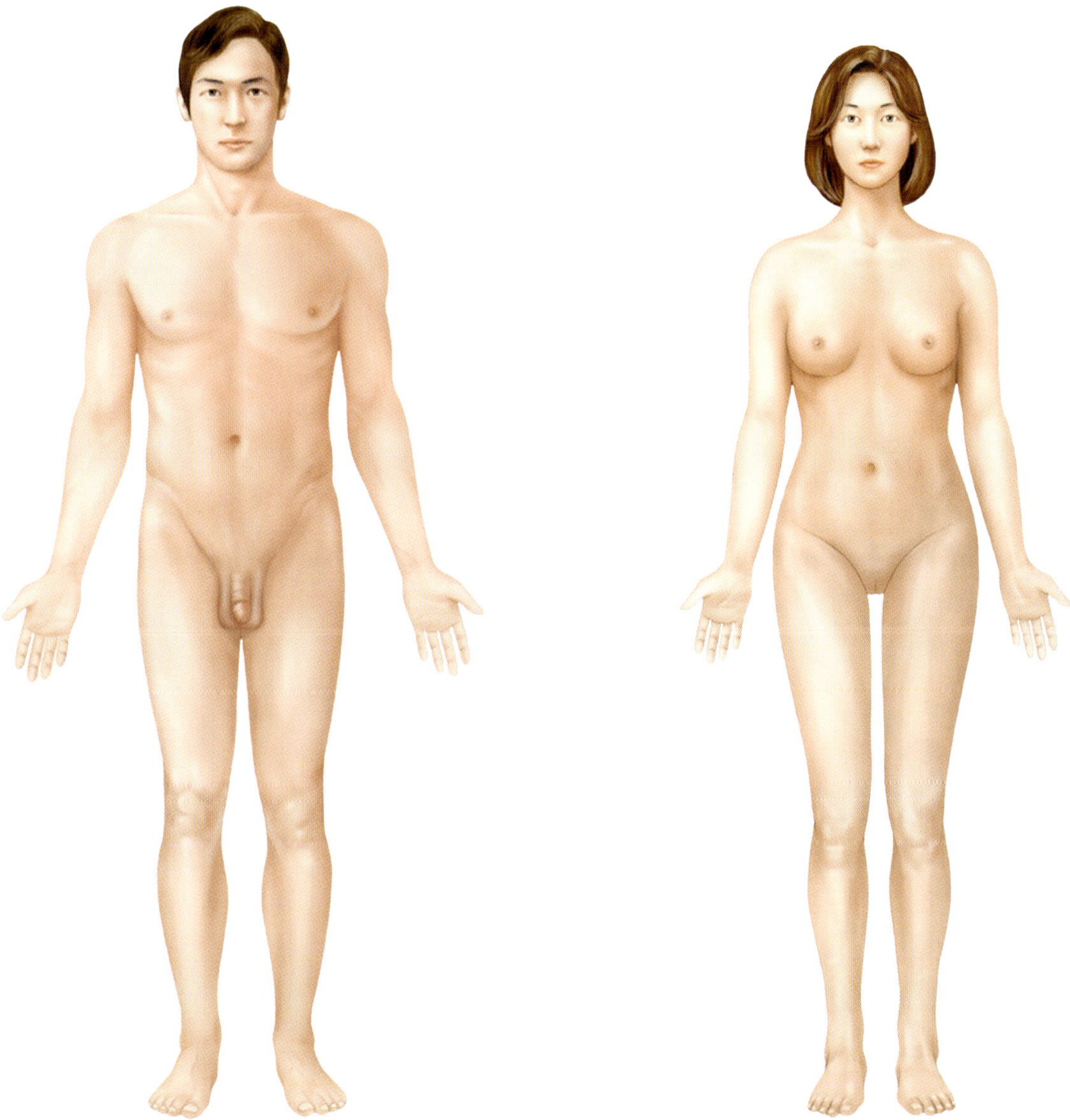

그림 1-1 인체의 해부학적 자세

2) 방향 및 위치 용어 〈그림 1-3〉

- **내측(안쪽, medial)과 외측(가쪽, lateral)** : 정중면에서 가까운 쪽을 내측(medial), 먼 쪽을 외측(lateral)이라 한다.
- **상(위, superior)과 하(아래, inferior)/두측(머리쪽, cranial)과 미측(꼬리쪽, caudal)** : 머리에 가까운 쪽을 상 또는 두측이라 하고, 발에 가까운 쪽을 하 또는 미측이라 한다.

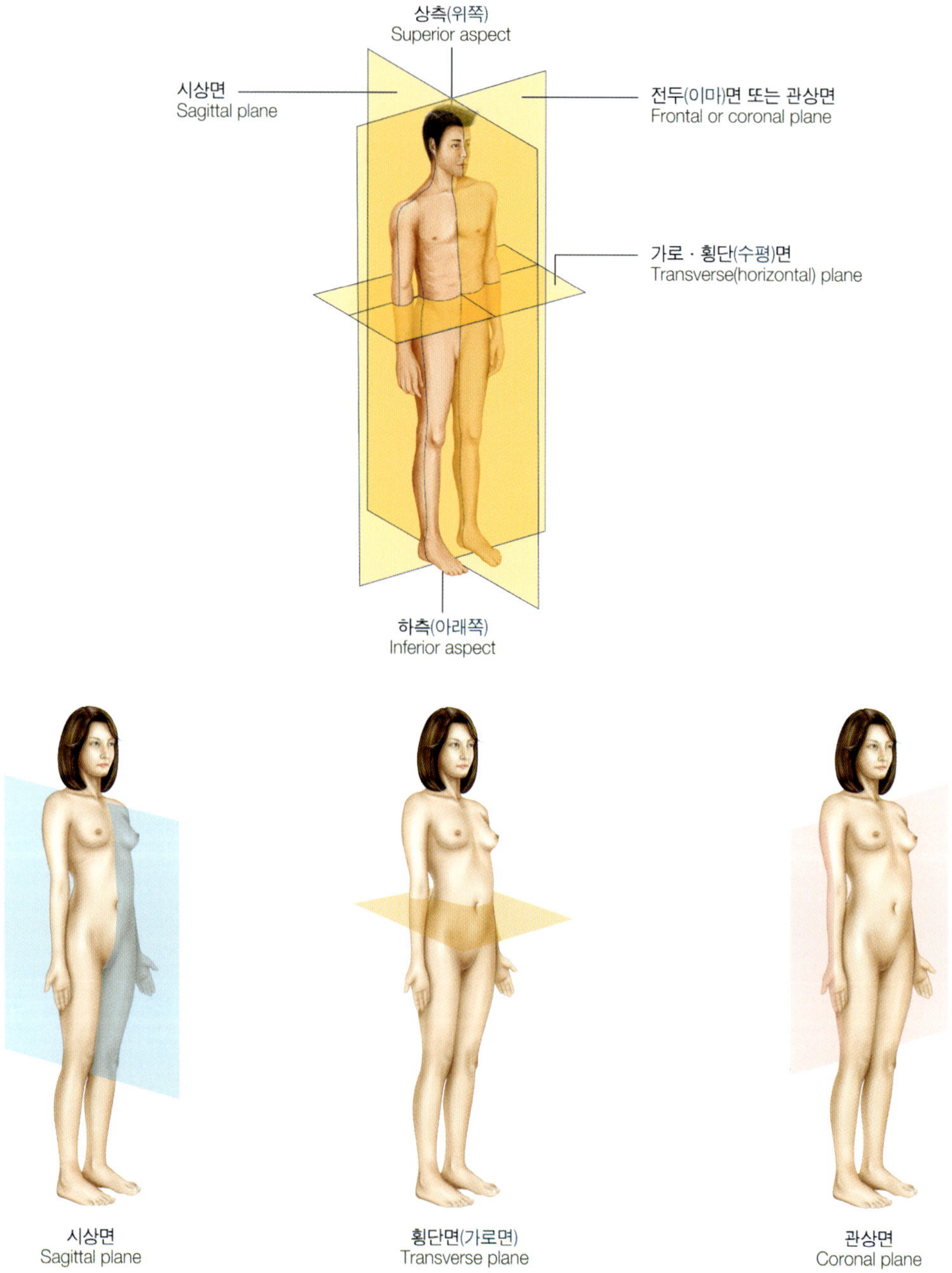

그림 1-2 인체의 절단면

- **전(앞, anterior)과 후(뒤, posterior)/복측(배쪽, ventral)과 배측(등쪽, dorsal)** : 몸의 전면에 가까이 있는 것을 전 또는 복측이라 하고, 몸의 후면에 가까이 있는 것을 후 또는 배측이라 한다.
- **천층(얕은쪽, superficial)과 심층(깊은쪽, deep)** : 몸의 표면인 피부에 가까운 쪽을 천층이라 하고, 중심에 가까운 쪽을 심층이라 한다.
- **근위(몸쪽, proximal)와 원위(먼쪽, distal)** : 몸통에 보다 가까운 쪽을 근위라 하고, 몸통에서 먼 쪽을 원위라 한다.
- **동측(같은쪽, ipsilateral)과 반대측(맞은쪽, contralateral)** : 좌측－우측 관절이 운동 시 같은 쪽을 동측이라 하고, 반대쪽을 반대측이라 한다.
- **내(속, internal)와 외(밖, external)** : 몸통의 겉과 속을 가리킬 때 몸의 내측면을 내라 하고, 표면에 가까운 쪽을 외라 한다.

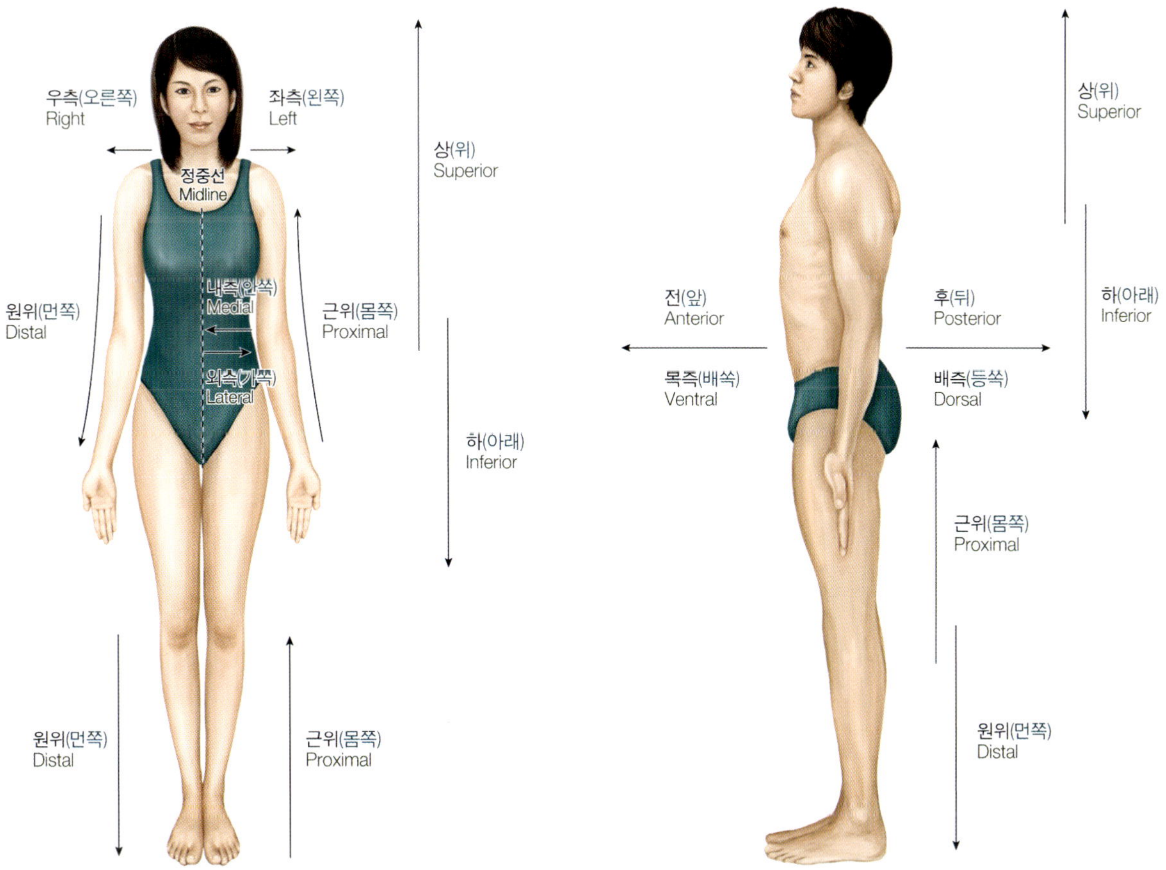

그림 1-3 인체의 해부학적 방향 및 위치에 대한 용어

4 구강해부학

1) 정의

구강해부학은 머리와 목 전체를 포함하며, 구강과 그 주위의 형태 및 구조와 위치 관계를 연구하는 학문이다.

2) 범위

두개골(머리뼈, skull), 두경부의 근육(muscle), 악관절(턱관절, temporomandibular joint), 두경부의 혈관(vessel)과 신경(nerve)이 포함된다.

5 두부 및 경부

1) 두부와 안면부(머리와 얼굴의 부위, Region of the head and face) 〈그림 1-4〉

- 전두부(이마부위, frontal region)
- 두정부(마루부위, parietal region) : 머리의 꼭대기
- 측두부(관자부위, temporal region)
- 후두부(뒤통수부위, occipital region)
- 이개부(귓바퀴부위, auricular region) : 외이공(바깥귓구멍, external acoustic pore), 외이도(바깥귀길, external acoustic meatus)부위 및 이개(auricle)
- 유돌부(꼭지돌기부위, mastoid region) : 이개 뒤아래쪽의 유양돌기(꼭지돌기, mastoid process)부위
- 안와부(눈확부위, orbital region)
- 안와하부(눈확아래부위, infraorbital region)
- 상안검부(위눈꺼풀부위, superior palpebral region)
- 하안검부(아래눈꺼풀부위, inferior palpebral region)
- 관골부(광대부위, zygomatic region)
- 비부(코부위, nasal region)
- 구부(입부위, oral region)
- 상순부(위입술부위, superior labial region)
- 하순부(아래입술부위, inferior labial region)
- 이부(턱끝부위, mental region)

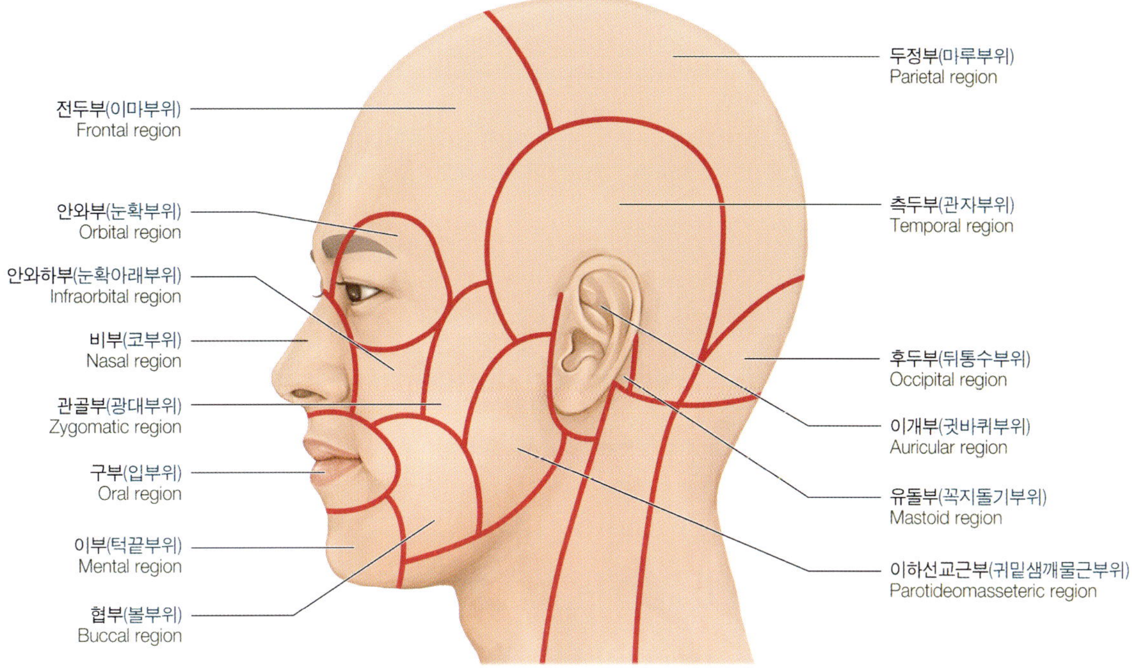

그림 1-4 두부와 안면부

- 협부(볼부위, buccal region)
- 이하선교근부(귀밑샘깨물근부위, parotideomasseteric region)

  * 뺨 : 광대부위 및 볼부위

2) 경부(목부위, Region of the neck) 〈그림 1-5〉

(1) 전경부(앞목부위, Anterior cervical region)

전경삼각(앞목삼각, anterior triangle)이라고도 하며 좌/우 흉쇄유돌근 사이 부분

- **하악하부(아래턱밑부위, submental region)** : 하악체 바닥 중앙부위
- **악하삼각(턱밑삼각, submandibular triangle)** : 하악체 바닥의 좌우에 삼각형으로 패인 곳
- **설골부(목뿔뼈부위, hyoid region)** : 설골이 연하운동을 할 때 상/하로 움직이는 부위
- **경동맥삼각(목동맥삼각, carotid triangle)** : 악하삼각 아래의 설골 높이에 존재하는 기관(trachea) 양측에 있는 긴 삼각형으로 패인 곳
- **후두부(laryngeal region)** : 갑상연골과 후두융기가 있는 곳
- **갑상선부(thyroid region)** : 갑상선이 위치하는 곳
- **경절흔(목아래패임, jugular notch)** : 흉골병 위모서리의 패여 있는 곳

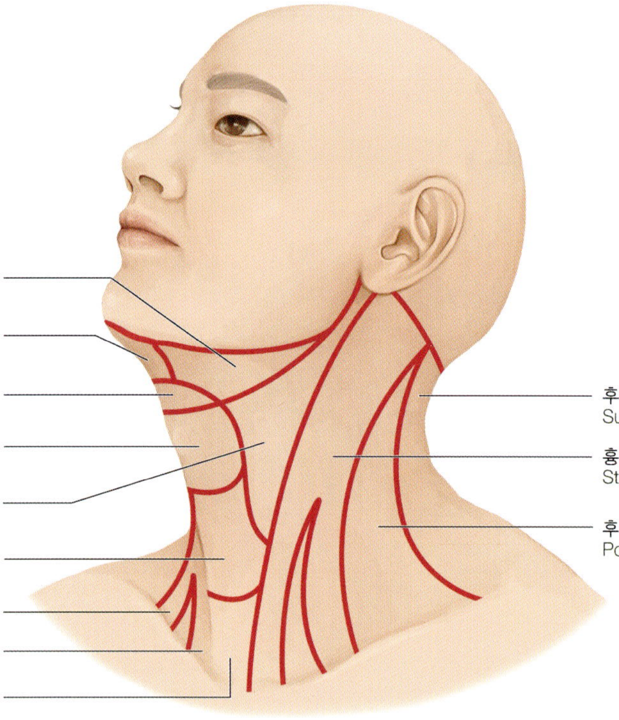

그림 1-5 경부

(2) 외측경부(가쪽목부위, Lateral cervical region)

후경삼각(뒤목삼각, posterior triangle)이라고도 하며 흉쇄유돌근과 승모근 사이부위

- **흉쇄유돌근부(목빗근부위, sternocleidomastoid region)** : 유양돌기로부터 아래쪽으로 내려가서 흉골 상단부와 쇄골 내측단부에 걸쳐 있는 융기부위
- **외측경삼각(가쪽목삼각, lateral cervical triangle)** : 승모근의 앞모서리와 흉쇄유돌근의 뒤모서리 사이에 있는 넓은 삼각형 부위

(3) 후경부(뒤쪽목부위, Posterior cervical region) 또는 후두하부(뒤통수밑부위, Suboccipital region)

- **항부(목덜미부, nuchal region)** : 후두부 아래의 중앙부분

Summary

1. 해부학적 자세

인체의 해부학적 자세(anatomical position)는 똑바로 서서 눈은 정면을 바라보며, 발은 자연스럽게 모으고, 팔은 자연스럽게 내려뜨리되 손바닥이 앞으로 향하도록 한 자세를 말한다.

2. 시상면(sagittal plane)

인체를 좌-우로 나누는 수직면

3. 정중면(median plane) 또는 정중시상면(midsagittal plane)

인체가 좌우대칭이 되도록 나눈 면

4. 관상면(coronal plane) 또는 전두면(frontal plane)

인체를 전-후로 나누는 면

5. 횡단면(transverse plane)

인체를 상-하로 나누는 면

6. 내측(medial)

정중면에서 가까운 쪽

7. 외측(lateral)

정중면에서 먼 쪽

용/어/정/리

- 갑상선부(Thyroid region)
- 경동맥삼각(목동맥삼각, Carotid triangle)
- 경부(목부위, Region of the neck)
- 경절흔(목아래패임, Jugular notch)
- 관골부(광대부위, Zygomatic region)
- 관상면(Coronal plane)
- 구부(입부위, Oral region)
- 근위(몸쪽, Proximal)
- 내(속, Internal)
- 내측(안쪽, Medial)
- 동측(같은쪽, Ipsilateral)
- 두개골(머리뼈, Skull)
- 두부(머리부위, Region of the head)
- 두정부(마루부위, Parietal region)
- 두측(머리쪽, Cranial)
- 미측(꼬리쪽, Caudal)
- 반대측(맞은쪽, Contralateral)
- 배측(등쪽, Dorsal)
- 복측(배쪽, Ventral)
- 비부(코부위, Nasal region)
- 상(위, Superior)
- 상순부(위입술부위, Superior labial region)
- 상안검부(위눈꺼풀부위, Superior palpebral region)
- 설골부(목뿔뼈부위, Hyoid region)
- 수평면(horizontal plane)
- 시상면(Sagittal plane)
- 심층(깊은쪽, Deep)
- 악관절(턱관절, Temporomandibular joint)
- 악하삼각(턱밑삼각, Submandibular triangle)
- 안면부(얼굴부위, Region of the face)
- 안와부(눈확부위, Orbital region)
- 안와하부(눈확아래부위, Infraorbital region)
- 외(밖, External)
- 외이공(바깥귓구멍, External acoustic pore)
- 외이도(바깥귀길, External acoustic meatus)
- 외측(가쪽, Lateral)
- 외측경부(가쪽목부위, Lateral cervical region)
- 외측경삼각(가쪽목삼각, Lateral cervical triangle)
- 원위(먼쪽, Distal)
- 유돌부(꼭지돌기부위, Mastoid region)
- 유양돌기(꼭지돌기, Mastoid process)
- 이개부(귓바퀴부위, Auricular region)
- 이부(턱끝부위, Mental region)
- 이하선교근부(귀밑샘깨물근부위, Parotideomasseteric region)
- 전(앞, Anterior)
- 전경부(앞목부위, Anterior cervical region)
- 전두면(이마면, Frontal plane)
- 전두부(이마부위, Frontal region)
- 천층(얕은쪽, Superficial)
- 측두부(관자부위, Temporal region)
- 하(아래, Inferior)
- 하순부(아래입술부위, Inferior labial region)
- 하악하부(아래턱밑부위, Submental region)
- 하안검부(아래눈꺼풀부위, Inferior palpebral region)
- 항부(목덜미부, Nuchal region)
- 협부(볼부위, Buccal region)
- 횡단면(가로면, Transverse plane)
- 후(뒤, Posterior)
- 후경부(뒤쪽목부위, Posterior cervical region)
- 후두부(Laryngeal region)
- 후두부(뒤통수부위, Occipital region)
- 후두하부(뒤통수밑부위, Suboccipital region)
- 흉쇄유돌근부(목빗근부위, Sternocleidomastoid region)

02
CHAPTER

두개골

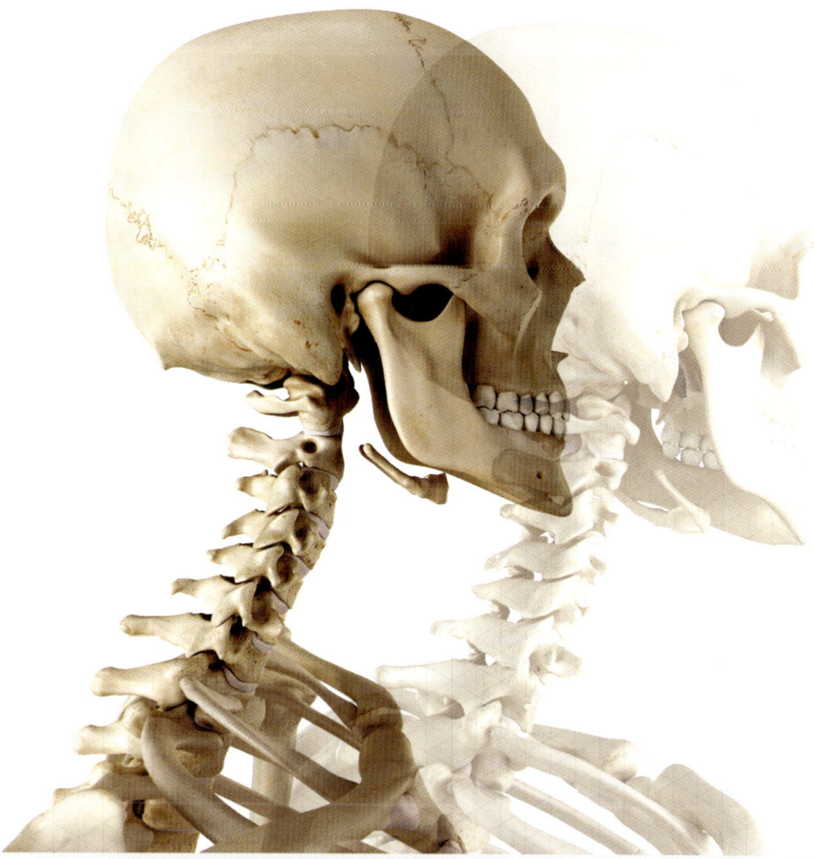

학/습/목/표

1. 골의 개요
- 골의 기능과 구조에 대해 설명할 수 있다.
- 골의 외형에 관한 용어를 말할 수 있다.

2. 두개골의 개요
- 두개골의 구성을 설명할 수 있다.
- 뇌두개골의 종류와 개수를 설명할 수 있다.
- 안면두개골의 종류와 개수를 설명할 수 있다.
- 두개골의 전면에서 관찰되는 구조에 대해 설명할 수 있다.
- 부비동의 기능을 설명할 수 있다.
- 두개골의 측면에서 관찰되는 구조에 대해 설명할 수 있다.
- 두개골의 봉합의 종류에 대해 설명할 수 있다.
- 두개골의 위쪽면 관찰되는 구조에 대해 설명할 수 있다.
- 두개골의 천문의 위치와 폐쇄시기에 대해 설명할 수 있다.
- 두개골의 하면에서 관찰되는 구조에 대해 설명할 수 있다.
- 골구강을 구성하는 두개골을 설명할 수 있다.
- 두개골의 내면에 존재하는 구멍에 대해 설명할 수 있다.

3. 하악골
- 하악골을 부위별로 구분할 수 있다.
- 하악골의 하악체 내면과 외측면에서 볼 수 있는 구조물들을 열거하고 구별할 수 있다.
- 하악체 측면에 있는 이공에 대해서 설명할 수 있다.
- 이극, 이복근와 및 악설골근선에 부착하는 근육을 설명할 수 있다.
- 하악골의 하악지 내면과 외측면에서 볼 수 있는 구조몰들을 열거하고 구별할 수 있다.
- 하악공을 지나는 신경에 대해 설명할 수 있다.
- 교근조면, 익돌근조면, 익돌근와에 부착하는 근육을 설명할 수 있다.
- 근돌기에 부착하는 근육을 설명할 수 있다.
- 하악골, 하악각, 이공의 위치의 연령에 따른 변화를 안다.
- 성인의 하악공의 위치를 유년기와 비교해 설명할 수 있다.

4. 상악골
- 상악골을 구분할 수 있다.
- 상악골과 봉합으로 연결된 골을 설명할 수 있다.
- 상악체의 안면에서 관찰할 수 있는 해부학적 구조물을 안다.
- 상악체 안면의 안와하공을 지나는 신경을 설명할 수 있다.
- 상악체 안면의 견치와에서 이는 근육을 설명할 수 있다.
- 상악체의 안와면에서 관찰할 수 있는 해부학적 구조물을 안다.
- 상악체 안와면에 있는 관의 명칭과 통과하는 신경을 설명할 수 있다.
- 상악체의 측두하면에서 가장 풍융한 부위의 명칭을 설명할 수 있다.
- 상악체의 측두하면에 있는 구멍의 명칭과 통과하는 신경을 설명할 수 있다.
- 상악체의 비강면에서 관찰할 수 있는 해부학적 구조물을 안다.
- 상악체 비강면에 존재하는 구개관을 지나는 구조물을 설명할 수 있다.
- 정중구개봉합의 가장 앞쪽에 위치한 구멍의 명칭과 통과 구조를 설명할 수 있다.
- 상악동의 위치와 기능에 대해 설명할 수 있다.
- 상악골에 존재하는 4개의 돌기를 설명할 수 있다.

5. 구개골
- 구개골을 두 부분으로 구분할 수 있다.
- 구개골의 위치와 구조를 설명할 수 있다.
- 구개골의 수직판에 있는 3개의 돌기에 대해 설명할 수 있다.
- 대구개공의 위치와 통과하는 신경을 설명할 수 있다.
- 소구개공의 위치와 통과하는 신경을 설명할 수 있다.
- 골구개의 구성을 설명할 수 있다.

6. 설골
- 설골의 위치와 구조를 설명할 수 있다.
- 설골에 부착하는 근육들을 설명할 수 있다.

7. 접형골
- 접형골을 구분하여 설명할 수 있다.
- 접형골의 형태와 구조를 설명할 수 있다.
- 접형골몸통의 부비동의 명칭을 말할 수 있다.
- 접형골의 대익 및 소익에 있는 구조물과 그곳을 통과하는 신경 및 혈관에 대해 설명할 수 있다.
- 접형골 익상돌기를 설명할 수 있다.
- 익상돌기의 익돌와에서 기시하는 저작근을 안다.

8. 측두골
- 측두골을 구분할 수 있다.
- 측두골의 위치와 구조에 대해 설명할 수 있다.
- 관골궁에 부착하는 근육을 안다.
- 유양돌기에 붙는 근육을 안다.
- 경상돌기에 붙는 근육과 인대를 설명할 수 있다.
- 측두골에서 악관절을 이루는 부위를 설명할 수 있다.
- 측두골의 경유돌공을 통과하는 신경의 명칭을 안다.

9. 그 외 기타 낱개머리뼈
- 전두골의 위치와 형태를 안다.
- 두정골의 위치와 형태를 안다.
- 후두골의 위치와 형태를 안다.
- 사골의 위치와 형태를 안다.
- 누골의 위치와 형태를 안다.
- 비골의 위치와 형태를 안다.
- 하비갑개의 위치와 형태를 안다.
- 관골의 위치와 형태를 안다.

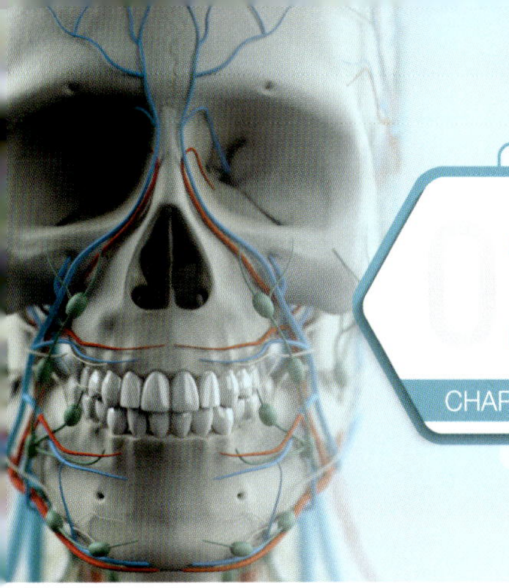

CHAPTER 02

두개골

ORAL ANATOMY

1 골의 개요

골(뼈, bone)은 결합조직의 하나로 치아와 함께 인체에서 단단한 조직의 하나로, 밀집된 섬유를 포함하고 있는 조밀한 골기질(뼈바탕질, bone matrix)을 가지고 있다. 골의 섬유상 세포외 기질에는 주로 인산칼슘(calcium phosphate) 같은 칼슘염의 무기물이 축적되어 있어 석회화(calcified)되어 있다고 말한다. 이러한 골기질에 골세포(뼈세포, osteocyte), 골모세포(뼈모세포, osteoblast) 및 파골세포(뼈파괴세포, osteoclast)가 존재한다.

1) 골의 기능

인체는 약 206개의 골로 구성되며, 대부분의 골이 관절에 의해 연결되어 여러 기능을 한다〈그림 2-1〉.

- 주변 조직을 지지하여 인체의 기본 형태를 유지하도록 하는 지지기능을 한다.
- 골 내부의 골수에서 혈구를 생산하는 조혈작용을 한다.
- 근육, 인대가 부착되어 이들과 함께 몸의 수동적 운동기관으로서의 역할을 한다.
- 뇌, 심장, 척추, 폐, 간 등 여러 장기를 보호한다.

2) 골의 구조

골은 해면골(해면뼈, spongy bone)과 치밀골(치밀뼈, compact bone)로 나뉘며, 내부는 골수(bone marrow)로 이루어져 있고, 표면은 골막(뼈막, periosteum)으로 둘러싸여 있다〈그림 2-2〉.

(1) 골막(뼈막, Periosteum)

골의 바깥쪽을 감싸고 있는 치밀결합조직의 막으로 혈관과 신경이 풍부하며 골의 영양공급, 성장 및 재생에 관여한다. 골막은 샤피섬유(Sharpey's fiber)에 의해 골과 부착되어 있다.

(2) 치밀골(치밀뼈, Compact bone)

골막 내측의 단단한 골조직으로 신경과 혈관이 지나는 하버스관(Haversian canal)을 중심으로 동심원상으로 배열되어 있는 층상의 구조가 원통 모양의 골원(뼈단위, osteon)을 형성한다〈그림 2-3〉. 하버스관은 골의

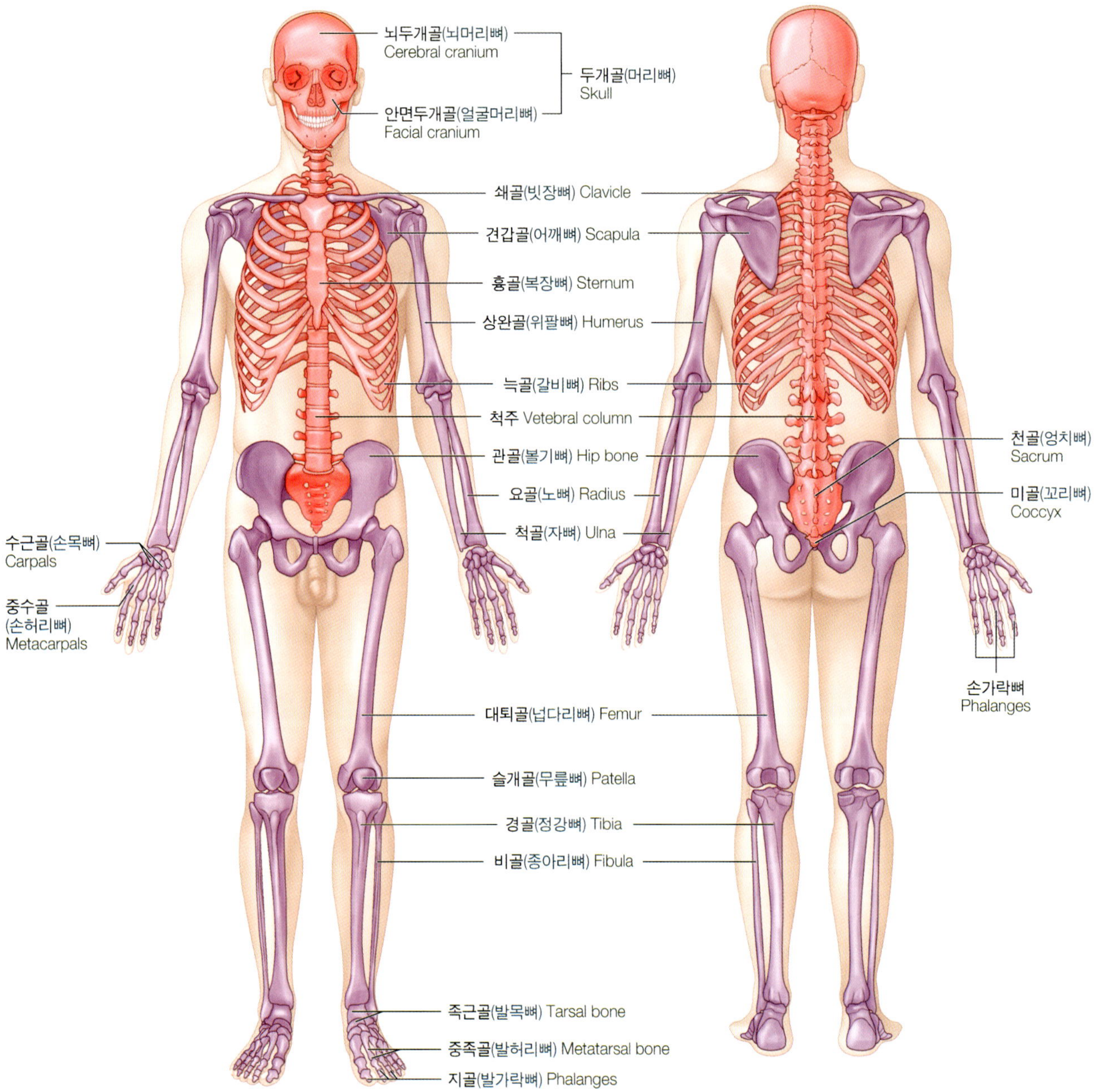

그림 2-1 인체의 골격

표면과 평행하게 세로로 놓여 있으며, 골막으로부터 신경과 혈관을 도입시키는 볼크만관(Volkmann's canal)이 가로방향으로 놓여 있다.

(3) 해면골(해면뼈, Spongy bone)

해면골은 골소주(뼈잔기둥, trabecula)가 특징으로 치밀골 내측의 골조직으로 스펀지 모양이라 골의 무게를 감소시켜준다〈그림 2-3〉. 골소주 내측 공간을 골수강(골수공간, marrow cavity)이라 하며 골수가 존재한다.

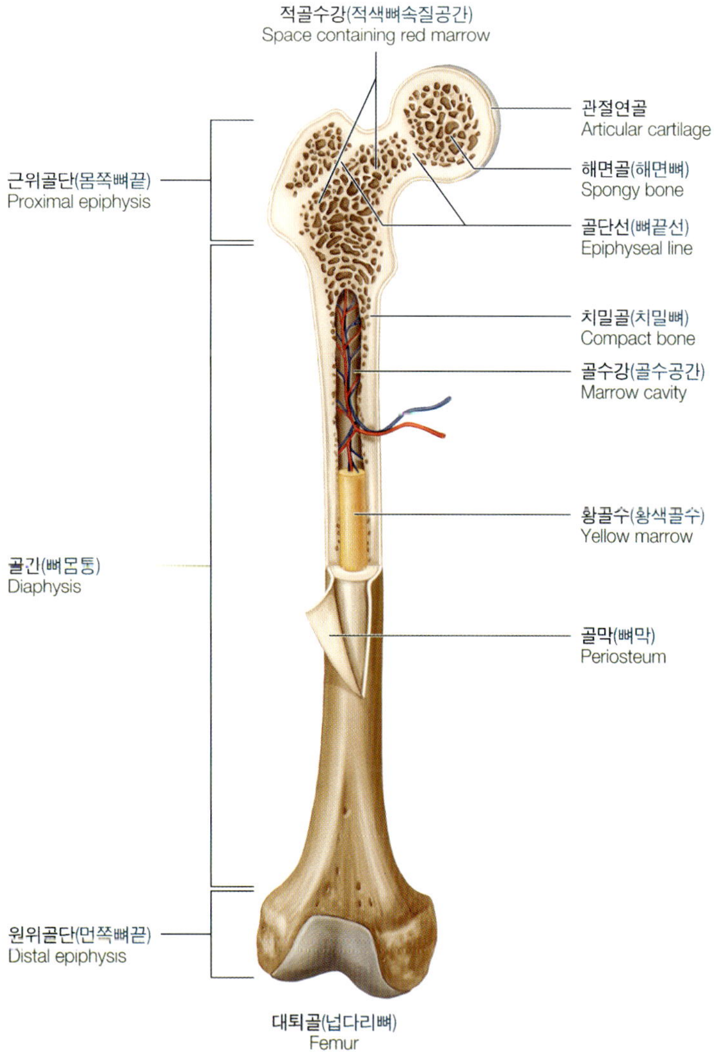

그림 2-2 골의 구조

(4) 골수(Bone marrow)

골수는 해면골 내부의 골수강에 존재하는 세망조직으로 조혈작용을 한다. 골수에서 적혈구, 과립백혈구, 단핵구 및 혈소판 등이 생성된다. 조혈작용이 활발히 일어나는 적골수(적색골수, red marrow)는 나이가 들수록 조혈기능이 떨어지고 지방조직이 증가한 황골수(황색골수, yellow marrow)가 된다.

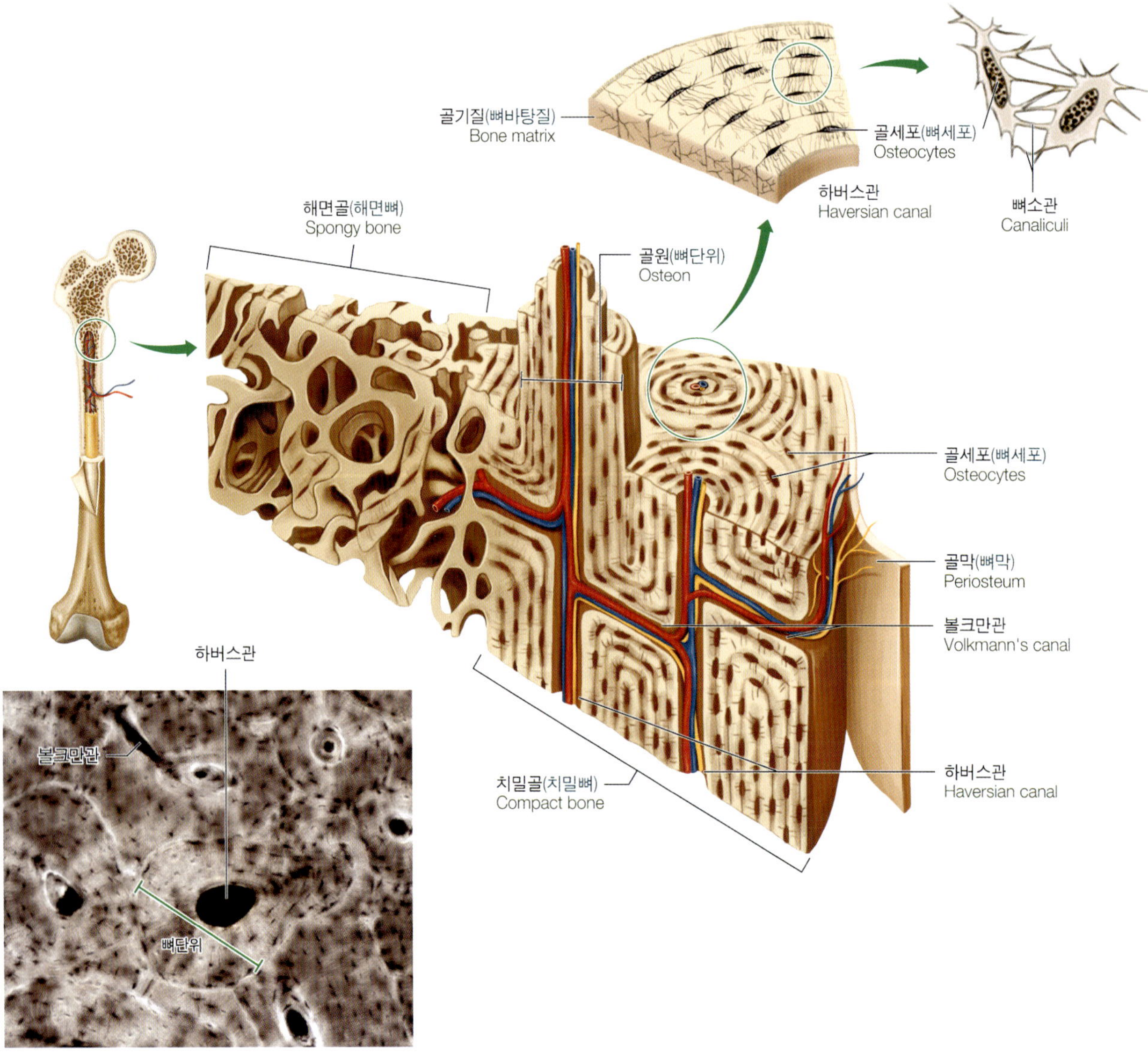

치밀뼈의 현미경 사진

그림 2-3 치밀골과 해면골의 구조

3) 골의 외형에 관한 용어 〈그림 2-4〉

(1) 돌출된 부위를 나타내는 용어

- 돌기(process) : 골이 현저하게 돌출된 부위(예, 하악골의 근돌기)
- 융기(eminence) : 골의 한 부분이 완만하게 높아진 부위(예, 이융기)
- 결절(tubercle) : 골의 작고 둥근 융기로 마디와 같이 조금 튀어나온 부위(예, 관절결절)
- 극(가시, spine) : 골이 가시처럼 뾰족하게 튀어나온 부위(예, 이극, 전비극)
- 두(머리, head) : 관절면을 갖는 골의 둥근 끝 부위(예, 하악두)
- 경(목, neck) : 머리와 연결되는 잘록하게 형성된 부위(예, 하악경)
- 능(능선, crest) : 선처럼 길게 이어진 골의 튀어나온 부위(예, 사골능)
- 선(line) : 능선보다 완만한 골의 튀어나온 부위(예, 사선)
- 소설(혀돌기, lingula) : 혀 모양의 돌출물(예, 하악소설)
- 대각(큰뿔, greater horn) : 큰 소뿔 모양으로 돌출된 부위(예, 설골대각)
- 소각(작은뿔, lesser horn) : 작은 소뿔 모양으로 돌출된 부위(예, 설골소각)

(2) 함몰된 부위를 나타내는 용어

- 와(오목, fossa) : 일정한 범위를 갖는 오목한 부위(예, 하악와, 설하선와)
- 소와(오목, fovea) : 와보다 작은 규모의 오목한 부위(예, 구개소와)
- 구(고랑, groove) : 선처럼 가늘고 긴 고랑(예, 악설골근신경구)
- 열(틈새, fissure) : 골과 골 사이의 갈라진 긴 틈새(예, 상안와열, 하안와열)
- 절흔(패임, notch) : 골의 경계를 뜯어낸 것처럼 움푹 패인 부위(예, 하악 절흔)
- 공(구멍, foramen) : 골면에 구멍이 생긴 부위(예, 이공)
- 관(canal) : 골을 통해 지나는 긴 통로(예, 하악관)
- 도(길, meatus) : 골에서의 개구부나 귓구멍과 같이 길게 패인 곳(예, 외이도)

(3) 편평한 부위를 나타내는 용어

- 판(plate) : 골이 판상으로 편평한 부위(예, 익돌판)
- 면(surface) : 한계가 명확한 평탄한 골 표면(예, 안와면)
- 조면(거친면, tuberosity) : 매끈하지 못하고 거친 골의 표면(예, 교근조면, 익돌근조면)

(4) 공간을 나타내는 용어

- 강(공간, cavity) : 여러 개의 골로 둘러싸인 빈 공간(예, 비강)
- 동(굴, sinus) : 한 개의 골 속에 있는 빈 공간(예, 상악동)
- 봉소(벌집, cell) : 한 개의 동굴이 여러 벽으로 나누어진 벌집모양의 공간(예, 사골봉소)

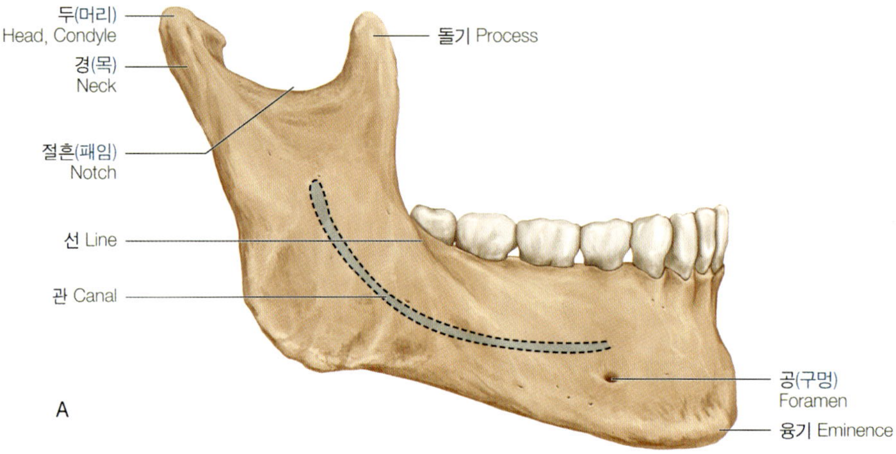

A

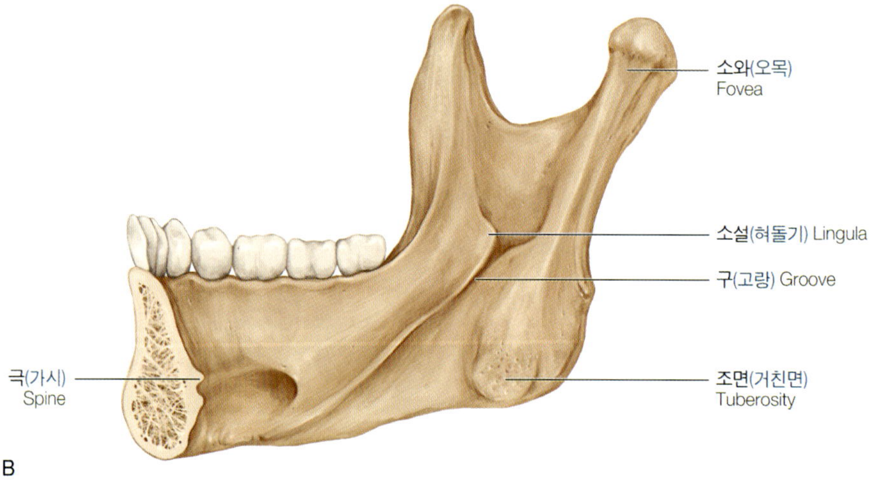

B

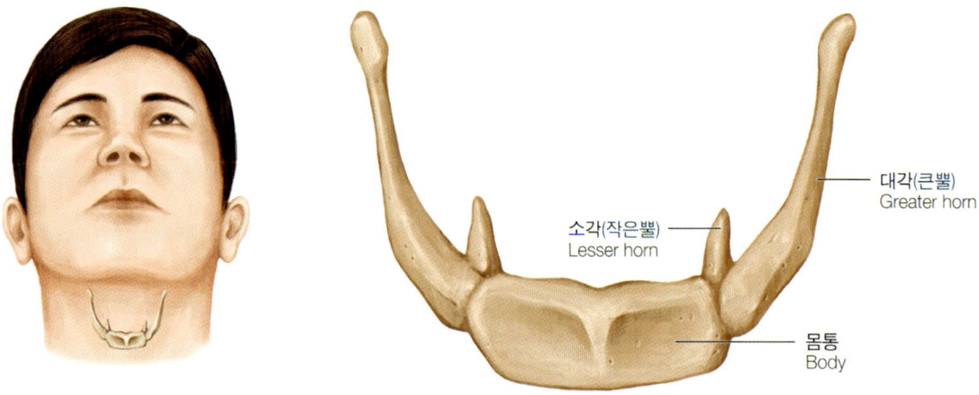

C

그림 2-4 골의 외형에 관한 용어

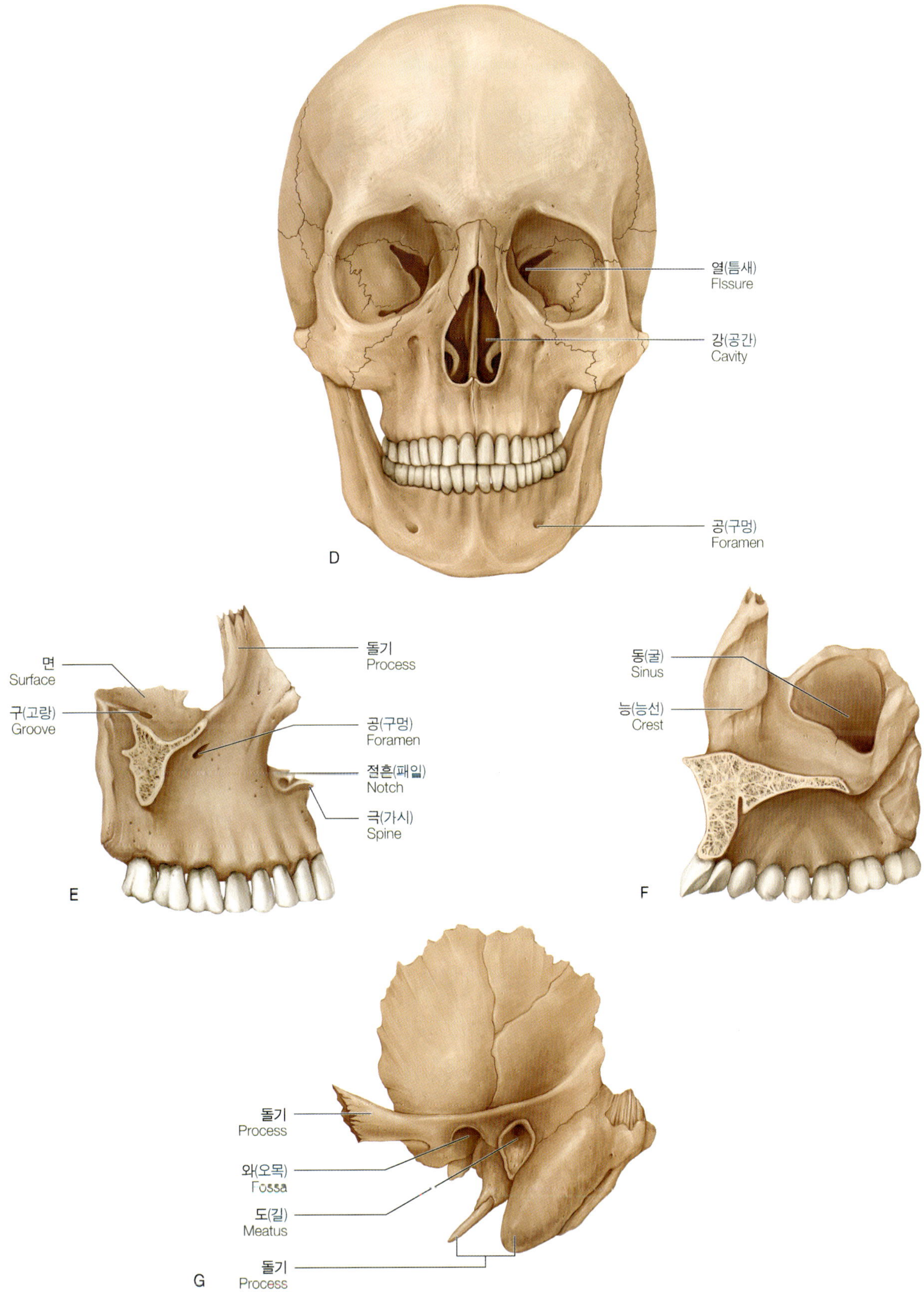

그림 2-4 골의 외형에 관한 용어(계속)

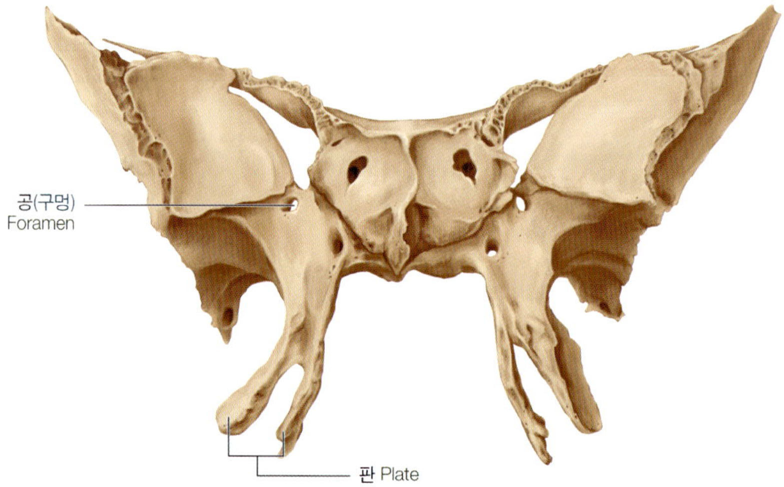

그림 2-4 골의 외형에 관한 용어(계속)

2 두개골의 개요

1) 두개골의 구성과 연결

(1) 두개골의 구성

두개골(머리뼈, skull)은 설골(목뿔뼈, hyoid bone)을 포함하고 귓속의 작은 골을 제외하여 15종 23개의 골로 이루어져 있는 머리의 골격으로, 뇌두개골(뇌머리뼈, cerebral cranium)과 안면두개골(얼굴머리뼈, facial cranium)로 나뉜다〈그림 2-5〉.

① 뇌두개골(뇌머리뼈, Cerebral cranium)

뇌두개골은 뇌를 감싸서 보호하는 골로, 6종 8개의 골로 이루어져 있다. 전두골(이마뼈, frontal bone), 두정골(마루뼈, parietal bone), 후두골(뒤통수뼈, occipital bone), 측두골(관자뼈, temporal bone), 접형골(나비뼈, sphenoid bone), 사골(벌집뼈, ethmoid bone)로 구성된 골로, 대부분 섬유성 결합으로 이루어져 있으며 일부는 연골성 결합에 의해 합쳐져 있다〈표 2-1〉.

② 안면두개골(얼굴머리뼈, Facial cranium)

안면두개골은 뇌두개골의 아래쪽 부분으로 9종 15개의 골로 이루어져 있다. 상악골(위턱뼈, maxilla), 비골(코뼈, nasal bone), 관골(광대뼈, zygomatic bone), 구개골(입천장뼈, palatine bone), 누골(눈물뼈, lacrimal bone), 하비갑개(아래코선반, inferior nasal concha), 서골(보습뼈, vomer), 하악골(아래턱뼈,

표 2-1 두개골의 분류

두개골 15종 23개의 골로 구성(설골 포함)					
분류	골의 명칭	개수	분류	골의 명칭	개수
뇌두개골 6종 8개	전두골(이마뼈, frontal bone)	1	안면두개골 9종 15개	상악골(위턱뼈, maxilla)	2
				비골(코뼈, nasal bone)	2
	두정골(마루뼈, parietal bone)	2		관골(광대뼈, zygomatic bone)	2
	후두골(뒤통수뼈, occipital bone)	1		구개골(입천장뼈, palatine bone)	2
				누골(눈물뼈, lacrimal bone)	2
	측두골(관자뼈, temporal bone)	2		하비갑개(아래코선반, inferior nasal concha)	2
	접형골(나비뼈, sphenoid bone)	1		서골(보습뼈, vomer)	1
				하악골(아래턱뼈, mandible)	1
	사골(벌집뼈, ethmoid bone)	1		설골(목뿔뼈, hyoid bone)	1

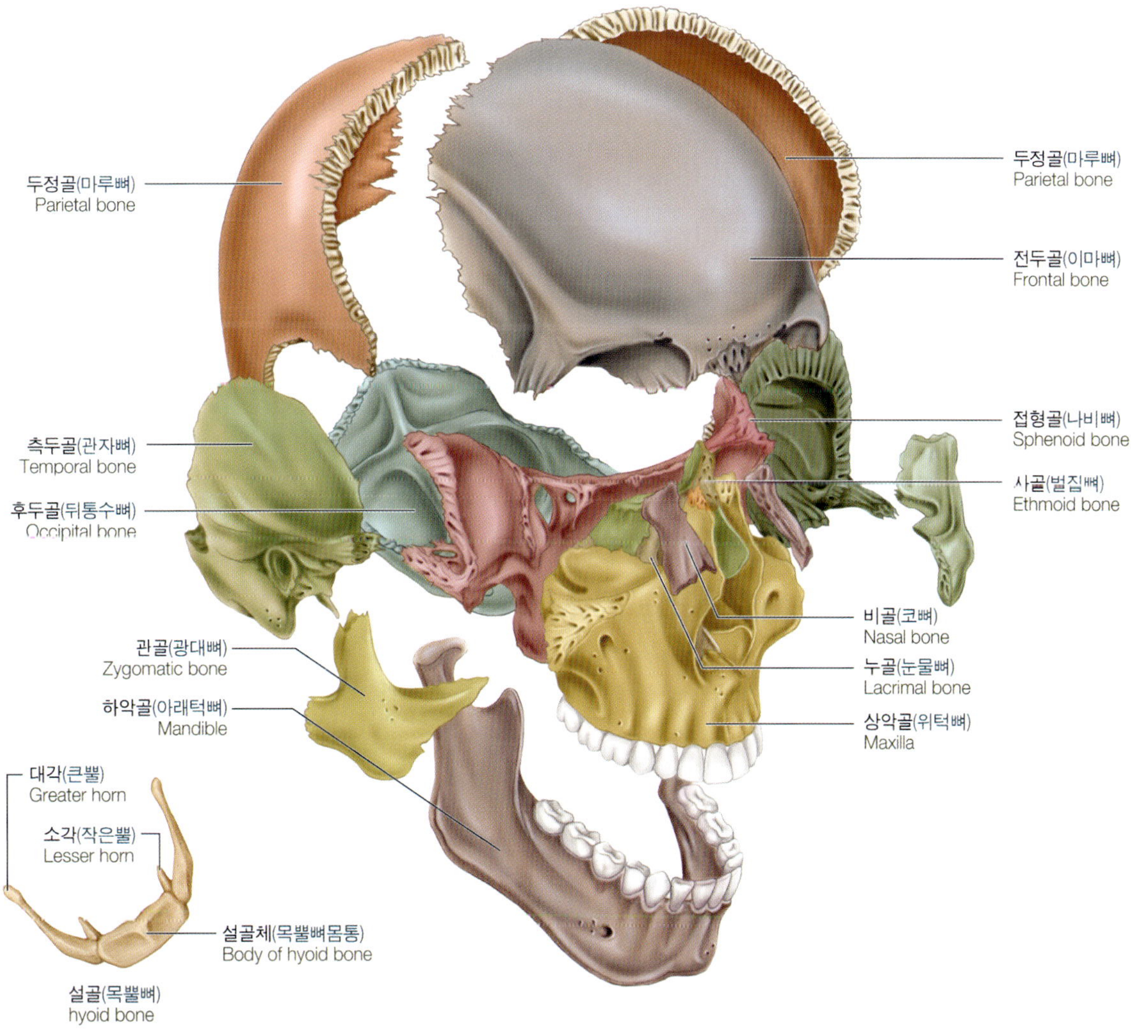

그림 2-5 두개골의 분리된 모습

mandible), 설골로 구성된 골로, 상악골은 두개저(머리뼈바닥, skull base)에 고정되어 있으며 하악골은 악관절(턱관절, temporomandibular joint)을 통해 두개저와 연결되어 있다〈표 2-1〉.

(2) 두개골의 연결

두개골 중 설골은 근육과 인대로만 연결되어 있으며, 하악골과 측두골은 윤활관절의 형태로 연결되어 있고, 나머지는 모두 봉합의 형태로 연결되어 있다.

2) 두개골의 여러 방향 모습

(1) 두개골의 전면과 부비동

① 두개골의 전면

두개골을 앞에서 보았을 때, 위쪽에 전두골(frontal bone)과 두정골(parietal bone), 가운데에 측두골(temporal bone), 상악골(maxilla), 관골(zygomatic bone), 비골(nasal bone), 접형골(sphenoid bone), 하비갑개(inferior nasal concha), 누골(lacrimal bone), 서골(vomer), 사골(ethmoid bone), 안와(눈확, orbit), 비강(코안, nasal cavity), 그리고 아래쪽에 하악골(mandible)이 위치하고 있다〈그림 2-6〉.

- **안와(눈확, Orbit)** : 양쪽의 안구가 놓이는 곳으로 안구를 포함하여 근육, 신경 혈관 및 부속기관(누선) 등이 들어 있다〈그림 2-7〉.
  - 안와의 골 : 전두골, 상악골, 관골, 누골, 사골, 구개골(palatine bone), 접형골
  - 안와의 구조 : 4개의 안와벽(orbital wall), 4개의 바닥(base), 안와첨(orbit apex)으로 이루어지며, 위쪽의 가장자리를 안와상연(눈확위모서리, supraorbital margin), 아래쪽 가장자리를 안와하연(눈확아래모서리, infraorbital margin)이라 한다.
  - 안와의 구멍 : 안와첨에는 시신경관(시각신경관, optic canal)이 존재하여, 제2뇌신경인 시신경(시각신경, optic n.)이 이곳을 통과한다. 앞에서 보았을 때 안와 내측에 2개의 틈새가 존재하는데 각각 상안와열(위눈확틈새, superior orbital fissure), 하안와열(아래눈확틈새, inferior orbital fissure)이라 한다.

  상안와열(superior orbital fissure)은 접형골 대익(큰날개, greater wing)과 접형골 소익(작은날개, lesser wing) 사이에 위치하는 굽은 형태의 틈으로 시신경관 외측에 존재하며, 안와와 두개강(머리뼈안, cranial cavity)을 연결한다. 제3뇌신경인 동안신경(눈돌림신경, oculomotor n.), 제4뇌신경인 활차신경(도르래신경, trochlear n.), 제5뇌신경인 삼차신경(trigeminal n.)의 첫 번째 가지인 안신경(눈신경, ophthalmic n.), 제6뇌신경인 외전신경(갓돌림신경, abducent n.) 및 상안정맥(위눈정맥, superior ophthalmic v.)이 상안와열을 통해 지나간다.

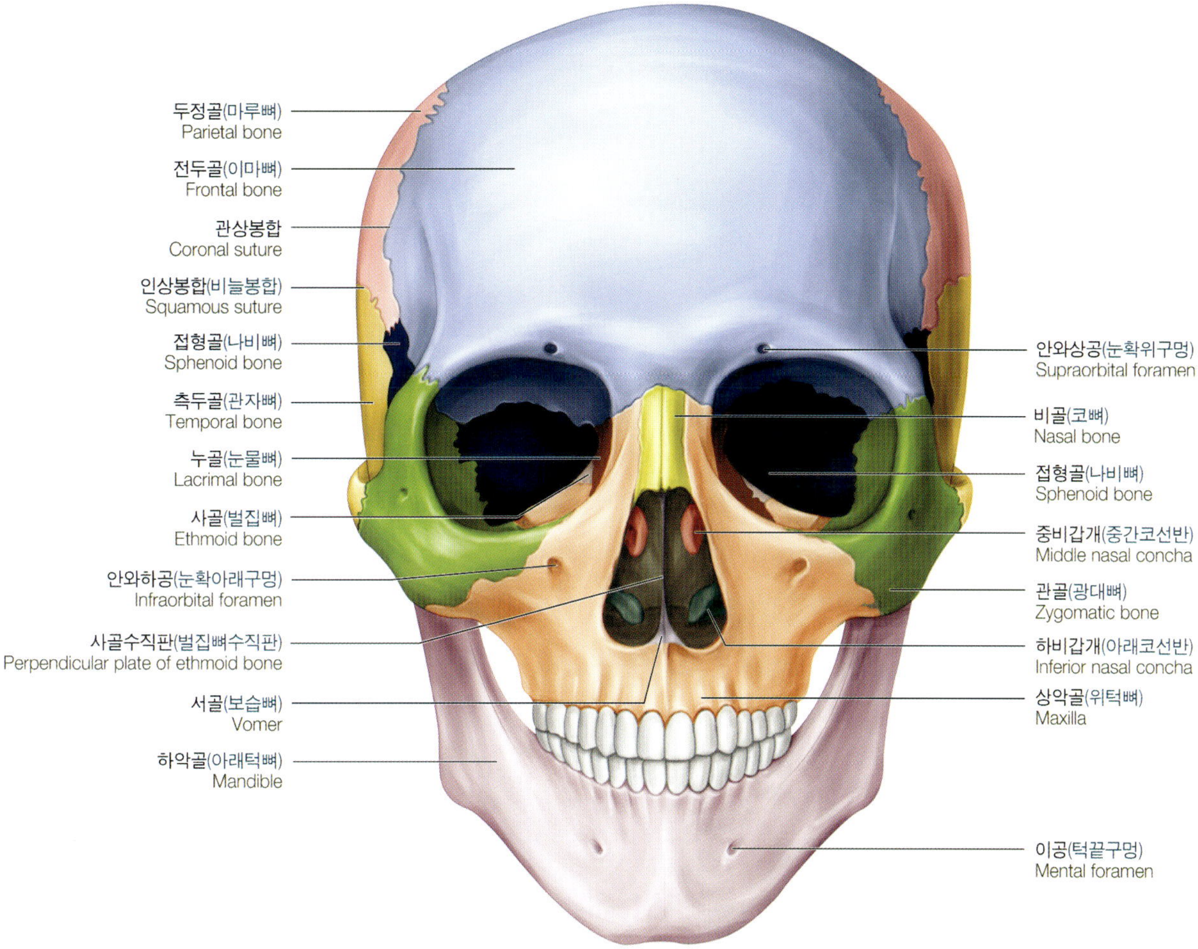

그림 2-6 두개골의 전면

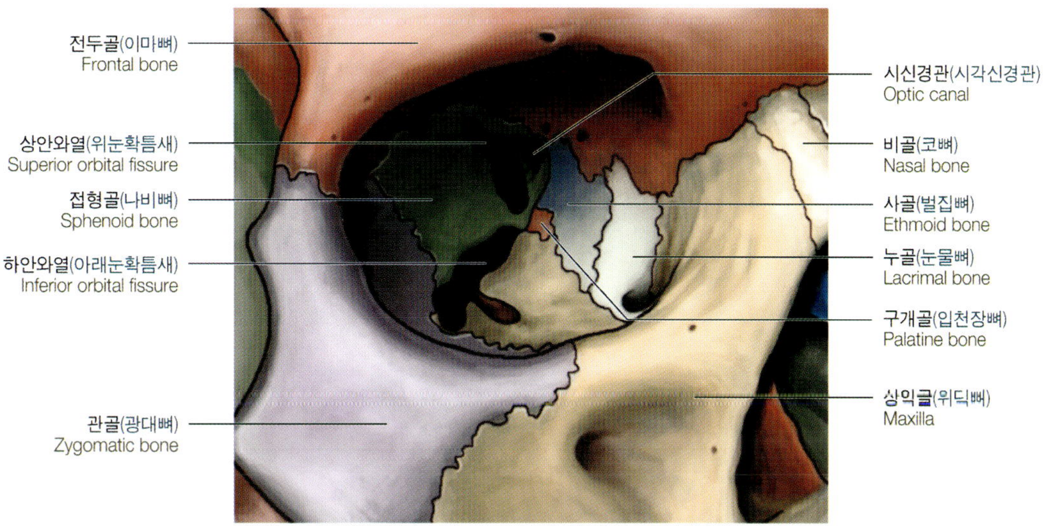

그림 2-7 안와

하안와열(inferior orbital fissure)은 접형골 대익과 상악골(maxilla) 사이에 위치하는 긴 틈으로 측두하와(관자아래우묵, infratemporal fossa)와 익구개와(날개입천장오목, pterygopalatine fossa)를 안와와 연결시킨다. 상악신경(위턱신경, maxillary n.)의 가지인 관골신경(광대뼈신경, zygomatic n.), 안와하신경(눈확아래신경, infraorbital n.), 안와하동맥(눈확아래동맥, infraorbital a.), 하안정맥(아래눈정맥, inferior ophthalmic v.) 등이 하안와열을 통과한다. 하안정맥은 이곳을 통하여 익돌근정맥총(날개근정맥얼기, pterygoid plexus)과 연결된다.

- **안와하공(눈확아래구멍, Infraorbital foramen)** : 안와하연의 아래쪽에서 관찰되는 구멍으로 안와하신경(눈확아래신경, infaorbital n.)과 안와하동맥(눈확아래동맥, infraorbital a.) 등이 지나간다.
- **협부(볼부위, Cheek)** : 안와의 바깥아래쪽에 관골(광대뼈, zygomatic bone)로 이루어져 있다.
- **골비강(뼈코안, Bony nasal cavity)** : 안면두개골(facial cranium)의 중앙 부위에 위치하고 서양 배 모양인 공간으로 사골(ethmoid bone)과 서골(vomer)로 이루어진 골비중격(뼈코중격, bony nasal septum)에 의해 좌우로 나누어진다. 앞쪽에는 비강의 입구인 이상구(뼈콧구멍, piriform aperture)가 존재하고 뒤쪽은 인두로 연결된다. 골비강의 외측벽에는 상/중/하비갑개(위/중간/아래코선반, superior/middle/inferior nasal concha)가 존재하며, 각각 아래쪽으로 상/중/하비도(위/중간/아래콧길, superior/middle/inferior nasal

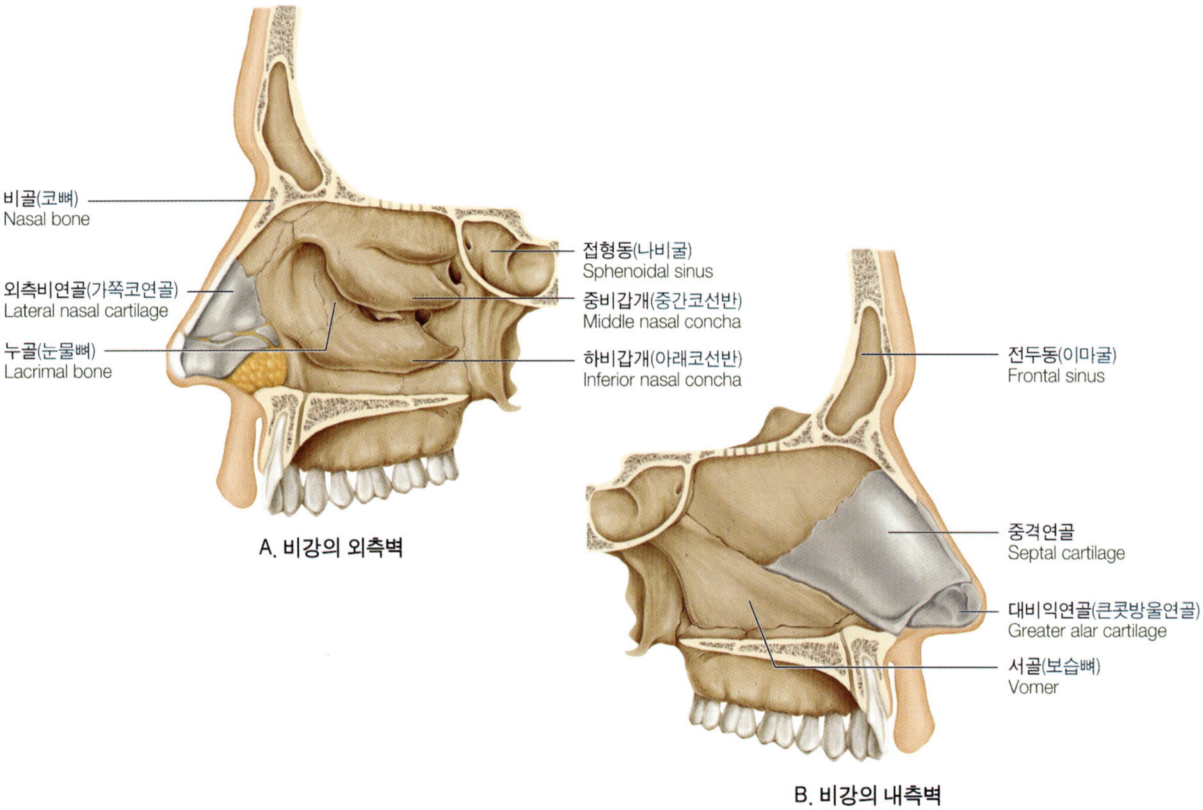

그림 2-8 두개골의 시상단면에서 본 비강 및 골비중격

meatus)가 존재한다. 아래콧길을 통해 비루관(코눈물관, nasolacrimal duct)이 개구하고, 중비도를 통해 상악동, 전두동 및 전/중사골봉소가 개구하며, 상비도를 통해 후사골봉소가 개구한다〈그림 2-8〉.

- **골외비(뼈바깥코, Bony external nose)** : 비골(nasal bone)과 상악골(maxilla)로 이루어지는 비강 입구인 이상구가 존재한다.
- **이공(턱끝구멍, Mental foramen)** : 하악 제2소구치(둘째 작은어금니, 2nd premolar tooth) 아래에서 관찰되며, 대개 바깥뒤위방향으로 열려 있다. 이신경(턱끝신경, mental nerve)과 이동맥(턱끝동맥, mental artery)이 나오는 곳으로 치과영역에서 매우 중요한 해부학적 구조이다.

② 부비동(코곁굴, Paranasal sinus) 〈그림 2-9〉

비강 주위의 공기가 차 있는 빈 공간들을 부비동이라고 한다. 상악동, 접형동, 전두동, 사골봉소 등이 있으며, 모든 부비동의 출구는 비강으로 열려 있다. 부비동은 골 대신 빈 공간에 공기가 차 있기 때문에 머리 무게의 감소 효과를 나타내며, 공기의 습도와 온도 조절, 분비물 배출, 소리의 공명 등이 일어난다.

- **전두동(이마굴, frontal sinus)** : 전두골 속의 빈 공간으로 비강의 중비도에서 개구한다.
- **사골봉소(벌집, ethmoidal cell)** : 사골 속 빈 공간으로 전/중/후사골봉소로 나누어진다. 전사골봉소와 중사골봉소는 중비도로, 후사골봉소는 상비도에서 개구한다.
- **접형동(나비굴, sphenoidal sinus)** : 접형골 속의 빈 공간으로 접사함요(나비벌집오목, sphenoethmoidal recess)에서 개구한다.
- **상악동(위턱굴, maxillary sinus)** : 상악골 속의 빈 공간으로 중비도에서 개구한다.

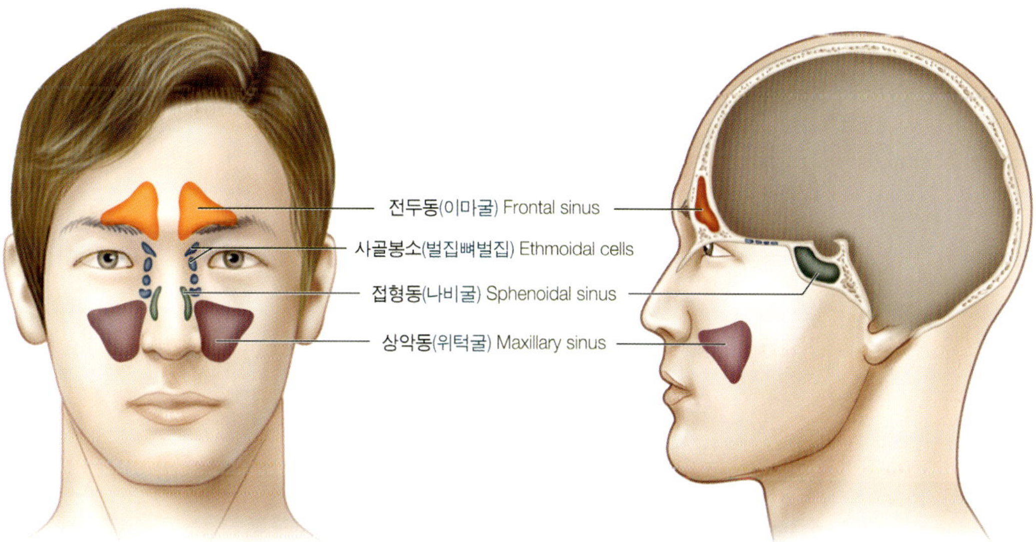

그림 2-9 부비동

(2) 두개골의 외측면

두개골을 옆에서 보면 측두골(temporal bone)을 중심으로 두정골(parietal bone), 전두골(frontal bone), 후두골(occipital bone), 접형골(sphenoid bone), 관골(zygomatic bone), 상악골(maxilla), 하악골(mandible), 비골(nasal bone), 누골(lacrimal bone), 사골(ethmoid bone) 등의 낱개머리뼈를 볼 수 있으며, 측두와(temporal fossa), 측두하와(infratemporal fossa), 관골궁(zygomatic arch), 익구개와(pterygopalatine fossa), 유양돌기(꼭지돌기, mastoid process), 경상돌기(붓돌기, styloid process) 등을 볼 수 있다〈그림 2-10〉.

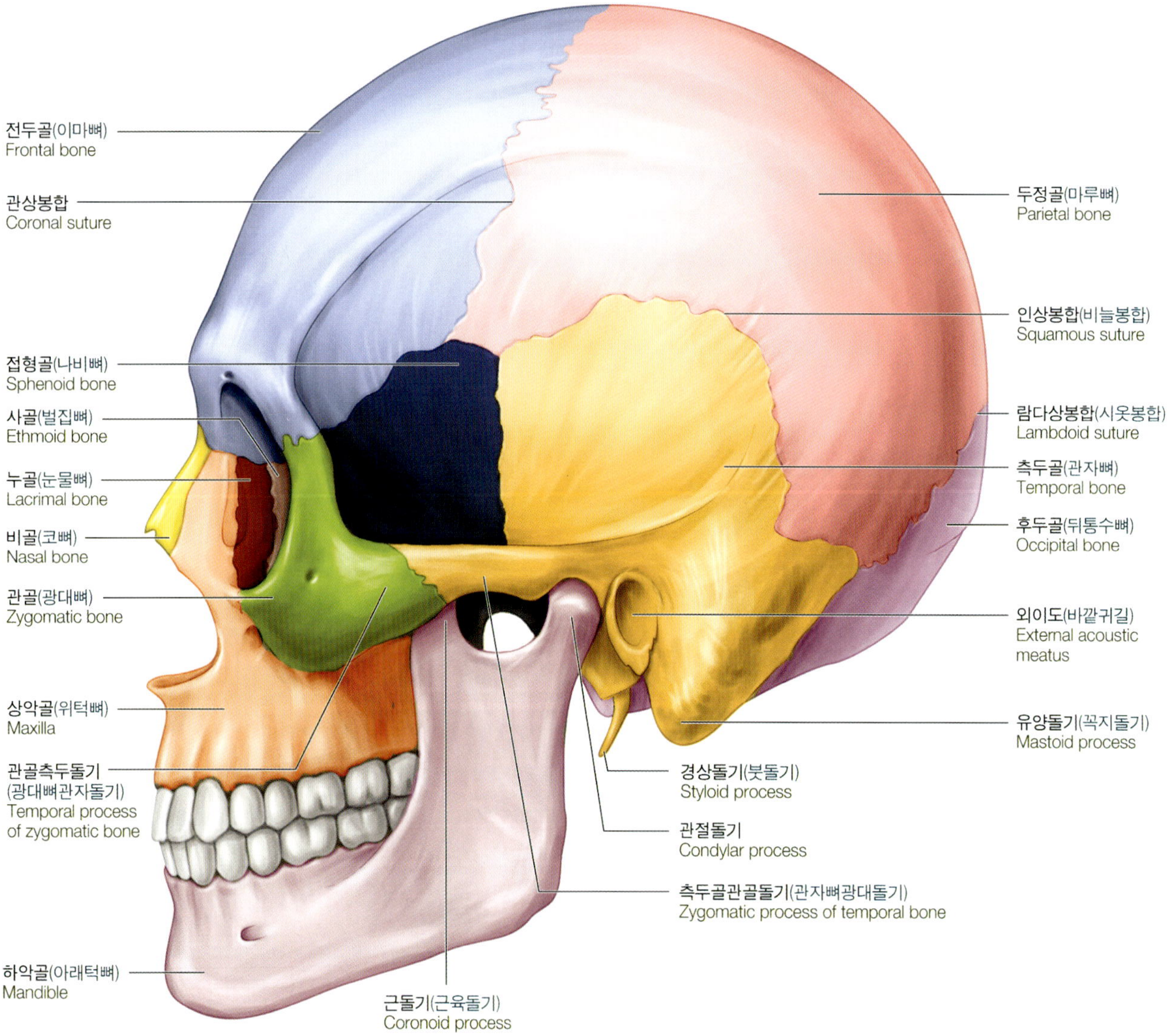

그림 2-10 두개골의 측면

① **측두와**(관자우묵, Temporal fossa)

타원형의 움푹 파인 곳으로 측두선(관자선, temporal line)에 둘러싸여 형성된다. 앞쪽은 관골(zygomatic bone)의 측두면(관자면, temporal surface)과 측두골의 인부(squama part)의 측면에 있는 관골돌기(광대돌기, zygomatic process), 위쪽과 뒤쪽은 관자선, 아래는 접형골(sphenoid bone)의 측두하능(관자아래능선, infratemporal crest), 바깥쪽은 관골궁(zygomatic arch)으로 경계지어지며 측두근을 수용한다.

② **측두하와**(관자아래우묵, Infratemporal fossa)

측두와의 아래쪽, 관골궁의 아래안쪽부분에 위치한다. 이곳에 측두근의 일부, 외측익돌근(가쪽날개근, lateral pterygoid muscle), 하악신경(아래턱신경, mandibular n.), 상악동맥(위턱동맥, maxillary a.) 및 상악정맥(위턱정맥, maxillary v.), 익돌근정맥총(날개근정맥얼기, pterygoid plexus) 등이 있다.

③ **관골궁**(광대활, Zygomatic arch)

관골과 측두골은 봉합으로 연결된 것으로 외측에 교근(masseter m.)이 부착된다.

④ **익구개와**(날개입천장오목, Pterygopalatine fossa)

상악골(maxilla)과 접형골(sphenoid bone)의 익상돌기(날개돌기, pterygoid process) 사이에 있는 좁은 공간으로 상악신경(maxillary n.)의 가지, 익구개신경절(날개입천장신경절, pterygopalatine ganglion), 상악동맥(위턱동맥, maxillary a.)의 종말지가 있다.

(3) 두개골의 상면과 천문

① **두개골의 상면** 〈그림 2-11〉

두개골을 위에서 보면 전두골(frontal bone), 두정골(parietal bone), 후두골(occipital bonc)이 서로 관절을 이루고 있는 3종류의 봉합을 관찰할 수 있다.

- **관상봉합(coronal suture)** : 전두골과 좌/우 두정골 사이의 봉합
- **시상봉합(sagittal suture)** : 좌/우 두정골 사이의 봉합
- **람다상봉합(시옷봉합, lambdoid suture)** : 좌/우 두정골과 후두골 사이의 봉합
- **두정(마루점, vertex)** : 두개골 중앙의 가장 높은 점
- **전정(정수리점, bregma)** : 관상봉합과 시상봉합이 만나는 곳으로 대천문(앞숫구멍, anterior fontanelle) 위치에 해당됨
- **람다(시옷점, lambda)** : 시상봉합과 람다상봉합이 서로 만나는 곳으로 소천문(뒤숫구멍, posterior fontanelle) 위치에 해당됨

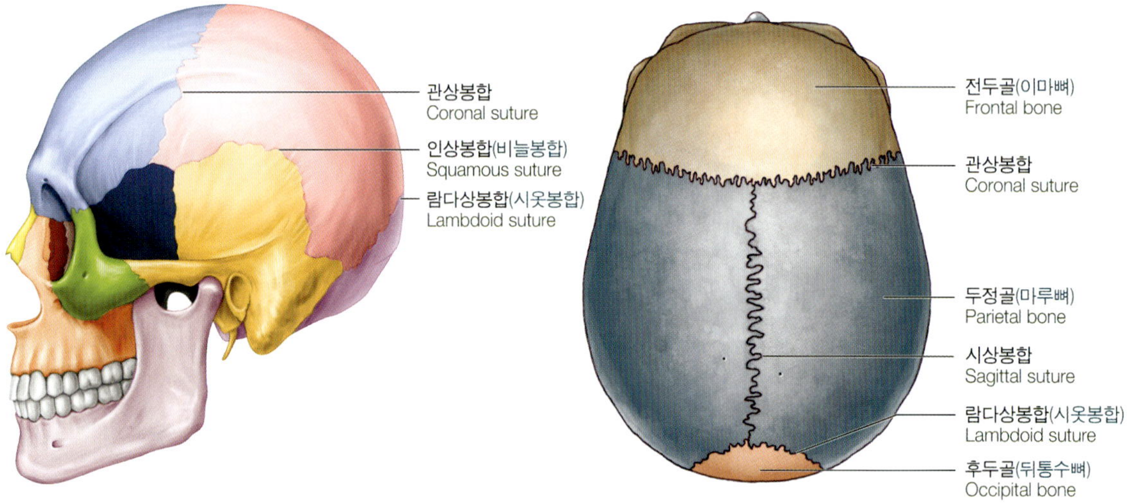

그림 2-11 두개골의 상면과 봉합의 위치

② 천문(숫구멍, Fontanelle) 〈그림 2-12〉

신생아의 경우 두개골에서 봉합들이 만나는 자리에 골화되지 않고 결합조직성 막으로만 이루어진 부분이 있는데 이를 천문(fontanelle)이라 한다. 출생 시 4종 6개의 천문이 존재하며, 생후 2년 내에 완전히 골로 덮이는데, 대천문이 가장 늦게 폐쇄된다.

- **대천문(전천문, 앞숫구멍, anterior fontanelle)** : 시상봉합과 관상봉합이 만나는 곳으로, 천문 중 가장 크며 생후 2년 내에 폐쇄된다.
- **소천문(후천문, 뒤숫구멍, posterior fontanelle)** : 시상봉합과 람다상봉합이 만나는 곳으로, 생후 2~3개월 내에 폐쇄된다.
- **전측두천문(앞가쪽숫구멍, anterolateral fontanelles)** : 좌/우에 존재하며, 측두골, 접형골, 전두골, 두정골이 만나는 곳으로, 생후 2~3개월 내에 폐쇄된다.
- **후측두천문(뒤가쪽숫구멍, posterolateral fontanelles)** : 좌/우에 존재하며, 두정골, 후두골, 측두골이 만나는 곳으로, 생후 1년 내에 폐쇄된다.

(4) 두개골의 하면 〈그림 2-13〉

두개골의 하면은 다른 방향에서 보는 부위에 비해 복잡한 곳이다.

① 골구개(뼈입천장, Bony palate)

- **골구개의 구성** : 상악골의 구개돌기(입천장돌기, palatine process)와 구개골(palatine bone)의 수평판으로 구성되며 경구개(단단입천장, hard palate)의 기초가 되는 부분이다.

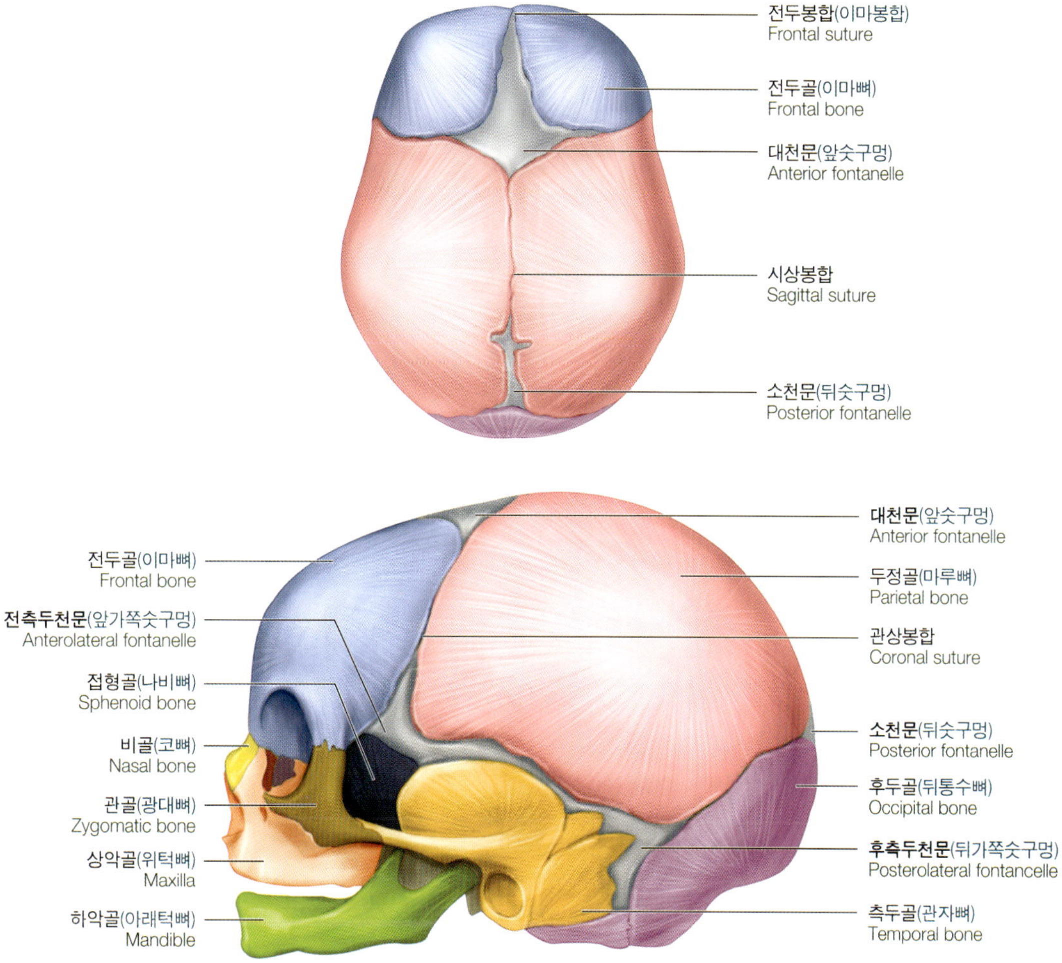

그림 2-12 천문

- **절치공(앞니구멍, incisive foramen)** : 골구개의 앞쪽, 상악골 양쪽 중절치(중심앞니, central incisor) 바로 뒤의 절치와(앞니오목, incisive fossa)에 위치한다.
- **정중구개봉합(정중입천장봉합, median palatine suture)** : 양쪽의 골구개가 만나는 정중에 있는 봉합으로 앞쪽은 상악골, 뒤쪽은 구개골 부분으로 되어 있다.
- **횡구개봉합(가로입천장봉합, transverse palatine suture)** : 앞쪽의 상악골과 뒤쪽의 구개골 사이의 봉합이다.
- **대구개공(큰입천장구멍, greater palatine foramen)** : 경구개의 양쪽 뒤가쪽모시리에 위치하며 대구개관(큰입천장관, greater palatine canal)이 열리는 구멍이다.
- **소구개공(작은입천장구멍, lesser palatine foramen)** : 대구개공 바로 뒤에 추체돌기(날개패임돌기, pyramidal process)에 위치하며, 소구개관(작은입천장관, lesser palatine canal)이 열리는 구멍이다.

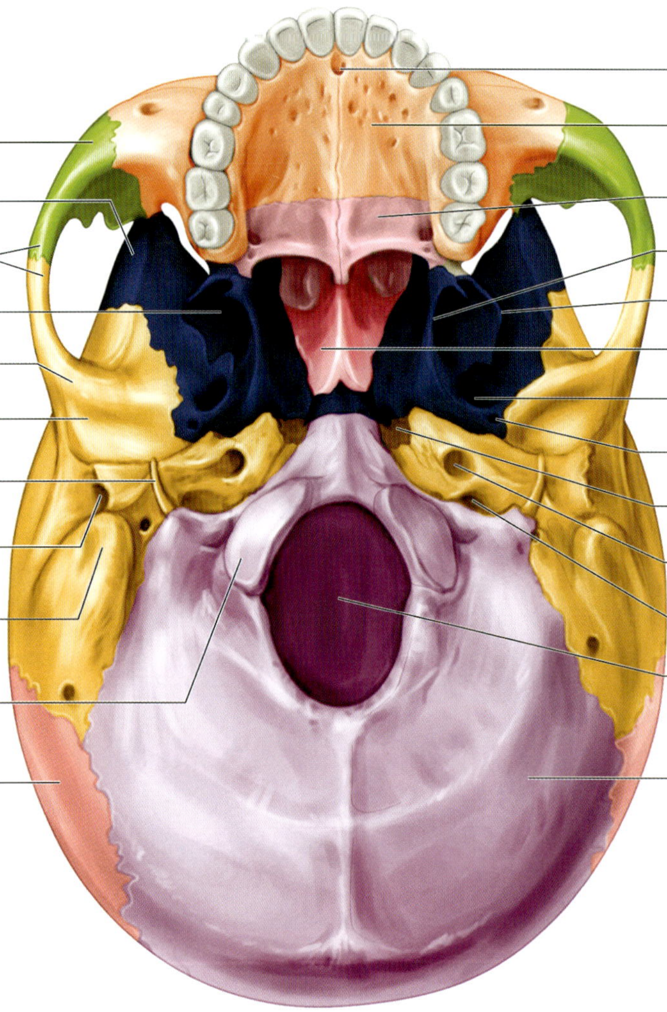

그림 2-13 두개골의 하면

② 익상돌기(날개돌기, Pterygoid process)

접형골(sphenoid bone)에 있는 얇은 판모양의 돌기로 익돌와(날개오목, pterygoid fossa)에 의해 내측익돌판과 외측익돌판으로 구분된다.

- **익상돌기 내측판(날개돌기 안쪽판, medial plate of pterygoid process) 또는 내측익돌판** : 외측판보다 좁다.
- **익상돌기 외측판(날개돌기 가쪽판, lateral plate of pterygoid process) 또는 외측익돌판** : 측면에 외측익돌근(lateral pterygoid m.)이 내면의 익돌와(날개오목, pterygoid fossa)에 내측익돌근(안쪽날개근, medial pterygoid m.)이 부착된다.

③ **하악와**(턱관절오목, Mandibular fossa)

측두골(temporal bone)의 고실부위 앞쪽에 위치하고 있으며, 하악두와 함께 악관절을 형성한다.

④ **경상돌기**(붓돌기, Styloid process)

측두골에 있는 돌기로 다음과 같은 근육과 인대가 부착한다.

- **근육** : 경돌설근(붓혀근, styloglossus m.), 경돌설골근(붓목뿔근, stylohyoid m.), 경돌인두근(붓인두근, stylopharyngeal m.)
- **인대** : 경돌설골인대(붓목뿔인대, stylohyoid ligament), 경돌하악인대(붓아래턱인대, stylomandibular ligament)

⑤ **후두과**(뒤통수뼈관절융기, Occipital condyle)

대공의 양쪽 앞가쪽 모서리에 위치하고 있는 관절융기로 첫번째 경추와 관절을 이루는 부분이다.

⑥ **두개골 하면의 구멍**(Foramina of the inferior skull surface)

두개골의 하면에는 많은 구멍이 있으며, 이들은 뇌나 얼굴에 분포하는 동맥, 정맥 및 신경의 출입구가 된다.

- **난원공(타원구멍, foramen ovale)** : 접형골(sphenoid bone)의 대익(큰날개, greater wing)에 있는 타원형의 대공으로 삼차신경의 가지인 하악신경이 통과한다.
- **극공(뇌막동맥구멍, foramen spinosum)** : 난원공의 뒤쪽에 위치하는 작은 구멍으로 머리안으로 들어가는 중경막동맥(중간뇌막동맥, middle meningeal a.)이 통과한다. 극공 주위에는 접형골극(나비뼈가시, sphenoidal spine)이 위치한다.
- **파열공(파열구멍, foramen lacerum)** : 측두골의 추체부, 후두골의 바닥부분 및 접형골 몸통 사이의 불규칙한 구멍으로 생체에서는 연골로 채워져 있다.
- **경동맥관(목동맥관, carotid canal)** : 파열공의 뒤가쪽에 위치하고 있는 둥근 구멍으로 내경동맥(속목동맥, internal carotid a.)이 통과한다.
- **경유돌공(붓꼭지구멍, stylomastoid foramen)** : 경상돌기 바로 뒤에 존재하는 구멍으로 일곱째 뇌신경인 안면신경(얼굴신경, facial n.)이 통과한다.
- **경정맥공(목정맥구멍, jugular foramen)** : 경상돌기 내측에 존재하는 구멍으로 내경정맥(internal jugular v.), 설인신경(혀인두신경, glossopharyngeal n.), 미주신경(vagus n.), 부신경(더부신경, accessory n.)이 통과한다.
- **대공(큰구멍, foramen magnum)** : 두개골의 가장 큰 구멍으로 뇌와 척수가 서로 연결되어 지나가는 통로이며, 추골동맥, 추골정맥, 뇌척수막 및 부신경의 척수뿌리가 통과한다.

3) 골구강 및 두개골의 내면

(1) 골구강(뼈입안, Bony oral cavity)

구강의 기초로 하악골, 상악골 및 구개골로 이루어진 공간을 말한다. 위벽은 상악골의 구개돌기(palatine process)와 구개골의 수평판으로 구성된 골구개로 이루어지며, 앞벽과 좌/우측벽은 상악골의 치조돌기(이틀돌기, alveolar process)와 하악골의 치조돌기로 이루어진다. 뒤벽과 아래벽은 구조물이 없이 열려있는 구조이다.

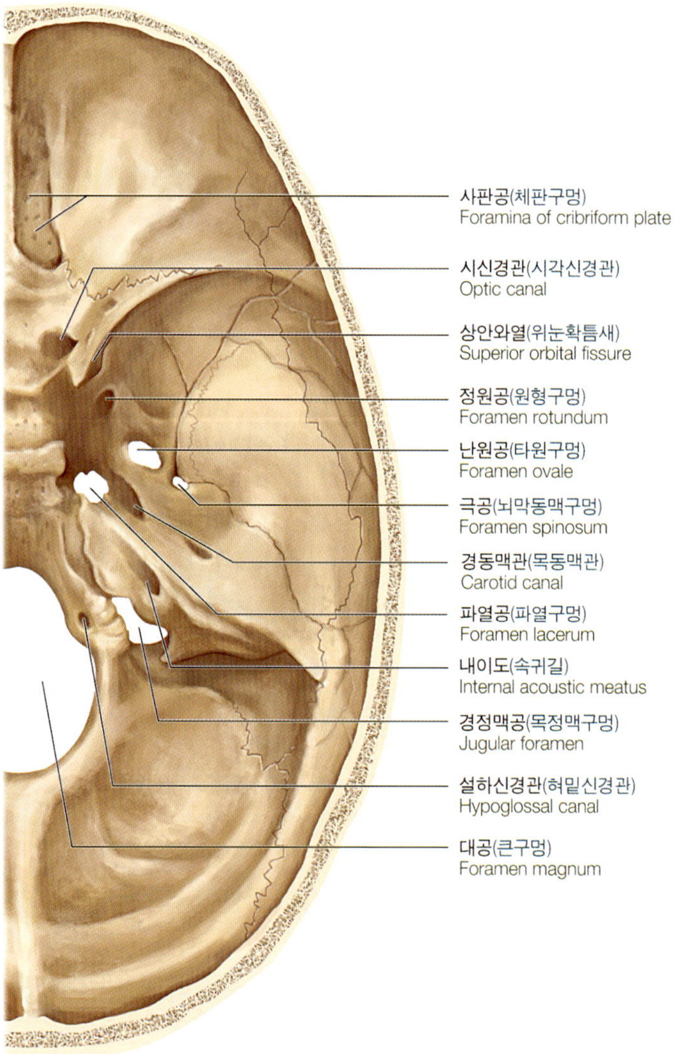

그림 2-14 두개골 내면의 구멍

(2) 두개골 내면의 구멍(Foramina of the internal skull surface)

사골(ethmoid bone)의 사판(벌집체판, cribriform plate), 시신경관(optic canal), 상안와열(superior orbital fissure), 정원공(foramen rotundum), 난원공(foramen ovale), 극공(foramen spinosum), 경동맥관(목동맥관, carotid canal), 파열공(foramen lacerum), 내이도(internal acoustic meatus), 경정맥공(jugular foramen), 대공(foramen magnum) 등의 구조를 두개골 내면에서 관찰이 가능하다〈그림 2-14〉.

3 낱개머리뼈

1) 하악골(아래턱뼈, Mandible)

하악골은 상악골의 하방에 위치하며 하악골의 치아를 수용하고, 측두골과 함께 악관절을 형성한다. 또한 저작과 관련된 주요 근육들이 부착되어 있고, 하악 치아에 영양을 공급하며 혈관과 신경이 분포되어 있다. 게다가 상/하악 치아의 교합을 통해 상악골과 유기적인 관계를 형성한다.

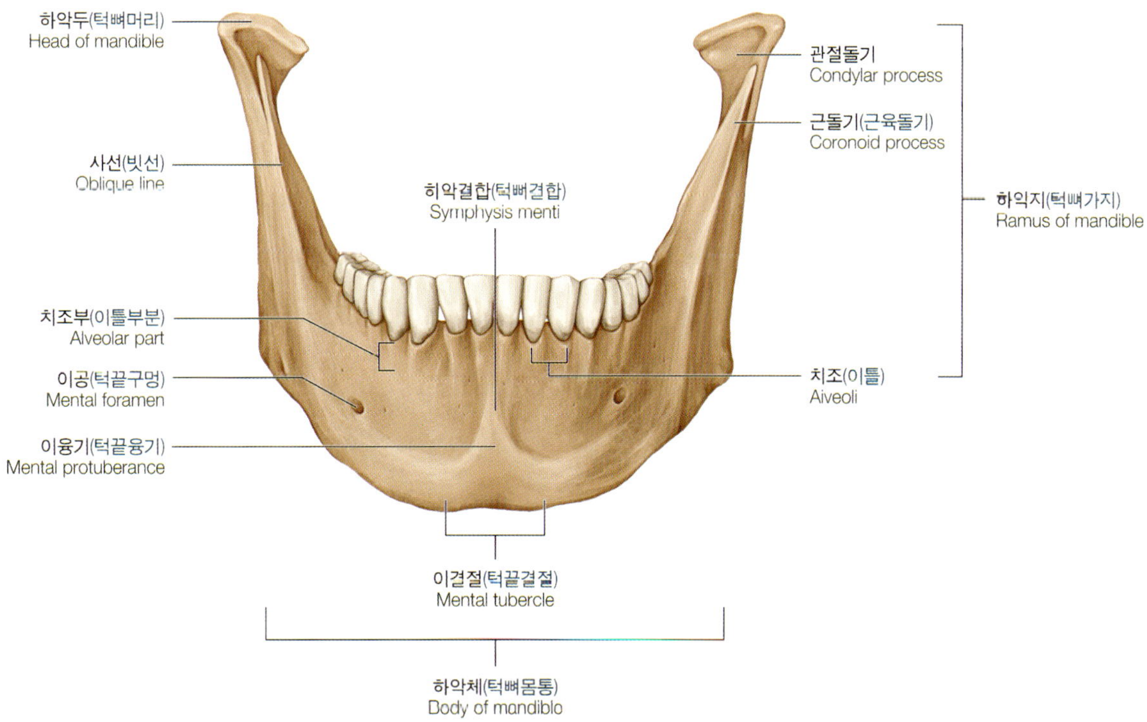

그림 2-15 전면에서 비리본 하악골

하악골을 위에서 보면 U모양이고, 옆에서 보았을 때는 L모양이다〈그림 2-15, 그림 2-16, 그림 2-17〉. 하악골은 하악체(턱뼈몸통, body of mandible)와 하악지(턱뼈가지, ramus of mandible)로 구분되며, 각각은 측면과 내면으로 구분된다. 하악체와 하악지가 만나 하악각(턱뼈각, mandibular angle)을 이룬다.

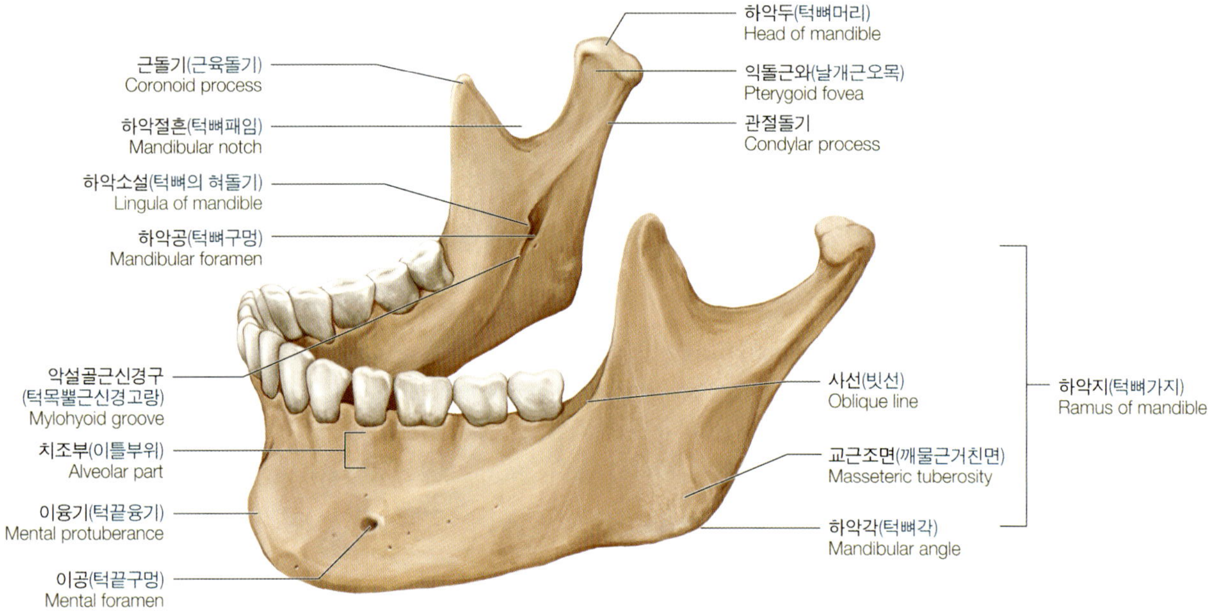

그림 2-16 앞가쪽에서 바라본 하악골

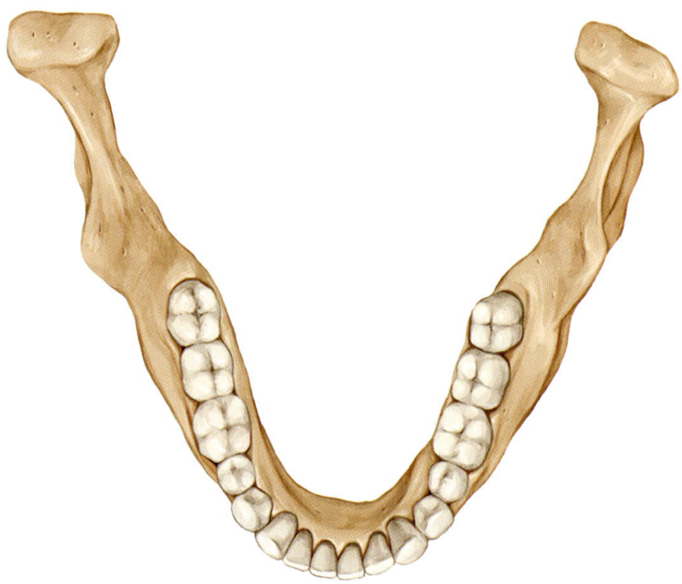

그림 2-17 위에서 바라본 하악골의 모습

(1) 하악체(턱뼈몸통, Body of mandible)

하악체는 하악골을 옆에서 볼 때 외측면에서 사선(빗선, oblique line)의 시작점과 하악각을 이은 가상선을 기준으로 그 아래쪽부위이고, 내측면에서는 제3대구치 원심부와 하악각을 이은 가상선을 기준으로 그 앞쪽부분이다. 하악체의 위쪽은 치조부(이틀부위, alveolar part), 아래쪽은 하악저(턱뼈바닥, base of mandible)이며, 하악저는 치조부보다 넓고 두껍다. 치조부는 말발굽 모양의 치조궁(이틀활, alveolar arch)을 형성한다.

하악체의 외측면에는 이결절(턱끝결절, mental tubercle), 하악결합(턱뼈결합, symphysis menti) 이융기(턱끝융기, mental protuberance), 이공(턱끝구멍, mental foramen), 치조부, 치조돌기(alveolar process), 사선, 절치와(앞니오목, incisive fossa), 하악저 등이 있고, 내면에는 위와 아래에 각각 한 쌍의 이극(턱끝가시, mental spine), 이복근와(두힘살근오목, diagastric fossa), 악설골근선(턱목뿔근선, mylohyoid line), 설하선와(혀밑샘오목, sublingual fossa), 악하선와(턱밑샘오목, submandibular fossa) 등이 있다.

① 하악체의 외측면

- **이결절(턱끝결절, mental tubercle)** : 이융기의 외하방에 존재하는 결절상의 돌출 부위를 말한다.
- **하악결합(턱뼈결합, symphysis menti)** : 하악골의 정중부에 존재하는 희미한 결합의 흔적으로 좌/우 하악골융기가 융합하여 하악골을 형성할 때 만들어진 섬유연골결합이다.
- **이융기(턱끝융기, mental protuberance)** : 하악체 정중선 아래부분에 위치하는 작게 융기된 부분으로, 하악골이 생후 1년경에 하악결합이 골화되면서 생긴 흔적이다.
- **이공(턱끝구멍, mental foramen)** : 하악 제2소구치 하방에 치조연(alveolar margin)과 하악지 사이에 위치하는 구멍을 이공이라 한다. 하악관의 개구 부위로 뒤위쪽으로 열려 있으며, 이신경(턱끝신경, mental nerve)과 이혈관(턱끝혈관, mental vessel)이 나온다. 연령에 따라 위치가 변화되며, 유아기에는 하악지에 가깝게 위치하고 노년기에는 치아 소실로 인한 치조골 흡수로 인하여 치조연에 보다 가깝게 위치한다.
- **치조부(이틀부분, alveolar part)** : 치아를 수용하고 있는 부분으로 치조 사이의 골벽인 치조간중격(이틀사이막, interalveolar septum)에 의해 분리되어 있다〈그림 2-18〉. 대구치의 치조에는 각 치근 사이의 골벽인 치근간중격(뿌리사이중격, interradicular septum)이 있다.
- **치조궁(이틀활, alveolar arch)** : 치조부가 이루는 아치로, 하악체의 위모서리를 말한다.
- **치조연(이틀모서리, alveolar margin)** : 치조돌기의 위모서리를 치조연이라 한다.
- **치조돌기(이틀돌기, alveolar process)** : 치근에 의해 나타나는 하악골 외면의 융기를 말한다.
- **사선(빗선, oblique line)** : 하악지의 앞 모서리에서 하악체 외측면으로 뻗는 비스듬한 능선
- **절치와(앞니오목, incisive fossa)** : 하악체의 하악 중절치의 치근에 존재하는 오목한 부위
- **하악저(아래턱바닥, base of mandible)** : 하악체의 아래모서리를 말하며 치조부보다 두껍다.

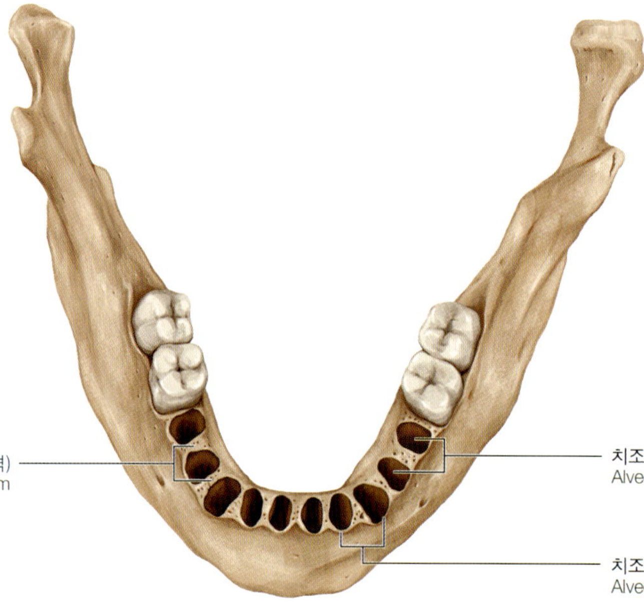

그림 2-18 치조, 치조돌기, 치조간중격

② 하악체의 내면 〈그림 2-19〉

- **이극(턱끝가시, mental spine)** : 하악체 내면의 정중선 밑에 있는 위와 아래에 2쌍의 작은 가시와 같은 모양의 돌기이다.
  - 상이극(위턱끝가시, superior mental spine) : 위쪽의 가시로, 혀를 앞으로 내밀 때 기능하는 이설근(턱끝혀근, genioglossus m.)이 기시한다.
  - 하이극(아래턱끝가시, inferior mental spine) : 아래쪽의 가시로 설골(hyoid bone)을 앞위쪽으로 당기거나 설골이 고정된 경우 개구운동(입열림운동)에 보조적인 역할을 하는 이설골근(턱끝목뿔근, geniohyoid m.)이 기시한다.
- **이복근와(두힘살근오목, digastric fossa)** : 하악체 내측면에서 이극(mental spine)의 바깥아래쪽에 존재하는 얕게 함몰된 부위로, 개구운동의 말기와 하악골을 뒤아래쪽으로 잡아당길 때 기능을 하는 이복근의 전복(두힘살근의 앞힘살, anterior belly of digastric m.)이 기시하는 곳이다.
- **악설골근선(턱목뿔근선, mylohyoid line)** : 이극(mental spine)에서 하악체 내측면 후상방으로 뻗은 비스듬한 능선으로, 설골이 고정된 경우 개구운동에 보조적인 역할을 하는 악설골근(턱목뿔근, mylohyoid m.)이 일어난다. 악설골근은 이설골근과 함께 구강저(oral floor) 형성에 관여한다.
- **설하선와(혀밑샘오목, sublingual fossa)** : 악설골근선 앞위쪽에 설하선(혀밑샘, sublingual gland)이 위치하는 오목한 부위를 말한다.

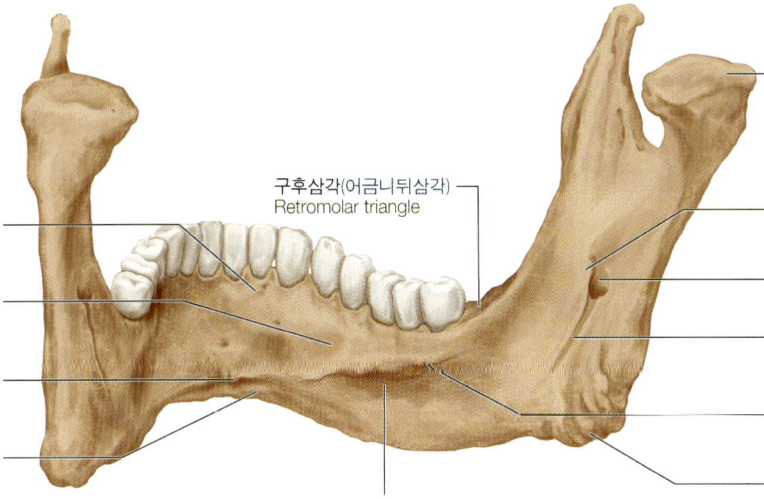

그림 2-19 하악체의 내면

- **악하선와(턱밑샘오목, submandibular fossa)** : 악설골근 뒤아래쪽에 악하선(턱밑샘, submandibular gland)이 위치하는 오목한 부위를 말한다.

(2) 하악지(턱뼈가지, Ramus of mandible)

하악지는 하악골(mandible)을 옆에서 볼 때 하악체(body of mandible)를 구분한 기준선의 뒤위쪽 부위를 말한다. 하악지의 외측면에서는 교근조면(깨물근거친면, masseteric tuberosity) 등을 관찰할 수 있고, 내면에서는 익돌근와(날개근오목, pterygoid fovea), 하악공(턱뼈구멍, mandibular foramen), 하악소설(턱뼈혀돌기, lingula of mandible), 악설골근신경구(턱목뿔근신경고랑, mylohyoid groove), 익돌근조면(날개근거친면, pterygoid tuberosity), 구후삼각(어금니뒤삼각, retromolar triangle) 등을 관찰할 수 있다. 근돌기(근육돌기, coronoid process), 관절돌기(condylar process), 하악절흔(턱뼈패임, mandibular notch) 등은 하악지의 위쪽부분에 존재하는 구조물로 외측면과 내면 모두에서 관찰 가능하다.

① 하악지의 외측면 〈그림 2-20〉

- **교근조면(깨물근거친면, masseteric tuberosity)** : 하악지 외측면의 하악각 근처의 거친 부분으로, 하악골의 폐구운동(입닫힘운동)에 관여하는 저작근의 하나인 교근(깨물근, masseter m.)이 닿는다.
- **근돌기(근육돌기, coronoid process)** : 하악지의 위부분에 있는 2개의 돌기 중 앞쪽에 위치한 돌기로, 하악골의 폐구운동에 관여하는 저작근의 하나인 측두근(관자근, temporalis m.)이 닿는다.

- **관절돌기(condylar process)** : 하악지의 위부분에 있는 2개의 돌기 중 뒤쪽에 위치한 돌기로, 하악두(턱뼈머리, head of mandible)와 하악경(턱뼈목, neck of mandible)으로 나뉜다. 하악두는 돌출된 머리부분으로 측두골의 하악와(mandibular fossa)와 함께 악관절을 형성한다. 하악경은 하악두 아래쪽으로 잘록하게 들어간 부분을 말한다.
- **하악절흔(턱뼈패임, mandibular notch)** : 근돌기와 하악과두 사이의 움푹 패인부분을 말한다.

② 하악지의 내측면 〈그림 2-21〉

- **익돌근와(날개근오목, pterygoid fovea)** : 하악경의 앞안쪽에 위치하는 얕고 오목하게 함몰된 곳으로, 하악골의 개구운동 초기에 관여하는 저작근의 하나인 외측익돌근(가쪽날개근, lateral pterygoid m.)이 종지한다.
- **하악공(턱뼈구멍, mandibular foramen)** : 하악지 내면의 중앙부에 있는 구멍으로 교합평면의 연장선상에 있다. 이곳에서 하악관(턱뼈관, mandibular canal)이 시작되며 하치조신경(아래이틀신경, inferior alveolar nerve)과 하치조혈관(아래이틀혈관, inferior alveolar vessels)이 지나간다.
- **하악관(턱뼈관, mandibular canal)** : 하악골 속에 있는 관으로서, 하악공에서 시작하여 치근 아래로 주행하며, 제1소구치 부위에서 2개의 가지로 갈라진다. 하나는 바깥뒤위쪽으로 꺾여 제2소구치 부위에 위치하는 이공으로 끝나며, 다른 하나는 앞쪽으로 계속 이어져 절치관(앞니관, incisive canal)이 된다.
- **하악소설(턱뼈혀돌기, lingula of mandible)** : 하악공의 앞위쪽에 있는 설첨 모양의 돌기로, 악관절의 부속인대인 접하악인대(나비아래턱인대, sphenomandibular ligament)가 부착된다.
- **악설골근신경구(턱목뿔근신경고랑, mylohyoid groove)** : 하악공에서 시작하여 앞아래쪽으로 비스듬히 내려가는 고랑을 악설골근신경구라 한다. 악설골근에 분포하는 악설골근신경(턱목뿔근신경, mylohyoid n.)이 지나간다.
- **익돌근조면(날개근거친면, pterygoid tuberosity)** : 하악지의 내면 하악각 근처에 있는 거친 부분으로, 하악골의 폐구운동에 관여하는 저작근의 하나인 내측익돌근(안쪽날개근, medial pterygoid m.)이 종지한다.
- **구후삼각(어금니뒤삼각, retromolar triangle)** : 하악 제3대구치의 후방에 있는 삼각형 부위를 구후삼각이라 한다. 구후삼각은 제3대구치 원위측 치조연과 측두능(관자능선, temporal crest)의 협측 모서리, 혀쪽모서리로 경계지어진다. 측두능은 근돌기의 내면에 존재하는 능선으로 둘로 갈라져 협측 모서리와 혀쪽모서리로 나뉜다.

(3) 하악각(턱뼈각, Mandibular angle)

하악체의 아래모서리와 하악지의 뒤아래모서리 사이에 이루어지는 각으로 성인에서는 약 120°이며 유아기나 무치악 노년기에는 더 둔각을 이뤄 약 140° 정도이다.

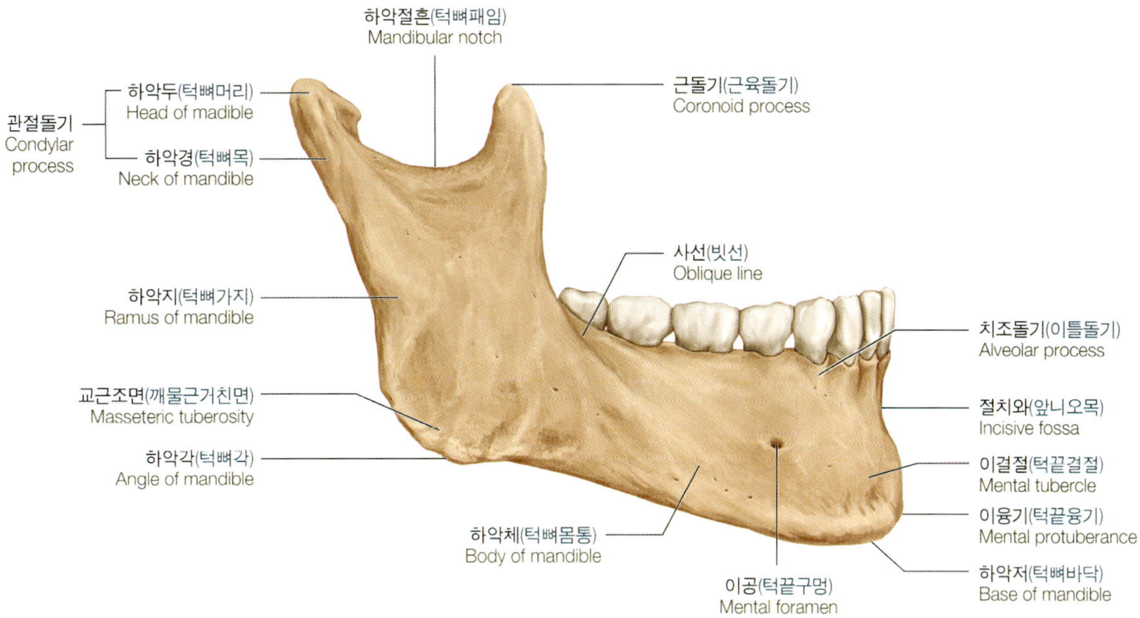

그림 2-20 하악지의 외측면

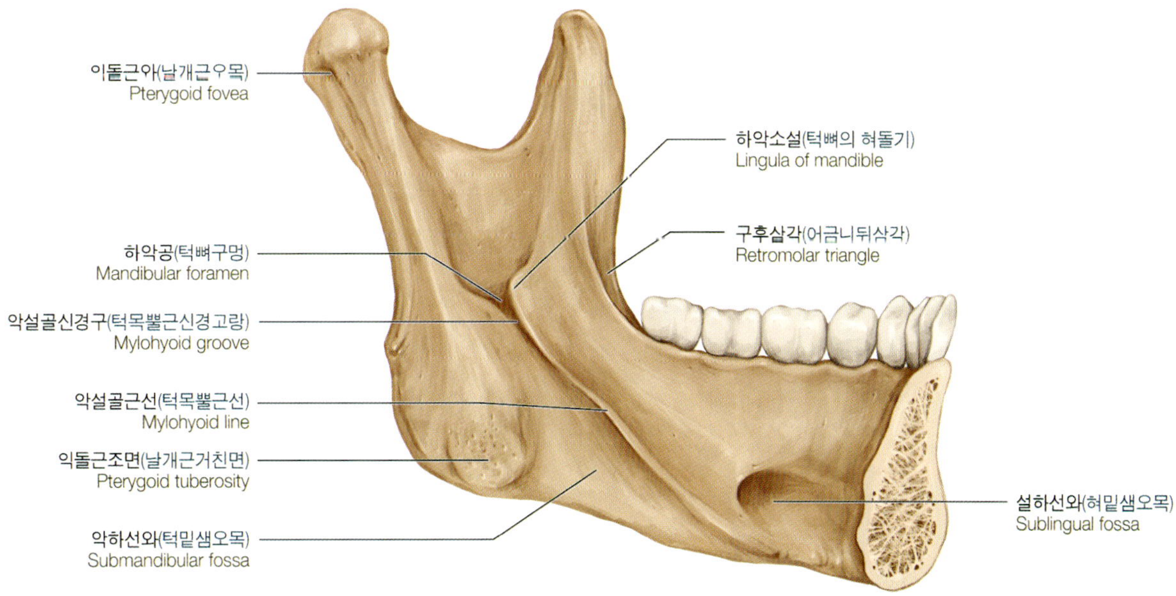

그림 2-21 하악지의 내면

(4) 하악골과 하악각의 연령에 따른 변화 〈그림 2-22〉

① 출생 직후

하악골은 좌우로 분리되어져 있으며, 그 사이에는 섬유연골결합인 하악결합(턱뼈결합, symphysis menti)이 존재한다. 하악각은 둔각으로 약 170° 정도이며, 이공은 하악저 근처에 위치한다.

② 유치열 형성기(유년 제1기, 1~3세)

유치(젖니, deciduous teeth)가 맹출하는 시기로, 하악결합이 약 1세경에 완전히 골화되며 그 자리가 이융기(mental protuberance)로 남게 된다. 하악각은 여전히 둔각이며, 이공은 제1유구치 하방에 위치한다.

③ 유치열기(유년 제2기, 3~6세)

유치의 맹출이 완성된 시기로, 하악각은 약 140° 정도의 둔각을 이룬다. 이공은 제1유구치 하방에 위치하며, 하악공이 교합평면의 연장선보다 약 3mm 하방에 있다.

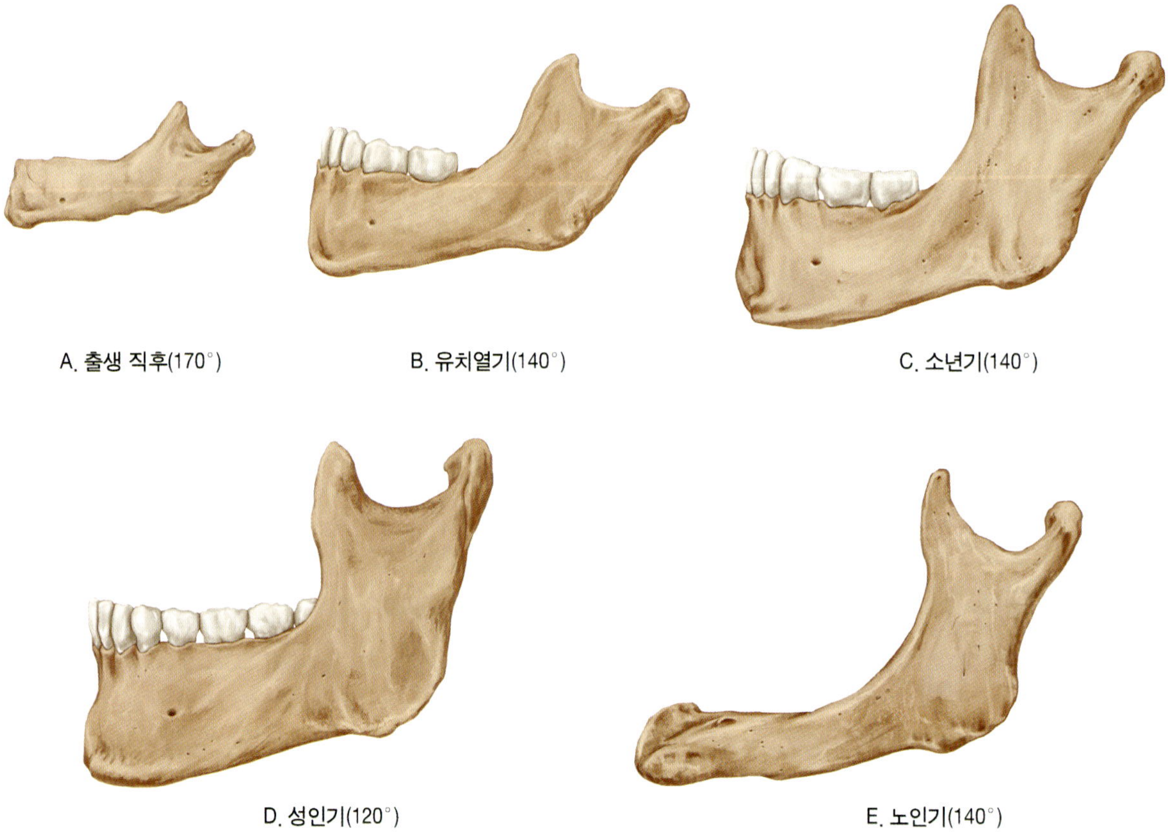

그림 2-22 연령에 따른 하악골의 변화

④ **혼합치열기**(소년기, 6~12세)

유치가 간니로 교환되는 시기로, 하악각은 약 140° 정도이다. 이공이 제1유구치와 제2유구치 사이에 위치하고 하악공의 위치는 교합평면의 연장선보다 약 3mm 하방에 있다.

⑤ **성인기**

하악각은 직각에 가까운 110~120°로, 이공은 제2소구치의 아래쪽에 있다. 하악공의 위치는 교합평면의 연장선상에 위치한다.

⑥ **노년기**

하악각이 다시 커져 140°의 둔각을 이루며, 이공은 치조골(잇몸뼈) 퇴축으로 인해 치조연(alverolar margin)에 가까이 있다.

(5) 저작과 관련된 근육들이 부착하는 하악골의 부위

하악골에 부착하는 저작 관련 근육들을 정리하면 〈표 2-2〉와 같다.

2) 상악골(위턱뼈, Maxilla)

상악골은 얼굴의 중앙에 위치하고, 좌/우 한 쌍의 골이 상악골간봉합으로 이루어진 골이다. 부비동의 하나인 상악동을 포함하며, 16개의 상악 치아를 수용한다.

관절로 연결된 하악골과 달리 상악골은 8개의 낱개머리뼈(관골, 전두골, 구개골, 누골, 사골, 비골, 접형골,

표 2-2 저작과 관련된 근육이 부착하는 하악골의 부위

하악골 부위 명칭	관련 근육 명칭과 특징	기능
교근조면(깨물근거친면, masseteric tuberosity)	교근(깨물근, masseter m.)의 정지부	폐구운동
근돌기(근육돌기, coronoid process)	측두근(관자근, temporal m.)의 정지부	폐구운동
익돌근조면(날개근거친면, pterygoid tuberosity)	내측익돌근(안쪽날개근, medial pterygoid m.)의 정지부	폐구운동
익돌근와(날개근오목, pterygoid fovea)	외측익돌근(가쪽날개근, lateral pterygoid m.)의 정지부	개구운동의 초기
이복근와(두힘살근오목, digastric fossa)	이복근 전복(두힘살근 앞힘살, anterior belly of digastric m.)의 기시부	개구운동의 말기
악설골근선(턱목뿔근선, mylohyoid line)	악설골근(턱목뿔근, mylohyoid m.)의 기시부	개구운동의 보조 및 구강저 형성
하이극(아래턱끝가시, mental spine for geniohyoid m.)	이설골근(턱끝목뿔근, geniohyoid m.)의 기시부	개구운동의 보조 및 구강저 형성

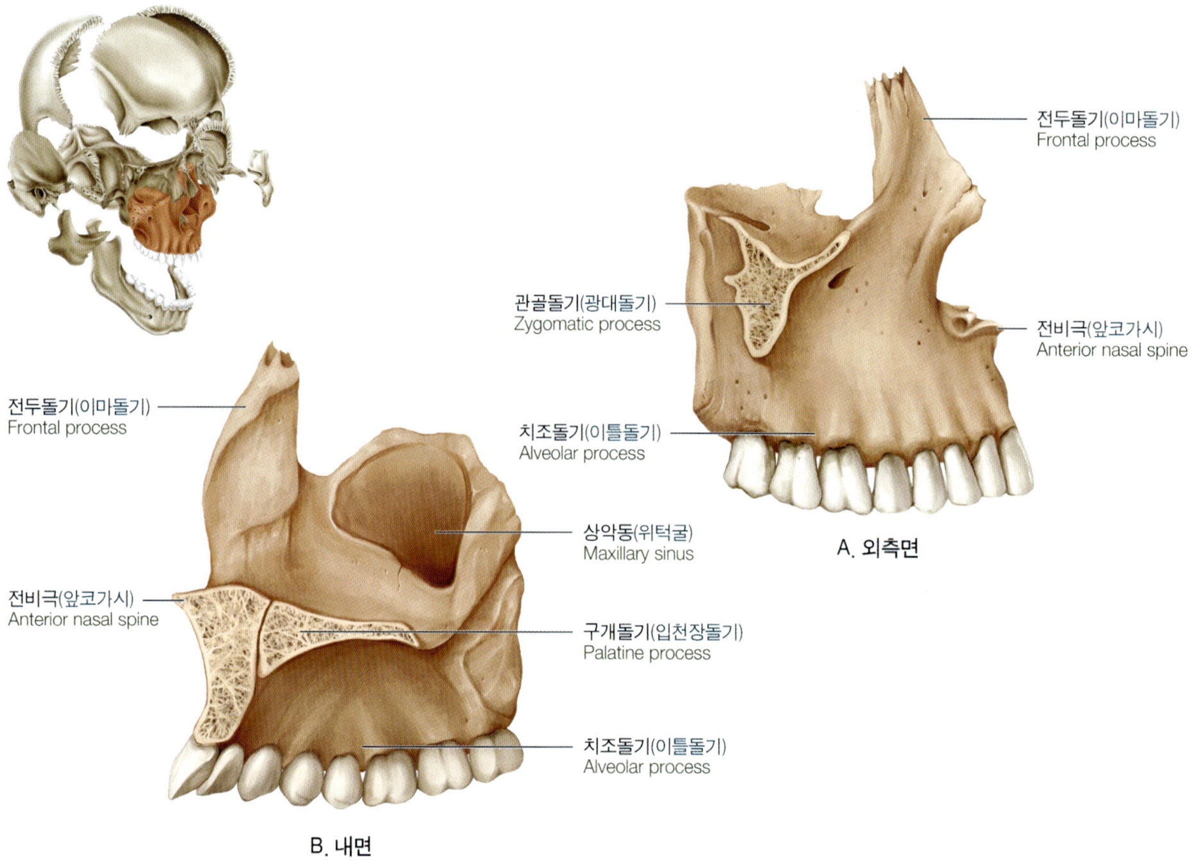

그림 2-23 상악골의 대략적인 모습. 4개의 돌기와 상악체, 상악동을 관찰할 수 있다.

하비갑개)와 봉합으로 연결되어 있으며, 안와의 하면, 비강의 외측면, 구강의 위벽 형성에 관여한다.

상악골은 4개의 면과 1개의 굴로 이루어진 상악체(body of maxilla)와 4개의 돌기로 구분할 수 있다〈그림 2-23〉. 상악체의 앞쪽으로는 안면(facial surface), 뒤쪽으로는 측두하면(관자아래면, infratemporal surface), 외측으로는 안와면(눈확면, orbital surface), 내측으로는 비강면(코면, nasal surface)이 있으며, 부비동의 일종인 상악동이 상악체 속에 자리를 잡고 있다. 4개의 돌기는 전두돌기, 관골돌기, 치조돌기, 구개돌기가 있다.

(1) 상악체(위턱뼈몸통, Body of maxilla) 〈그림 2-24, 그림 2-25〉

① 안면(얼굴면, Facial surface)

상악체의 전면으로, 안와하연의 아래부분, 관골하능(광대아래능선, infrazygomatic crest)의 앞부분에 위치한다〈그림 2-24〉.

- **안와하연(눈확아래모서리, infraorbital margin)** : 안와의 하방 가장자리로 상악체의 안면과 안와면의 경계를 이룬다.

• **안와하공(눈확아래구멍, infraorbital foramen)** : 안와하연의 아래쪽에 존재하는 구멍으로, 하안검, 상순, 코의 바깥쪽에 분포하는 안와하신경(눈확아래신경, infraorbital n.)과 안와하혈관이 나온다.

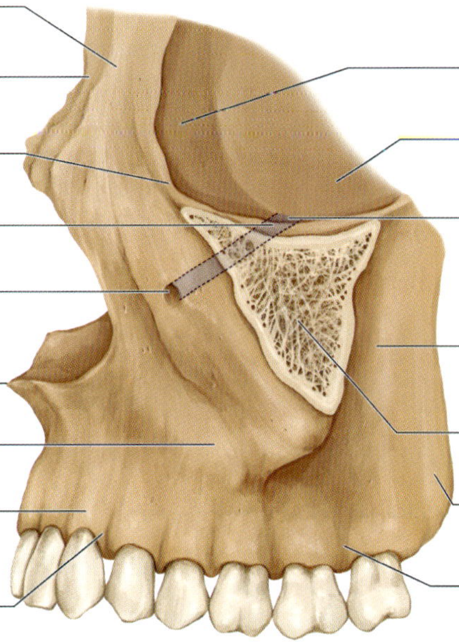

그림 2-24 상악골의 외측면

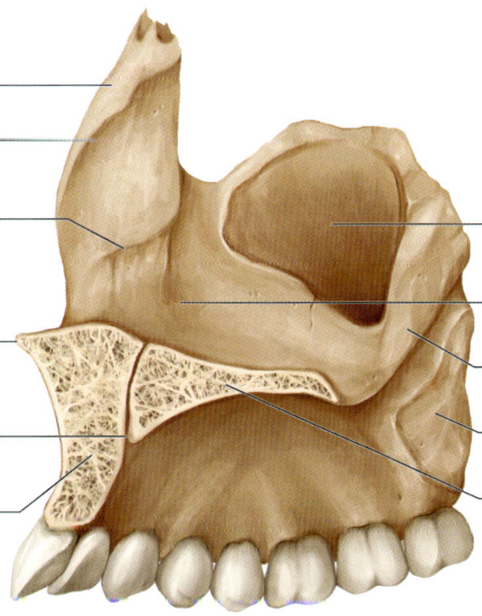

그림 2-25 상악골의 내면

- **견치와(송곳니오목, canine fossa)** : 안와하공의 아래, 상악 견치의 치근첨 위쪽에 있는 얕은 함몰 부위로, 안면근의 일종으로 구각(입꼬리, angle of mouth)을 올리는 작용을 하는 구각거근(입꼬리올림근, levator anguli oris m.)이 일어난다.
- **이상구(뼈콧구멍, piriform aperture)** : 비강의 입구를 말하며, 안면의 내측모서리가 이상구의 일부를 형성한다.
- **비절흔(코패임, nasal notch)** : 외비공(바깥콧구멍, nostrils)의 구부러진 가장자리를 말하며, 이상구의 아래쪽을 형성한다.
- **치조(이틀, alveoli)** : 상악체의 아래 가장자리를 이루는 치조 부분은 16개의 치아를 수용한다. 치조간 중격에 의해 나누어져 있으며, 치아에 따라 크기가 다르다. 안면의 하방은 치조융기에 이행된다.
- **견치융기(송곳니융기, canine eminence)** : 상악 견치의 순측 치조골이 돌출되어 있는 부분을 말한다.

② 안와면(눈확면, Orbital surface)

상악체의 위부분으로, 안와의 하면에 해당하며 삼각형의 편평한 면이다.

- **안와하구(눈확아래고랑, infraorbital groove)** : 안와면 뒤쪽에 존재하는 안와하관의 입구로, 고랑 모양으로 함몰되어 있다. 이곳으로 안와하신경(infraorbital n.)과 안와하동맥(infraorbital artery)이 통과한다.
- **안와하관(눈확아래관, infraorbital canal)** : 안와하구를 입구로 하고 안면에 있는 안와하공으로 이어지는 골 내부의 관을 말한다. 안와하신경과 안와하동맥이 통과한다.
- **전상치조관(앞위이틀관, anterior superior alveolar canal)** : 안와하관에서 분지된 2개의 관 중 앞쪽에 있는 관으로, 상악 절치 및 그 부위의 순측 치은에 분포하는 전상치조신경(앞위이틀신경, anterior superior alveolar n.)이 통과한다.
- **중상치조관(중간위이틀관, middle superior alveolar canal)** : 안와하관에서 분리된 2개의 관 중 뒤쪽에 있는 관으로, 상악 소구치 및 그 부위의 협측치은에 분포하는 중상치조신경(중간위이틀신경, middle superior alveolar n.)이 통과한다.

③ 측두하면(관자아래면, Infratemporal surface)

상악체에서 관골하능의 뒤부분으로 약간 풍융하고 거친 면이다.

- **상악결절(위턱뼈융기, maxillary tuberosity)** : 상악골의 뒤쪽에 있는 작은 융기로, 상악 제3대구치 후방에 위치한다. 측두하면에서 기장 풍융한 부위이다.
- **후상치조공(뒤위이틀구멍, posterior superior alveolar foramen)** : 상악결절의 위가쪽에 있는 2~3개의 작은 구멍으로, 후상치조신경(뒤위이틀신경, posterior superior alveolar n.)과 후상치조혈관(뒤위이틀혈관, posterior superior alveolar vessels)이 통과한다. 후상치조신경과 후상치조혈관은 상악 대구치와 그 부위의 협측치은에 분포한다.

④ **비강면(코면, Nasal surface)**

상악체의 내면으로, 골비강(뼈코안, bony nasal cavity)의 외측벽을 형성한다.

- **상악동열공(위턱굴구멍, maxillary hiatus)** : 비강면의 중앙에 존재하는 큰 구멍으로 부비동의 하나인 상악동의 입구이다. 상악동 내측벽은 점막으로 덮여 있다.
- **누낭구(눈물고랑, lacrimal groove)** : 상악동열공의 앞위쪽에 있는 도랑 모양의 함몰 부위로, 비루관(코눈물관, Nasolacrimal duct)을 형성한다. 비루관은 누골 및 상악골로 이루어진 관이다.
- **익구개구(날개입천장고랑, pterygopalatine groove)** : 상악골의 뒤쪽에 존재하는 고랑이다.
- **구개관(입천장관, palatine canal)** : 상악골에 있는 익구개구와 구개골에 있는 익구개구, 접형골에 있는 익구개구가 합쳐져 형성한 관으로, 상악 구치부의 설측 치은에 분포하는 대구개신경(큰입천장신경, greater palatine n.) 및 대구개혈관(큰입천장혈관, greater palatine vessels)이 통과한다.
- **대구개공(큰입천장구멍, greater palatine foramen)** : 골구개(bony palate)의 뒤가쪽에 있는 구개관의 출구이다.

CHAPTER 2

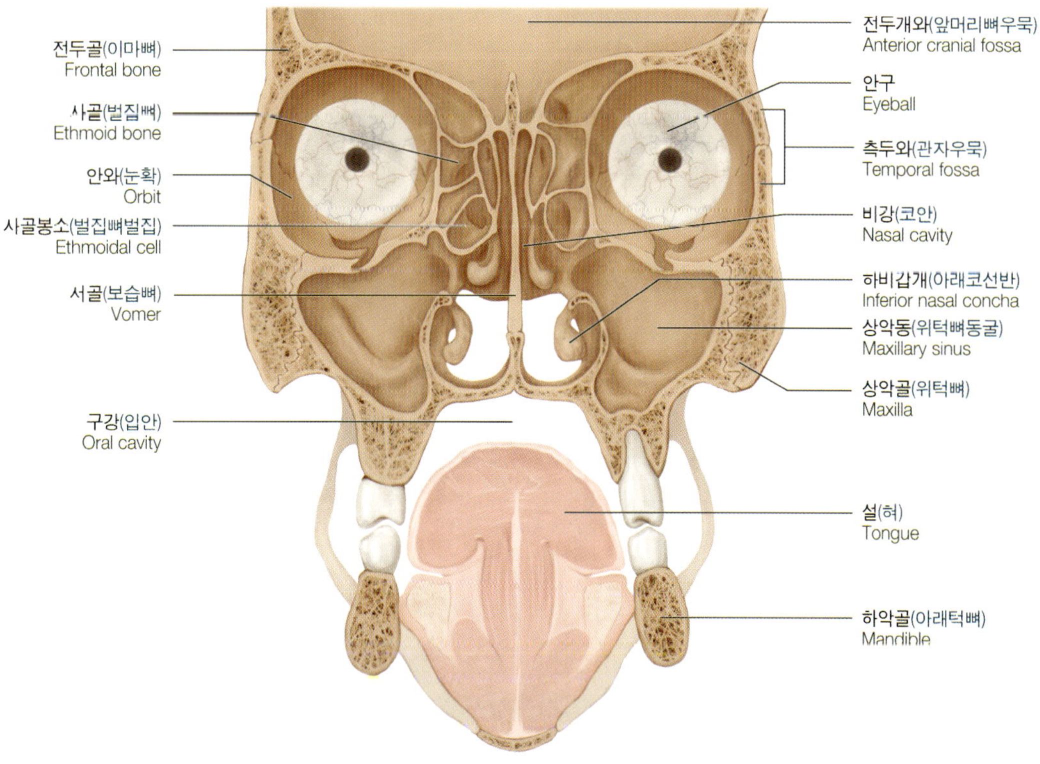

그림 2-26 관상면에서 본 상악동의 위치

⑤ **상악동**(위턱굴, Maxillary sinus)

상악체 내부에 위치하는 상악동은 상악동열공을 통해 비강면과 통하며, 비강의 중비도에 개구한다〈그림 2-26〉. 부비동 중 가장 큰 공동으로 피라미드와 유사한 모양이며 개인에 따라, 연령에 따라 크기가 다르다. 상악동의 주요 기능은 골 대신 공기가 차 있어 머리의 무게를 줄이며, 공기의 습도 및 온도 조절, 소리의 공명, 분비물의 배출 등이다. 상악동저는 비강저(코바닥, floor of nasal cavity)보다 더 낮아서 상악동염(위턱굴염, maxillary sinusitis)에 이환될 경우 염증 분비물이 비강 쪽으로 배출되기 어려워 만성화될 가능성이 높다.

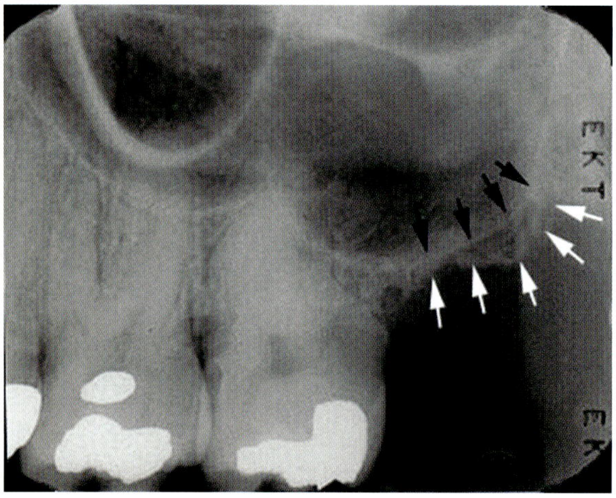

그림 2-27 **상악결절까지 함기화된 상악동.** 상악동저가 낮아진 것을 관찰할 수 있다(검은색 화살표는 상악동저, 흰색 화살표는 상악결절을 나타낸다).

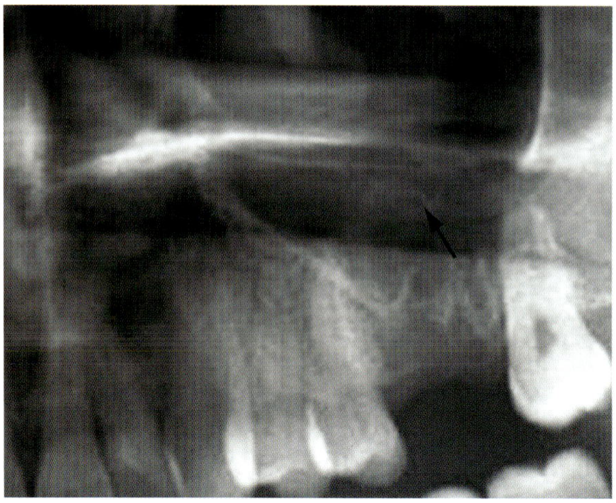

그림 2-28 **상악동 내부에 있는 치근 조각.** 상악 제1대구치 발치 시 치근이 파절되면서 상악동 내부로 들어갔다(화살표 : 치근 조각).

- **상악동저(위턱굴바닥, Floor of maxillary sinus)** : 상악동저는 비강저보다 1cm 정도 낮다. 또한 상악 대구치의 치근첨과 상악동저 사이의 거리가 가까워 치수염(pulpitis) 혹은 치주염(periodontitis)의 염증에 의해 속발성 부비동염이 발생할 수 있다. 상악 대구치의 치근과 상악동저 사이의 거리가 가깝고, 나이가 들면서 함기화(공기화, pneumatization)가 일어나 상악동저가 더 낮아지기 때문에 성인의 상악 대구치 발치 시 상악동 천공을 주의하여야 한다〈그림 2-27, 그림 2-28〉. 상악 소구치 부위 상악동저의 두께도 약 1mm 정도로 얇기 때문에 발치 혹은 임플란트 시술 시 주의하여야 한다.
- **상악동의 벽**
  - 상악동의 천장은 상악골의 안와면에 의해 경계지어진다.
  - 상악동의 앞벽은 상악골의 안면으로 경계지어진다.
  - 상악동의 뒤벽은 상악골의 측두하면으로 형성된다.
- **상악동의 신경 및 혈관 분포** : 상악동에는 상악신경(maxillary n.)의 가지인 전상치조신경, 중상치조신경, 후상치조신경이 분포하며, 상악동맥(maxillary a.)의 가지인 상치조동맥(위이틀동맥, superior alveolar a.)이 분포한다. 대구개동맥(큰입천장동맥, greater palatine a.)의 가지들이 상악동저에 일부 분포하며, 정맥은 익돌근정맥총(pterygoid plexus)으로 배출된다.

(2) 돌기(Process)

상악골에는 전두돌기, 관골돌기, 치조돌기, 구개돌기 등 4개의 돌기가 존재한다.

① 전두돌기(이마돌기, Frontal process)

비골(nasal bone)과 누골(lacrimal bone) 사이에 있으며, 전두골(frontal bone)과 만난다. 외측면은 전누골능(앞눈물뼈능선, anterior lacrimal crest)에 의해 앞/뒤로 나뉘며, 이 능선의 뒤에 있는 고랑 모양의 함몰부위를 누낭구(눈물고랑, lacrimal groove)라 한다.

이 돌기의 내면에는 위/아래에 2개의 능선이 있는데 위의 능선을 사골능(ethmoidal crest), 아래쪽 능선을 비갑개능(conchal crest)이라 한다.

- **사골능(벌집뼈능선, ethmoidal crest)** : 중비갑개(중간코선반, middle nasal concha)가 부착
- **비갑개능(코선반능선, conchal crest)** : 하비갑개(inferior nasal concha)가 부착

② 관골돌기(광대돌기, Zygomatic process)

관골돌기는 외측으로 튀어나온 삼각형의 돌기로 관골의 측두돌기와 봉합을 이룬다.

관골돌기에서 제1대구치 부위로 내려가는 능선을 관골하능(광대아래능선, infrazygomatic crest)이라 하는데, 이것은 상악체의 안면과 측두하면(infratemporal surface)의 경계가 된다.

상악골의 관골돌기가 관골(광대뼈, zygomatic bone)의 상악돌기(maxillary process)와 결합하여 관골상

악봉합(광대위턱봉합, zygomaticomaxillary suture)을 형성하는데, 이것은 안와하연에서 안와하구까지의 봉합을 이룬다.

③ 치조돌기(이틀돌기, Alveolar process)

치조돌기는 아래쪽으로 뻗는 돌기로 상악 치근 부분을 싸고 있다. 좌/우 상악골이 합쳐질 때 좌/우의 치조돌기도 합쳐져서 말발굽 모양의 치조궁(이틀활, alveolar arch)을 형성한다. 치조궁에는 치근을 수용하는 치조부가 있으며, 치조돌기의 바깥쪽에서 치근의 모양대로 형성되어진 골 부위를 치조융기(이틀융기, alveolar yokes)라고 한다.

무치악 상태가 되면 상악골의 치조돌기는 위안쪽으로 흡수된다.

④ 구개돌기(입천장돌기, Palatine process)

구개돌기는 두껍고 수평으로 된 판으로, 골구강과 골비강의 경계를 이룬다. 이 돌기의 하면은 경구개의 앞 3/4부분을 형성한다〈그림 2-29〉.

- **정중구개봉합(정중입천장봉합, median palatine suture)** : 좌/우 상악골 구개돌기의 안쪽모서리가 서로 만나서 정중구개봉합을 형성한다.
- **횡구개봉합(가로입천장봉합, transverse palatine suture)** : 상악골 구개돌기의 뒷모서리와 구개골(palatine bone)의 수평판(horizontal plate)이 만나 횡구개봉합을 형성한다.

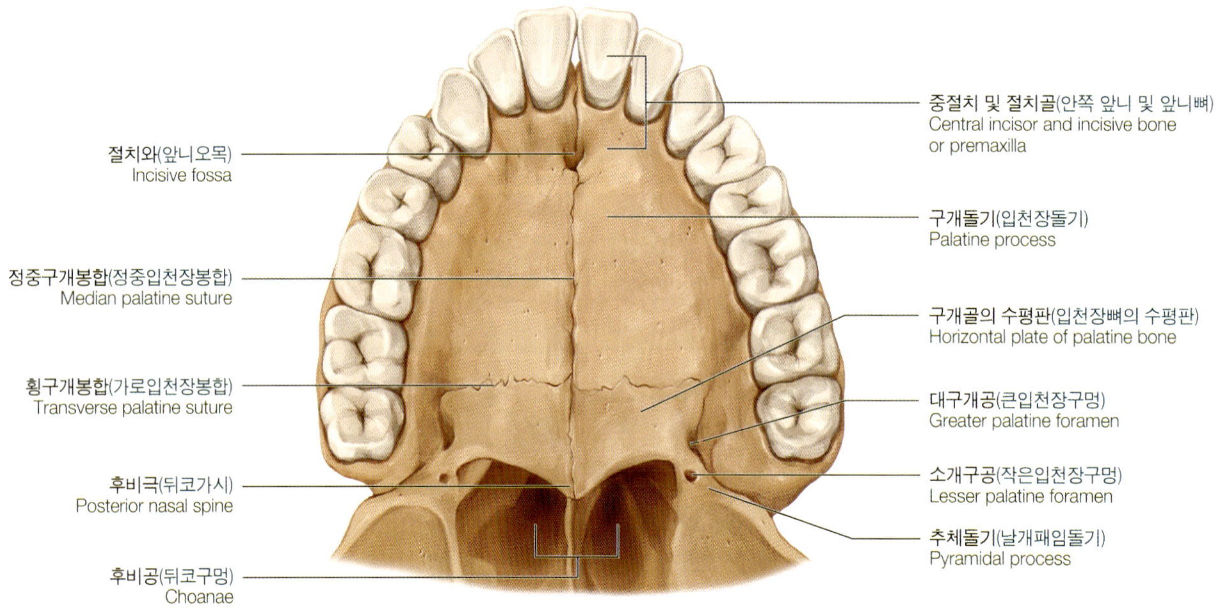

그림 2-29 상악골의 구개돌기

- **절치공(앞니구멍, incisive foramen)** : 상악 중절치의 바로 뒤에 존재하는 구멍으로, 절치관이 구강으로 열리는 구멍이다. 경구개 앞쪽과 상악 절치 입천장쪽 치은에 분포하는 비구개신경(코입천장신경, nasopalatine n.)과 접구개동맥(나비입천장동맥, sphenopalatine artery)의 후중격동맥(뒤코중격가시, posterior septal branch)이 통과한다. 절치공 바로 위쪽으로 볼록하게 솟은 연조직을 절치유두(앞니유두, incisive papilla)라고 한다.
- **절치관(앞니관, incisive canal)** : 비강의 바닥에서 시작하여 절치공으로 열리는 관으로, 비강와 구강을 교통하는 관이다.
- **절치봉합(앞니봉합, incisive suture)** : 상악골의 구개돌기 사이의 봉합으로 절치공에서 상악 견치 쪽으로 뻗는다.
- **절치와(앞니오목, incisive fossa)** : 비강 바로 아래에서 절치의 치근을 덮는 골의 얕고 오목한 구조이다. 절치공을 통해 절치관으로 이어진다.
- **구개구(입천장고랑, palatine grooves)** : 구개돌기의 하면의 바깥쪽에 존재하는 고랑으로, 대구개공을 통과한 대구개신경(greater palatine n.)과 대구개동맥(greater palatine artery)이 통과한다.
- **구개극(입천장가시, palatine spines)** : 구개구를 따라 있는 돌출된 구조이다.
- **대구개공(큰입천장구멍, greater palatine foramen)** : 상악골 구개돌기의 하면의 외측에 존재하는 구멍으로 구개골의 수평판과 만나는 부분에 있다. 대구개신경 및 대구개동맥이 통과한다.
- **비능(코능선, nasal crest)** : 구개돌기의 비강 바닥면에 돌출한 능선으로 서골과 관절하여 비중격을 형성한다.

3) 구개골(입천장뼈, Palatine bone)

구개골은 L자 모양인 좌/우 한 쌍의 골로, 상악골과 접형골 사이에 위치하며 골비강의 뒤부분을 보완한다. 수평판(horizontal plate)과 수직판(perpendicular plate)으로 구분된다〈그림 2-30, 그림 2-32〉.

구개골은 비강의 바닥 및 외측벽, 구강의 천장, 익구개와의 안쪽벽, 안와저의 뒤부위 형성에 관여하며, 상악골, 접형골, 사골, 서골, 하비갑개 및 반대쪽 구개골과 관절을 이룬다.

(1) 수평판(Horizontal plate)

수평판은 경구개의 뒤쪽 1/3부분을 형성하며, 상악골의 구개돌기와 관절하여 골구개(bony palate)를 이루는 사각 모양의 골판이다〈그림 2-31〉.

① 정중구개봉합(정중입천장봉합, Median palatine suture)

좌/우 수평판이 만나서 이루는 봉합이다.

② 횡구개봉합(가로입천장봉합, Transverse palatine suture)

상악골의 구개돌기 뒤모서리와 구개골의 수평판 앞모서리가 만나서 이루는 봉합이다.

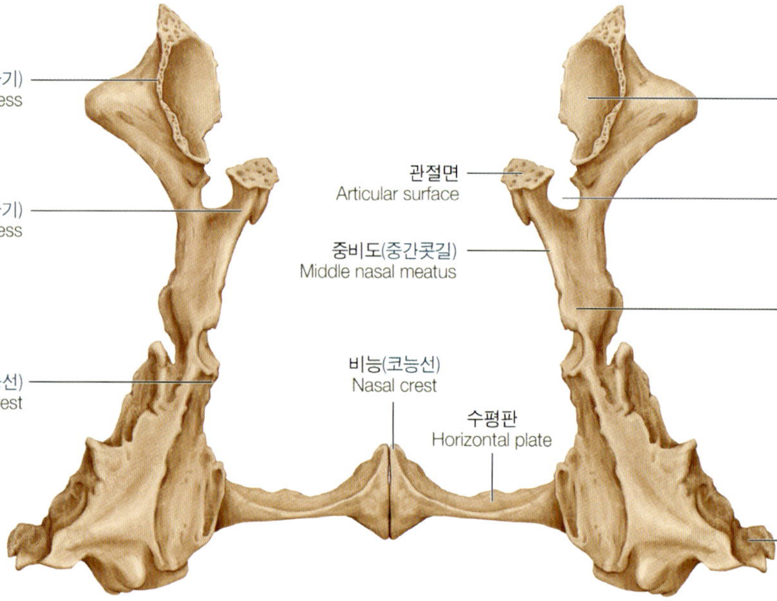

그림 2-30 뒤쪽에서 바라본 구개골의 모습

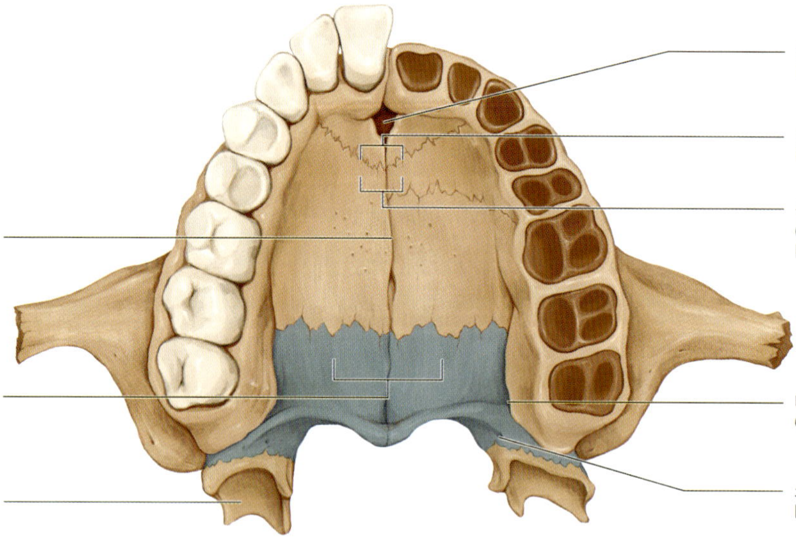

그림 2-31 구개골의 하면

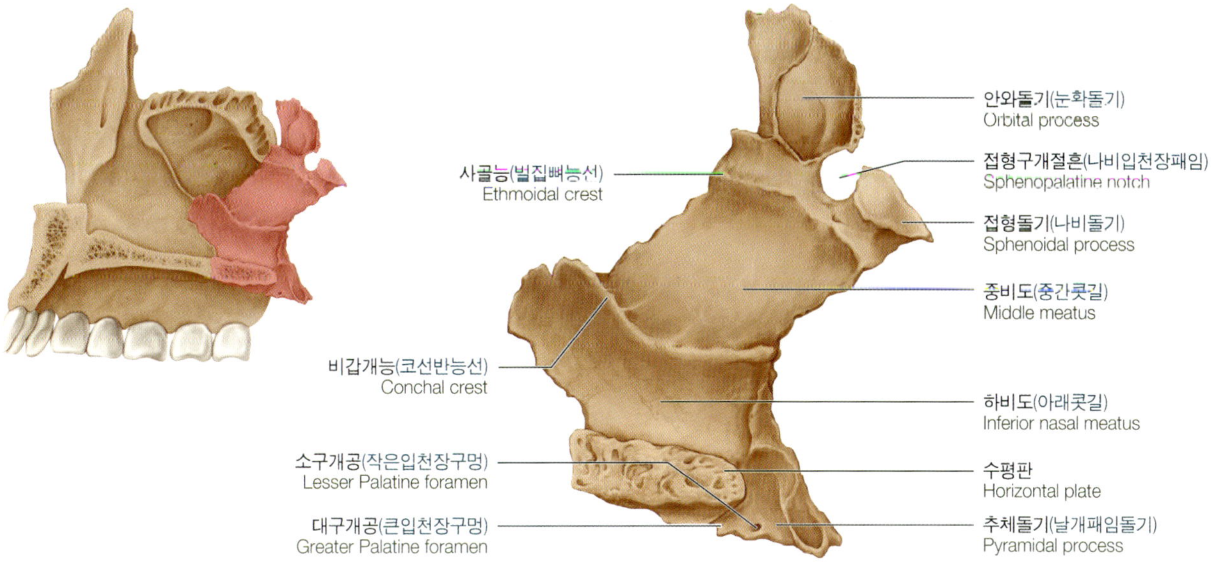

그림 2-32 구개골의 내면

③ **대구개공**(큰입천장구멍, Greater palatine foramen)

수평판의 입천장면 앞가쪽 부위가 상악골의 구개돌기와 합쳐지면서 만들어지는 구멍으로 구개관(입천장관, palatine canal)의 출구가 된다. 대구개신경 및 대구개혈관이 통과한다.

④ **후비극**(뒤코가시, Posterior nasal spine)

양쪽 수평판의 뒤모서리 안쪽 끝이 만나서 형성된 뾰족한 돌출부위로 구개수근(목젖근, uvular m.)이 부착한다.

(2) 수직판(Perpendicular plate)

수직판은 수평판에서 위쪽으로 뻗어 비강의 바깥쪽벽을 형성하는 수직 골판이다. 수직판에는 사골능, 비갑개능, 익구개구, 접형구개절흔 등과 추체돌기, 안와돌기, 접형돌기 등 3개의 돌기가 있다〈그림 2-32〉.

① 돌기

- **안와돌기(눈확돌기, orbital process)** : 수직판의 위모서리부위에서 앞쪽으로 돌출한 돌기이다.
- **접형돌기(나비돌기, sphenoidal process)** : 수직판의 위모서리부위에서 뒤쪽으로 돌출한 돌기이다.
- **추체돌기(날개패임돌기, pyramidal process)** : 수평판과 수직판이 만나면서 형성되는 부위로, 수직판에서 뒤가쪽으로 돌출된 돌기이다. 이곳에는 소구개공(lesser palatine foramen)이 존재하며, 연구개(물렁입천

장, soft palate)의 구개수(uvula)와 편도(tonsil)에 분포하는 소구개신경(작은입천장신경, lesser palatine n.)과 소구개혈관(작은입천장혈관, lesser palatine a.)이 통과한다.

② 사골능(벌집뼈능선, Ethmoidal crest)

수직판의 비강면에 존재하는 위쪽 가로 융기로 사골(ethmoid bone)의 중비갑개(middle nasal concha)가 붙는 능선이다.

③ 비갑개능(코선반능선, Conchal crest)

수직판의 비강면에 존재하는 아래쪽 가로 융기로 하비갑개가 붙는 능선이다.

④ 익구개구(날개입천장고랑, Pterygopalatine groove)

수직판의 외측면 뒤쪽에 존재하는 깊은 고랑으로 접형골의 익구개구와 관절하여 익구개관(날개입천장관, pterygopalatine canal)을 형성한다.

⑤ 접형구개절흔(나비입천장패임, Sphenopalatine notch)

안와돌기와 접형돌기 사이에 존재하는 패인 부분으로 접형골체(나비뼈몸통, body of sphenoid bone)의 하면과 관절하여 접구개공(나비입천장구멍, sphenopalatine foramen)을 형성한다.

4) 설골(목뿔뼈, Hyoid bone)

설골은 U자 모양의 작은 골로, 갑상연골(방패연골, thyroid cartilage)의 위에 있으며, 경돌설골인대(붓목뿔인대, stylohyoid ligament)에 의해 측두골의 경상돌기(붓돌기, styloid process) 끝에 연결된다〈그림 2-33, 그림 2-34〉. 설골체와 한 쌍의 대각(greater horn), 한 쌍의 소각(lesser horn)으로 구성되며, 11개의 근육이 부착되어 있다.

(1) 설골체(목뿔뼈 몸통, Body of hyoid bone)

편평한 골로 앞은 튀어나와 있으며, 뒤는 오목하다. 전면에는 가로능선(transverse ridge)이 있으며, 정중 부위에는 수직능선(vertical ridge)이 있다.

(2) 대각(큰뿔, Greater horn)

설골체의 뒤위쪽으로 돌출된 좌/우 한 쌍의 큰 돌기이다.

(3) 소각(작은뿔, Lesser horn)

설골체와 큰뿔 사이에 존재하는 좌/우 한 쌍의 작은 돌기로, 경돌설골인대에 의해 측두골의 경상돌기와 연결된다.

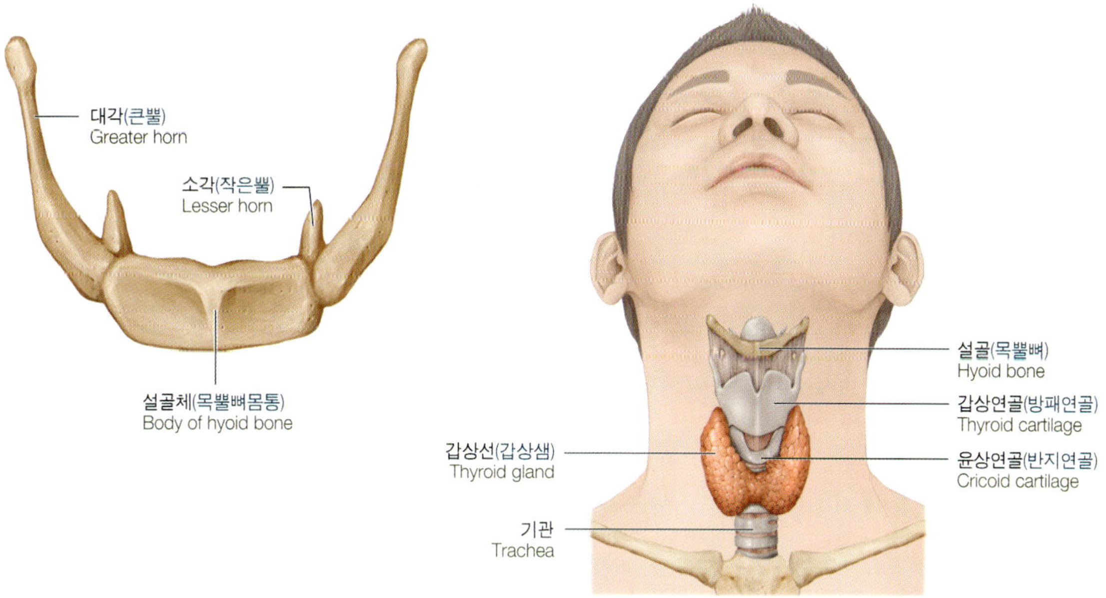

그림 2-33 앞쪽에서 본 설골

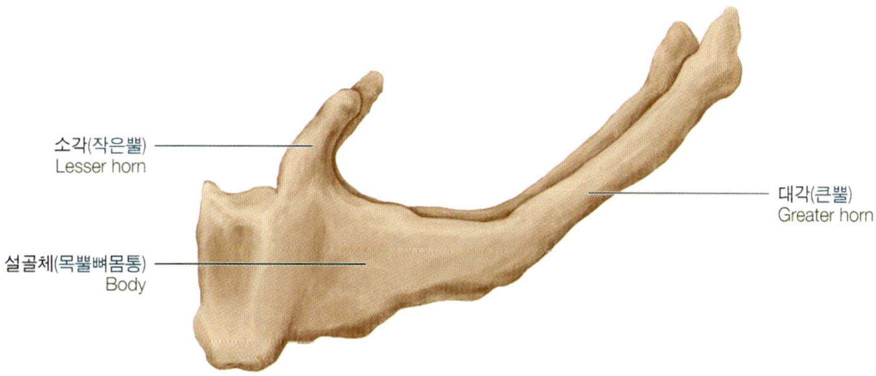

그림 2-34 외측에서 본 설골

(4) 부착 근육

① 이설근(턱끝혀근, genioglossus m.)

② 설골설근(목뿔혀근, hyoglossus m.)

③ 소각설근(작은뿔혀근, chondroglossus m.)

④ 이설골근(턱끝목뿔근, geniohyoid m.)

⑤ 악설골근(턱목뿔근, mylohyoid m.)

⑥ 이복근(두힘살근, digastric m.)

⑦ 경돌설골근(붓목뿔근, stylohyoid m.)

표 2-3 설골에 부착되는 11개의 근육

구분	근육	구분	근육
설근	이설근(턱끝혀근, genioglossus m.)	설골상근	이설골근(턱끝목뿔근, geniohyoid m.)
	설골설근(목뿔혀근, hyoglossus m.)		악설골근(턱목뿔근, mylohyoid m.)
	소각설근(작은뿔혀근, chondroglossus m.)		이복근(두힘살근, digastric m.)
설골하근	흉골설골근(복장목뿔근, sternohyoid m.)		경돌설골근(붓목뿔근, stylohyoid m.)
	갑상설골근(방패목뿔근, thyrohyoid m.)	인두근	중인두수축근(중간인두수축근, middle pharyngeal constrictor m.)
	견갑설골근(어깨목뿔근, omohyoid m.)		

* 이복근의 경우 중간건 부위가 섬유고리에 걸쳐져 있어 설골 대각에 간접적으로 부착함

⑧ 흉골설골근(복장목뿔근, sternohyoid m.)

⑨ 갑상설골근(방패목뿔근, thyrohyoid m.)

⑩ 견갑설골근(어깨목뿔근, omohyoid m.)

⑪ 중인두수축근(중간인두수축근, middle pharyngeal constrictor m.)

총 11개의 근육이 부착되어 있으며, 크게 설근(혀근육, muscles of tongue)(①, ②, ③), 설골상근(목뿔위근육, suprahyoid muscles)(④, ⑤, ⑥, ⑦), 설골하근(목뿔아래근육, infrahyoid muscles)(⑧, ⑨, ⑩), 인두근(인두근육, pharyngeal muscle)(⑪) 등 4개의 근육으로 나누어 볼 수 있다〈표 2-3〉.

5) 접형골(나비뼈, Sphenoid bone)

접형골은 두개골바닥 중앙에 위치하고, 날개를 편 나비 모양의 골로 복잡한 형태를 갖고 있다. 접형골체, 한 쌍의 대익, 한 쌍의 소익, 2개씩 한 쌍인 익상돌기 등 4부분으로 구분된다. 접형골체 내부에는 접형동이 위치한다〈그림 2-35, 그림 2-36, 그림 2-37〉.

접형골은 전두개와(앞머리뼈우묵, anterior cranial fossa), 중두개와(중간머리뼈우묵, middle cranial fossa), 안와, 측두하와(infratemporal fossa), 비강의 외측벽과 천장 형성에 관여하며, 사골(ethmoid bone), 전두골(frontal bone), 측두골(temporal bone), 두정골(parietal bone), 관골(zygomatic bone), 구개골(palatine bone), 서골(vomer) 등 7개의 골과 관절한다.

(1) 접형골체(나비뼈몸통, Body of sphenoid bone)

접형골체는 육면체로 접형골의 중앙에 위치하고, 그 속에 접형동(sphenoidal sinus)이 존재한다. 앞에서 보았을 때는 접형골능(나비뼈능선, sphenoidal crest)과 접형골문(나비뼈부리, sphenoidal rostrum)이 관찰되며, 뒤에서 보았을 때는 접형후두연골결합(나비뒤통수연골결합, sphenooccipital synchondrosis)과 접형골문이 관찰된다. 위에서 보았을 때는 안결절(tuberculum sellae), 시신경교차구(시각교차고랑, chiasmatic groove), 터키안(안장, sella turcica), 뇌하수체와(뇌하수체오목, hypophyseal fossa) 등이 관찰된다.

① **접형골능**(나비뼈능선, Sphenoidal crest)

접형골체의 전면과 하면의 정중부위에 돌출한 능선으로 사골의 수직판(perpendicular plate)과 맞닿아 있다.

② **접형골문**(나비뼈부리, Sphenoidal rostrum)

접형골능의 아래에 있는 삼각형의 융기로 서골익(보습뼈 날개, ala of vomer)과 맞닿는다.

③ **접형후두연골결합**(나비뒤통수연골결합, Sphenooccipital synchondrosis)

접형골체의 뒷면과 후두골의 기저부의 전면이 결합할 때, 18~20세까지는 두 골이 연골결합에 의해 연결되어 접형후두연골결합을 이룬다.

④ **안결절**(안장결절, Tuberculum sellae)

접형골을 위에서 보았을 때 관찰되는 구조로, 뇌하수체 오목의 앞위쪽에서 가로로 존재하는 결절이다.

⑤ **시신경교차구**(시각교차고랑, Chiasmatic groove)

안결절의 앞에 있는 고랑으로 시신경이 지나가고 시신경교차가 이루어지는 곳이다.

⑥ **터어키안**(안장, Sella turcica)

안결절의 뒤에 있는 오목한 안장부위이다.

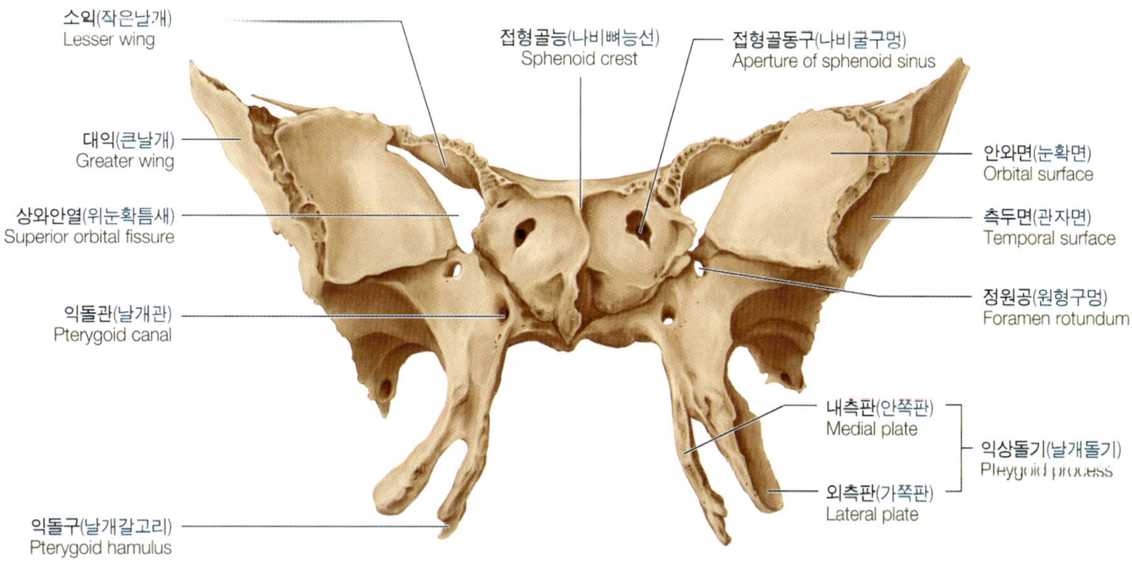

그림 2-35 접형골의 전면

⑦ **뇌하수체와**(뇌하수체오목, Hypophyseal fossa)

안장의 가운데 깊은 부위로 뇌하수체가 놓이는 곳이다.

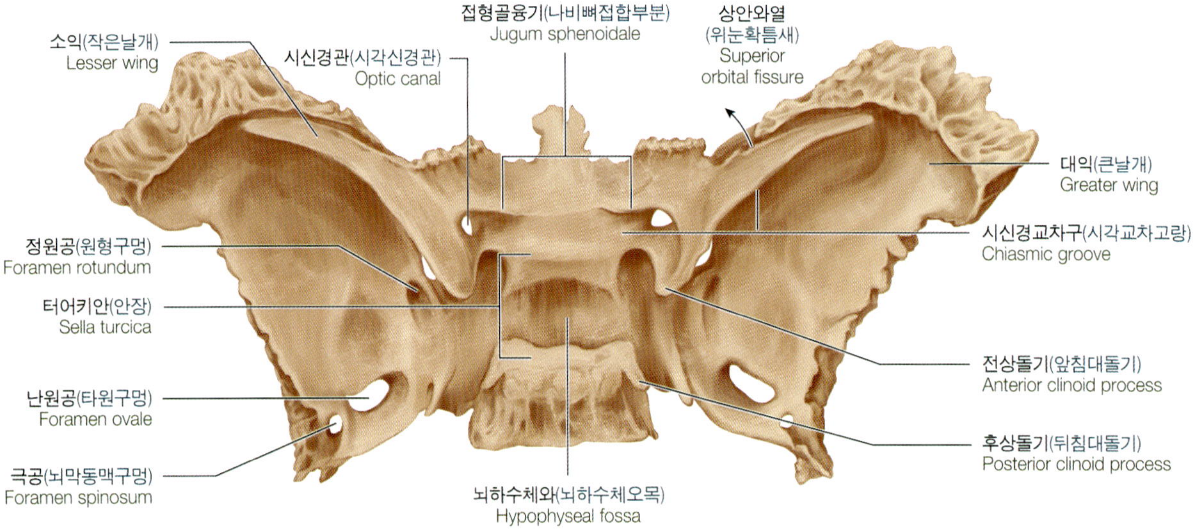

그림 2-36 접형골의 상면

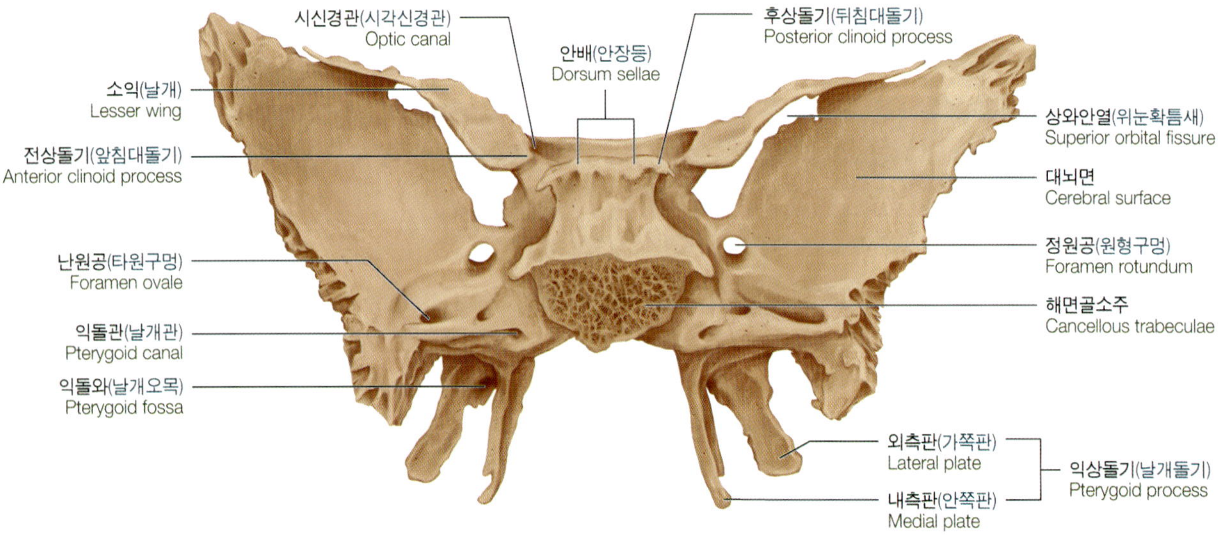

그림 2-37 접형골의 후면

(2) 소익(작은날개, Lesser wing)

소익은 접형골체의 전방에 나비의 작은 날개와 같은 부분이다. 앞쪽에서 보았을 때 시신경관(optic canal)과 상안와열(위눈확틈새, superior orbital fissure)이 관찰되고, 위에서 보았을 때는 사골극(벌집가시, ethmoidal spine)이 전상돌기(앞침대돌기, anterior clinoid process)가 관찰된다.

① 시신경관(시각신경관, Optic canal)

소익의 바닥부분을 관통하여 안와로 들어가는 짧은 관

- 시신경(시각신경, optic n.), 안동맥(눈동맥, ophthalmic artery)이 통과한다.

② 상안와열(위눈확틈새, Superior orbital fissure)

소익과 대익 사이의 긴 구멍으로 안와와 교통한다.

- 동안신경(눈돌림신경, oculomotor n.), 활차신경(도르래신경, trochlear n.), 안신경(눈신경, ophthalmic n.), 외전신경(갓돌림신경, abducent n.), 안정맥(눈정맥, ophthalmic v.)이 통과한다.

③ 사골극(벌집가시, Ethmoidal spine)

소익의 위면에서 앞으로 돌출된 부분으로, 사골(ethmoidal bone)의 사판(벌집체판, cribriform plate)과 맞닿아 있다.

④ 전상돌기(앞침대돌기, Anterior clinoid process)

소익의 뒤모서리에 있는 작은 돌기이다.

(3) 대익(큰날개, Greater wing)

접형골체에서 후외측으로 뻗은 나비의 큰 날개와 같은 부분이다. 대익에는 여러 개의 구멍(foramen)이 존재하는데 정원공(foramen rotundum), 난원공(foramen ovale) 및 극공(foramen spinosum) 등이 있으며, 그 외에도 접형골극(sphenoidal spine)과 상안와열을 관찰할 수 있다.

① 정원공(원형구멍, Foramen rotundum)

원형의 구멍으로 익돌관(날개관, pterygoid canal)의 위가쪽에 위치하고, 익구개와와 교통한다.

- 상악신경(maxillary n.)이 통과한다.

② 난원공(타원구멍, Foramen ovale)

타원형의 구멍으로 측두하와(관자아래우묵, infratemporal fossa)와 교통한다.

- 하악신경(mandibular n.)이 통과한다.

③ **극공**(뇌막동맥구멍, Foramen spinosum)

접형골극(나비뼈가시, sphenoidal spine) 근처에 있는 구멍으로 측두하와와 교통한다.

- 중경막동맥(중간뇌막동맥, middle meningeal a.)이 통과한다.

④ **접형골극**(나비뼈가시, Sphenoidal spine)

접형골 대익의 뒤가쪽에 있는 뾰족한 융기이다.

- 접하악인대(나비아래턱인대, sphenomandibular ligament)가 부착한다.

⑤ **상안와열**(위눈확틈새, Superior orbital fissure)

소익과 대익 사이의 긴 구멍으로 안와와 교통한다.

- 동안신경, 활차신경, 안신경, 외전신경, 안정맥이 통과한다.

(4) 익상돌기(날개돌기, Pterygoid process)

익상돌기는 접형골체와 대익의 결합 부위에서 아래로 뻗은 돌기로, 익상돌기의 내측판(날개돌기의 안쪽판, medial plate of pterygoid process)과 익상돌기의 외측판(날개돌기의 가쪽판, lateral plate of pterygoid process)으로 구분된다. 익상돌기의 외측판은 넓고 짧으며 바깥쪽으로 벌어져 있고, 익상돌기의 내측판은 좁고 길며 아래 부분이 고리모양을 이루어 뒤가쪽으로 휘어져 익돌구(날개갈고리, pterygoid hamulus)를 형성한다.

익상돌기에서는 익돌관(pterygoid canal), 익돌절흔(pterygoid notch), 익돌구(pterygoid hamulus), 익돌구구(sulcus of pterygoid hamulus), 익구개구(pterygopalatine groove), 익돌와(pterygoid fossa), 주상와(scaphoid fossa) 등이 관찰된다.

① **익돌관**(날개관, Pterygoid canal 또는 Vidian canal)

익상돌기가 접형골체에 연결되는 부분에 앞뒤로 관통하는 관으로, 익구개와(날개입천장오목, pterygopalatine fossa)와 중두개와(중간머리뼈우묵, middle cranial fossa)를 교통한다.

- 익돌관신경(날개관신경, nerve of pterygoid canal), 악동맥(maxillary a.)의 익돌관동맥(날개관동맥, artery of pterygoid canal)이 통과한다.

② **익돌절흔**(날개패임, Pterygoid notch)

익상돌기의 내측판과 익상돌기의 외측판 사이에서 아래에 존재하는 패인 부분으로 구개골(palatine bone)의 추체돌기(날개패임돌기, pyramidal process)와 결합한다.

③ 익돌구(날개갈고리, Pterygoid hamulus)

익상돌기의 내측익돌판의 아래 부분이 고리모양으로 구부러진 것으로, 구개범장근(입천장긴장근, tensor veli palatini m.)의 건(힘줄, tendon)이 외측에서 내측으로 감고 들어간다.

④ 익돌구구(갈고리고랑, Sulcus of pterygoid hamulus)

익상돌기의 만곡에 의해 형성된 고랑으로 구개범장근(입천장긴장근, tensor veli palatini m.)의 건(tendon)이 통과한다.

⑤ 익구개구(날개입천장고랑, Pterygopalatine groove)

익돌관에서 익상돌기의 외측판으로 내려가는 고랑으로 상악골(maxilla)의 익구개구 및 구개골(palatine bone)의 익구개구와 결합하여 익구개관을 형성한다.

⑥ 익돌와(날개오목, Pterygoid fossa)

익상돌기의 내측판과 외측판 사이의 오목한 부위로 저작근의 하나인 내측익돌근(안쪽날개근, medial pterygoid m.)이 일어난다.

표 2-4 구강과 관련된 주요 구멍

명칭	구멍이 존재하는 골	통과하는 신경 및 혈관
하악공(턱뼈구멍, mandibular foramen)	하악지의 내면	하치조신경, 하치조혈관
이공(턱끝구멍, mental foramen)	하악체의 외측면 제2소구치 아래	이신경, 이혈관
안와하공(눈확아래구멍, infraorbital foramen)	상악골의 전면	안와하신경, 안와하혈관
후상치조공(뒤위이틀구멍, posterior superior alveolar foramen)	상악골의 뒤면	후상치조신경, 후상치조동맥
정원공(원형구멍, foramen rotundum)	접형골의 대익	상악신경(CN V_2)
난원공(타원구멍, foramen ovale)	접형골의 대익	하악신경(CN V_3)
극공(뇌막동맥구멍, foramen spinosum)	접형골의 대익	중경막동맥
경유돌공(붓꼭지구멍, stylomastoid foramen)	측두골	안면신경(CN VII), 경유돌동맥
경정맥공(목정맥구멍, jugular foramen)	경상돌기 내측	내경정맥, 설인신경(CN IX), 미주신경(CN X), 부신경(CN XI)
절치공(앞니구멍, incisive foramen)	상악골의 정중부	비구개신경, 후비중격동맥
대구개공(큰입천장구멍, greater palatine foramen)	상악골, 구개골	대구개신경
소구개공(작은입천장구멍, lesser palatine foramen)	구개골	소구개신경

⑦ **주상와**(배오목, Scaphoid fossa)

익상돌기의 내측판의 바닥에 있는 타원형의 오목한 부위로 구개범장근(tensor veli palatini m.)이 부착한다.

⑧ **측두하면**(관자아래면, Infratemporal surface)

접형골 대익의 아래부분에 존재하는 익상돌기의 외측판 부위로 저작근의 하나인 외측익돌근(lateral pterygoid m.)이 일어난다.

6) 측두골(관자뼈, Temporal bone)

측두골은 두개골의 양쪽에 위치하여 두개골의 측면을 형성하는 한 쌍의 골이다. 조개껍데기 모양으로 인부(비늘부분, squama part), 유돌부(꼭지부분, mastoid part), 추체부(바위부분, petrous portion), 고실부(고막틀부분, tympanic part), 경상돌기(붓돌기, styloid process) 등으로 구분된다〈그림 2-38, 그림 2-39〉.

측두골에서 하악와(턱관절오목, mandibular fossa)는 하악골 관절돌기(condylar process)의 하악두(head of mandible)와 만나 악관절(temporomandibular joint, TMJ)을 형성하는 중요한 구조물이다. 그 외에 관골돌기(zygomatic process), 삼차신경절압흔(삼차신경절자국, trigeminal impression) 등이 존재한다.

(1) 인부(비늘부분, Squama part)

측두골에서 비늘 모양의 부분으로, 위쪽은 두정골, 앞쪽은 접형골과 맞닿아 있다.

관골돌기(광대돌기, zygomatic process), 외이도(바깥귀길, external acoustic meatus) 등의 구조물과 악관절(TMJ)을 형성하는 하악와(턱관절오목, mandibular fossa)와 관절후돌기(관절뒤돌기, postglenoid process)가 존재한다.

① **관골돌기**(광대돌기, Zygomatic process)

측두골 인부의 아래부위에서 전방으로 나오는 가는 돌기로, 관골의 측두돌기와 만나 관골측두봉합(광대관자봉합, zygomaticotemporal suture)을 이룬다.

② **외이도**(바깥귀길, External acoustic meatus)

유양돌기(꼭지돌기, mastoid process) 앞에 있는 타원형의 구멍으로, 인부와 고실부에 의해 형성된다.

③ **하악와**(턱관절오목, Mandibular fossa)

외이도 앞에 있는 오목한 부위로, 앞쪽의 관절부분(articular part)과 뒤쪽의 비관절부분(non-articular part)으로 구분된다. 관절부분은 인부에 의해서, 비관절부분은 고실부에 의해서 형성된다.

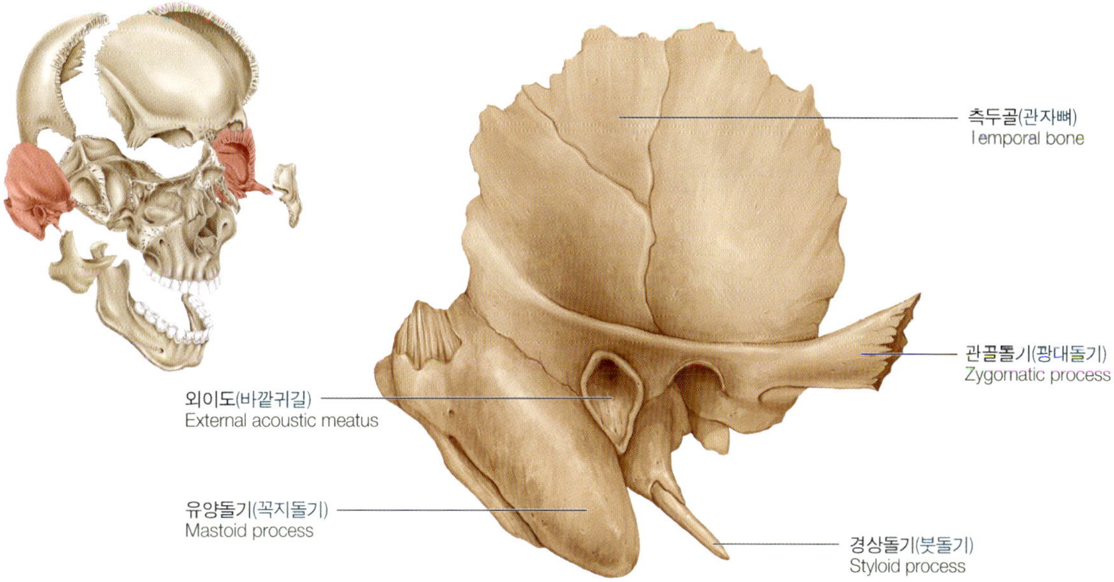

그림 2-38 측두골의 구분

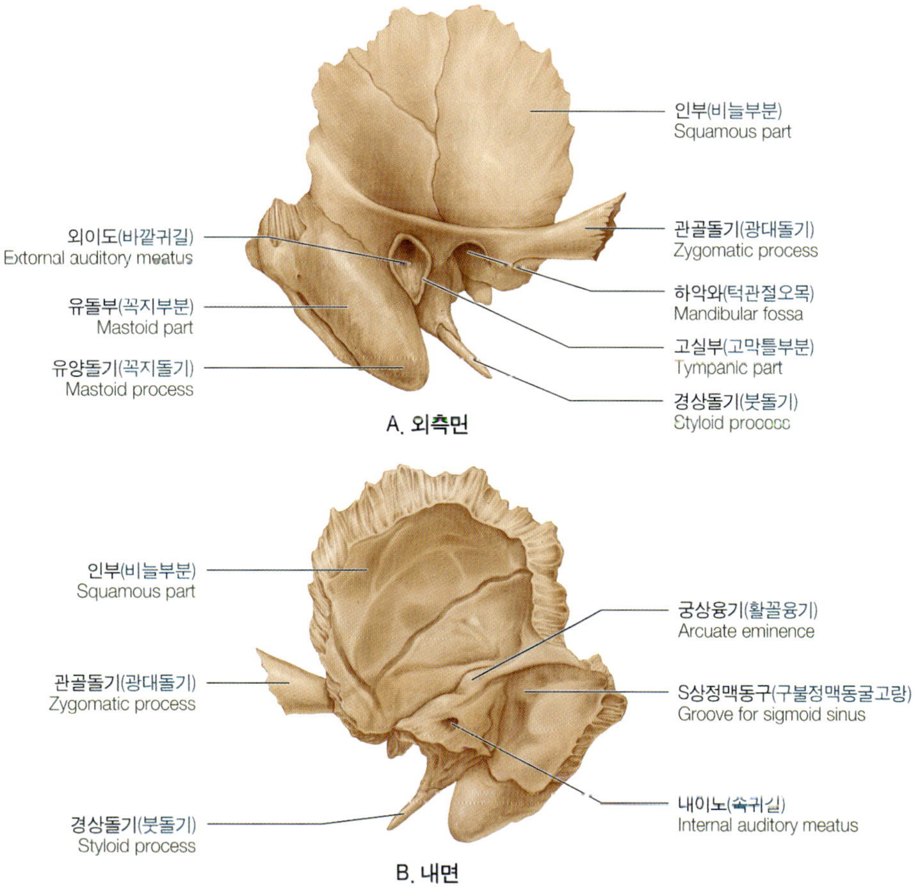

그림 2-39 측두골의 외측면과 내면

④ **관절후돌기**(관절뒤돌기, Postglenoid process)

하악와의 뒤에 있는 원뿔모양의 작은 돌기이다.

(2) 유돌부(꼭지부분, Mastoid part)

측두골 뒤아래쪽 부위로, 유양돌기(mastoid process)와 유돌절흔(mastoid notch)이 있다.

① **유양돌기**(꼭지돌기, Mastoid process)

외이도의 뒤에 위치하는 돌기로, 흉쇄유돌근(목빗근, sternocleidomastoid m.)이 부착한다.

② **유돌절흔**(꼭지패임, Mastoid notch)

유양돌기의 아래안쪽에 있는 패임으로 이복근 후복(두힘살근 뒤힘살, posterior belly of digastric m.)이 부착한다.

(3) 추체부(바위부분, Petrous portion)

추체부는 측두골의 내측에 존재하는 부분으로, 접형골(sphenoid bone)과 후두골(occipital bone) 사이에 위치한다. 그 속에 내이(속귀, internal ear)가 들어 있으며, 삼차신경절압흔(삼차신경절자국, trigeminal impression)과 경유돌공(붓꼭지구멍, stylomastoid foramen)이 있다.

① **삼차신경절압흔**(삼차신경절자국, Trigeminal impression)

추체부 끝쪽의 얕고 오목한 곳으로, 삼차신경절(trigeminal ganglion)을 수용하는 곳이다.

② **경유돌공**(붓꼭지구멍, Stylomastoid foramen)

경상돌기와 유양돌기 사이에 있는 작은 구멍으로 안면신경관(얼굴신경관, facial canal)의 끝부위이다.

• 안면신경(facial n.)과 경유돌동맥(붓꼭지동맥, stylomastoid a.)이 통과한다.

(4) 고실부(고막틀부분, Tympanic part)

고실부는 인부의 아래와 유양돌기 사이에 위치한 부분으로, 외이도의 일부를 형성하는 반원통모양의 골 부분이다. 하악와(mandibular fossa)의 뒤쪽 경계를 이룬다.

(5) 경상돌기(붓돌기, Styloid process)

경상돌기는 측두골의 하면에서 아래앞쪽으로 뻗은 가늘고 뾰족한 돌기이다. 이곳에는 다음의 구조들이 부착한다.

- 경돌설골인대(stylohyoid ligament)와 경돌하악인대(stylomandibular ligament) 등 2개의 인대
- 경돌설근(styloglossus m.), 경돌설골근(stylohyoid m.), 경돌인두근(stylopharyngeal m.) 등 3개의 근육

7) 그 외 기타 낱개머리뼈

(1) 전두골(이마뼈, Frontal bone)

전두골(frontal bone)은 이마 부위의 골로 전두인(이마비늘, squama of frontal bone), 안와부(눈확부위, orbital part), 비부(코부분, nasal part)로 구분한다〈그림 2-40〉.

① 전두인(이마비늘, Squama of frontal bone)

전두인은 위로 뻗은 물고기 비늘 모양의 부분으로 두정골과 만나 관상봉합(coronal suture)을 이룬다.

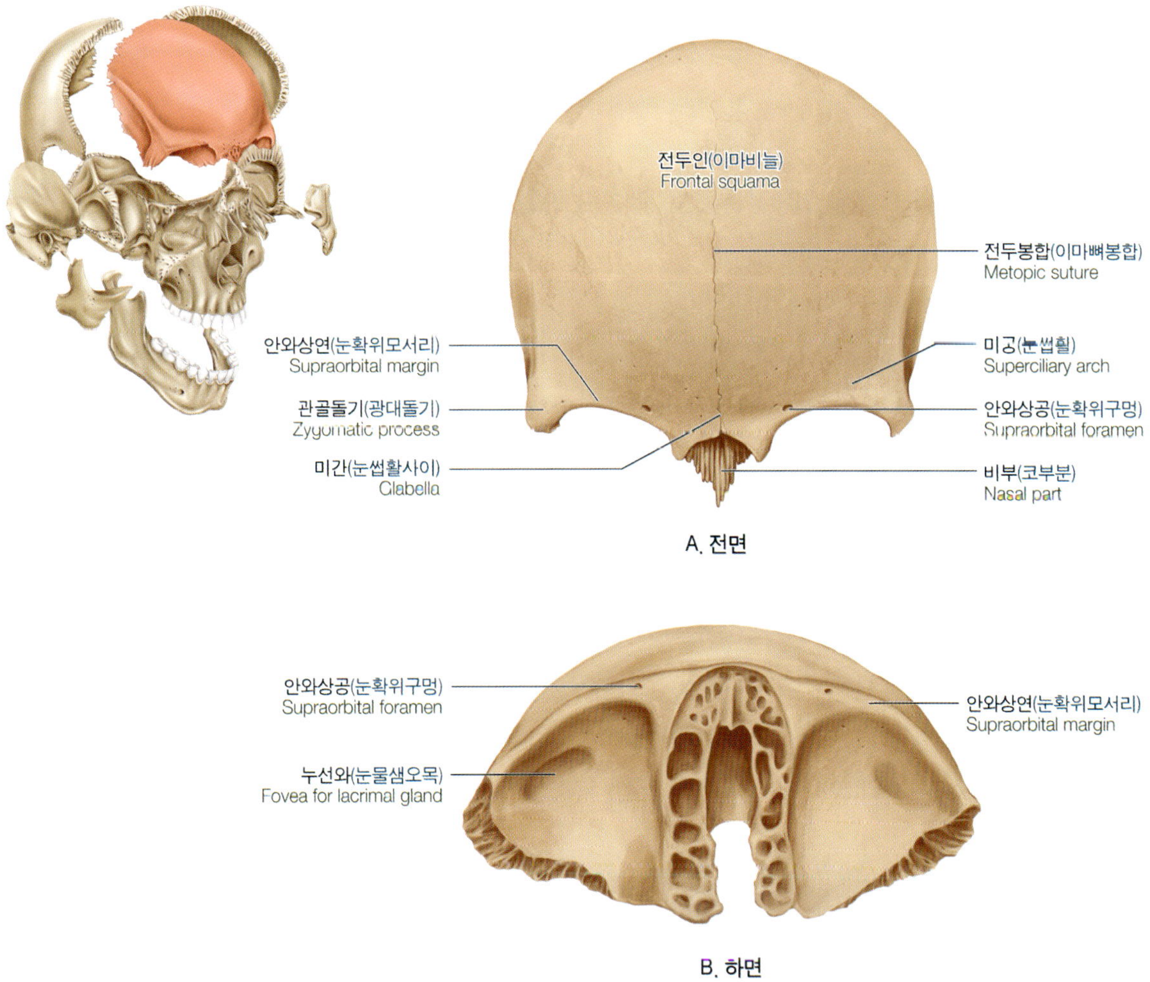

그림 2-40 전두골

정중부위에 전두봉합(이마뼈봉합, frontal suture)의 흔적이 남아 있으며, 이는 태생기와 유년기에 좌/우가 분리되었다가 결합하여 남은 흔적으로 출생 후 1년경에 완전히 결합하여 골이 된다.

안와상공 위 3cm 부근에 전두융기(이마융기, frontal eminence)가 존재하며, 이 융기 아래에서 활꼴로 횡주하는 융기를 미궁(눈썹활, superciliary arch)이라 한다. 양쪽 미궁 사이의 편평한 부위는 미간(glabella)으로, 이 부위의 골 속에는 전두동(frontal sinus)이라는 빈 공동이 존재한다. 전두동은 전두동중격(이마뼈동굴중격, septum of frontal sinus)에 의해 좌/우로 나뉘고, 중비도(middle nasal meatus)에 개구한다.

전두인의 아래 모서리는 안와상연(눈확위모서리, supraorbital margin)으로 이 부위 내측 부위에 안와상공(눈확위구멍, supraorbital foramen) 또는 안와상절흔(눈확위패임, supraorbital notch)이 존재하여 눈확위신경(supraorbital n.), 안와상동맥 및 정맥(supraorbital a. and v.)이 통과한다.

안와상공 바깥쪽 끝에서 아래가쪽으로 튀어나온 돌기를 관골돌기(zygomatic process)라 하고, 관골의 전두돌기(frontal process)와 결합하여 관골측두봉합(광대관자봉합, zygomaticotemporal suture)을 형성한다.

② 안와부(눈확부위, Orbital part)

안와부는 뒤로 뻗은 얇은 수평판으로 안와(눈확, orbit)의 위쪽벽을 이룬다.

③ 비부(코부분, Nasal part)

비부는 전두인의 아래에 위치하는 좁은 부위로 비골(nasal bone)과 관절한다. 거칠고 불규칙한 비절흔(코패임, nasal notch)이 관찰된다.

(2) 두정골(마루뼈, Parietal bone)

두정골은 두개골의 지붕을 형성하는 편평한 골로, 좌/우의 두정골이 결합하여 시상봉합(sagittal suture)을 형성한다〈그림 2-41〉. 앞은 전두골과 만나 관상봉합(coronal suture)을 형성하고, 뒤로는 후두골과 만나 람다상봉합(lambdoid suture)을 형성한다.

두정골의 중앙부에는 볼록한 두정융기(마루융기, parietal eminence)가 존재하고, 상측두선(위관자선, superior temporal line)과 하측두선(아래관자선, inferior temporal line)이 골의 중앙을 가로지른다. 상측두선에는 측두근막(관자근막, temporal fascia)이 부착하고, 하측두선에는 측두근(temporalis m.)이 부착한다.

두정골의 위모서리에는 두정공(마루구멍, parietal foramen)이 존재하며, 이곳으로 상시상정맥굴(위시상정맥굴, superior sagittal sinus)과 연결되는 도출정맥(이끌정맥, emissary v.)과 후두동맥(뒤통수동맥, occipital a.)의 가지가 통과한다.

두정골의 내면에는 중경막동맥(middle meningeal a.)의 가지가 지나는 중경막동맥구(중간뇌막동맥고랑, groove for middle meningeal a.)가 있으며, 내면의 위모서리에는 상시상동구(위시상정맥굴고랑, groove for superior sagittal sinus)가 존재한다.

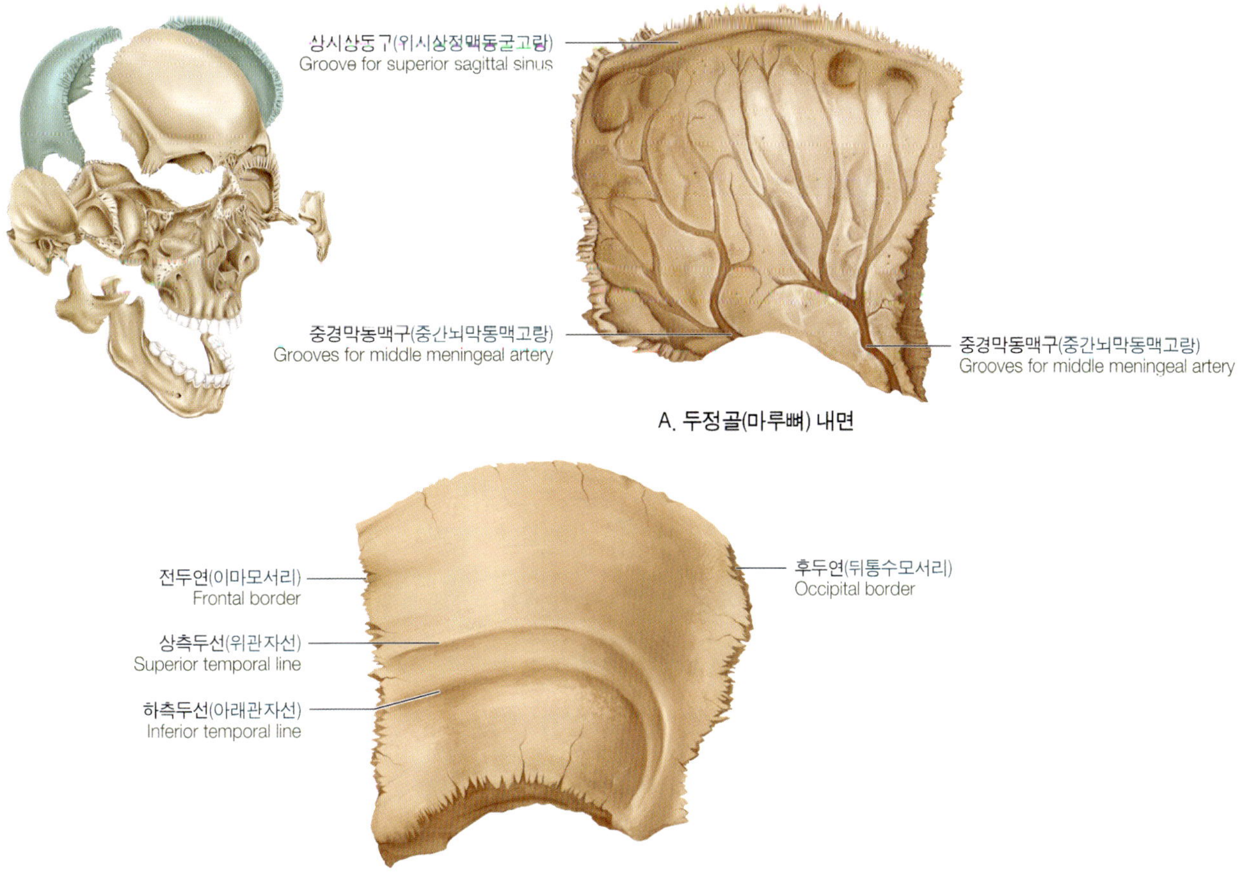

그림 2-41 두정골(마루뼈)

(3) 후두골(뒤통수뼈, Occipital bone)

후두골은 두개골의 뒤쪽에 있는 마름모 형태의 골로 후두인(뒤통수비늘, squama of occipital bone), 외측부(가쪽부분, lateral part), 기저부(바닥부분, basilar part)로 구분된다〈그림 2-42〉. 후두골에는 두개골에서 가장 큰 구멍인 타원형의 대공(큰구멍, foramen magnum)이 존재한다.

후두인은 대공의 뒤에서 판 모양으로 솟아 있으며, 외측부는 대공의 양쪽에 위치하고, 기저부는 대공의 앞부분에 위치한다. 후두골의 앞쪽은 접형골, 바깥쪽은 측두골, 위쪽은 두정골이 각각 관절한다.

후두골의 외측부에는 대공이 양쪽에 위치하고, 아래쪽으로 환추골(고리뼈, atlas)의 상관절면(위관절면, superior articular surface)과 관절하는 후두과(뒤통수뼈관절융기, occipital condyle)가 존재한다. 설하신경관(혀밑신경관, hypoglossal canal)이 후두과를 관통하여 존재하며, 이곳을 통해 설하신경(혀밑신경, hypoglossal n.)과 상행인두동맥(오름인두동맥, ascending pharyngeal a.)의 가지가 지나간다.

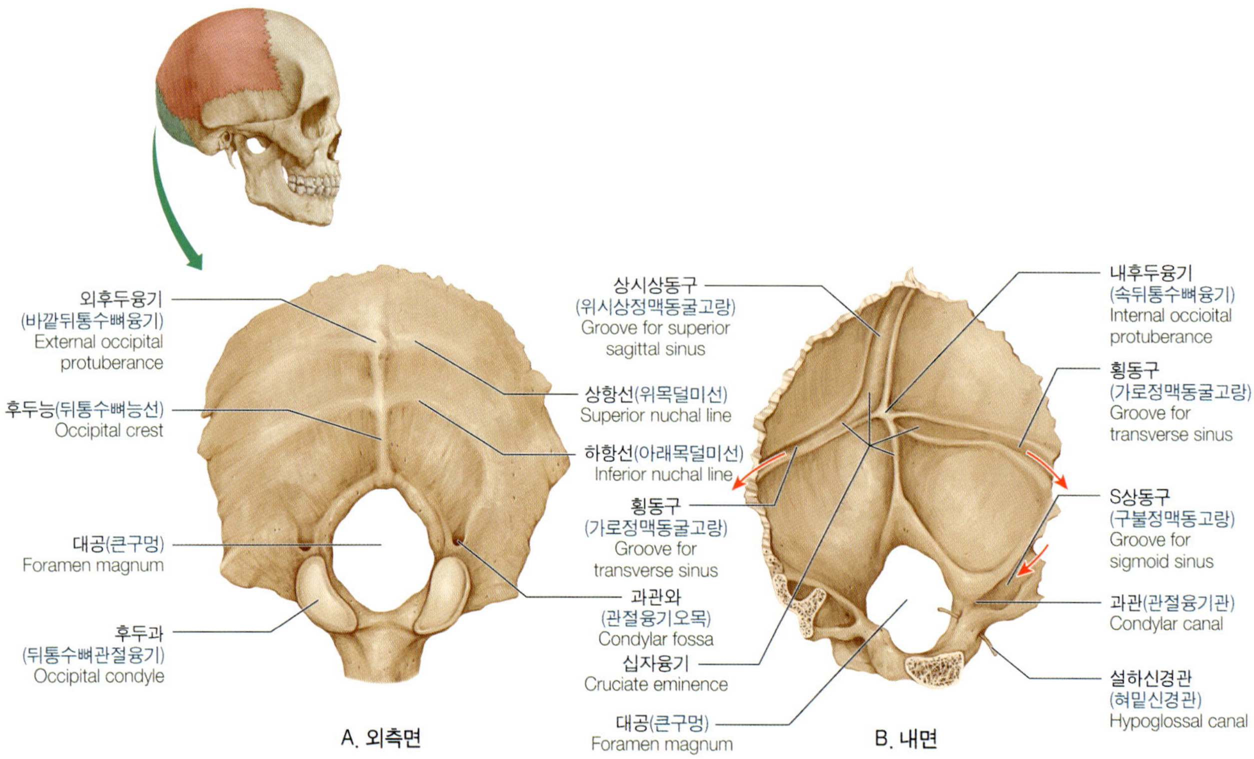

그림 2-42 후두골

(4) 사골(벌집뼈, Ethmoid bone)

사골은 안와, 비강의 위부분 및 비중격의 일부를 이루는 골로, 해면처럼 속이 비어 있는 가벼운 골이다 〈그림 2-43〉. 사골에는 부비동의 하나인 사골봉소(ethmoidal cells)가 존재한다.

사골은 사판(벌집체판, cribriform plate), 수직판(perpendicular plate), 사골미로(벌집미로, ethmoidal labyrinth)로 구분된다. 사판은 비강의 위부분을 형성하고, 수직판은 서골(vomer)과 관절하여 비중격의 형성에 관여한다. 사골미로는 사골의 대부분으로 전/중/후사골봉소가 존재하고, 안와의 내측벽을 형성하며, 상비갑개(위코선반, superior nasal concha)와 중비갑개(중간코선반, middle nasal concha)가 부착한다.

(5) 서골(보습뼈, Vomer)

서골은 비중격의 뒤쪽과 아래쪽 부위의 일부를 이루는 얇은 골판으로 앞은 사골의 수직판과 관절하고, 아래는 상악골과 구개골의 비능과 관절하며, 측면에서는 접형골과 관절한다〈그림 2-44〉.

양쪽면에 앞아래쪽으로 비스듬히 지나는 비구개신경구(보습뼈고랑, nasopalatine groove)가 존재하며, 이곳을 통해 비구개신경(nasopalatine n.)과 비구개혈관(코입천장혈관, nasopalatine vessels)이 지나간다.

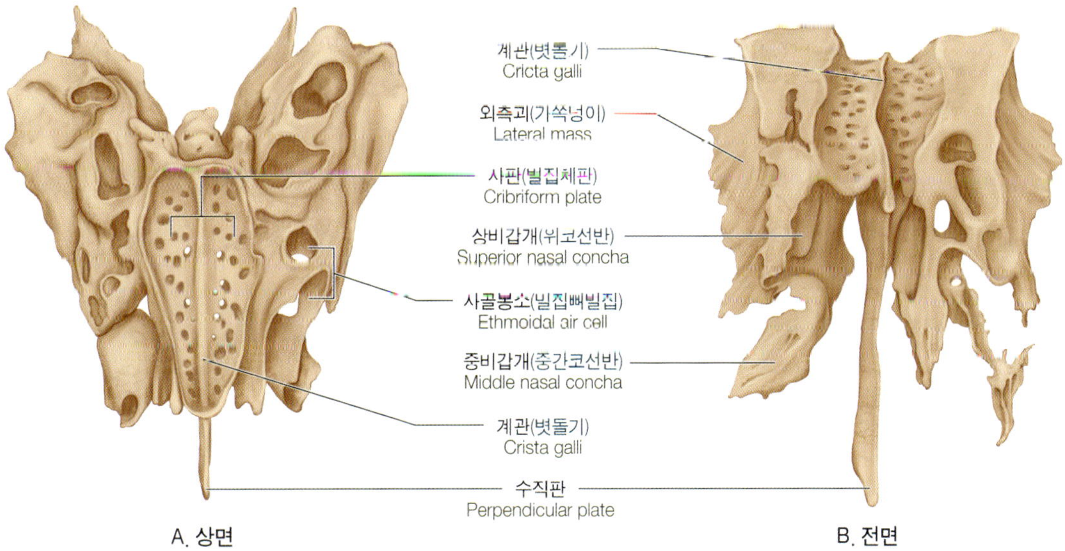

그림 2-43 사골

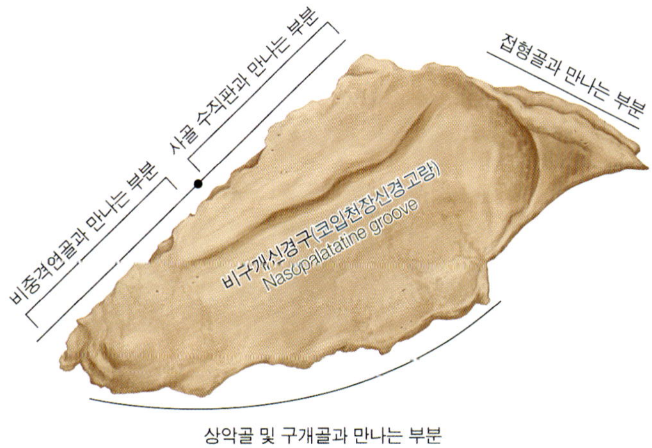

그림 2-44 서골

(6) 누골(눈물뼈, Lacrimal bone)

누골은 안와의 내측벽에 있는 좌/우 한 쌍의 작은 골로〈그림 2-45〉, 상악골, 하비갑개, 사골, 전두골과 관절(articulation)한다.

측면은 후누낭능(뒤눈물뼈능선, posterior lacrimal crest)에 의해 2부분으로 나뉜다. 얕게 패인 누낭구(lacrimal groove)가 누골의 앞부분에 위치하며, 상악골의 전두돌기(이마돌기, frontal process)에 있는 누낭구와 합쳐져 누낭와(눈물오목, lacrimal fossa)를 형성한다. 누낭와에는 누낭(눈물주머니, lacrimal

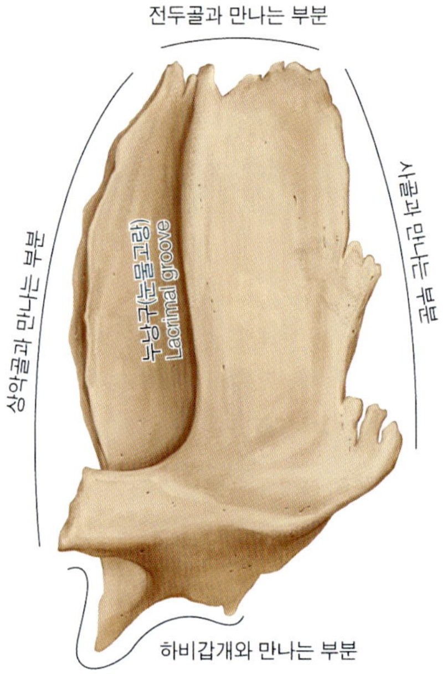

그림 2-45 누골

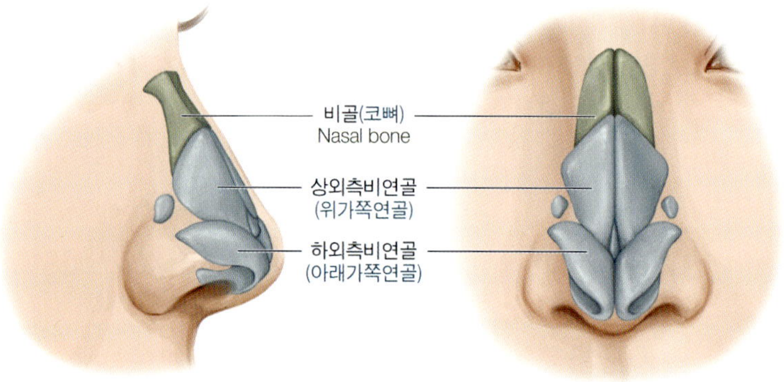

그림 2-46 비골

sac)이 위치하며 그 아래로 비루관(nasolacrimal duct)이 이어진다. 누낭와의 뒤부분은 안와의 내측벽을 이루는 부분이다.

(7) 비골(코뼈, Nasal bone)

비골은 비강의 앞위쪽벽을 이루는 좌/우 한 쌍의 골로, 전두골에서 아래쪽으로 이어지며, 좌/우 상악골의 전두돌기 사이에 위치한다〈그림 2-46〉.

비골의 내면에 사골신경구(벌집신경고랑, ethmoidal groove)가 존재하며, 전사골신경(앞벌집신경, anterior ethmoidal n.)의 외비지(바깥코가지, external nasal branch)가 지나간다.

(8) 하비갑개(아래코선반, Inferior nasal concha)

하비갑개는 상악골 및 구개골과 관절하고 있는 비강의 외측벽을 이루는 조개껍질 모양의 골이다〈그림 2-47〉. 누골돌기(눈물뼈돌기, lacrimal process), 사골돌기(벌집뼈돌기, ethmoidal process), 상악돌기(위턱돌기, maxillary process) 등 3개의 돌기가 있으며, 상악돌기는 상악동의 내벽 일부를 형성한다.

(9) 관골(광대뼈, Zygomatic bone)

관골은 안와의 외측벽과 하벽을 이루는 골로, 협부(cheek)를 형성한다〈그림 2-48〉. 위쪽으로 전두골과 관절하고, 앞쪽은 상악골의 관골돌기(광대돌기, zygomatic process)와 관절하며, 뒤쪽은 측두골의 관골돌기와 관절하여 관골궁(광대활, zygomatic arch)을 형성한다.

관골은 측면 또는 협면(볼면, lateral or buccal surface), 안와면(눈확면, orbital surface), 측두면(관자면, temporal surface) 등 3면과 전두돌기(이마돌기, frontal process), 상악돌기(위턱돌기, maxillary process), 측두돌기(관사돌기, temporal process) 등 3개의 돌기로 구성된다.

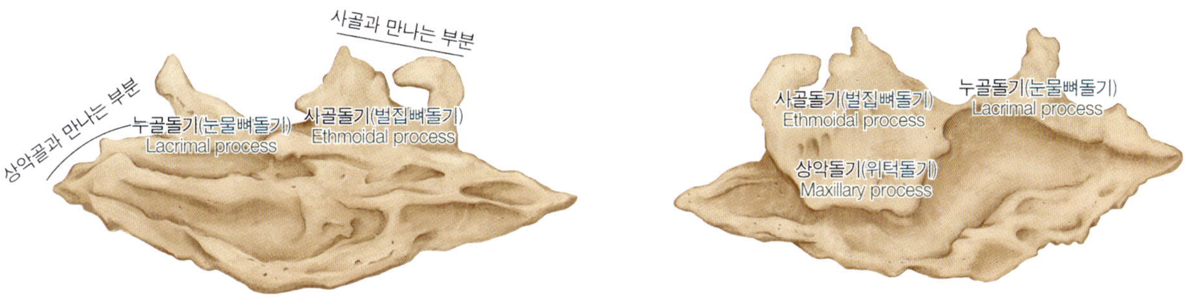

A. 우측 하비갑개 내측면

B. 우측 하비갑개 외측면

그림 2-47 하비갑개

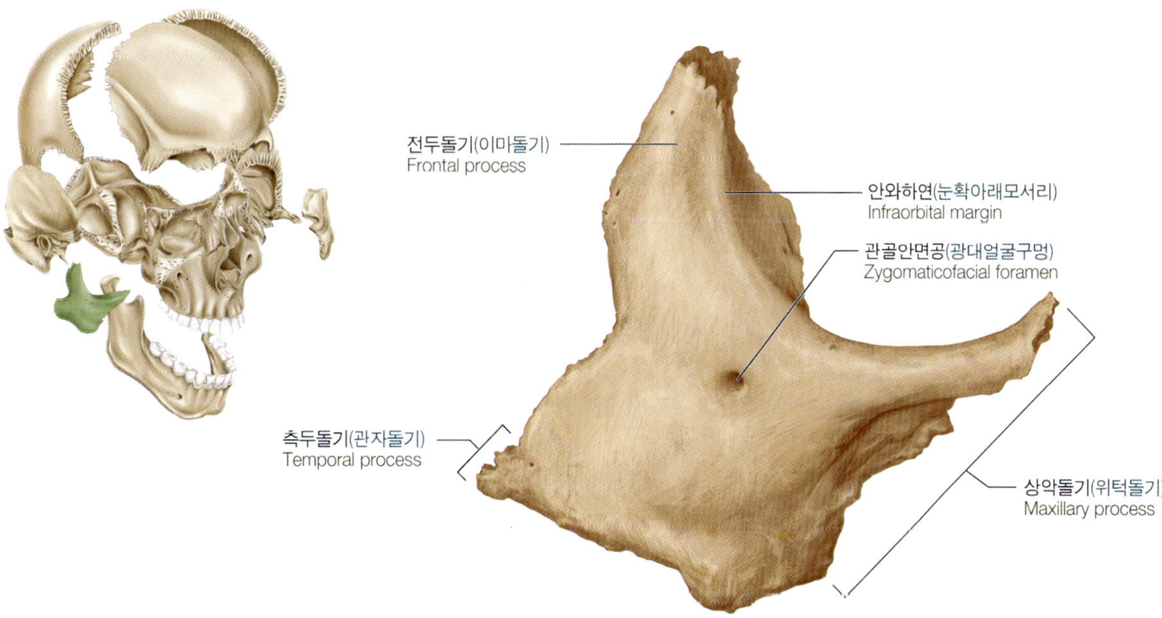

그림 2-48 관골

Summary

1. 골의 개요

- 골의 기능 : 지지기능, 조혈작용, 운동기관으로서 작용, 장기 보호
- 인체는 약 206개의 골로 구성
- 치밀골 내부에는 두개의 관이 있는데, 하버스관과 볼크만관이다. 하버스관(Haversian canal)은 골의 표면과 평행하게 세로로 놓여 있으며, 볼크만관(Volkmann's canal)은 가로로 놓여 있다.

2. 두개골의 개요

두개골 15종 23개의 골로 구성(설골 포함)					
분류	골의 명칭	개수	분류	골의 명칭	개수
뇌두개골 (6종 8개)	전두골(frontal bone)	1	안면두개골 (9종 15개)	상악골(maxilla)	2
	두정골(parietal bone)	2		비골(nasal bone)	2
				관골(zygomatic bone)	2
	후두골(occipital bone)	1		구개골(palatine bone)	2
	측두골(temporal bone)	2		누골(lacrimal bone)	2
				하비갑개(inferior nasal concha)	2
	접형골(sphenoid bone)	1		서골(vomer)	1
				하악골(mandible)	1
	사골(ethmoid bone)	1		설골(hyoid bone)	1

- 안와첨의 시신경관 : 시신경(optic n., CNⅡ) 및 안동맥(opththalmic a.) 통과
- 상안와열 : 동안신경(oculomotor n., CNⅢ), 활차신경(trochlear n., CNⅣ), 삼차신경(trigeminal n., CNⅤ)의 첫 번째 가지인 안신경(ophthalmic n.), 외전신경(abducent n., CNⅥ) 및 상안정맥이 통과
- 하안와열 : 상악신경(maxillary n.)의 가지인 관골신경(zygomatic n.), 안와하신경(infraorbital n.), 안와하동맥(infraorbital a.), 하안정맥(inferior ophthalmic v.) 등이 통과
- 이공(mental foramen) : 하악 제2소구치 아래쪽에서 관찰, 대개 후상외측으로 열려 있고, 이신경(mental n.)과 이혈관(mental vessel)이 통과
- 부비동(paranasal sinus) : 비강 주위의 공기가 차 있는 빈 공간들, 상악동, 접형동, 전두동, 사골봉소 등이 있다.
- 관상봉합(coronal suture) : 전두골과 좌/우 두정골 사이의 봉합
- 시상봉합(sagittal suture) : 좌/우 두정골 사이의 봉합
- 람다상봉합(lambdoid suture) : 좌/우 두정골과 후두골 사이의 봉합
- 대천문(앞숫구멍, anterior fontanelle) : 시상봉합과 관상봉합이 만나는 곳, 생후 2년 내에 폐쇄
- 소천문(뒤숫구멍, posterior fontanelle) : 시상봉합과 람다상봉합이 만나는 곳, 생후 2~3개월 내에 폐쇄
- 전측두천문(앞가쪽숫구멍, anterolateral fontanelles) : 좌/우에 존재, 측두골, 접형골, 전두골, 두정골이 만나는 곳, 생후 2~3개월 내에 폐쇄

- 후측두천문(뒤가쪽숫구멍, posterolateral fontanelles) : 좌/우에 존재, 두정골, 후두골, 측두골이 만나는 곳, 생후 1년 내에 폐쇄
- 난원공(foramen ovale) : 삼차신경의 가지인 하악신경이 통과
- 극공(foramen spinosum) : 중경막동맥(middle meningeal a.)이 통과, 극공 주위에 접형골극(sphenoidal spine)이 위치
- 경유돌공(stylomastoid foramen) : 안면신경(facial n.)이 통과
- 경상돌기(styloid process) : 측두골에 있는 돌기로 경돌설근, 경돌설골근, 경돌인두근과 경돌설골인대, 경돌하악인대가 부착
- 경정맥공(jugular foramen) : 내경정맥(internal jugular v.), 설인신경(glossopharyngeal n., CNⅨ), 미주신경(vagus n., CNⅩ), 부신경(accessory n., CNⅪ)이 통과

3. 두개골의 낱개머리뼈

1) 하악골

- 하악골의 구분 : 하악체, 하악지, 하악각
- 이공 : 하악 제2소구치 아래쪽에 치조연과 하악저 사이에 위치하는 구멍으로, 뒤위가쪽으로 열려 있으며, 하악관의 개구부위이다. 이신경(mental n.)과 이혈관(mental vessel)이 통과
- 치조부 : 치아를 수용하고 있는 부분으로 치조 사이의 골벽인 치조간중격(interalveolar septum)에 의해 분리됨. 대구치의 치조에는 각 치근 사이의 골벽인 치근간중격(뿌리사이중격, interradicular septum)이 존재
- 하악골에 부착하는 저작 관련 근육(표 참고)
- 하악각의 연령에 따른 변화
  유년기에 140~170° 정도의 둔각 → 성인이 되면서 120° 정도로 감소 → 무치악 노년기가 되면서 140° 정도의 둔각을 이룬다.
- 이공의 위치
  출생 직후 하악저 근처 → 유년기에 제1탈락대구치 하방 → 성인에서 제2소구치 하방 → 노년기에 치조골 퇴축으로 치조연에 가까이 존재
- 하악공의 위치
  유년기에 교합평면의 연장선보다 약 3mm 아래쪽에 위치 → 성인이 되면서 교합평면의 연장선상에 위치

하악골 부착 부위 명칭	저작 관련 근육 명칭과 특징	기능
교근조면(masseteric tuberosity)	교근(masseter m.)의 정지부	폐구운동
근돌기(coronoid process)	측두근(temporal m.)의 정지부	
익돌근조면(pterygoid tuberosity)	내측익돌근(medial pterygoid m.)의 정지부	
익돌근와(pterygoid fovea)	외측익돌근(lateral pterygoid m.)의 정지부	개구운동의 초기
이복근와(digastric fossa)	이복근 전복(anterior belly of digastric m.)의 기시부	개구운동의 말기
악설골근선(mylohyoid line)	악설골근(mylohyoid m.)의 기시부	개구운동의 보조 및 구강저 형성
하이극(inferior mental spine)	이설골근(geniohyoid m.)의 기시부	

Summary

2) 상악골(Maxilla)

- 상악골은 좌/우 한 쌍의 골이 상악골 간 봉합으로 융합된 골로, 4개의 면과 1개의 굴로 이루어진 상악체와 4개의 돌기로 구분
- 비루관 : 누골, 하비갑개, 상악골로 이루어진 관
- 상악동의 기능 : 머리의 무게를 줄이며, 공기의 습도 및 온도 조절, 소리의 공명, 분비물의 배출
- 상악동저는 비강저보다 더 낮아서 상악동염에 이환될 경우 염증 분비물이 비강 쪽으로 배출되기 어려워 만성화 될 가능성이 높다.
- 상악동의 신경 분포 : 상악신경의 가지인 전상치조신경, 중상치조신경, 후상치조신경이 분포
- 상악골에는 전두돌기, 관골돌기, 치조돌기, 구개돌기 등 4개의 돌기가 존재
- 전두돌기의 2개의 능선 : 사골능(ethmoidal crest), 비갑개능(conchal crest)
- 사골능에는 중비갑개가 부착, 비갑개능에는 하비갑개가 부착
- 무치악 상태가 되면 상악골의 치조돌기는 위안쪽으로 흡수
- 절치공(incisive foramen) : 상악 중절치의 바로 뒤에 존재하는 구멍으로, 절치관이 구강으로 열리는 구멍. 비구개신경(nasopalatine n.)과 접구개동맥의 후중격동맥이 통과

3) 구개골(Palatine bone)

- 구개골은 L자 모양인 좌/우 한 쌍의 골로, 상악골과 접형골 사이에 위치하며 수평판과 수직판으로 구분된다.
- 수직판에는 3개의 돌기(추체돌기, 안와돌기, 접형돌기)가 있다.

4) 설골(Hyoid bone)

- 설골은 U자 모양의 작은 골로, 갑상연골의 위에 있으며, 경돌설골인대에 의해 측두골의 경상돌기 끝에 연결된다.
- 설골은 설골체와 한 쌍의 대각, 한 쌍의 소각으로 구성
- 설골에 부착하는 11개의 근육

  ① 이설근 ② 설골설근 ③ 소각설근 ④ 이설골근 ⑤ 악설골근 ⑥ 이복근
  ⑦ 경돌설골근 ⑧ 흉골설골근 ⑨ 갑상설골근 ⑩ 견갑설골근 ⑪ 중인두수축근

5) 접형골(Sphenoid bone)

- 접형골은 날개를 편 나비 모양의 골로, 접형골체, 한 쌍의 대익, 한 쌍의 소익, 2개씩 한 쌍인 익상돌기 등 4부분으로 구분
- 접형골체 내부에 접형동이 위치
- 익돌관(pterygoid canal or Vidian canal) : 익돌관신경(nerve of pterygoid canal), 상악동맥(maxillary a.)의 익돌관동맥(artery of pterygoid canal)이 통과

6) 측두골(Temporal bone)

- 측두골은 두개골의 좌/우 양측에 위치하는 조개껍데기 모양의 골로, 인부(squama part), 유돌부, 추체부, 고실부, 경상돌기 등으로 구분
- 하악와는 하악골의 관절돌기(condylar process)의 하악두와 만나 악관절을 형성
- 유양돌기(mastoid process) : 외이도의 뒤에 위치하는 돌기, 흉쇄유돌근(sternocleidomastoid m.)이 부착

Summary

- 유돌절흔(mastoid notch) : 이복근 후복(posterior belly of digastric m.) 부착
- 삼차신경절자국(trigeminal impression) : 추체부에 위치하는, 삼차신경절(trigeminal ganglion)을 수용하는 곳
- 경유돌공(stylomastoid foramen) : 경상돌기와 유양돌기 사이에 있는 작은 구멍, 안면신경(facial n.)과 경유돌동맥(stylomastoid a.)이 통과
- 경상돌기(styloid process) : 2개의 인대[경돌설골인대(stylohyoid ligament), 경돌하악인대(stylomandibular ligament)]와 3개의 근육[경돌설근(styloglossus m.), 경돌설골근(stylohyoid m.), 경돌인두근(stylopharyngeal m.)]이 부착

용/어/정/리

- 갑상설골근(방패목뿔근, Thyrohyoid m.)
- 갑상연골(방패연골, Thyroid cartilage)
- 강(공간, Cavity)
- 견갑설골근(어깨목뿔근, Omohyoid m.)
- 견치와(송곳니오목, Canine fossa)
- 견치융기(송곳니융기, Canine eminence)
- 결절(Tubercle)
- 경(목, Neck)
- 경구개(단단입천장, Hard palate)
- 경돌설골근(붓목뿔근, Stylohyoid m.)
- 경돌설골인대(붓목뿔인대, Stylohyoid ligament)
- 경돌설근(붓혀근, Styloglossus m.)
- 경돌인두근(붓인두근, Stylopharyngeal m.)
- 경돌하악인대(붓아래턱인대, Stylomandibular ligament)
- 경동맥관(목동맥관, Carotid canal)
- 경상돌기(붓돌기, Styloid process)
- 경유돌공(붓꼭지구멍, Stylomastoid foramen)
- 경유돌동맥(붓꼭지동맥, Stylomastoid a.)
- 경정맥공(목정맥구멍, Jugular foramen)
- 고실부(고막틀부분, Tympanic part)
- 골(뼈, Bone)
- 골구강(뼈입안, Bony oral cavity)
- 골구개(뼈입천장, Bony palate)
- 골기질(뼈바탕질, Bone matrix)
- 골막(뼈막, Periosteum)
- 골모세포(뼈모세포, Osteoblast)
- 골비강(뼈코안, Bony nasal cavity)
- 골비중격(뼈코중격, Bony nasal septum)
- 골세포(뼈세포, Osteocyte)
- 골소주(뼈잔기둥, Trabecula)
- 골수(Bone marrow)
- 골수강(골수공간, Marrow cavity)
- 골외비(뼈바깥코, Bony external nose)
- 골원(뼈단위, Osteon)
- 공(구멍, Foramen)
- 관(Canal)
- 관골(광대뼈, Zygomatic bone)
- 관골궁(광대활, Zygomatic arch)
- 관골돌기(광대돌기, Zygomatic process)
- 관골상악봉합(광대위턱봉합, Zygomaticomaxillary suture)
- 관골신경(광대뼈신경, Zygomatic n.)
- 관골측두봉합(광대관자봉합, zygomaticotemporal suture)
- 관골하능(광대아래능선, Infrazygomatic crest)
- 관상봉합(Coronal suture)
- 관절돌기(Condylar process)
- 관절후돌기(관절뒤돌기, Postglenoid process)
- 교근(깨물근, Masseter m.)
- 교근조면(깨물근거친면, Masseteric tuberosity)
- 구(고랑, Groove)
- 구각(입꼬리, Angle of mouth)
- 구각거근(입꼬리올림근, Levator anguli oris)
- 구강저(입안바닥, Oral floor)
- 구개골(입천장뼈, Palatine bone)
- 구개관(입천장관, Palatine canal)
- 구개구(입천장고랑, Palatine grooves)
- 구개극(입천장가시, Palatine spines)
- 구개돌기(입천장돌기, Palatine process)
- 구개범장근(입천장긴장근, Tensor veli palatini m.)
- 구후삼각(어금니뒤삼각, Retromolar triangle)
- 극(가시, Spine)
- 극공(뇌막동맥구멍, Foramen spinosum)
- 근돌기(근육돌기, Coronoid process)
- 기저부(바닥부분, Basilar part)
- 난원공(타원구멍, Foramen ovale)
- 내경동맥(속목동맥, Internal carotid a.)
- 내경정맥(속목정맥, Internal jugular v.)
- 내이(속귀, Internal ear)
- 내측익돌근(안쪽날개근, Medial pterygoid m.)

- 뇌두개골(뇌머리뼈, Cerebral cranium)
- 뇌하수체와(뇌하수체오목, Hypophyseal fossa)
- 누골(눈물뼈, Lacrimal bone)
- 누골돌기(눈물뼈돌기, Lacrimal process)
- 누낭(눈물주머니, Lacrimal sac)
- 누낭구(눈물고랑, Lacrimal groove)
- 누낭와(눈물오목, Lacrimal fossa)
- 능(능선, Crest)
- 대각(큰뿔, Greater horn)
- 대공(큰구멍, Foramen magnum)
- 대구개공(큰입천장구멍, Greater palatine foramen)
- 대구개동맥(큰입천장동맥, Greater palatine a.)
- 대구개신경(큰입천장신경, Greater palatine n.)
- 대구개혈관(큰입천장혈관, Greater palatine vessels)
- 대익(큰날개, Greater wing)
- 대천문(전천문, 앞숫구멍, Anterior fontanelle)
- 도(길, Meatus)
- 도출정맥(이끌정맥, Emissary v.)
- 돌기(Process)
- 동(굴, Sinus)
- 동안신경(눈돌림신경, Oculomotor n.)
- 두(머리, Head)
- 두개강(머리뼈안, Cranial cavity)
- 두개골(머리뼈, Skull)
- 두개저(머리뼈바닥, Skull base)
- 두정(마루점, Vertex)
- 두정골(마루뼈, Parietal bone)
- 두정공(마루구멍, Parietal foramen)
- 두정융기(마루융기, Parietal eminence)
- 람다(시옷점, Lambda)
- 람다상봉합(시옷봉합, Lambdoid suture)
- 면(Surface)
- 미궁(눈썹활, Superciliary arch)
- 미주신경(Vagus n.)
- 봉소(벌집, Cell)
- 부비동(코곁굴, Paranasal sinus)
- 부신경(더부신경, Accessory n.)
- 비갑개능(코선반능선, Conchal crest)
- 비강면(코면, Nasal surface)
- 비강저(코바닥, Floor of nasal cavity)
- 비골(코뼈, Nasal bone)
- 비구개신경(코입천장신경, Nasopalatine n.)
- 비구개신경구(보습뼈고랑, Nasopalatine groove)
- 비구개혈관(코입천장혈관, Nasopalatine vessels)
- 비능(코능선, Nasal crest)
- 비루관(코눈물관, Nasolacrimal duct)
- 비부(코부분, Nasal part)
- 비절흔(코패임, Nasal notch)
- 사골(벌집뼈, Ethmoid bone)
- 사골극(벌집가시, Ethmoidal spine)
- 사골능(벌집뼈능선, Ethmoidal crest)
- 사골돌기(벌집뼈돌기, Ethmoidal process)
- 사골동(벌집뼈동굴, Ethmoidal sinus)
- 사골미로(벌집미로, Ethmoidal labyrinth)
- 사골봉소(벌집, Ethmoidal cell)
- 사골신경구(벌집신경고랑, Ethmoidal groove)
- 사선(빗선, Oblique line)
- 사판(벌집체판, Cribriform plate)
- 삼차신경(Trigeminal n.)
- 삼차신경절압흔(삼차신경절자국, Trigeminal impression)
- 상관절면(위관절면, Superior articular surface)
- 상비갑개(위코선반, Superior nasal concha)
- 상비도(위콧길, Superior nasal meatus)
- 상시상동구(위시상정맥굴고랑, Groove for superior sagittal sinus)
- 상시상정맥굴(위시상정맥굴, Superior sagittal sinus)
- 상악결절(위턱뼈융기, Maxillary tuberosity)
- 상악골(위턱뼈, Maxilla)

용/어/정/리

- 상악돌기(위턱돌기, Maxillary process)
- 상악동(위턱굴, Maxillary sinus)
- 상악동맥(위턱동맥, Maxillary a.)
- 상악동열공(위턱굴구멍, Maxillary hiatus)
- 상악동염(위턱굴염, Maxillary sinusitis)
- 상악동저(위턱굴바닥, Floor of maxillary sinus)
- 상악신경(위턱신경, Maxillary n.)
- 상악정맥(위턱정맥, Maxillary v.)
- 상악체(위턱뼈몸통, Body of maxilla)
- 상안와열(위눈확틈새, Superior orbital fissure)
- 상안정맥(위눈정맥, Superior ophthalmic v.)
- 상이극(위턱끝가시, Superior mental spine)
- 상측두선(위관자선, Superior temporal line)
- 상치조동맥(위이틀동맥, Superior alveolar a.)
- 상행인두동맥(오름인두동맥, Ascending pharyngeal a.)
- 서골(보습뼈, Vomer)
- 선(Line)
- 설골(목뿔뼈, Hyoid bone)
- 설골상근(목뿔위근육, Suprahyoid muscles)
- 설골설근(목뿔혀근, Hyoglossus m.)
- 설골체(목뿔뼈 몸통, Body of hyoid bone)
- 설골하근(목뿔아래근육, Infrahyoid muscles)
- 설근(혀근육, Muscles of tongue)
- 설인신경(혀인두신경, Glossopharyngeal n.)
- 설하선(혀밑샘, Sublingual gland)
- 설하선와(혀밑샘오목, Sublingual fossa)
- 설하신경(혀밑신경, Hypoglossal n.)
- 설하신경관(혀밑신경관, Hypoglossal canal)
- 소각(작은뿔, Lesser horn)
- 소각설근(작은뿔혀근, Chondroglossus m.)
- 소구개공(작은입천장구멍, Lesser palatine foramen)
- 소구개관(작은입천장관, Lesser palatine canal)
- 소구개신경(작은입천장신경, Lesser palatine n.)
- 소구개혈관(작은입천장혈관, Lesser palatine a.)
- 소설(혀돌기, Lingula)
- 소와(오목, Fovea)
- 소익(작은날개, Lesser wing)
- 소천문(후천문, 뒤숫구멍, Posterior fontanelle)
- 수직판(Perpendicular plate)
- 수평판(Horizontal plate)
- 시상봉합(Sagittal suture)
- 시신경(시각신경, Optic n.)
- 시신경관(시각신경관, Optic canal)
- 시신경교차구(시각교차고랑, Chiasmatic groove)
- 악관절(턱관절, Temporomandibular joint)
- 악설골근선(턱목뿔근선, Mylohyoid line)
- 악설골근신경(턱목뿔근신경, Mylohyoid n.)
- 악설골근신경구(턱목뿔근신경고랑, Mylohyoid groove)
- 악하선(턱밑샘, Submandibular gland)
- 악하선와(턱밑샘오목, Submandibular fossa)
- 안결절(Tuberculum sellae)
- 안결절(안장결절, Tuberculum sellae)
- 안동맥(눈동맥, Ophthalmic a.)
- 안면(얼굴면, Facial surface)
- 안면두개골(얼굴머리뼈, Facial cranium)
- 안면신경(얼굴신경, Facial n.)
- 안면신경관(얼굴신경관, Facial canal)
- 안신경(눈신경, Ophthalmic n.)
- 안와(눈확, Orbit)
- 안와돌기(눈확돌기, Orbital process)
- 안와면(눈확면, Orbital surface)
- 안와부(눈확부위, Orbital part)
- 안와상공(눈확위구멍, Supraorbital foramen)
- 안와상신경(눈확위신경, Supraorbital n.)
- 안와상연(눈확위모서리, Supraorbital margin)
- 안와상절흔(눈확위패임, Supraorbital notch)
- 안와하공(눈확아래구멍, Infraorbital foramen)
- 안와하관(눈확아래관, Infraorbital canal)

- 안와하구(눈확아래고랑, Infraorbital groove)
- 안와하동맥(눈확아래동맥, Infraorbital a.)
- 안와하신경(눈확아래신경, Infraorbital n.)
- 안와하연(눈확아래모서리, Infraorbital margin)
- 안정맥(눈정맥, Ophthalmic v.)
- 연구개(물렁입천장, Soft palate)
- 열(틈새, Fissure)
- 와(오목, Fossa)
- 외비공(바깥콧구멍, Nostrils)
- 외비지(바깥코가지, External nasal br.)
- 외이도(바깥귀길, External acoustic meatus)
- 외전신경(갓돌림신경, Abducent n.)
- 외측부(가쪽부분, Lateral part)
- 외측익돌근(가쪽날개근, Lateral pterygoid m.)
- 외측익돌판(가쪽날개판, Lateral pterygoid plate)
- 유구치(탈락어금니, Deciduous molar)
- 유돌부(꼭지부분, Mastoid part)
- 유돌절흔(꼭지패임, Mastoid notch)
- 유양돌기(꼭지돌기, Mastoid process)
- 유치(젖니, Deciduous teeth)
- 융기(Eminence)
- 이결절(턱끝결절, Mental tubercle)
- 이공(턱끝구멍, Mental foramen)
- 이극(턱끝가시, Mental spine)
- 이동맥(턱끝동맥, Mental a.)
- 이복근 후복(두힘살근 뒤힘살, Posterior belly of digastric muscle)
- 이복근(두힘살근, Digastric m.)
- 이복근와(두힘살근오목, Digastric fossa)
- 이상구(뼈콧구멍, Piriform aperture)
- 이설골근(턱끝목뿔근, Geniohyoid m.)
- 이설근(턱끝혀근, Genioglossus m.)
- 이신경(턱끝신경, Mental n.)
- 이융기(턱끝융기, Mental protuberance)
- 이혈관(턱끝혈관, Mental vessel)
- 익구개관(날개입천장관, Pterygopalatine canal)
- 익구개구(날개입천장고랑, Pterygopalatine groove)
- 익구개신경절(날개입천장신경절, pterygopalatine ganglion)
- 익구개와(날개입천장오목, Pterygopalatine fossa)
- 익돌관(날개관, Pterygoid canal)
- 익돌관동맥(날개관동맥, Artery of pterygoid canal)
- 익돌관신경(날개관신경, Nerve of pterygoid canal)
- 익돌구(날개갈고리, Pterygoid hamulus)
- 익돌구구(갈고리고랑, Sulcus of pterygoid hamulus)
- 익돌근와(날개근오목, Pterygoid fovea)
- 익돌근정맥총(날개근정맥얼기, Pterygoid plexus)
- 익돌근조면(날개근거친면, Pterygoid tuberosity)
- 익돌와(날개오목, Pterygoid fossa)
- 익돌절흔(날개패임, Pterygoid notch)
- 익상돌기 내측판(날개돌기 안쪽판, Medial plate of pterygoid process)
- 익상돌기 외측판(날개돌기 가쪽판, Lateral plate of pterygoid process)
- 익상돌기(날개돌기, Pterygoid process)
- 인두근(인두근육, Pharyngeal m.)
- 인부(비늘부분, Squama part)
- 인산칼슘(Calcium phosphate)
- 인자(시옷점, Lambda)
- 저작근(씹기근육, Masticatory m.)
- 적골수(적색골수, Red marrow)
- 전누골능(앞눈물뼈능선, Anterior lacrimal crest)
- 전두개와(앞머리뼈우묵, Anterior cranial fossa)
- 전두골(이마뼈, Frontal bone)
- 전두돌기(이마돌기, Frontal process)
- 전두동(이마굴, Frontal sinus)
- 전두동중격(이마뼈동굴중격, Septum of frontal sinus)
- 전두봉합(이마뼈봉합, Frontal suture)

- 전두융기(이마융기, Frontal eminence)
- 전두인(이마비늘, Squama of frontal bone)
- 전사골신경(앞벌집신경, Anterior ethmoidal n.)
- 전상돌기(앞침대돌기, Anterior clinoid process)
- 전상치조관(앞위이틀관, Anterior superior alveolar canal)
- 전상치조신경(앞위이틀신경, Anterior superior alveolar n.)
- 전정(정수리점, Bregma)
- 전측두천문(앞가쪽숫구멍, Anterolateral fontanelles)
- 절치공(앞니구멍, Incisive foramen)
- 절치관(앞니관, Incisive canal)
- 절치봉합(앞니봉합, Incisive suture)
- 절치와(앞니오목, Incisive fossa)
- 절치유두(앞니유두, Incisive papilla)
- 절흔(패임, Notch)
- 접구개공(나비입천장구멍, Sphenopalatine foramen)
- 접구개동맥(나비입천장동맥, Sphenopalatine a.)
- 접사함요(나비벌집오목, Sphenoethmoidal recess)
- 접하악인대(나비아래턱인대, Sphenomandibular ligament)
- 접형골(나비뼈, Sphenoid bone)
- 접형골극(나비뼈가시, Sphenoidal spine)
- 접형골능(나비뼈능선, Sphenoidal crest)
- 접형골문(나비뼈부리, Sphenoidal rostrum)
- 접형골체(나비뼈몸통, Body of sphenoid bone)
- 접형구개절흔(나비입천장패임, Sphenopalatine notch)
- 접형돌기(나비돌기, Sphenoidal process)
- 접형동(나비굴, Sphenoidal sinus)
- 접형후두연골결합(나비뒤통수연골결합, Sphenooccipital synchondrosis)
- 정원공(원형구멍, Foramen rotundum)
- 정중구개봉합(정중입천장봉합, Median palatine suture)
- 조면(거친면, Tuberosity)
- 주상와(배오목, Scaphoid fossa)
- 중경막동맥(중간뇌막동맥, Middle meningeal a.)
- 중경막동맥구(중간뇌막동맥고랑, Groove for middle meningeal a.)
- 중두개와(중간머리뼈우묵, Middle cranial fossa)
- 중비갑개(중간코선반, Middle nasal concha)
- 중비도(중간콧길, Middle nasal meatus)
- 중상치조관(중간위이틀관, Middle superior alveolar canal)
- 중상치조신경(중간위이틀신경, Middle superior alveolar n.)
- 중인두수축근(중간인두수축근, Middle pharyngeal constrictor m.)
- 천문(숫구멍, Fontanelle)
- 추체돌기(날개패임돌기, Pyramidal process)
- 추체부(바위부분, Petrous portion)
- 측두골(관자뼈, Temporal bone)
- 측두근(관자근, Temporalis m.)
- 측두근능(관자능선, Temporal crest)
- 측두근막(관자근막, Temporal fascia)
- 측두돌기(관자돌기, Temporal process)
- 측두면(관자면, Temporal surface)
- 측두선(관자선, Temporal line)
- 측두와(관자우묵, Temporal fossa)
- 측두하능(관자아래능선, Infratemporal crest)
- 측두하면(관자아래면, Infratemporal surface)
- 측두하와(관자아래우묵, Infratemporal fossa)
- 치근간중격(뿌리사이중격, Interradicular septum)
- 치밀골(치밀뼈, Compact bone)
- 치조(이틀, Alveoli)
- 치조간중격(이틀사이막, Interalveolar septum)
- 치조궁(이틀활, Alveolar arch)
- 치조돌기(이틀돌기, Alveolar process)
- 치조부(이틀부분, Alveolar part)
- 치조연(이틀모서리, Alveolar margin)
- 치조융기(이틀융기, Alveolar yokes)
- 터어키안(안장, Sella turcica)
- 파골세포(뼈파괴세포, Osteoclast)
- 파열공(파열구멍, Foramen lacerum)

- 판(Plate)
- 하비갑개(아래코선반, Inferior nasal concha)
- 하비도(아래콧길, Inferior nasal meatus)
- 하악각(턱뼈각, Mandibular angle)
- 하악결합(턱뼈결합, Symphysis menti)
- 하악경(턱뼈목, Neck of mandible)
- 하악골(아래턱뼈, Mandible)
- 하악공(턱뼈구멍, Mandibular foramen)
- 하악관(턱뼈관, Mandibular canal)
- 하악동맥(아래턱동맥, Maxillary a.)
- 하악두(턱뼈머리, Head of mandible)
- 하악소설(턱뼈혀돌기, Lingula of mandible)
- 하악신경(아래턱신경, Mandibular n.)
- 하악와(턱관절오목, Mandibular fossa)
- 하악저(아래턱바닥, Base of mandible)
- 하악절흔(턱뼈패임, Mandibular notch)
- 하악지(턱뼈가지, Ramus of mandible)
- 하악체(턱뼈몸통, Body of mandible)
- 하안와열(눈확아래틈새, Inferior orbital fissure)
- 하안정맥(아래눈정맥, Inferior ophthalmic v.)
- 하이극(아래턱끝가시, Inferior mental spine)
- 하측두선(아래관자선, Inferior temporal line)
- 하치조신경(아래이틀신경, Inferior alveolar n.)
- 하치조혈관(아래이틀혈관, Inferior alveolar vessels)
- 함기화(공기화, Pneumatization)
- 해면골(해면뼈, Spongy bone)
- 협부(볼부위, Cheek)
- 환추골(고리뼈, Atlas)
- 활차신경(도르래신경, Trochlear n.)
- 황골수(황색골수, Yellow marrow)
- 횡구개봉합(가로입천장봉합, Transverse palatine suture)
- 후누낭능(뒤눈물뼈능선, Posterior lacrimal crest)
- 후두골(뒤통수뼈, Occipital bone)
- 후두과(뒤통수뼈관절융기, Occipital condyle)
- 후두동맥(뒤통수동맥, Occipital a.)
- 후두인(뒤통수비늘, Squama of occipital bone)
- 후비극(뒤코가시, Posterior nasal spine)
- 후상치조공(뒤위이틀구멍, Posterior superior alveolar foramen)
- 후상치조신경(뒤위이틀신경, Posterior superior alveolar n.)
- 후상치조혈관(뒤위이틀혈관, Posterior superior alveolar vessels)
- 후측두천문(뒤가쪽숫구멍, Posterolateral fontanelles)
- 흉골설골근(복장목뿔근, Sternohyoid m.)
- 흉쇄유돌근(목빗근, Sternocleidomastoid m.)

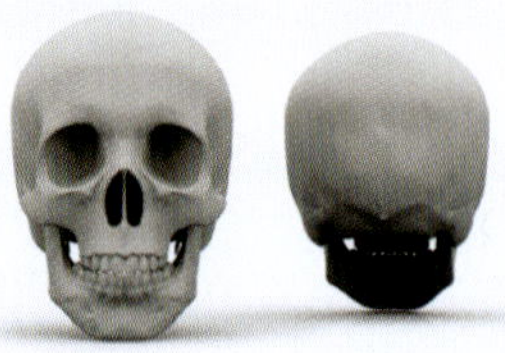

ORAL ANATOMY

CHAPTER 3

두경부의 근육

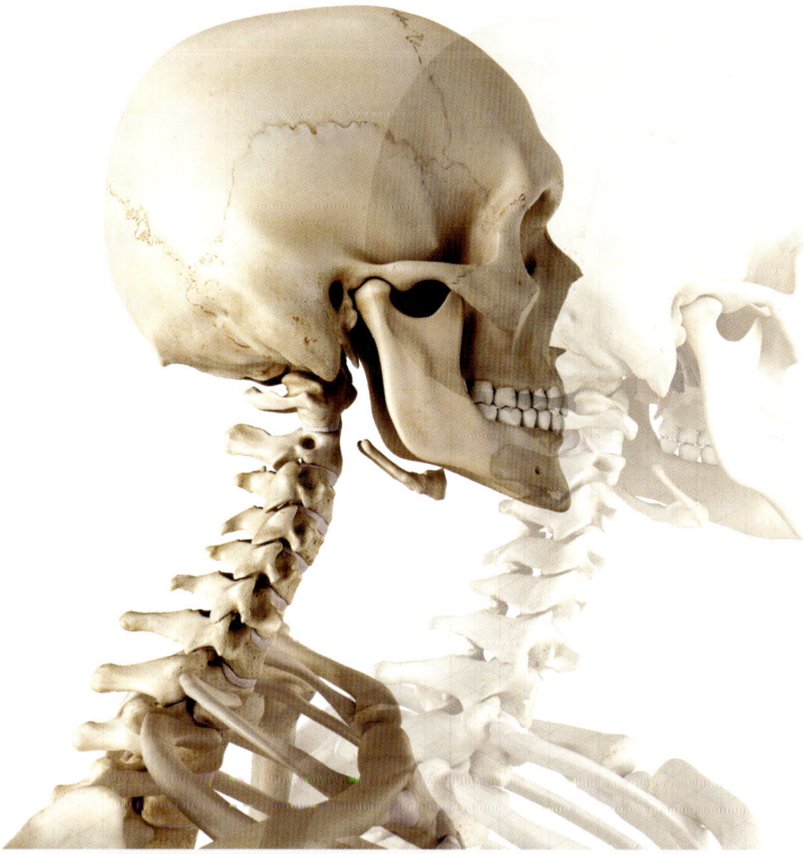

학/습/목/표

1. 근육의 개요
    - 근육의 형태와 기능에 따라서 구분하고 설명할 수 있다.
    - 근육의 기시부와 정지부의 의미를 안다.
    - 골격근의 작용에 대해 설명할 수 있다.
    - 두경부의 근육을 분류할 수 있다.

2. 머리의 근육
    - 머리의 근육과 안면의 근육을 구분하고 열거할 수 있다.
    - 안면근과 저작근의 특징을 구분하고, 비교할 수 있다.
    - 안면근 중 입 주위의 근육들을 열거하고 설명할 수 있다.
    - 구륜근의 고유근을 설명할 수 있다.
    - 비순구 형성에 관여하는 근육들을 열거할 수 있다.
    - 4쌍의 저작근을 열거할 수 있다.
    - 교근의 기시부, 정지부, 작용 및 신경지배에 대해 설명할 수 있다.
    - 측두근의 기시부, 정지부, 작용 및 신경지배에 대해 설명할 수 있다.
    - 내측익돌근의 기시부, 정지부, 작용 및 신경지배에 대해 설명할 수 있다.
    - 외측익돌근의 기시부, 정지부, 작용 및 신경지배에 대해 설명할 수 있다.
    - 개구운동, 폐구운동에 관여하는 저작근을 구분할 수 있다.
    - 하악의 전진/후퇴/측방운동에 관여하는 근육을 열거할 수 있다.

3. 목의 근육
    - 목의 근육을 구분할 수 있다.
    - 설골에 직접 부착되는 근육의 개수와 종류를 설명할 수 있다.
    - 설골상근의 종류를 열거하고 기능 시 작용을 설명할 수 있다.
    - 설골하근의 종류를 열거하고 기능 시 작용을 설명할 수 있다.
    - 흉쇄유돌근 및 광경근의 작용을 설명할 수 있다.

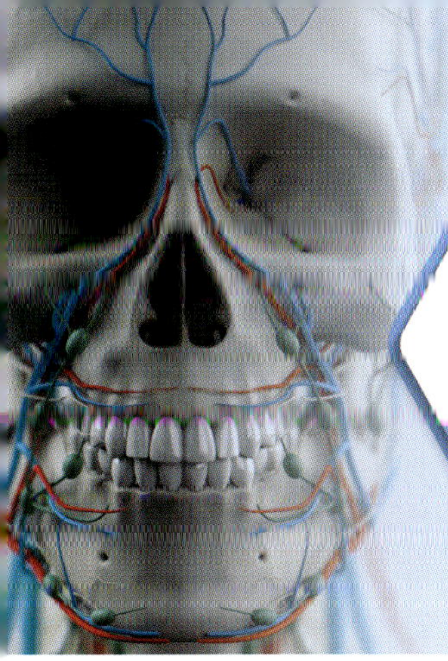

03 CHAPTER 두경부의 근육

ORAL ANATOMY

1 근육의 개요

1) 근육의 종류

근육은 움직임을 만들고 힘을 생성하게 하는 기능을 가진다. 인간의 근육조직은 형태와 기능에 따라 골격

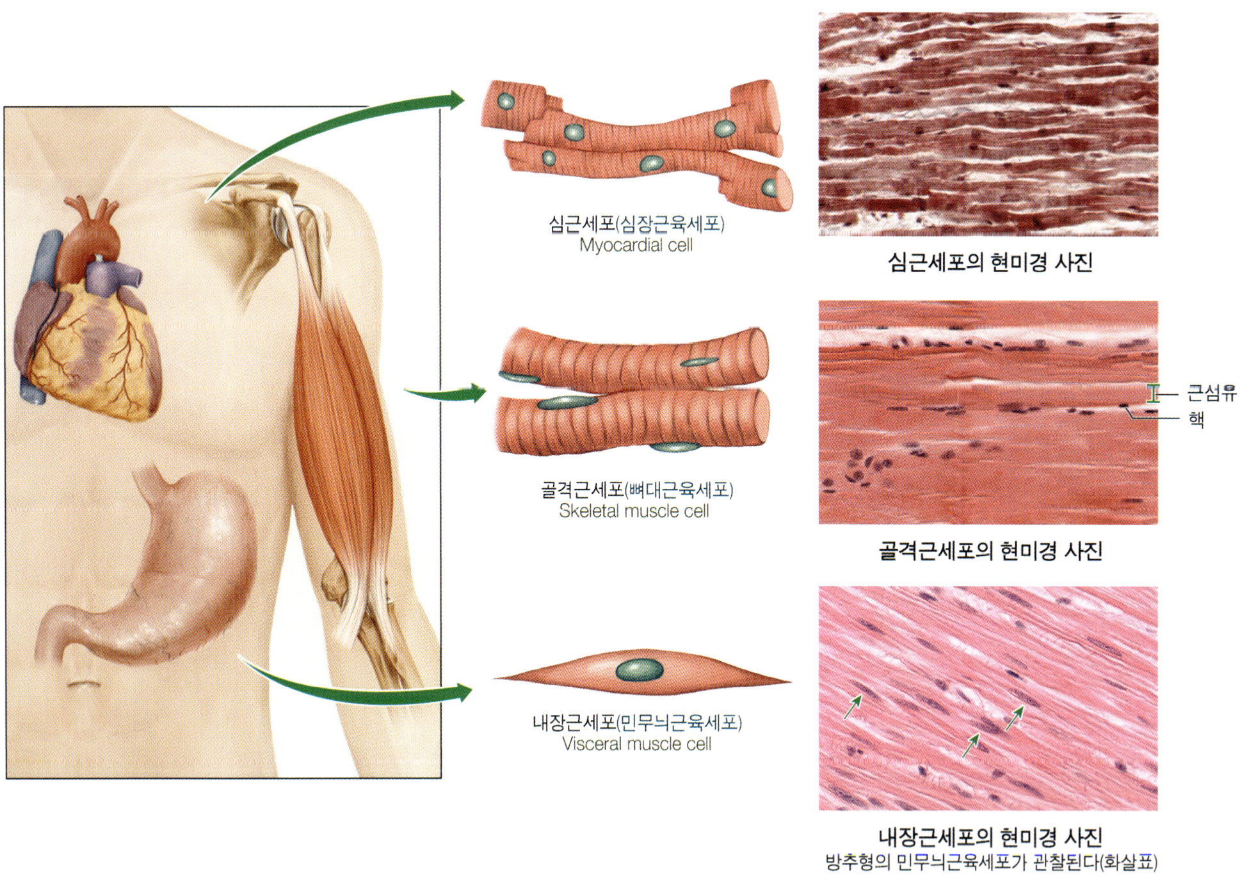

그림 3-1 근육의 분류

근(뼈대근육, skeletal muscle), 심근(심장근육, cardiac muscle), 평활근(민무늬근육, smooth muscle)으로 나뉜다〈그림 3-1〉.

심근은 심장에서 발견되는 근육으로 혈액이 순환계를 통해 몸 구석구석 이동할 수 있게 하며, 평활근은 위, 방광, 혈관과 같은 내장이나 관을 둘러싸고 있는 근육이다. 이러한 심장근육과 평활근이 자율신경에 의해 조절되는 불수의근(involuntary muscle)인데 반해, 골격근은 골에 부착되어 몸 운동을 조절할 수 있게 하는 근육으로서, 체성운동신경에 의해 움직이는 수의근(voluntary muscle)이다.

2) 근육의 형태

근육은 형태에 따라 〈그림 3-2〉와 같이 나뉜다. 이 중 가장 전형적인 형태는 방추형으로, 근육의 중앙부분은 팽대되어 근복(힘살, belly)이라 하고 힘살의 양 끝에서 골에 붙어있는 부분을 근두(갈래, head), 근미(꼬리, tail)라 한다.

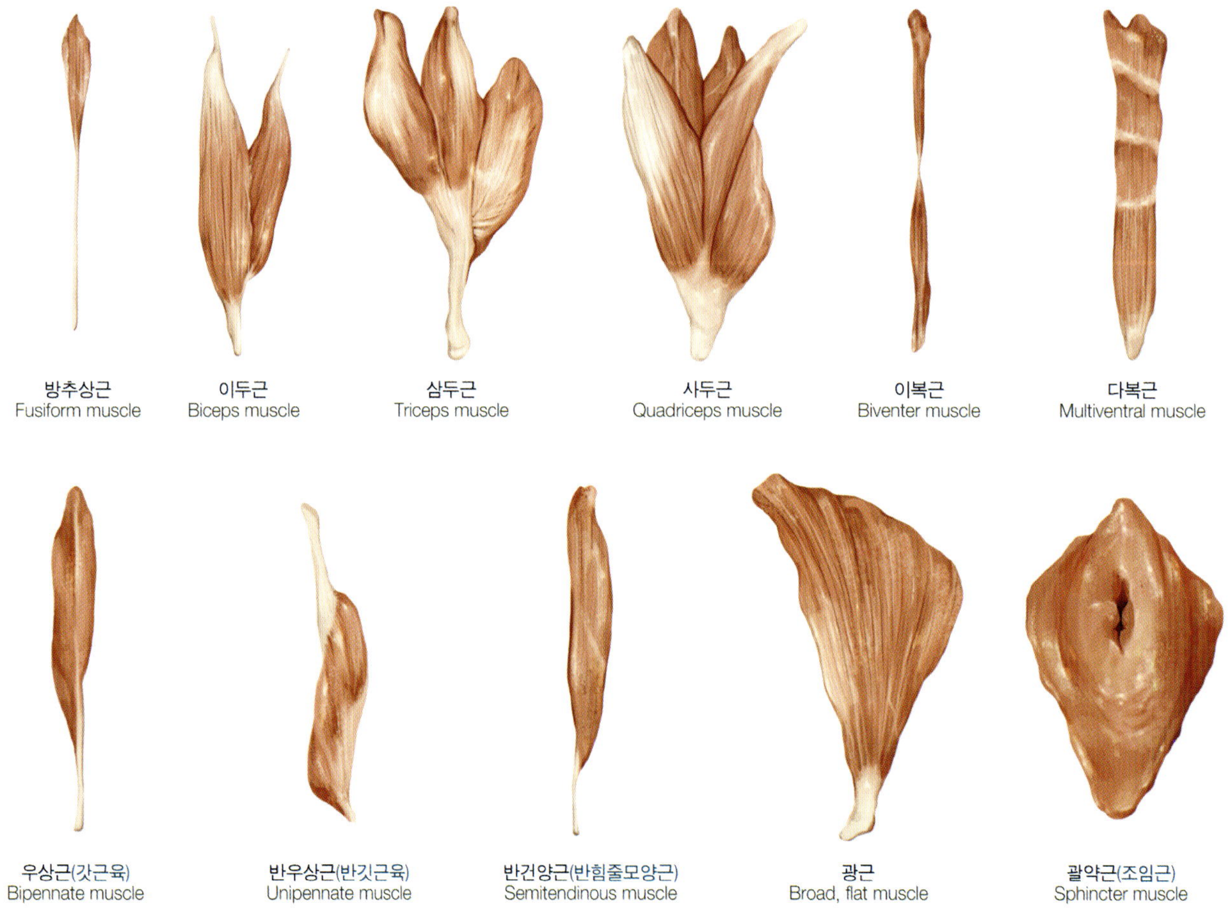

그림 3-2 근육의 형태

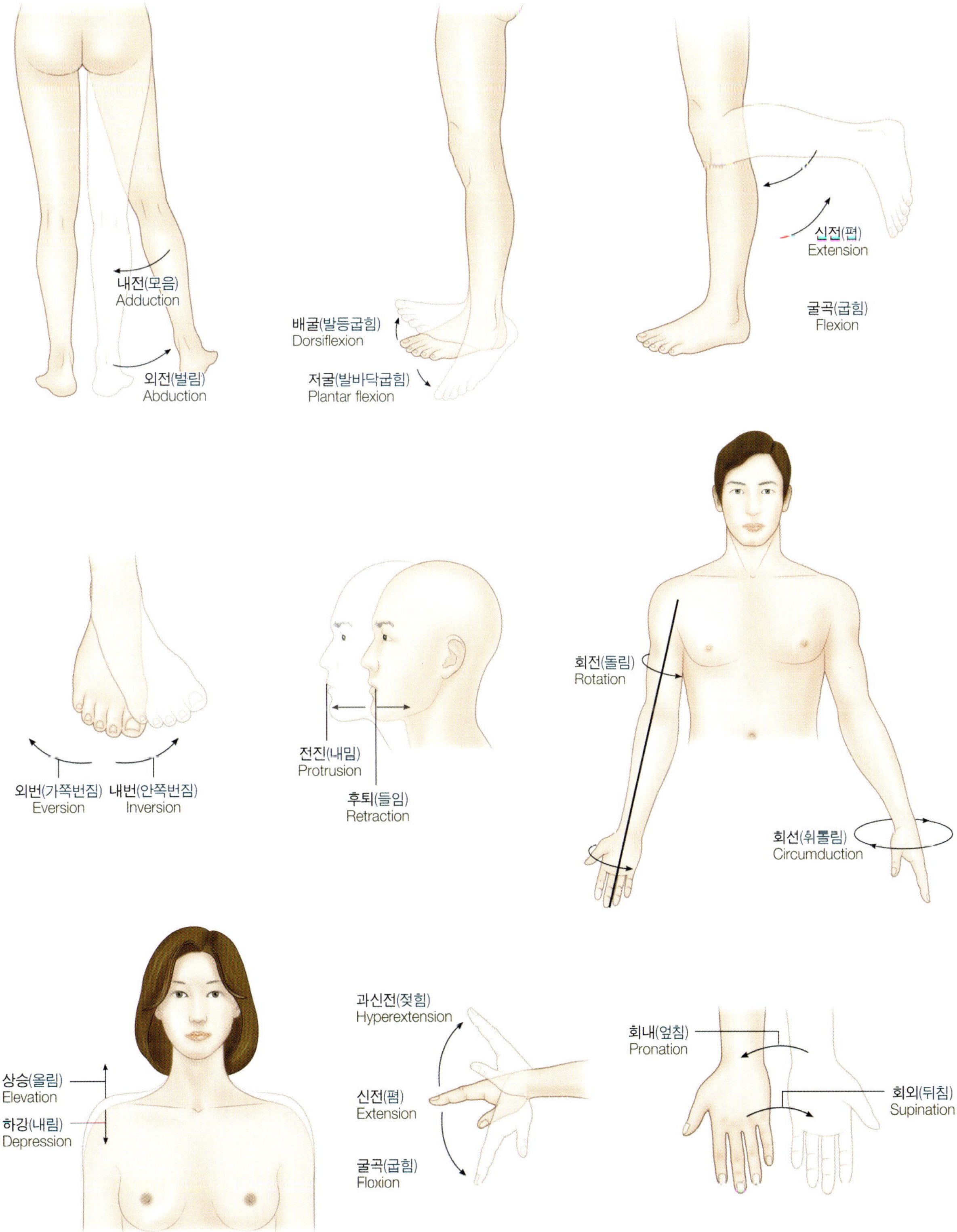
내전(모음)
Adduction
외전(벌림)
Abduction
배굴(발등굽힘)
Dorsiflexion
저굴(발바닥굽힘)
Plantar flexion
신전(펌)
Extension
굴곡(굽힘)
Flexion
외번(가쪽번짐)
Eversion
내번(안쪽번짐)
Inversion
전진(내밈)
Protrusion
후퇴(들임)
Retraction
회전(돌림)
Rotation
회선(휘돌림)
Circumduction
상승(올림)
Elevation
하강(내림)
Depression
과신전(젖힘)
Hyperextension
신전(폄)
Extension
굴곡(굽힘)
Floxion
회내(엎침)
Pronation
회외(뒤침)
Supination

그림 3-3 골격근의 운동

3) 골격근의 운동

근육은 근섬유의 수축(contraction)과 이완(relaxation)에 의해 관절을 중심으로 여러 운동을 한다〈그림 3-3〉. 신체 부위간의 각도가 감소하는 운동인 굴곡(굽힘, flexion)과 그 반대인 신전(폄, extension), 기준축에서 멀어져 가는 운동인 외전(벌림, abduction)과 그 반대인 내전(모음, adduction) 등의 운동이 있다.

악관절과 관계된 운동에는 전진(내밈, protrusion), 후퇴(들임, retraction), 회전(rotation), 상승(elevation), 하강(depression) 등이 있다.

4) 골격근의 기시부와 정지부

근육 수축 시 양쪽 끝 중 한쪽은 고정되어 있고 다른 쪽이 움직임으로써 운동을 한다. 이 때 고정되어 있는 근육의 끝을 기시부(이는곳, origin)라 하고, 움직이는 근육의 끝을 정지부(닿는곳, insertion)라고 한다. 일반적으로 기시부는 몸의 중심부 쪽에 위치하고, 정지부는 몸의 중심부에서 멀리 위치한다. 그러나 종종 기시부와 정지부의 개념이 반대로 바뀌는 경우가 있고, 때때로 구분이 불가능한 경우도 있다(이러한 경우 부착[attachment]점이라고 표현하기도 한다).

5) 두경부 근육의 종류

두경부의 근육은 머리의 근육과 목의 근육으로 크게 나뉜다. 머리의 근육은 안면근과 저작근으로 나뉘며, 목의 근육은 피부근육(cutaneous muscle)인 광경근(넓은목근, platysma), 외경근(가쪽목근육, lateral cervical muscle)인 흉쇄유돌근(목빗근, sternocleidomastoid muscle), 전경근(앞목근육, anterior cervical muscle)인 설골상근(목뿔위근육, suprahyoid muscles)과 설골하근(목뿔아래근육, infrahyoid muscles)으로 나뉜다〈표 3-1〉.

표 3-1 두경부 근육의 분류

분류	근육	작용
머리의 근육	안면근(얼굴근육 facial m.)	안면의 표정을 나타낸다.
	저작근(씹기근육 masticatory m.)	저작운동에 관여한다.
목의 근육	광경근(넓은목근, platysma m.)	목의 피부에 탄력을 주고, 하악을 아래로 내린다.
	흉쇄유돌근(목빗근, sternocleidomastoid m.)	목을 굴곡시키거나, 머리와 목을 회전할 수 있게 한다.
	설골상근(목뿔위근육, suprahyoid m.) 설골하근(목뿔아래근육, infrahyoid m.)	구강저를 형성하고, 개구운동 시 보조적 역할을 한다.

2 머리의 근육

1) 안면근(얼굴근육, Facial muscle)

안면근은 여러 감정을 표현할 수 있어 표정근(expression muscle)이라 하며, 눈, 귀, 코, 입의 주위를 둘러싸고 있는 괄약근(조임근, sphincter m.)과 산대근(확대근, dilator m.)으로 구성된다〈그림 3-4, 그림 3-5〉.

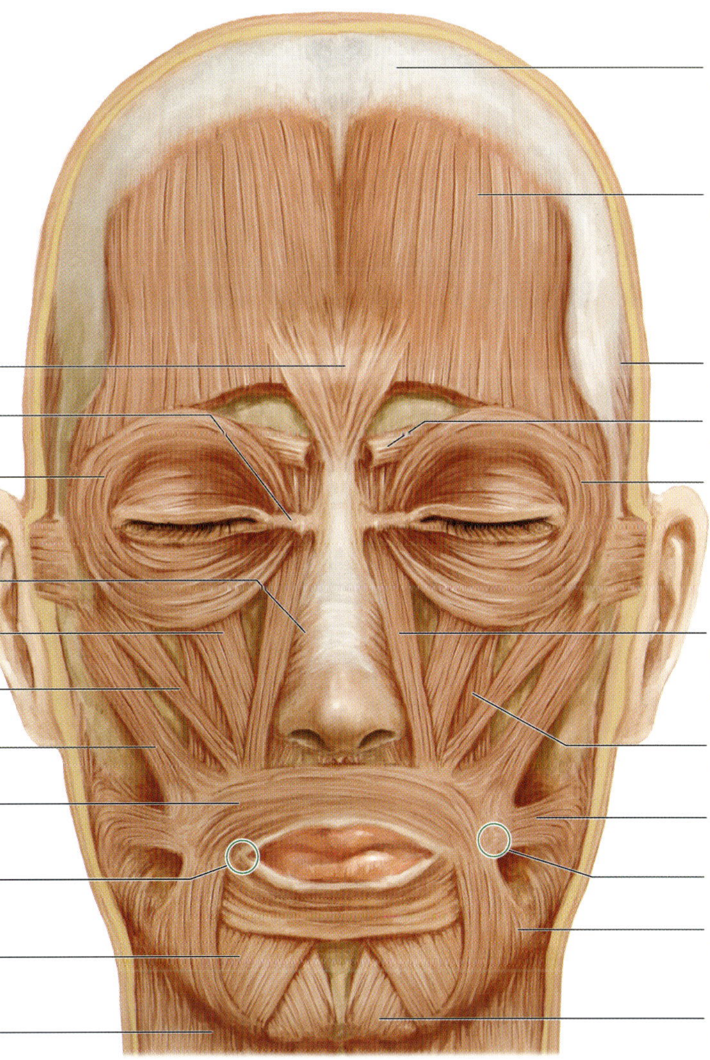

그림 3-4 안면근(전면)

(1) 안면근의 특징

① 얼굴의 얕은 층인 피하조직(subcutaneous tissue)에 위치하며, 근막(fascia)으로 쌓여 있지 않다.

② 기시부는 주로 골이며, 정지부는 진피(dermis) 또는 다른 근육과 합쳐진다.

③ 안면근은 여러 근육이 합쳐져 집단을 이루어 얼굴 표정을 나타내기 때문에 "표정근(expression muscle)"이라고도 부른다.

④ 둘째 인두궁(인두굽이, pharyngeal arch)에서 발생하고 안면신경(facial n.)의 지배를 받는다.

⑤ 얼굴 구멍들의 괄약근 또는 산대근으로 작용하기도 한다.

(2) 안면근의 종류

① 두개표근(머리덮개근, Epicranius muscle)

두개표근에는 후두전두근(뒤통수이마근, occipitofrontalis m.)과 측두두정근(관자마루근, temporoparietalis m.)이 있다〈그림 3-6〉.

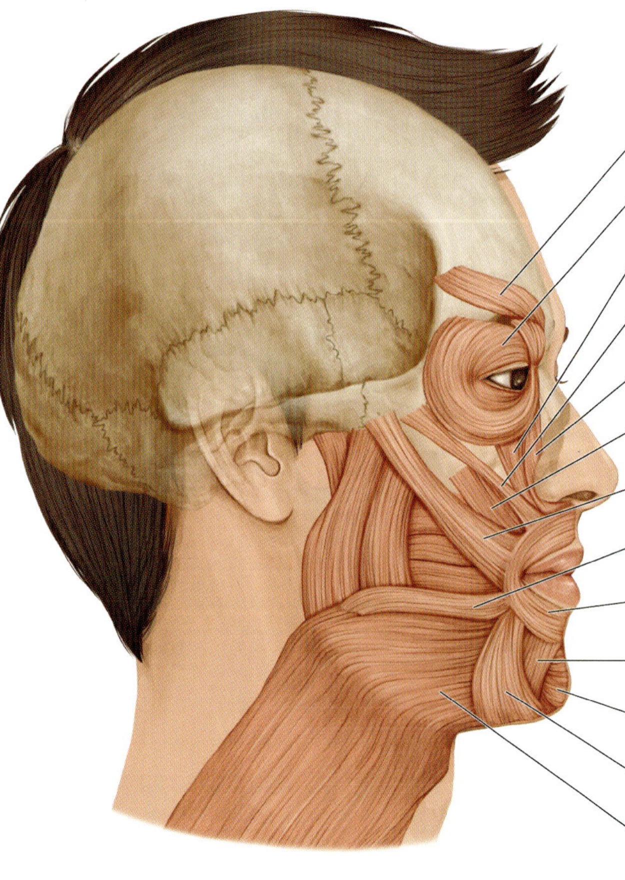

그림 3-5 안면근(측면)

후두전두근(뒤통수이마근, Occipitofrontalis muscle)

두개관(머리덮개뼈, calvaria)의 표면을 덮고 있는 모자모양의 근육으로 모상건막(머리덮개널힘줄, galea aponeurotica)의 앞과 뒤에 부착하며, 전두골 위에 있는 전두근(frontal belly or frontalis m.)과 후두골 위에 있는 후두근(occipital belly or occipitalis m.)으로 구분된다.

- **전두근(이마힘살, frontal belly or frontalis muscle)**
  - 기시부 : 모상건막(galea aponeurotica)
  - 정지부 : 눈썹과 비근(코뿌리, root of nose)의 피부
  - 작용 : 눈썹과 비근의 피부를 들어올려 이마에 가로주름을 짓게 하며, 놀라움이나 공포의 표정을 나타낸다.
  - 혈관분포 : 천측두동맥(얕은관자동맥, superficial temporal a.)의 전두지(이마가지, frontal branch)가 분포한다.
  - 신경지배 : 안면신경(facial n.)의 측두지(관자가지, temporal branch)가 분포한다.
- **후두근(뒤통수힘살, occipital belly or occipitalis m.)**
  - 기시부 : 후두골
  - 정지부 : 모상건막
  - 작용 : 모상건막을 뒤로 끌어당겨 이마의 주름을 없애고, 두피의 주름을 형성한다.
  - 혈관분포 : 후두동맥(occipital a.)의 하행지(내림가지, descending branch)와 후이개동맥(뒤귓바퀴동맥, posterior auricular a.)의 후두지(뒤통수가지, occipital branch)

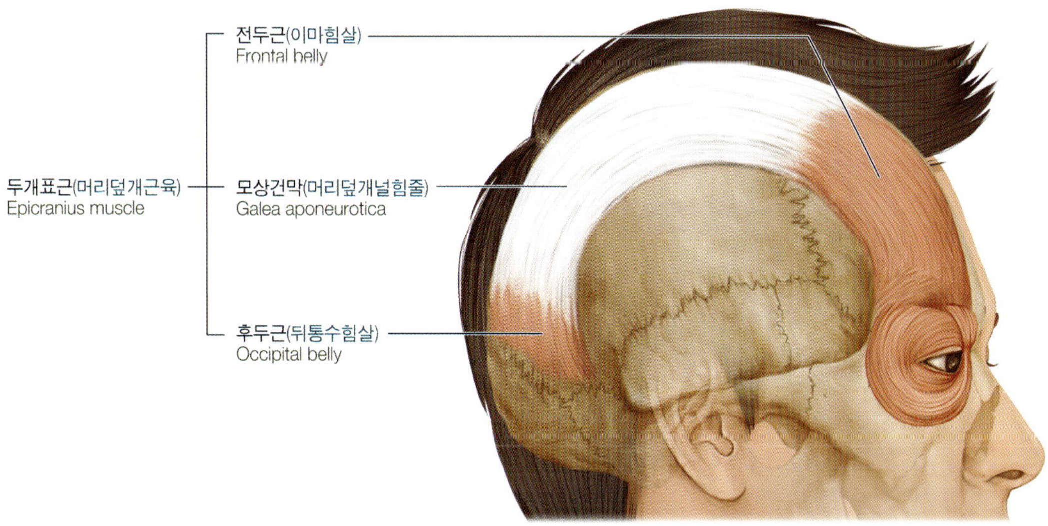

그림 3-6 두개표근

– 신경지배 : 안면신경(facial n.)의 후이개지(뒤귓바퀴가지, posterior auricular branch)

② 귀 주위 근육

귀 주위에는 전이개근(anterior auricular m.), 상이개근(superior auricular m.), 후이개근(posterior auricular m.) 등 3개의 이개근(auricular m.)이 있으나, 사람에서는 거의 퇴화되어 실제로 귀를 움직이는 작용을 하지는 않는다〈그림 3-7〉. 이개(귓바퀴, auricle)를 두피(scalp)와 두개골에 연결하고 있다.

- **전이개근(앞귓바퀴근, anterior auricular muscle)**
  - 기시부 : 측두근막(관자근막, temporal fascia)
  - 정지부 : 이개의 이륜(귀둘레, helix)
  - 작용 : 이개를 앞과 위로 당기는 작용을 한다.
  - 혈관분포 : 후이개동맥(posterior auricular a.)의 이개지(귓바퀴가지, auricular branch)와 천측두동맥(superficial temporal a.)의 두정지(parietal branch)
  - 신경지배 : 안면신경(facial n.)의 측두지(temporal branch)
- **상이개근(위귓바퀴근, superior auricular muscle)**
  - 기시부 : 모상건막(galea aponeurotica)
  - 정지부 : 이개의 위쪽
  - 작용 : 이개를 위로 당기는 작용을 한다.
  - 혈관분포 : 후이개동맥의 이개지와 천측두동맥의 두정지
  - 신경지배 : 안면신경의 측두지

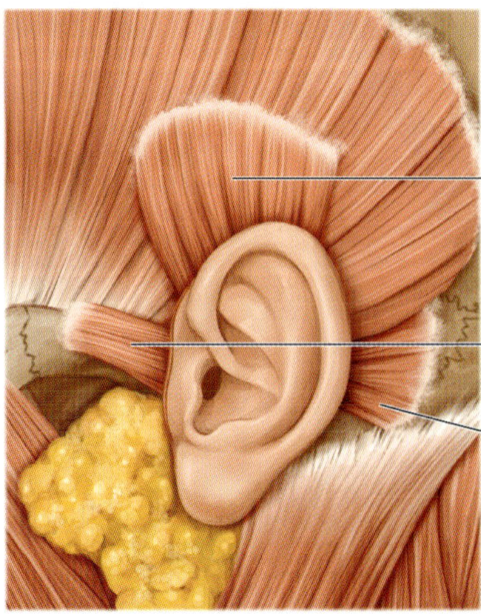

그림 3-7 이개근

- **후이개근(뒤귓바퀴근, posterior auricular muscle)**
  - 기시부 : 측두골의 유양돌기(꼭지돌기, mastoid process)
  - 정지부 : 이개 뒤쪽
  - 작용 : 이개를 뒤로 당기는 작용을 한다.
  - 혈관분포 : 후이개동맥의 이개지와 천측두동맥의 두정지
  - 신경지배 : 안면신경의 후이개지

③ 눈 주위 근육

눈 주위 근육으로는 안륜근(orbicularis oculi m.)과 추미근(corrugator supercilii m.)이 있다〈그림 3-8〉.

- **안륜근(눈둘레근, orbicularis oculi muscle)**

  눈을 감게 하는 유일한 근육으로 안와부(눈확부분, orbital part), 안검부(눈꺼풀부분, palpebral part), 누낭부(눈물주머니부분, lacrimal part)로 구분된다.
  - 기시부 : 안와연(눈확모서리, orbital margin)의 내측모서리, 상악골(maxilla)의 전두돌기(이마돌기, frontal process), 내측안검인대(안쪽눈꺼풀인대, medial palpebral ligament), 누골(lacrimal bone)의 후누낭능(뒤눈물능선, posterior lacrimal crest)
  - 정지부 : 안와 주위의 피부
  - 작용 : 눈을 감게 한다. 이 근육이 심하게 수축하면 외안각(가쪽눈구석, lateral angle of eye 중심으로 부채꼴의 주름이 형성되며, 나이가 들수록 쉽게 관찰된다.
  - 혈관분포 : 관골안와동맥(광대눈확동맥, zygomaticoorbital a.), 안면동맥(facial a.)의 안각지, 천측두동

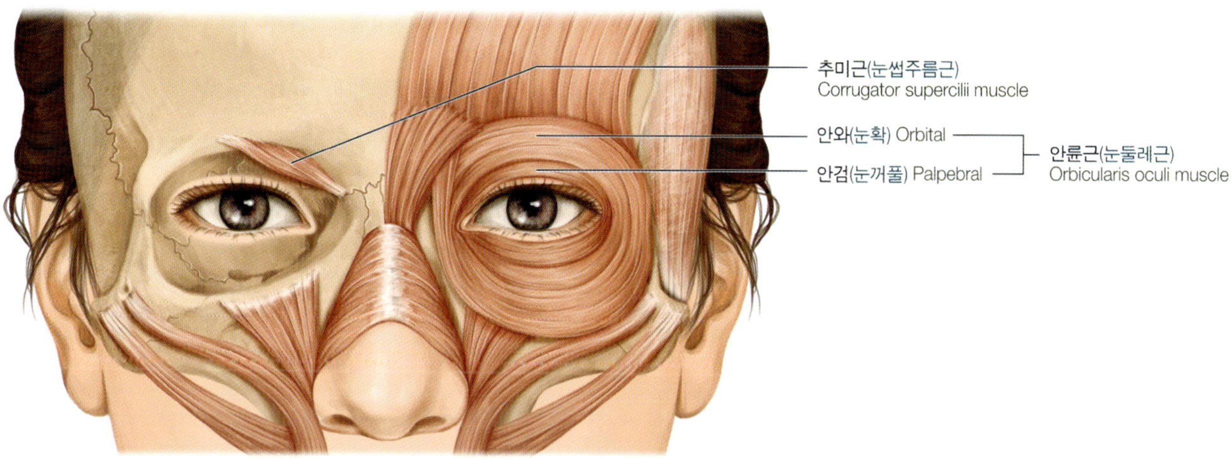

그림 3-8 눈 주위 안면근

맥(superficial temporal a.)의 전두지(frontal branch)와 안각동맥(눈구석동맥, angular a.)이 분포한다.

- 신경지배 : 안면신경(facial n.)의 측두지(temporal branch)와 관골지(광대가지, zygomatic branch)

• **추미근(눈썹주름근, corrugator supercilii muscle)**

- 기시부 : 전두골(frontal bone)의 미궁(눈썹활, superciliary arch)
- 정지부 : 눈썹의 내측 절반부위의 피부
- 작용 : 이마에 세로 주름을 짓게 하며, 눈살을 찌푸리는 데 관여한다.
- 혈관분포 : 천측두동맥의 전두지와 관골안와동맥
- 신경지배 : 안면신경의 측두지(temporal branch)

④ 코 주위 근육

코 주위의 근육으로는 비근근(procerus m.), 비근(nasalis m.), 비중격하체근(depressor septi nasi m.) 등이 있다.

• **비근근(눈살근, procerus muscle)**

- 기시부 : 비골(nasal bone)의 아래를 덮는 비배건막(등쪽코널힘줄, dorsal nasal aponeurosis)
- 정지부 : 좌/우 눈썹 사이의 피부
- 작용 : 비배(콧등)에 주름을 만든다.
- 혈관분포 : 안면동맥의 외측비지(바깥코가지, lateral nasal branch) 및 안각동맥(눈구석동맥, angular a.)
- 신경지배 : 안면신경의 협근지(볼가지, buccal branch)

• **비근(코근, nasalis muscle)** : 비근(코뿌리, root of nose)은 가로부분(transverse part)과 비익부(콧방울부분, alar part)로 구분된다.

- 기시부 : 가로부분은 상악 치조돌기 견치부에서, 비익부는 상악 치조돌기 측절치부에서 일어난다.
- 정지부 : 가로부분은 비배건막(dorsal nasal aponeurosis)에, 비익부는 비익(콧방울, wing of nose)의 아래모서리 외측 부위에 닿는다.
- 작용 : 가로부분은 비공(콧구멍)을 좁게 하고, 비익부는 비공을 넓게 한다.
- 혈관분포 : 안면동맥의 상순동맥(위입술동맥, superior labial a.) 및 외측비지
- 신경지배 : 안면신경의 협근지

• **비중격하체근(코중격내림근, depressor septi nasi muscle)**

- 기시부 : 상악 측절치부 치조돌기
- 정지부 : 비중격(코중격, nasal septum)
- 작용 : 비첨(코끝)을 아래로 내려 비공을 넓게 한다.
- 혈관분포 : 안면동맥
- 신경지배 : 안면신경의 협근지

⑤ 입 주위 근육

입 주위의 근육은 입을 열고 닫는 작용을 하며, 구륜근, 상순비익거근, 상순거근, 소관골근, 구각거근, 대관골근, 소근, 구각하체근, 하순하체근, 이근, 협근 등이 있다〈그림 3-9〉. 이들을 구륜근, 상순을 당기는 근육, 하순을 당기는 근육, 구각 부위 근육으로 나누어 살펴보고, 이근과 협근은 ⑥과 ⑦에서 다루도록 하겠다. 미소 짓거나 찌푸릴 때 입 주위 근육과 눈 주위 근육이 사용된다〈표 3-2〉.

구륜근(입둘레근, Orbicularis oris muscle)

입 주위를 둘러싸는 복잡한 근육으로 고유근과 주위에 있는 많은 안면근이 합쳐져 형성된다. 구륜근의 고유근으로는 상순절치근(위입술앞니근, incisivus labii superioris m.), 비순근(코입술근, nasolabialis m.), 하순절치근(아래입술앞니근, incisivus labii inferioris m.)이 있다.

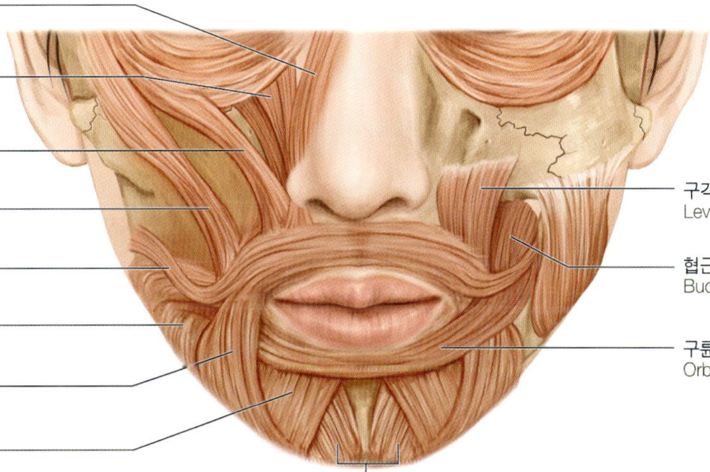

그림 3-9 입 주위 안면근

표 3-2 미소 짓거나 찌푸릴 때 작용하는 근육들

표정	작용하는 근육
미소 지을 때	• 상순거근(위입술올림근, levator labii superioris m.) • 구각거근(입꼬리올림근, levator anguli oris m.) • 소근(입꼬리당김근, risorius m.) • 대관골근(큰광대근, zygomaticus major m.) • 소관골근(작은광대근, zygomaticus minor m.)
안면을 찌푸릴 때	• 추미근(눈썹주름근, corrugator supercilii m.) • 상순비익거근(위입술콧방울올림근, levator labii superioris alaque nasi m.) • 구각하체근(입꼬리내림근, depressor anguli oris m.)

- **기시부**
  - 상순절치근은 상악 측절치부 치조돌기에서 일어남
  - 비순근은 비중격에서 일어남
  - 하순절치근은 하악골의 외측 절치부의 치조돌기에서 일어남
- **정지부**
  - 상순절치근은 구각의 다른 근육으로 이어지면서 닿음
  - 비순근은 상순의 근육층에 닿음
  - 하순절치근은 구각의 다른 근육으로 이어지면서 닿음
- **작용** : 휘파람을 부는 경우와 같이 구순을 오므리거나, 구순을 모아 입을 다무는 작용을 하며, 저작운동시 구강의 음식물이 밖으로 나오는 것을 막는 작용을 한다.
- **혈관분포** : 안면동맥의 상순동맥(superior labial a.)과 하순동맥(inferior labial a.)이 분포한다.
- **신경지배** : 안면신경의 협근지(buccal branch)

상순을 당기는 근육

상순(위입술, upper lip)을 당기는 근육에는 상순비익거근(levator labii superioris alaeque nasi m.), 상순거근(levator labii superioris m.), 소관골근(zygomaticus minor m.) 등이 있다. 이들 근육은 함께 얼굴에 비순구(코입술고랑, nasolabial groove)를 형성한다.

- **상순비익거근(위입술콧방울올림근, levator labii superioris alaeque nasi m.)**
  - 기시부 : 상악골의 전두돌기(frontal process)
  - 정지부 : 비익(wing of nose)과 상순
  - 작용 : 비익과 상순을 위로 올리며, 비공을 넓힌다. 으르렁거리는 표정(snarling)을 지을 때 작용한다. 상순거근, 소관골근과 함께 얼굴에 비순구(nasolabial groove)를 형성한다.
  - 혈관분포 : 안면동맥의 상순동맥(superior labial a.)
  - 신경지배 : 안면신경의 협근지(buccal branch)
- **상순거근(위입술올림근, levator labii superioris muscle)**
  - 기시부 : 상악골의 안와하연
  - 정지부 : 상순의 피부조직
  - 작용 : 상순을 위로 올리고 뒤집는다. 상순비익거근, 소관골근과 함께 얼굴에 비순구를 형성한다.
  - 혈관분포 : 안면동맥의 상순동맥
  - 신경지배 : 안면신경의 협근지
- **소관골근(작은광대근, zygomaticus minor muscle)**
  - 기시부 : 관골(zygomatic bone)의 외측면
  - 정지부 : 상순의 피부조직

- 작용 : 상순을 위바깥쪽으로 당긴다. 상순비익거근, 상순거근과 함께 얼굴에 비순구를 형성한다.
- 혈관분포 : 안면동맥의 상순동맥
- 신경지배 : 안면신경의 협근지

하순을 당기는 근육

하순(아래입술, lower lip)을 당기는 근육에는 하순하체근(depressor labii inferioris m.)이 있다.

- **하순하체근(아래입술내림근, depressor labii inferioris m.)**
  - 기시부 : 이공(mental foramen) 아래의 하악저 부위
  - 정지부 : 하순의 피부 조직
  - 작용 : 하순을 아래로 당긴다(불만스러운 표정, 슬픈 표정).
  - 혈관분포 : 안면동맥의 하순동맥(inferior labial a.)
  - 신경지배 : 안면신경의 하악연지(아래턱모서리가지, mandibular marginal branch)

구각 부위 근육

구각(입꼬리, oral angle) 부위의 근육은 구각거근(levator anguli oris m.), 대관골근(zygomaticus major m.), 소근(risorius m.), 구각하체근(depressor anguli oris m.) 등이 있다. 이 근육들이 합쳐지는 부분(구각의 외측상방)에 볼굴대(modiolus)가 형성된다.

- **구각거근(입꼬리올림근, levator anguli oris m.)**
  - 기시부 : 상악골의 견치와(송곳니오목, canine fossa)
  - 정지부 : 볼굴대(modiolus)
  - 작용 : 구각을 위로 올린다.
  - 혈관분포 : 안면동맥의 상순동맥(superior labial a.)
  - 신경지배 : 안면신경의 협근지(buccal branch)
- **대관골근(큰광대근, zygomaticus major m.)**
  - 기시부 : 관골궁의 전방부
  - 정지부 : 볼굴대
  - 작용 : 구각을 올리고, 웃을 때 구각을 외측으로 당긴다.
  - 혈관분포 : 안면동맥의 상순동맥
  - 신경지배 : 안면신경의 관골지(zygomatic branch)
- **소근(입꼬리당김근, risorius m.)**
  - 기시부 : 교근(깨물근, masseter m.)의 근막(parotid fascia)
  - 정지부 : 볼굴대
  - 작용 : 구각을 후외측으로 당겨서 미소를 만든다. 이 근육에 간혹 보조개가 생기는 경우도 있다.

- 혈관분포 : 안면동맥의 상순동맥
- 신경지배 : 안면신경의 협근지

• **구각하체근(입꼬리내림근, depressor anguli oris m.)**

- 기시부 : 하악골 바깥 사선의 전방부
- 정지부 : 볼굴대
- 작용 : 구각을 아래로 내리고, 외측으로 당긴다(슬픈 표정).
- 혈관분포 : 안면동맥의 하순동맥(inferior labial a.)
- 신경지배 : 안면신경의 하악연지(mandibular marginal branch)

⑥ 협부 근육

협부의 근육에는 협근(buccinator m.)이 있으며, 중요한 구조물로 익돌하악봉선(pterygomandibular raphe)이 있다〈그림 3-10〉.

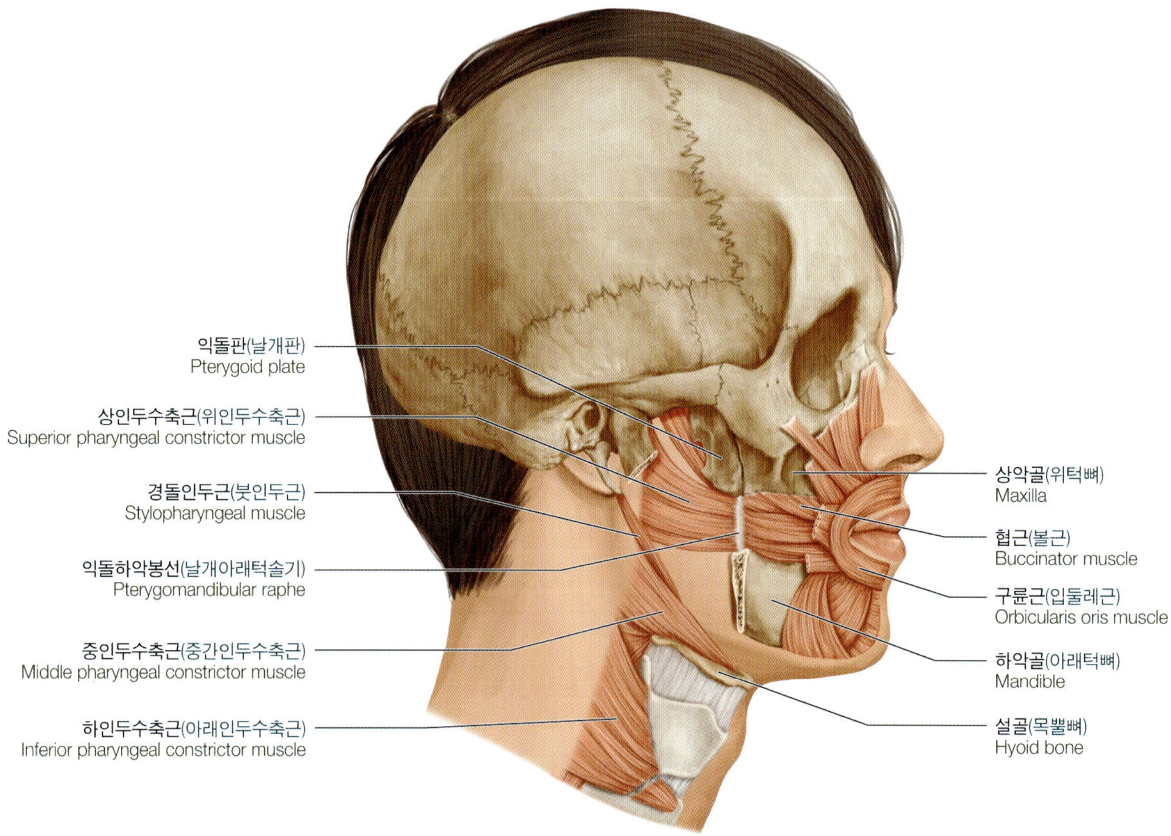

그림 3-10 협근과 익돌하악봉선

- **협근(볼근, buccinator muscle)**
  - 기시부 : 상악골과 하악골의 대구치 부위의 치조돌기 및 익돌하악봉선
  - 정지부 ; 볼굴대로 가서 근섬유의 위부분과 아래부분은 상순과 하순으로 각각 가지만, 근섬유의 가운데 부분은 볼굴대에서 교차하여 반대 방향으로 주행해 닿는다.
  - 작용 : 구각을 바깥쪽으로 당기고, 볼을 압박하여 구강전정(입안뜰, oral vestibule)에 있는 음식물을 치아 쪽으로 보낸다. 음료수를 마시기 위해 빨대를 빨거나, 젖을 빨 때에도 작용하며, 트럼펫이나 나팔을 불 때와 같이 공기를 강하게 내뿜을 때도 작용한다.
  - 혈관분포 : 안면동맥(facial a.)의 근지(muscular branch)와 상악동맥(maxillary a.)의 협동맥(buccal a.)이 분포한다.
  - 신경지배 : 안면신경의 협근지(buccal branch)
- **익돌하악봉선(날개아래턱솔기, pterygomandibular raphe)** : 익돌하악봉선은 협근과 상인두수축근(위인두수축근, superior pharyngeal constrictor m.) 사이에 있는 결합조직성의 건막(널힘줄, aponeurosis)으로 협근의 기시부이다. 접형골의 익돌구(날개갈고리, pterygoid hamulus)와 하악골의 악설골근선(턱목뿔근선, mylohyoid line) 뒤끝에 부착하며, 입을 벌렸을 때 하악 제3대구치의 위쪽 부분을 주름짓게 한다.

⑦ 턱 근육

턱의 근육에는 이근(Mentalis muscle)이 있다.

- **이근(턱끝근육, mentalis muscle)**
  - 기시부 : 하악 절치부의 치조돌기
  - 정지부 : 턱의 피부
  - 작용 : 턱과 하순을 올리고, 하순을 돌출시키며, 턱에 주름을 짓게 한다.
  - 혈관분포 : 안면동맥의 하순동맥(inferior labial a.)
  - 신경지배 : 안면신경의 하악연지(아래턱뼈모서리가지, marginal mandibular branch)

2) 저작근(씹기근육, Masticatory m.)

저작근은 저작 시 수축력이 강한 근육으로 두개골(cranium)과 하악골에 부착되어 있으며, 하악골의 운동에 있어 중요한 근육이다. 교근, 측두근, 내측익돌근, 외측익돌근 등 4쌍이 있으며, 안면근과 달리 근막에 싸여 보호된다. 안면근과 저작근의 차이가 〈표 3-3〉에 나타나 있다.

(1) 저작근의 특징

① 기시부와 정지부가 모두 골에 존재한다.

② 근막으로 싸여있다.

표 3-3 안면근과 저작근의 비교

근육 분류	기능	위치	근막	기시부, 정지부	신경지배
안면근	얼굴의 표정을 나타낸다.	피부의 얕은 층 (피하조직)	없다.	기시부 : 골 정지부 : 피부, 다른 근육	안면신경(facial n.)
저작근	저작운동에 관여한다.	피부의 깊은 층	있다.	기시부 : 두개골 정지부 : 하악골	하악신경(삼차신경의 세 번째 가지)

③ 제1인두궁에서 발생하며, 삼차신경(trigeminal n.)의 세 번째 가지인 하악신경(mandibular n.)에 의해 지배된다.

④ 저작운동을 가능하게 한다.

(2) 저작근의 종류

① **교근**(깨물근, Masseter m.)

교근은 저작근 중 가장 표층에 위치하는 두터운 사각형의 근육으로, 천부(얕은부분, superficial part)와 심부(깊은부분, deep part)로 구분된다〈그림 3-11〉. 이 근육의 바깥으로 이하선관(귀밑샘관, parotid duct)

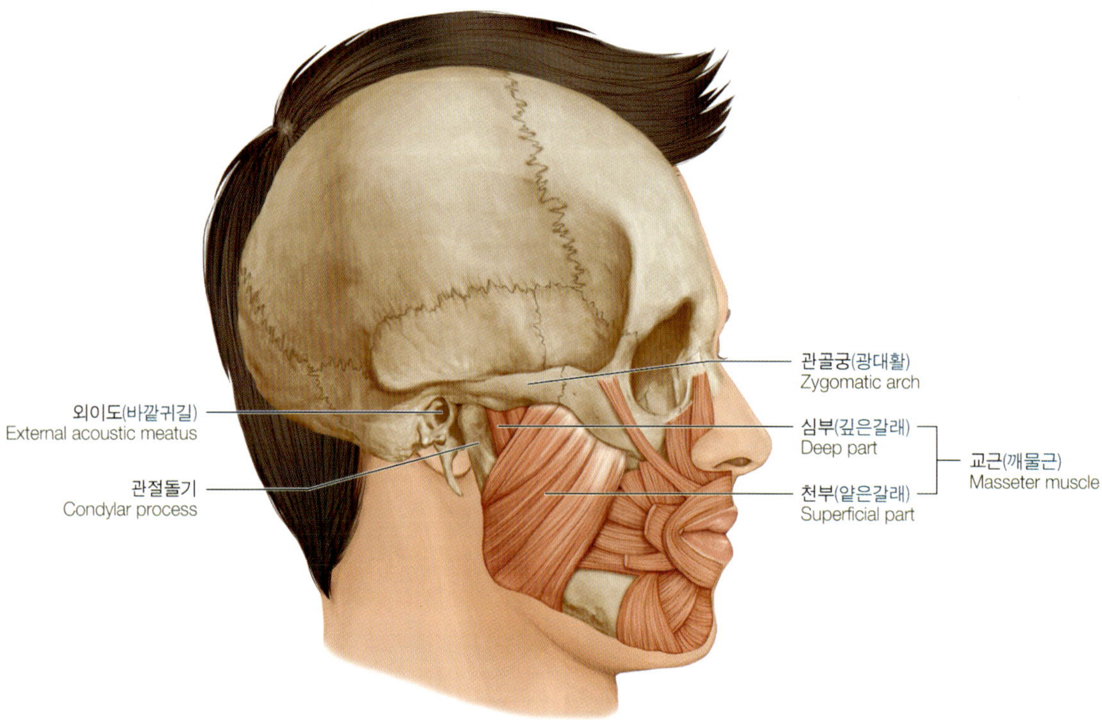

그림 3-11 교근

이 가로지르며, 이하선(귀밑샘, parotid gland)의 일부에 의해 덮여 있다.

- **기시부** : 천부는 관골궁의 앞쪽 2/3부위에서 이고, 심부는 관골궁의 뒤쪽 1/3부위에서 일어난다.
- **정지부** : 천부는 뒤아래쪽으로 비스듬하게 내려가서 교근조면과 하악각 부위에 닿고, 심부는 수직으로 내려가서 하악지의 상부에 닿는다.
- **작용** : 천부와 심부가 같이 작용하면 하악골을 들어 올려 폐구운동이 이루어지게 한다. 천부는 하악골의 전진운동(내밈운동, protrusion)에, 심부는 하악골의 후퇴운동(들임운동, retrusion)에 각각 보조적인 작용을 한다.
- **혈관분포** : 상악동맥(maxillary a.)의 교근동맥(깨물근동맥, masseteric a.)과 안면동맥의 근지(muscular branch)
- **신경지배** : 하악신경(mandibular n.)의 교근신경(깨물근신경, masseteric n.)

② 측두근(관자근, Temporalis m.)

측두근은 부채모양의 근육으로 양쪽 측두와에 존재한다〈그림 3-12, 그림 3-13〉. 위치에 따라 전측두근(앞관자근, anterior temporal m.), 중측두근(중관자근, middle temporal m.), 후측두근(뒤관자근, posterior

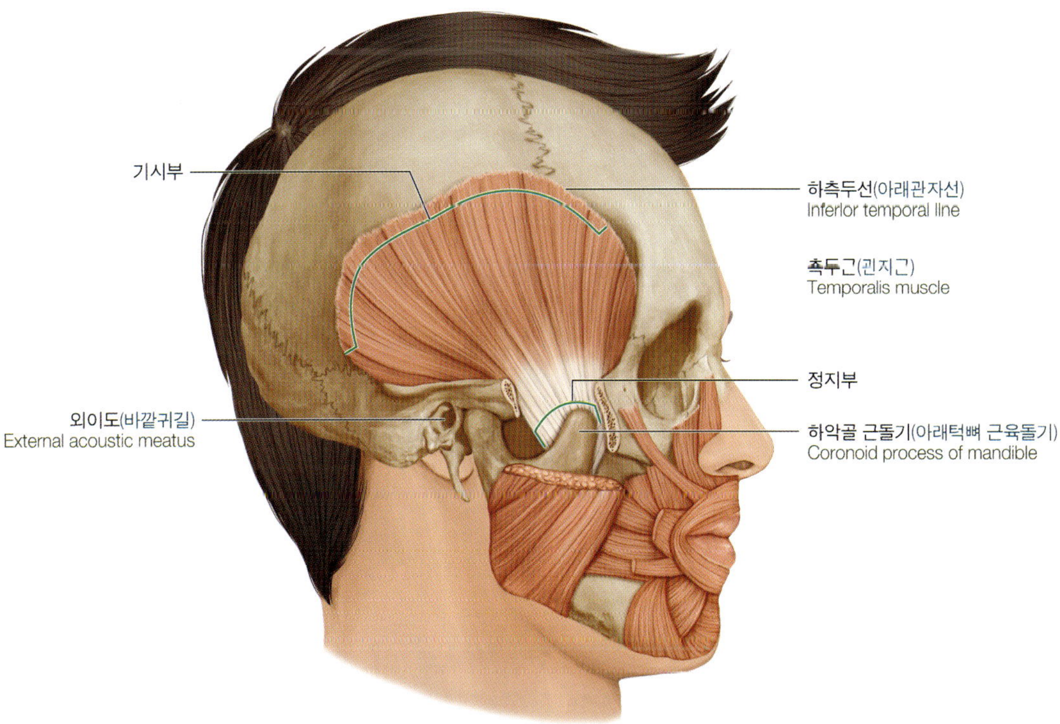

그림 3-12 측두근의 기시부와 정지부

temporal m.)으로 나뉜다.

- **기시부** : 측두근막(관자근막, temporal fascia), 하측두선(아래관자선, inferior temporal line), 측두와(관자우묵, temporal fossa)
- **정지부**
  - 전측두근은 근돌기(근육돌기, coronoid process)의 앞모서리에서 닿는다.
  - 중측두근은 근돌기의 위쪽 끝에서 닿는다.
  - 후측두근은 근돌기의 뒤모서리 및 하악절흔(턱뼈패임, mandibular notch)에서 닿는다.
- **작용**
  - 근육 전체가 수축하면 하악골을 위로 올려 폐구운동을 한다.
  - 보조적으로, 전측두근은 하악골의 전진운동(protrusion) 시 작용하며, 중측두근은 하악골의 회전운동(rotation) 시 작용하고, 후측두근은 하악골의 후퇴운동(retrusion)과 측방운동(가쪽운동, lateral movement) 시 작용한다.
- **혈관분포** : 천측두동맥(superficial temporal a.)의 중측두동맥(중간관자동맥, middle temporal a.)과 상악동맥(위턱동맥, maxillary a.)의 심측두동맥(깊은관자동맥, deep temporal a.)
- **신경지배** : 하악신경의 심측두신경(깊은관자신경, deep temporal n.)

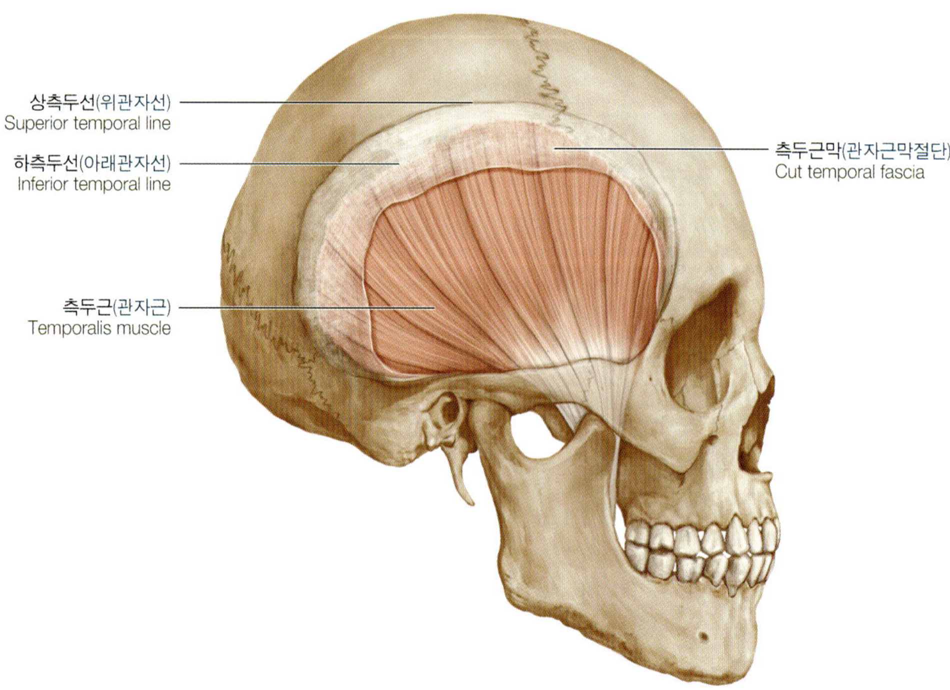

그림 3-13 측두근

③ 내측익돌근(안쪽날개근, Medial pterygoid m.)

내측익돌근은 하악지의 내측에서 후외측으로 비스듬히 내려가는 사각형의 근육이다〈그림 3-14, 그림 3-15〉. 천부(superficial part)와 심부(deep part)로 구분된다.

- **기시부** : 천부는 상악골의 상악결절(위턱뼈융기, maxillary tuberosity), 구개골의 추체돌기(날개패임놀기, pyramidal process)에서 일어나고, 심부는 접형골의 익돌와(날개오목, pterygoid fossa)에서 일어난다.
- **정지부** : 천부는 뒤가쪽으로 내려가고, 심부는 외측으로 주행하여 하악지의 속가쪽면에 있는 익돌근조면(날개근거친면, pterygoid tuberosity)에서 닿는다.
- **작용** : 근육 수축 시 하악골을 들어 올려 폐구운동을 한다. 또한, 천부는 하악골의 전진운동(protrusion) 시 작용하고, 심부는 하악골의 측방운동(lateral movement) 시 작용한다.
- **혈관분포** : 상악동맥의 익돌근지(날개근가지, pterygoid branches)
- **신경지배** : 하악신경의 내측익돌근신경(안쪽날개근신경, medial pterygoid n.)

④ 외측익돌근(가쪽날개근, Lateral pterygoid m.)

외측익돌근은 짧고 두꺼운 근육으로, 상두(위머리, superior head)와 하두(아래머리, inferior head)로 구분된다〈그림 3-14, 그림 3-16〉.

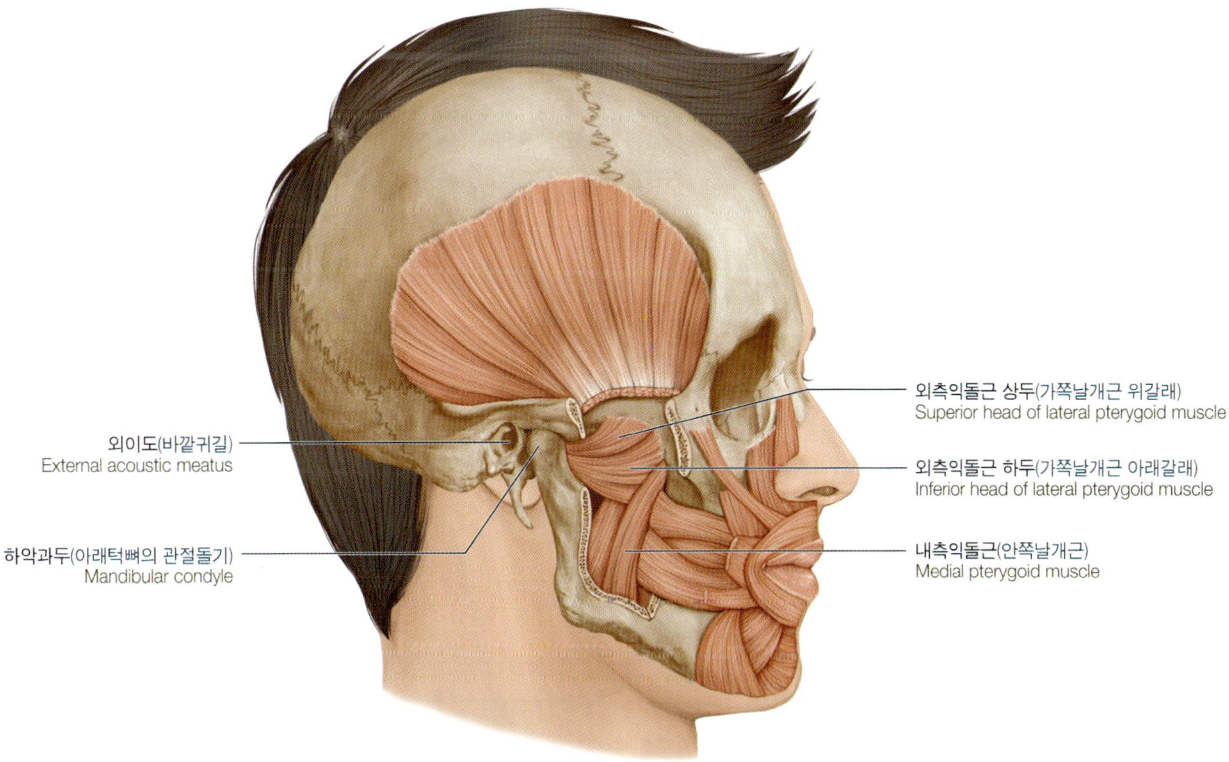

그림 3-14 내측익돌근과 외측익돌근

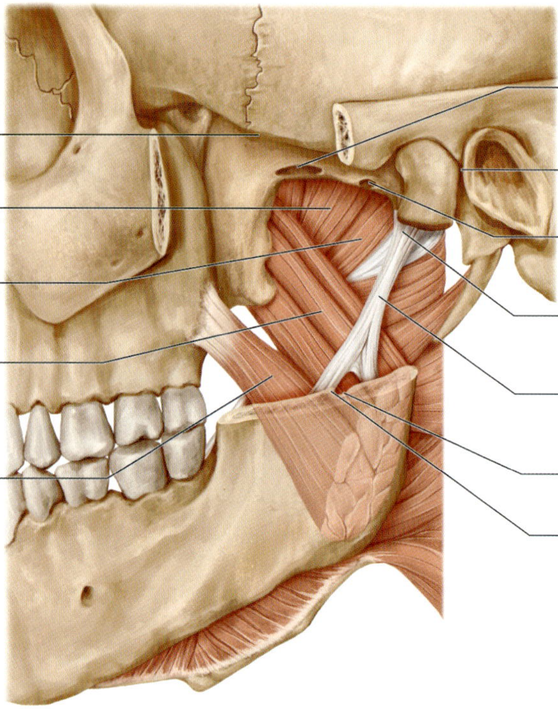

그림 3-15 내측익돌근

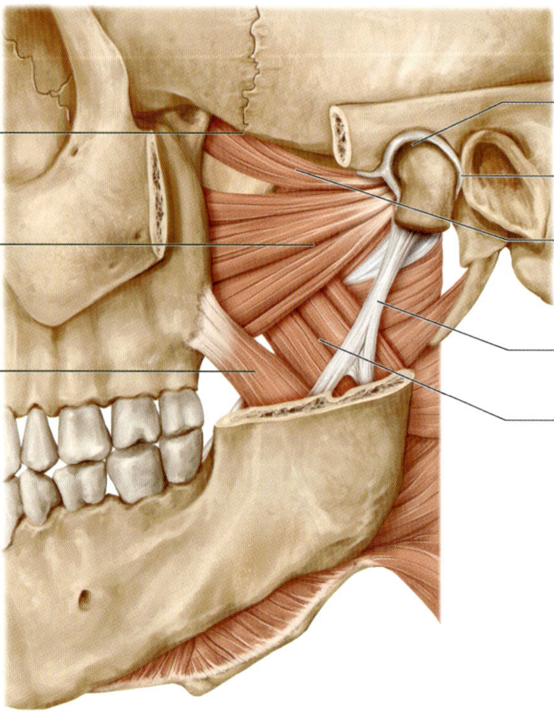

그림 3-16 외측익돌근

- **기시부** : 상두는 접형골의 측두하능(관자아래능선, infratemporal crest) 및 대익(큰날개, great wing)의 내측면에서 일어나고, 하두는 접형골의 외측익돌판(가쪽날개판, lateral pterygoid plate)의 측면에서 일어난다.
- **정지부** : 상두는 악관절의 관절낭(관절주머니, articular capsule) 전면에 닿고, 하두는 하악경의 속앞쪽 면에 존재하는 익돌근와(날개근오목, pterygoid fovea)에 닿는다.
- **작용**
  - 하악골을 아래앞쪽으로 이동시켜 개구운동의 초기에 작용한다.
  - 하악골의 전진 및 측방운동에 관여한다.
- **혈관분포** : 상악동맥의 익돌근지(pterygoid branches)
- **신경지배** : 하악신경의 외측익돌근신경(lateral pterygoid n.)

3 목의 근육

목의 근육(muscles of the neck)은 천경근(얕은목근육, superficial cervical m.), 외경근(가쪽목근육, lateral cervical m.), 전경근(앞목근육, anterior cervical m.)으로 나뉜다. 천경근에는 광경근(platysma)이 있으며, 외경근에는 흉쇄유돌근(sternocleidomastoid muscle)이 있고, 전경근에는 설골상근(suprahyoid muscles) 및 설골하근(infrahyoid muscles)으로 구분되는 설골근(목뿔근, hyoid muscles)이 있다〈그림 3-17〉.

1) 광경근(넓은목근, Platysma)

광경근은 목의 앞 2/3에 넓게 펴져있는 얇은 근육으로, 목에서 입까지 전경삼각(앞목삼각, anterior cervical triangle)을 덮는다〈그림 3-18, 그림 3-19〉.

- **기시부** : 견갑골(어깨뼈, scapula)의 견봉(봉우리, acromion)
- **정지부** : 쇄골(빗장뼈, clavicle)을 가로질러 목으로 올라가 하악골의 아래모서리(하악하연)와 입 주위를 둘러싸는 근육에 닿는다.
- **작용** : 목에 주름을 짓게 한다. 또한 구각을 아래가쪽으로 당긴다(슬픈 표정).
- **혈관분포** : 안면동맥의 이하동맥(턱끝밑동맥, submental a.)
- **신경지배** : 안면신경의 경지(목가지, cervical branch)

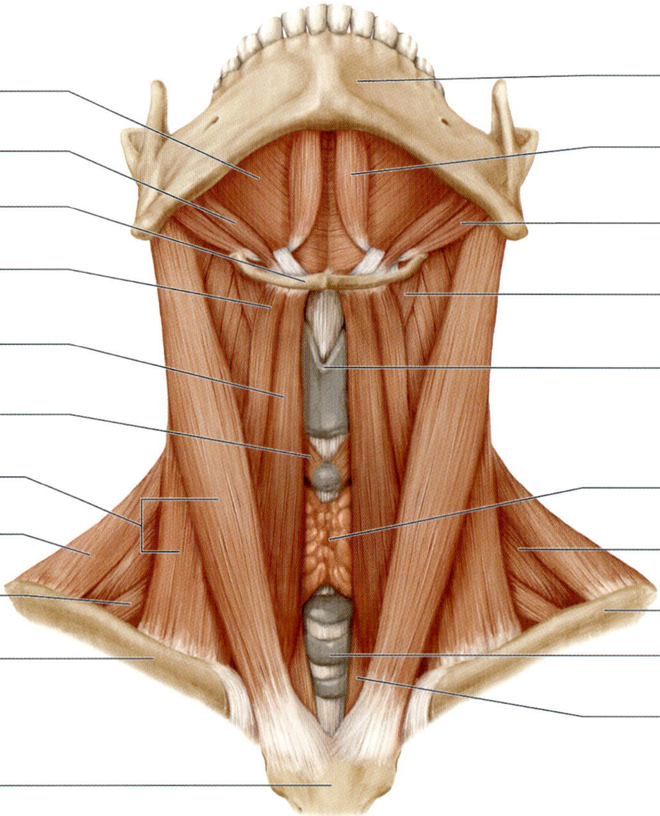

그림 3-17 목의 근육

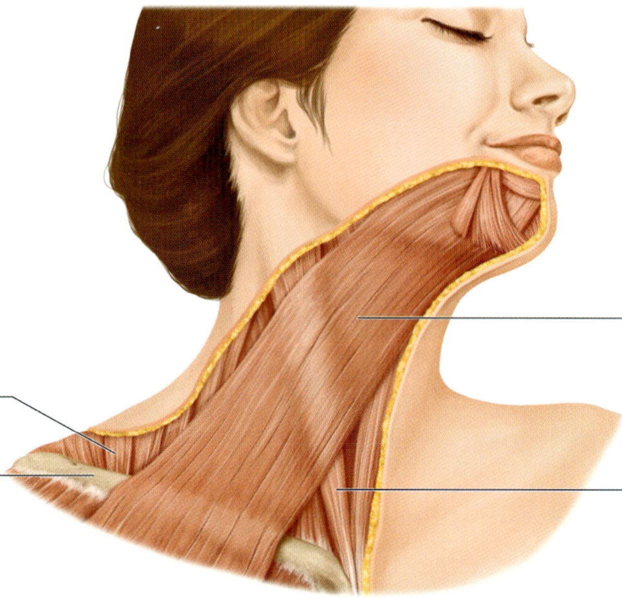

그림 3-18 광경근(우측)

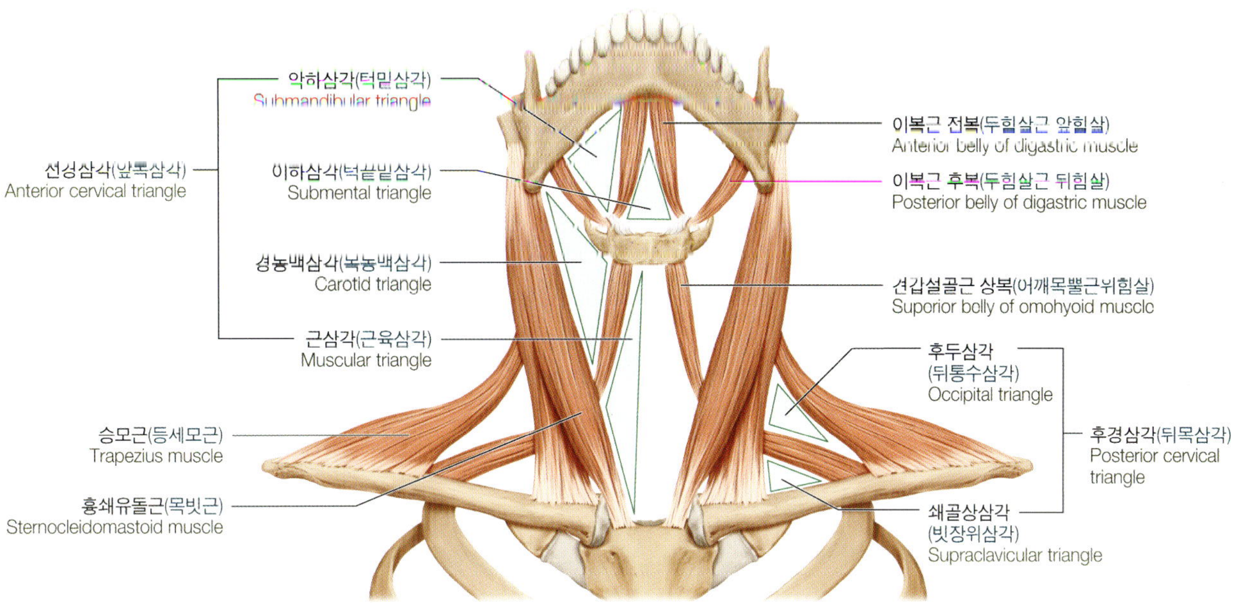

A. 전면

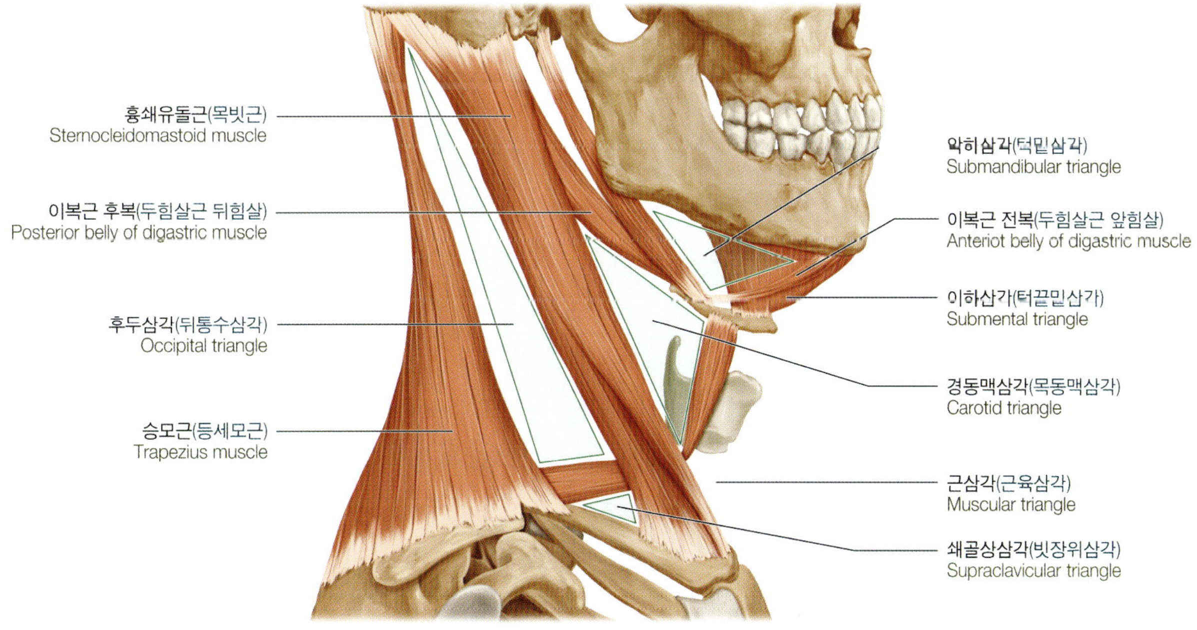

B. 측면

그림 3-19 경삼각(cervical triangle)을 이루는 근육

2) 흉쇄유돌근(목빗근, Sternocleidomastoid muscle)

목을 비스듬히 주행하여 전경삼각(anterior cervical triangle)과 후경삼각(뒤목삼각, posterior cervical triangle)을 구분하는 근육으로 흉골두(복장뼈머리, sternal head)와 쇄골두(빗장뼈머리, clavicular head)로 구분한다〈그림 3-20〉.

- **기시부** : 흉골두는 흉골의 앞위쪽면에서 기시하고, 쇄골두는 쇄골의 내측에서 일어난다.
- **정지부** : 후두골의 상항선(위목덜미선, superior nuchal line)과 측두골의 유양돌기(꼭지돌기, mastoid process)
- **작용** : 한쪽이 수축하면 머리와 목이 같은 방향으로 구부러지며, 얼굴이 반대방향을 향하도록 회전한다. 양쪽 근육이 동시에 작용하면 머리가 목에서 앞으로 굽혀지거나, 뒤로 젖혀진다.
- **혈관분포** : 상갑상선동맥(위갑상동맥, superior thyroid a.), 후두동맥(뒤통수동맥, occipital a.)의 흉쇄유돌근지(목빗근가지, sternocleidomastoid branch), 상견갑동맥(어깨위동맥, suprascapular a.)의 근지(근육가지, muscular branch), 후이개동맥(posterior auricular a.)의 후두지(occipital branch)
- **신경지배** : 부신경(accessory n.), 제2,3경신경(cervical n.)

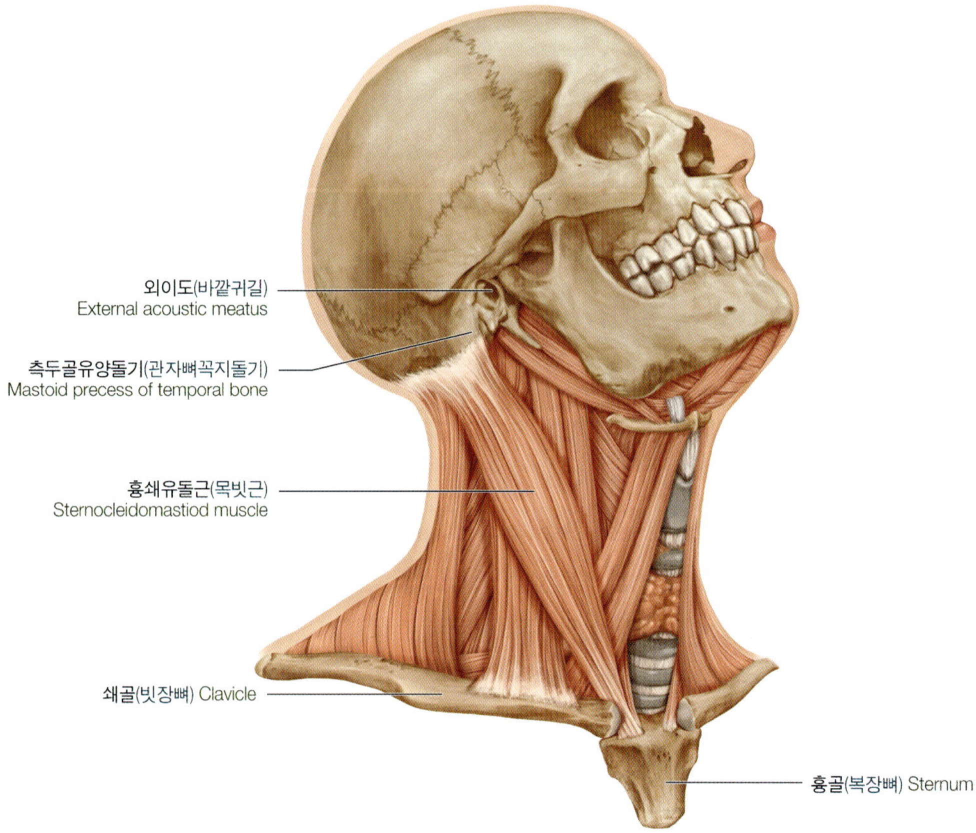

그림 3-20 흉쇄유돌근(우측)

3) 설골근(목뿔근, Hyoid muscles)

설골은 U자 모양의 작은 골로 하악골과 갑상연골 사이에 위치하며 다른 낱개머리뼈들과는 달리 다른 골들과 연결되지 않으며, 근육과 인대로 연결된 특이한 골이다. 설골을 중심으로 위와 아래에 있는 설골근은 모두 8개로 구강저를 이루고, 입을 열거나 음식물을 삼키는 작용에 관여한다. 설골근은 설골상근과 설골하근으로 구분된다〈그림 3-21〉.

(1) 설골상근(목뿔위근육, Suprahyoid muscles)

설골상근은 구강저를 형성하고, 개구운동 시 보조적 작용을 한다. 이 근육은 두개골의 하면과 설골 사이에 있고, 이복근(두힘살근, digastric m.), 경돌설골근(붓목뿔근, stylohyoid m.), 악설골근(턱목뿔근, mylohyoid m.), 이설골근(턱끝목뿔근, geniohyoid m.) 등 4개의 근육이 있다〈그림 3-22〉.

구강저를 이루는 근육이 〈그림 3-23〉에 나타나있다.

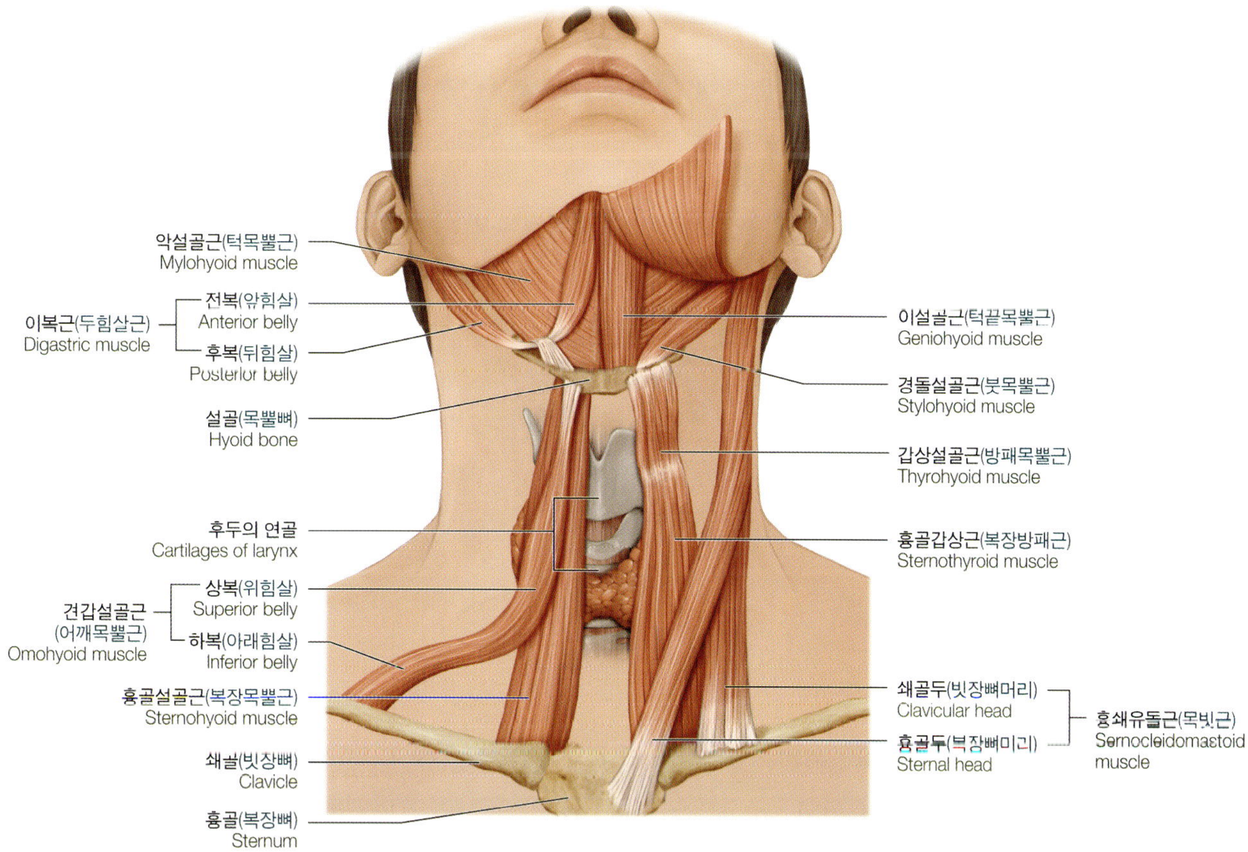

그림 3-21 설골근

① **이복근**(두힘살근, Digastric muscle)

이복근(digastric muscle)은 전복(앞힘살, anterior belly)과 후복(뒤힘살, posterior belly)으로 이루어져 있으며, 중간건(중간힘줄, intermediate tendon)으로 이어져 있다〈그림 3-24, 그림 3-25〉.

- **기시부** : 전복은 하악골 아래안쪽면에 있는 이복근와(두힘살근오목, digastric fossa)에서 일어나고, 후복은 측두골의 유돌절흔(꼭지패임, mastoid notch)에서 일어난다.
- **정지부** : 설골체의 중간건

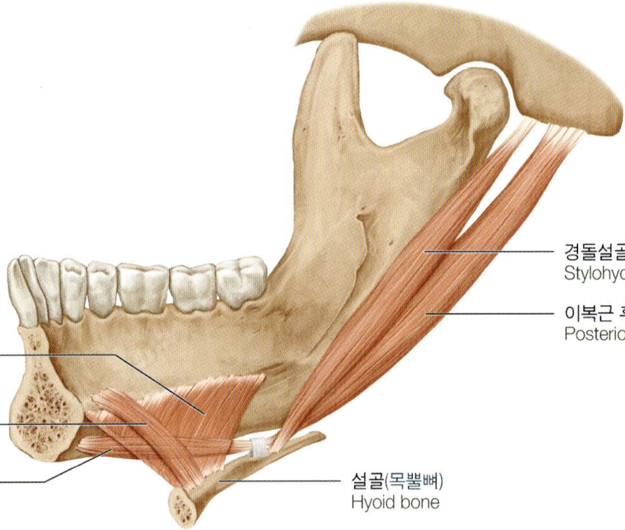

A. 정중면에서 바라본 설골상근들의 모습

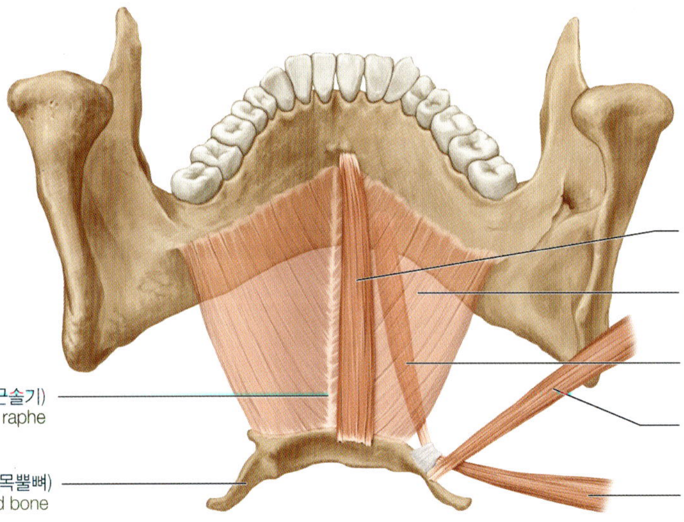

B. 위에서 내려다본 설골상근들의 모습

그림 3-22 설골상근

- **작용** : 설골이 고정되면 이복근의 전복에 의해 하악골이 뒤아래쪽으로 당겨져 개구운동의 후기에 작용하고, 하악골이 고정되면 이복근의 후복이 설골을 끌어당기고, 구강저(입안바닥, oral floor)를 들어올린다.
- **혈관분포** : 전복에는 안면동맥의 이하동맥(턱끝밑동맥, submental a.)이 분포하고, 후복에는 후이개동맥(posterior auricular a.)과 후두동맥(occipital a.)의 근지(muscular branch)가 분포한다.

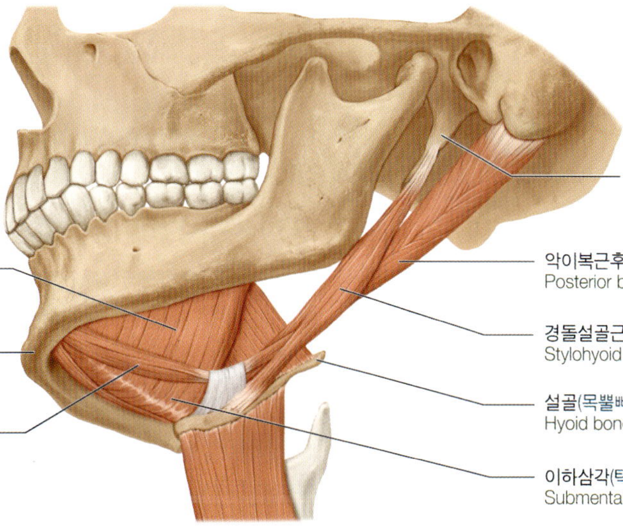

그림 3-23 아래가쪽에서 바라본 구강저의 근육

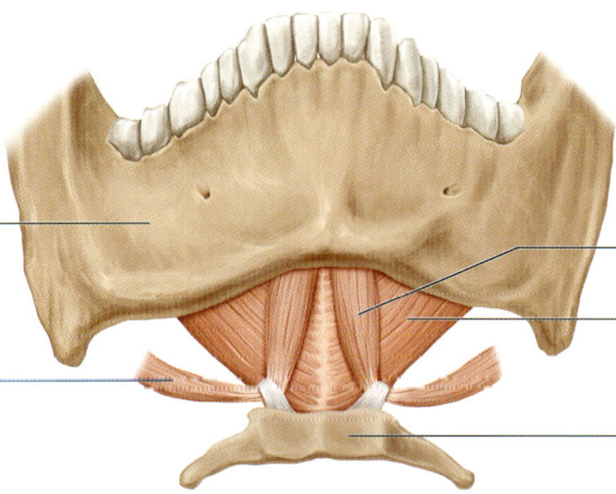

그림 3-24 이복근과 악설골근

- **신경지배** : 전복에는 하악신경의 악설골근신경(턱목뿔근신경, mylohyoid n.)이 분포하고, 후복에는 안면신경의 이복근지(두힘살근육가지, digastric branch)가 분포한다.

② 경돌설골근(붓목뿔근, Stylohyoid muscle)

경돌설골근은 얇고, 둥근 근육으로 이복근의 후복 앞쪽에 위치한다〈그림 3-25〉.

- **기시부** : 측두골의 경상돌기(붓돌기, styloid process)
- **정지부** : 아래앞쪽으로 가서 설골체(body of hyoid bone)와 대각(greater horn)의 결합부위에 닿는다.
- **작용** : 이복근의 후복과 함께 설골을 뒤위쪽으로 잡아당긴다.
- **혈관분포** : 안면동맥과 후두동맥의 근지(muscular branch)
- **신경지배** : 안면신경의 경돌설골지(붓목뿔근가지, stylohyoid branch)

③ 악설골근(턱목뿔근, Mylohyoid muscle)

악설골근은 삼각형의 편평한 근육으로 구강저의 형성에 관여한다. 이복근 전복의 위에 위치한다〈그림 3-24, 그림 3-26〉.

- **기시부** : 하악체의 내측면에 있는 악설골근선(턱목뿔근선, mylohyoid line)
- **정지부** : 악설골근봉선(턱목뿔근솔기, mylohyoid raphe)과 설골체

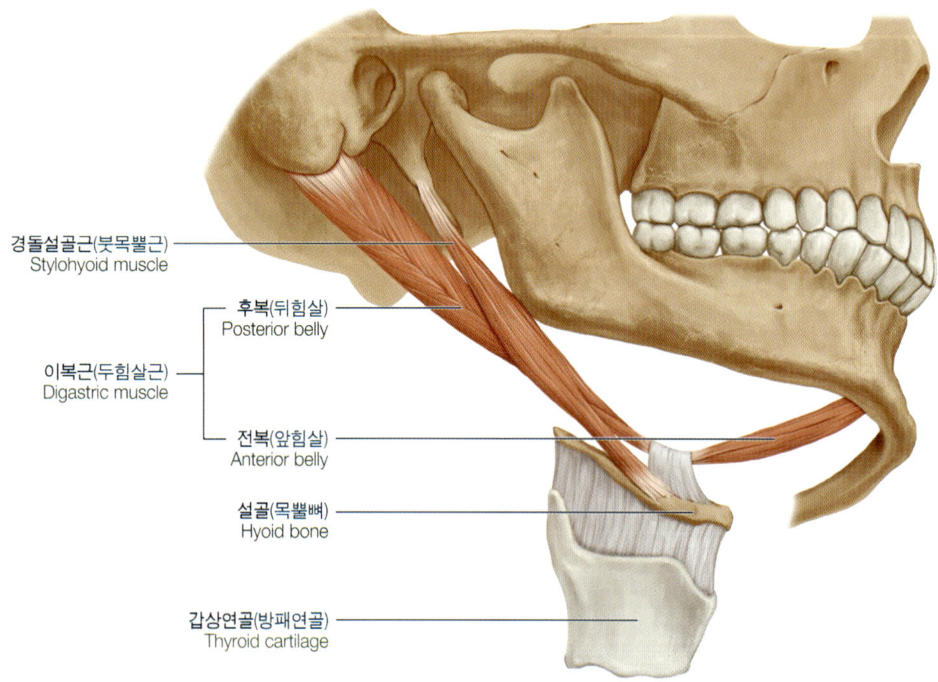

그림 3-25 이복근과 경돌설근

- 작용
  - 설골이 고정되면 하악골을 아래로 당겨 개구운동을 돕는다.
  - 하악골이 고정되면 설골과 혀를 위로 끌어올리고, 저작, 연하, 흡입 시에 작용한다.
  - 혀와 구강저를 올림으로써 연하반사를 일으켜 음식물이 인두로 운반되는 것을 돕는다.
- **혈관분포** : 안면동맥의 이하동맥(submental a.), 설동맥(혀동맥, lingual a.)의 설하동맥(혀밑동맥, sublingual a.) 및 하치조동맥(아래이틀동맥, inferior alveolar a.)의 악설골구동맥(턱목뿔구동맥, mylohyoid a.)
- **신경지배** : 하악신경의 악설골근신경(mylohyoid n.)

④ 이설골근(턱끝목뿔근, Geniohyoid muscle)

이설골근은 폭이 좁은 근육으로 구강저를 이루고 있으며, 악설골근 위에 위치한다〈그림 3-26〉.

- **기시부** : 하악골의 내면에 있는 하이극(아래턱끝가시, inferior mental spine)
- **정지부** : 설골체(목뿔뼈몸통, body of hyoid bone)
- **작용**
  - 설골이 고정되면 하악골을 아래로 당겨 개구운동을 돕는다.
  - 하악골이 고정되면 설골과 혀를 끌어올린다.
- **혈관분포** : 설동맥(lingual a.)의 설하동맥(sublingual a.)
- **신경지배** : 설하신경(hypoglossal n.)과 동행하는 제1경신경(1st cervical n.)

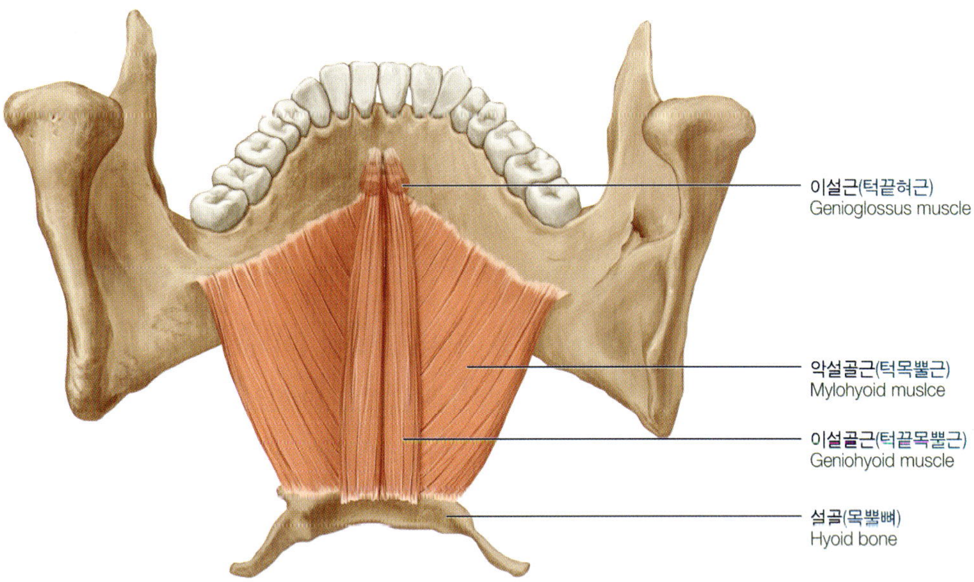

그림 3-26 이설골근과 악설골근

(2) 설골하근(목뿔아래근육, Infrahyoid muscles)

설골하근은 설골 아래쪽에 위치하는 작은 리본과 같은 근육으로 흉골설골근(sternohyoid m.), 견갑설골근(omohyoid m.), 흉골갑상근(sternothyroid m.), 갑상설골근(thyrohyoid m.) 등 4개의 근육으로 이루어져 있다〈그림 3-27〉.

① 흉골설골근(복장목뿔근, Sternohyoid muscle)

- **기시부** : 쇄골(clavicle)의 흉골단(복장끝, sternal end)의 뒤면과 흉골병(복장뼈자루, manubrium of sternum)의 뒤면
- **정지부** : 설골체

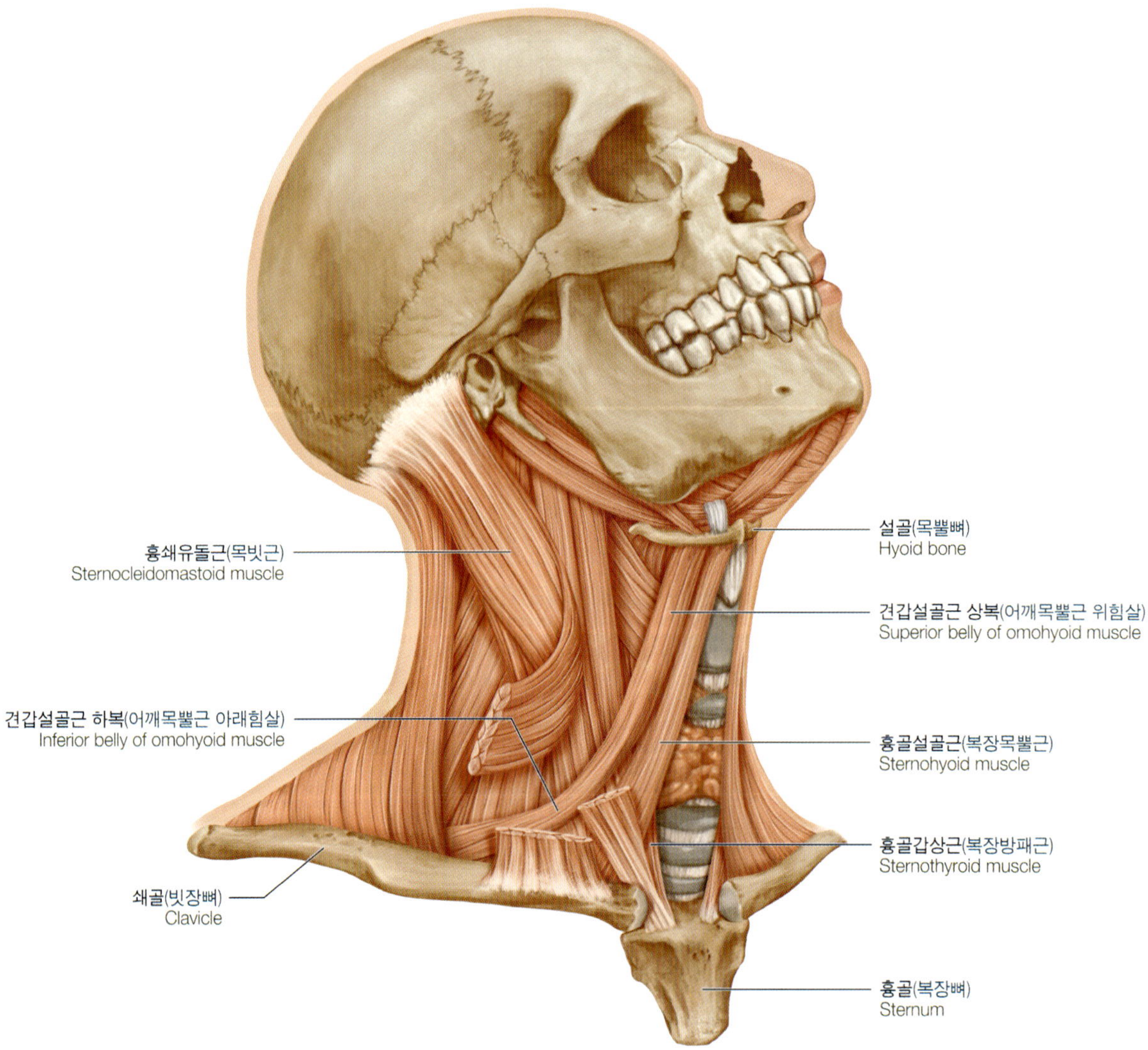

그림 3-27 설골하근

- **작용** : 설골과 후두(larynx)를 아래로 끌어당긴다.
- **혈관분포** : 상갑상선동맥(superior thyroid a.)의 흉쇄유돌근지(sternocleidomastoid branch) 및 설골지(목뿔가지, hyoid branch), 설동맥(lingual a.)
- **신경지배** : 경신경고리(목신경고리, ansa cervicalis)의 가지

② 흉골갑상근(복장방패근, Sternothyroid muscle)

흉골설골근 밑에 있는 근육이다.

- **기시부** : 흉골(복장뼈, sternum)의 흉골병(manubrium)
- **정지부** : 갑상연골(방패연골, thyroid cartilage)의 사선(빗선, oblique line)
- **작용** : 후두(larynx)와 갑상연골을 아래로 당긴다.
- **혈관분포** : 상갑상선동맥(superior thyroid a.)의 윤상갑상지(반지방패가지, cricothyroid branch)
- **신경지배** : 경신경고리(ansa cervicalis)의 가지

③ 견갑설골근(어깨목뿔근, Omohyoid muscle)

외측에 위치하며, 상복(위힘살, superior belly), 하복(아래힘살, inferior belly), 중간건(intermediate tendon)으로 구성된다.

- **기시부** : 상복은 중간건에서 일어나고, 하복은 견갑골(scapula)의 위모서리에서 일어난다.
- **정지부** : 상복은 설골체에 닿고, 하복은 중간건에 닿는다.
- **작용** : 개구운동 시 설골을 고정시키며, 설골과 후두를 뒤아래쪽으로 끌어당긴다.
- **혈관분포** : 설동맥(lingual a.)의 설골지(hyoid branch), 상갑상선동맥(superior thyroid a.)의 흉쇄유돌근지(sternocleidomastoid branch)
- **신경지배** : 경신경고리(ansa cervicalis)의 가지

④ 갑상설골근(방패목뿔근, Thyrohyoid muscle)

작은 사각형의 근육이다.

- **기시부** : 갑상연골(thyroid cartilage)의 사선(빗선, oblique line)
- **정지부** : 설골의 대각(great horn)
- **작용** : 설골을 아래로 당기며, 설골이 고정되었을 때는 갑상연골을 위로 올린다.
- **혈관분포** : 상갑상선동맥(superior thyroid a.)의 설골지(hyoid branch)
- **신경지배** : 설하신경(혀밑신경, hypoglossal n.)과 동행하는 제1경신경(1st cervical n.)

Summary

1. 머리의 근육

- 입 주위 안면근

<table>
<tr><th colspan="2">근육</th><th>기시부</th><th>정지부</th><th>작용</th><th>신경지배</th></tr>
<tr><td rowspan="3">구륜근
(고유근)</td><td>상순
절치근</td><td>상악골의
측절치부 치조돌기</td><td>볼굴대의
다른 근육층</td><td rowspan="3">• 휘파람을 부는 경우와 같이 구순을 오므리거나, 구순을 모아 입을 다무는 작용
• 저작시 구강의 음식물이 밖으로 나오는 것을 막는 작용</td><td rowspan="11">안면
신경</td></tr>
<tr><td>비순근</td><td>비중격</td><td>상순의 근육층</td></tr>
<tr><td>하순
절치근</td><td>하악골의
측절치부 치조돌기</td><td>구각의
다른 근육층</td></tr>
<tr><td colspan="2">상순비익거근</td><td>상악골의 전두돌기</td><td>비익과 상순</td><td>• 비익과 상순을 위로 올린다.
• 비공을 넓힌다.</td></tr>
<tr><td colspan="2">상순거근</td><td>상악골의 안와하연</td><td>상순의 피부조직</td><td>• 상순을 위로 올리고 외번시킨다.</td></tr>
<tr><td colspan="2">소관골근</td><td>관골의 외측면</td><td>상순의 피부조직</td><td>• 상순을 외상방으로 당긴다.</td></tr>
<tr><td colspan="2">구각거근</td><td>상악골의 견치와</td><td>볼굴대</td><td>• 구각을 위로 올린다.</td></tr>
<tr><td colspan="2">대관골근</td><td>관골궁의 전방부</td><td>볼굴대</td><td>• 구각을 올리고 웃을 때 구각을 외측으로 당긴다.</td></tr>
<tr><td colspan="2">소근</td><td>교근의 근막</td><td>볼굴대</td><td>• 구각을 후외방으로 당겨 보조개를 만든다.</td></tr>
<tr><td colspan="2">하순하체근</td><td>이공 아래의 하악저부</td><td>하순의 피부조직</td><td>• 하순을 아래로 당긴다.</td></tr>
<tr><td colspan="2">구각하체근</td><td>하악골
외사선의 전방부</td><td>볼굴대</td><td>• 구각을 아래로 내리고, 외측으로 당긴다(슬픈 표정).</td></tr>
</table>

- 저작근

<table>
<tr><th colspan="2">근육</th><th>기시부</th><th>정지부</th><th colspan="2">작용</th><th>신경지배</th></tr>
<tr><td rowspan="2">교근</td><td>천부</td><td>관골궁 앞쪽 2/3</td><td>교근조면과 하악각 부위</td><td>하악골의 전진운동</td><td rowspan="2">폐구
운동</td><td rowspan="2">삼차신경의 세 번째 가지인 하악신경의 교근신경</td></tr>
<tr><td>심부</td><td>관골궁 뒤쪽 1/3</td><td>하악지의 상부</td><td>하악골의 후퇴운동</td></tr>
<tr><td rowspan="3">측두근</td><td>전측두근</td><td rowspan="3">측두근막
하측두선 측두와</td><td>근돌기의 앞모서리</td><td>하악골의 전진운동</td><td rowspan="3">폐구
운동</td><td rowspan="3">삼차신경의 세 번째 가지인 하악신경의 심측두신경</td></tr>
<tr><td>중측두근</td><td>근돌기의 위쪽 끝</td><td>하악골의 회전운동</td></tr>
<tr><td>후측두근</td><td>근돌기의 뒤모서리
및 하악절흔</td><td>하악골의
후퇴 및 측방운동</td></tr>
<tr><td rowspan="2">내측
익돌근</td><td>천부</td><td>구개골의 추체돌기,
상악골의 상악결절</td><td rowspan="2">하악지의 내측면에
있는 익돌근조면</td><td>하악골의 전진운동</td><td rowspan="2">폐구
운동</td><td rowspan="2">삼차신경의 세 번째 가지인 하악신경의 내측익돌근신경</td></tr>
<tr><td>심부</td><td>접형골의 익돌와</td><td>하악골의 측방운동</td></tr>
<tr><td rowspan="2">외측
익돌근</td><td>상두</td><td>접형골의 측두하능
및 대익의 내면</td><td>악관절의
관절낭 전면</td><td colspan="2" rowspan="2">개구운동의 초기에 작용한다. 하악골의 전방운동과 측방운동에 관여한다.</td><td rowspan="2">삼차신경의 세 번째 가지인 하악신경의 외측익돌근신경</td></tr>
<tr><td>하두</td><td>접형골의
가쪽날개판의 측면</td><td>하악경의 전내면에
존재하는 익돌와</td></tr>
</table>

2. 목의 근육

• 설골상근

근육		기시부	정지부	작용	신경지배
이복근	전복	하악골의 이복근와	중간건	• 개구운동의 말기에 작용	삼차신경의 가지인 하악신경
	후복	측두골의 유돌절흔		• 설골을 끌어올리고, 구강저를 들어올린다.	안면신경
경돌설골근		측두골의 경상돌기	설골체와 대각의 결합부위	• 설골을 뒤위쪽으로 끌어올린다.	안면신경
악설골근		하악체의 내면의 악설골근선	악설골근선과 설골체	• 설골이 고정되면 하악골을 아래로 당겨 개구운동을 돕는다. • 하악골이 고정되면 설골과 혀, 구강저를 위로 올린다.	삼차신경의 가지인 하악신경
이설골근		하악체의 속가쪽면의 이극	설골체	• 설골이 고정되면 하악골을 아래로 당겨 개구운동을 돕는다. • 하악골이 고정되면 설골과 혀를 끌어올린다.	설하신경과 동행하는 제1경신경

• 설골하근

근육		기시부	정지부	작용	신경지배
흉골설골근		쇄골의 흉골단과 흉골의 흉골병	설골체	설골과 후두를 아래로 끌어당긴다.	경신경고리의 가지
흉골갑상근		흉골의 흉골병	갑상연골의 사선	후두와 갑상연골을 아래로 당긴다.	경신경고리의 가지
견갑설골근	상복	중간건	설골체	설골과 후두를 후하방으로 끌어당긴다.	경신경고리의 가지
	하복	견갑골의 위모서리	중간건		
갑상설골근		갑상연골의 사선	설골체	설골을 아래로 당기며, 설골이 고정되었을 때는 갑상연골(thyroid cartilage)을 위로 올린다.	설하신경과 동행하는 제1경신경

용/어/정/리

- 갑상설골근(방패목뿔근, Thyrohyoid m.)
- 건막(널힘줄, Aponeurosis)
- 견갑골(어깨뼈, Scapula)
- 견갑설골근(어깨목뿔근, Omohyoid m.)
- 견봉(봉우리, Acromion)
- 견치와(송곳니오목, Canine fossa)
- 경돌설골근(붓목뿔근, Stylohyoid m.)
- 경돌설골지(붓목뿔근가지, Stylohyoid br.)
- 경상돌기(붓돌기, Styloid process)
- 경신경고리(목신경고리, Ansa cervicalis)
- 경지(목가지, Cervical br.)
- 골격근(뼈대근육, Skeletal m.)
- 관골안와동맥(광대눈확동맥, Zygomaticoorbital a.)
- 관골지(광대가지, Zygomatic br.)
- 관절낭(관절주머니, Articular capsule)
- 괄약근(조임근, Sphincter m.)
- 광경근(넓은목근, Platysma)
- 교근(깨물근, Masseter m.)
- 교근동맥(깨물근동맥, Masseteric a.)
- 교근신경(깨물근신경, Masseteric n.)
- 구각(입꼬리, Oral angle)
- 구각거근(입꼬리올림근, Levator anguli oris m.)
- 구각하체근(입꼬리내림근, Depressor anguli oris m.)
- 구강저(입안바닥, Oral floor)
- 구강전정(입안안뜰, Oral vestibule)
- 구륜근(입둘레근, Orbicularis oris m.)
- 굴곡(굽힘, Flexion)
- 근돌기(근육돌기, Coronoid process)
- 근두(갈래, Head)
- 근미(꼬리, Tail)
- 근복(힘살, Belly)
- 근지(근육가지, Muscular br.)
- 기시부(이는곳, Origin)
- 내전(모음, Adduction)
- 내측안검인대(안쪽눈꺼풀인대, Medial palpebral ligament)
- 내측익돌근(안쪽날개근, Medial pterygoid m.)
- 내측익돌근신경(안쪽날개근신경, Medial pterygoid n.)
- 누낭부(눈물주머니부분, Lacrimal part)
- 대각(큰뿔, Greater horn)
- 대관골근(큰광대근, Zygomaticus major m.)
- 대익(큰날개, Great wing)
- 두개관(머리덮개뼈, Calvaria)
- 두개표근(머리덮개근, Epicranius m.)
- 두정지(마루옆가지, Parietal br.)
- 모상건막(머리덮개널힘줄, Galea aponeurotica)
- 미궁(눈썹활, Superciliary arch)
- 비근(코근, Nasalis m.)
- 비근(코뿌리, Root of nose)
- 비근근(눈살근, Procerus m.)
- 비배건막(등쪽코널힘줄, Dorsal nasal aponeurosis)
- 비순구(코입술고랑, Nasolabial groove)
- 비순근(코입술근, Nasolabialis m.)
- 비익부(콧방울부분, Alar part)
- 비중격(코중격, Nasal septum)
- 비중격하체근(코중격내림근, Depressor septi nasi m.)
- 사선(빗선, Oblique line)
- 산대근(확대근, Dilator m.)
- 상갑상선동맥(위갑상동맥, Superior thyroid a.)
- 상견갑동맥(어깨위동맥, Suprascapular a.)
- 상두(위머리, Superior head)
- 상복(위힘살, Superior belly)
- 상순(위입술, Upper lip)
- 상순거근(위입술올림근, Levator labii superioris m.)
- 상순동맥(위입술동맥, Superior labial a.)
- 상순비익거근(위입술콧방울올림근, Levator labii superioris alaeque nasi m.)
- 상순절치근(위입술앞니근, Incisivus labii superioris m.)
- 상악결절(위턱뼈융기, Maxillary tuberosity)

- 상악동맥(위턱동맥, Maxillary a.)
- 상이개근(위귓바퀴근, Superior auricular m.)
- 상인두수축근(위인두수축근, Superior pharyngeal constrictor m.)
- 상항선(위목덜미선, Superior nuchal line)
- 설골근(목뿔근, Hyoid m.)
- 설골상근(목뿔위근육, Suprahyoid muscles)
- 설골지(목뿔가지, Hyiod br.)
- 설골체(목뿔뼈몸통, Body of hyoid bone)
- 설골하근(목뿔아래근육, Infrahyoid muscles)
- 설동맥(혀동맥, Lingual a.)
- 설하동맥(혀밑동맥, Sublingual a.)
- 설하신경(혀밑신경, Hypoglossal n.)
- 소관골근(작은광대근, Zygomaticus minor m.)
- 소근(입꼬리당김근, Risorius m.)
- 쇄골(빗장뼈, Clavicle)
- 쇄골두(빗장뼈머리, Clavicular head)
- 신전(폄, Extension)
- 심근(심장근육, Cardiac m.)
- 심부(깊은부분, Deep part)
- 심측두동맥(깊은관자동맥, Deep temporal a.)
- 심측두신경(깊은관자신경, Deep temporal n.)
- 악설골근(턱목뿔근, Mylohyoid m.)
- 악설골근동맥(턱목뿔근동맥, Mylohyoid a.)
- 악설골근봉선(턱목뿔근솔기, Mylohyoid raphe)
- 악설골근선(턱목뿔근선, Mylohyoid line)
- 악설골근신경(턱목뿔근신경, Mylohyoid n.)
- 안각동맥(눈구석동맥, Angular a.)
- 안검부(눈꺼풀부분, Palpebral part)
- 안륜근(눈둘레근, Orbicularis oculi m.)
- 안면근(얼굴근육, Facial m.)
- 안면동맥(얼굴동맥, Facial a.)
- 안와부(눈확부분, Orbital part)
- 안와연(눈확모서리, Orbital margin)
- 외경근(가쪽목근육, Lateral cervical m.)
- 외안각(가쪽눈구석, Lateral angle of eye)
- 외전(벌림, Abduction)
- 외측비지(가쪽코가지, Lateral nasal br.)
- 외측익돌근(가쪽날개근, Lateral pterygoid m.)
- 유돌절흔(꼭지패임, Mastoid notch)
- 유양돌기(꼭지돌기, Mastoid process)
- 윤상갑상지(반지방패가지, Cricothyroid br.)
- 이개(귓바퀴, Auricle)
- 이개근(귓바퀴근, Auricular m.)
- 이개지(귓바퀴가지, Auricular br.)
- 이극(턱끝가시, Mental spine)
- 이근(턱끝근육, Mentalis m.)
- 이륜(귀둘레, Helix)
- 이복근(두힘살근, Digastric m.)
- 이복근와(두힘살근오목, Digastric fossa)
- 이복근지(두힘살근육가지, Digastric br.)
- 이설골근(턱끝목뿔근, Geniohyoid m.)
- 이하동맥(턱끝밑동맥, Submental a.)
- 이하선(귀밑샘, Parotid gland)
- 이하선관(귀밑샘관, Parotid duct)
- 익돌구(날개갈고리, Pterygoid hamulus)
- 익돌근와(날개근오목, Pterygoid fovea)
- 익돌근조면(날개근거친면, Pterygoid tuberosity)
- 익돌근지(날개근가지, Pterygoid branches)
- 익돌와(날개오목, Pterygoid fossa)
- 익돌하악봉선(날개아래턱솔기, Pterygomandibular raphe)
- 저작근(씹기근육, Masticatory m.)
- 전경부근육(앞목근육, Anterior cervical m.)
- 전경삼각(앞목삼각, Anterior cervical triangle)
- 전두근(이마힘살, Frontal belly)
- 전두돌기(이마돌기, Frontal process)
- 전두지(이마가지, Frontal br.)
- 전복(앞힘살, Anterior belly)

용/어/정/리

- 전이개근(앞귓바퀴근, Anterior auricular m.)
- 전이개지(앞귓바퀴가지, Anterior auricular br.)
- 전진(내밈, Protrusion)
- 전진운동(내밈운동, Protrusion)
- 전측두근(앞관자근, Anterior temporal m.)
- 정지부(닿는곳, Insertion)
- 중간건(중간힘줄, Intermediate tendon)
- 중측두근(중관자근, Middle temporal m.)
- 중측두동맥(중간관자동맥, Middle temporal a.)
- 천부(얕은부분, Superficial part)
- 천측두동맥(얕은관자동맥, Superficial temporal a.)
- 추미근(눈썹주름근, Corrugator supercilii m.)
- 추체돌기(날개패임돌기, Pyramidal process)
- 측두근(관자근, Temporalis m.)
- 측두근막(관자근막, Temporal fascia)
- 측두두정근(관자마루근, Temporoparietalis m.)
- 측두와(관자우묵, Temporal fossa)
- 측두지(관자가지, Temporal br.)
- 측두하능(관자아래능선, Infratemporal crest)
- 측방운동(가쪽운동, Lateral movement)
- 평활근(민무늬근육, Smooth m.)
- 표정근(Expression m.)
- 하두(아래머리, Inferior head)
- 하복(아래힘살, Inferior belly)
- 하순(아래입술, Lower lip)
- 하순동맥(아래입술동맥, Inferior labial a.)
- 하순절치근(아래입술앞니근, Incisivus labii inferioris m.)
- 하순하체근(아래입술내림근, Depressor labii inferioris m.)
- 하악연지(아래턱모서리가지, Mandibular marginal br.)
- 하악절흔(턱뼈패임, Mandibular notch)
- 하이극(아래턱끝가시, Inferior mental spine)
- 하측두선(아래관자선, Inferior temporal line)
- 하치조동맥(아래이틀동맥, Inferior alveolar a.)
- 하행지(내림가지, Descending br.)
- 협근(볼근, Buccinator m.)
- 협근지(볼가지, Buccal br.)
- 후경삼각(뒤목삼각, Posterior cervical triangle)
- 후누낭능(뒤눈물능선, Posterior lacrimal crest)
- 후두(Larynx)
- 후두근(뒤통수힘살, Occipital belly)
- 후두동맥(뒤통수동맥, Occipital a.)
- 후두전두근(뒤통수이마근, Occipitofrontalis m.)
- 후두지(뒤통수가지, Occipital br.)
- 후복(뒤힘살, Posterior belly)
- 후이개근(뒤귓바퀴근, Posterior auricular m.)
- 후이개동맥(뒤귓바퀴동맥, Posterior auricular a.)
- 후이개지(뒤귓바퀴가지, Posterior auricular br.)
- 후측두근(뒤관자근, Posterior temporal m.)
- 후퇴(들임, Retraction)
- 후퇴운동(들임운동, Retrusion)
- 흉골(복장뼈, Sternum)
- 흉골갑상근(복장방패근, Sternothyroid m.)
- 흉골단(복장끝, Sternal end)
- 흉골두(복장뼈머리, Sternal head)
- 흉골병(복장뼈자루, Manubrium of sternum)
- 흉골설골근(복장목뿔근, Sternohyoid m.)
- 흉쇄유돌근(목빗근, Sternocleidomastoid m.)
- 흉쇄유돌근지(목빗근가지, Sternocleidomastoid br.)

04
CHAPTER

악관절

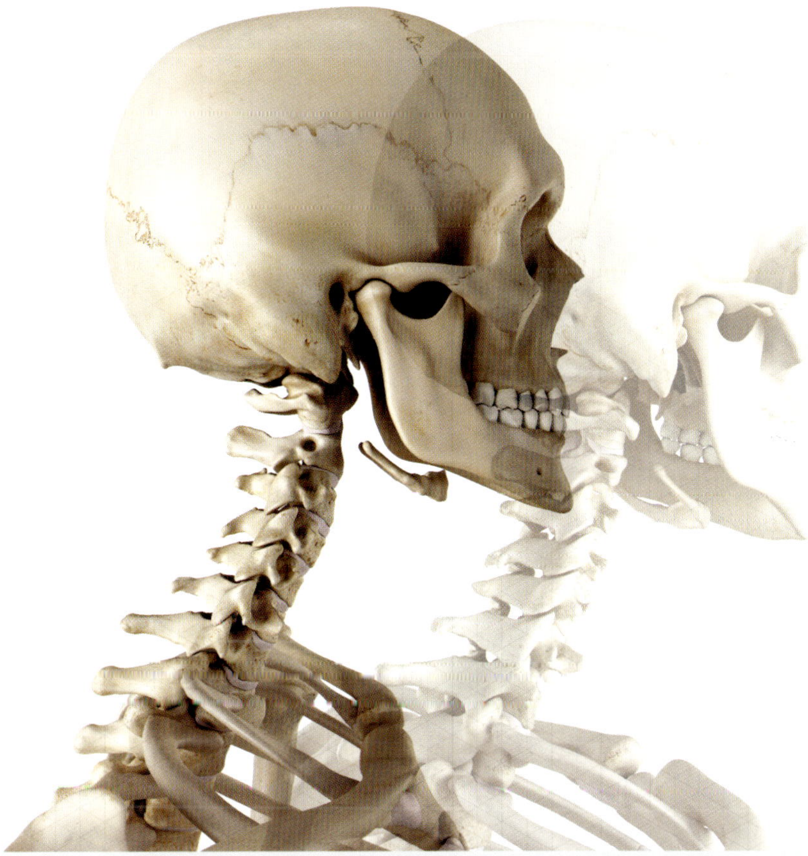

학/습/목/표

- 악관절의 정의를 설명할 수 있다.
- 악관절의 특징을 설명할 수 있다.
- 악관절의 구조를 보고 구조물에 대해 설명할 수 있다.
- 악관절의 부속인대를 나열하고 작용을 설명할 수 있다.
- 하악의 기본운동에 대해 설명할 수 있다.
- 하악의 기능운동에 대해 설명할 수 있다.
- 하악의 개구운동에 관여하는 근육을 나열할 수 있다.
- 하악의 폐구운동에 관여하는 근육을 나열할 수 있다.
- 하악의 전진운동에 관여하는 근육을 나열할 수 있다.
- 하악의 후퇴운동에 관여하는 근육을 나열할 수 있다.
- 하악의 측방운동에 관여하는 근육을 나열할 수 있다.

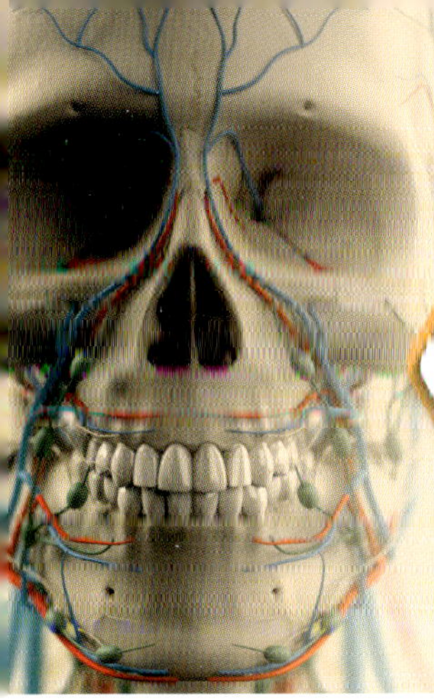

04 CHAPTER

악관절

ORAL ANATOMY

1 관절의 개요

우리 인체의 골은 서로 연결되어 골격(skeleton)을 형성한다. 골과 골이 연결된 형태를 관절(joint, articulation)이라 하며, 2개 또는 그 이상의 골들이 접합 또는 융합된 것이다.

관절은 골의 연결 방식에 따라 부동관절(immovable articulation)과 가동관절(movable articulation)로 나뉜다.

부동관절은 연결된 골이 움직이지 않는 관절로, 섬유관절(fibrous joint), 연골관절(cartilagenous joint)로 구분된다. 섬유관절은 골들이 섬유결합 조직에 의해 단단히 연결되며, 연골관절은 골이 연골에 의하여 연결된다.

가동관절은 인체의 대부분의 관절을 구성하는 자유로운 활동을 할 수 있는 윤활관절(synovial joint)이다. 윤활관절은 접촉하는 두 골의 관절면은 관절연골로 덮여 있고, 관절부위는 섬유막과 윤활막으로 이루어진 관절낭(관절주머니, articular capsule)으로 둘러싸여 있다. 관절낭 속에는 윤활액이 분비되는 관절강이 있다.

2 악관절의 정의

악관절(턱관절, temporomandibular joint, TMJ)은 하악골의 하악두(head of mandible)와 측두골의 하악와(mandibular fossa)에서 이루어지는 윤활관절이다〈그림 4-1, 그림 4-2〉.

악관절은 저작계의 일부로 저작과 말을 할 수 있도록 하악골을 움직이게 한다.

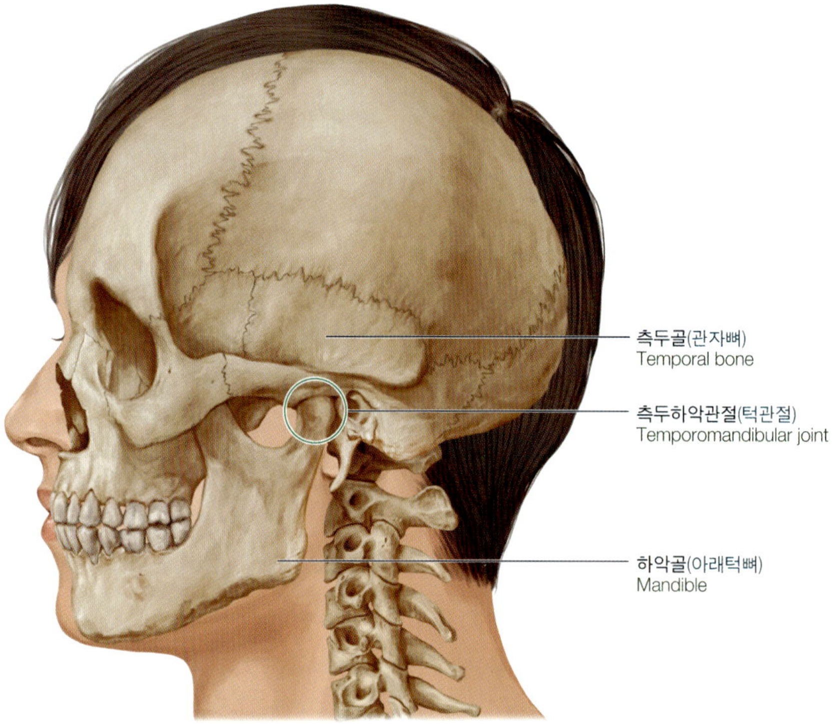

그림 4-1 두개골에서 악관절의 위치

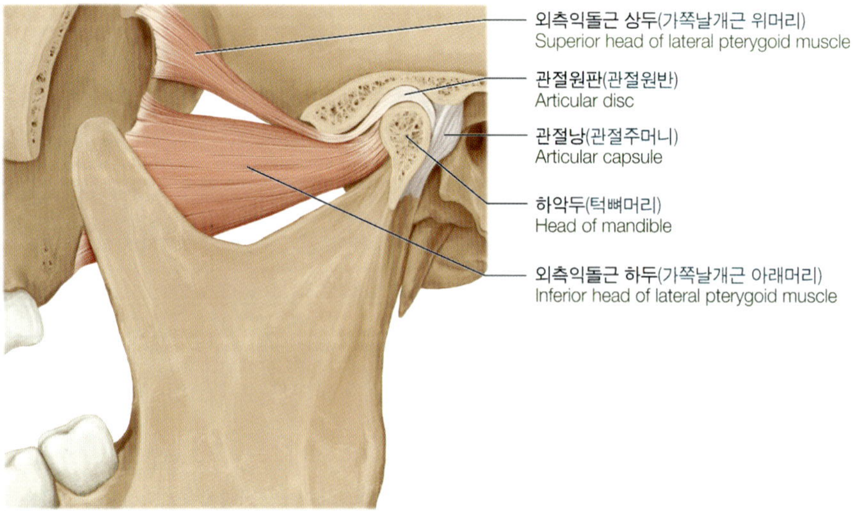

그림 4-2 악관절

3 악관절의 구조

1) 악관절의 구성요소 〈그림 4-3, 그림 4-4, 그림 4-5, 그림 4-6〉

(1) 하악두(턱뼈머리, head of mandible)

(2) 하악와(턱관절오목, mandibular fossa)

(3) 관절결절(articular tubercle) 또는 관절융기(articular eminence)

(4) 관절후돌기(postglenoid process)

(5) 관절원판(관절원반, articular disc)

(6) 원판인대(원반인대, discal ligament)

(7) 원판후결합조직(원반뒤결합조직, retrodiscal tissues)

(8) 관절낭(관절주머니, articular capsule)

(9) 관절강(관절공간, articular cavity)

① 상관절강(위관절공간, upper joint cavity)

② 하관절강(아래관절공간, lower joint cavity)

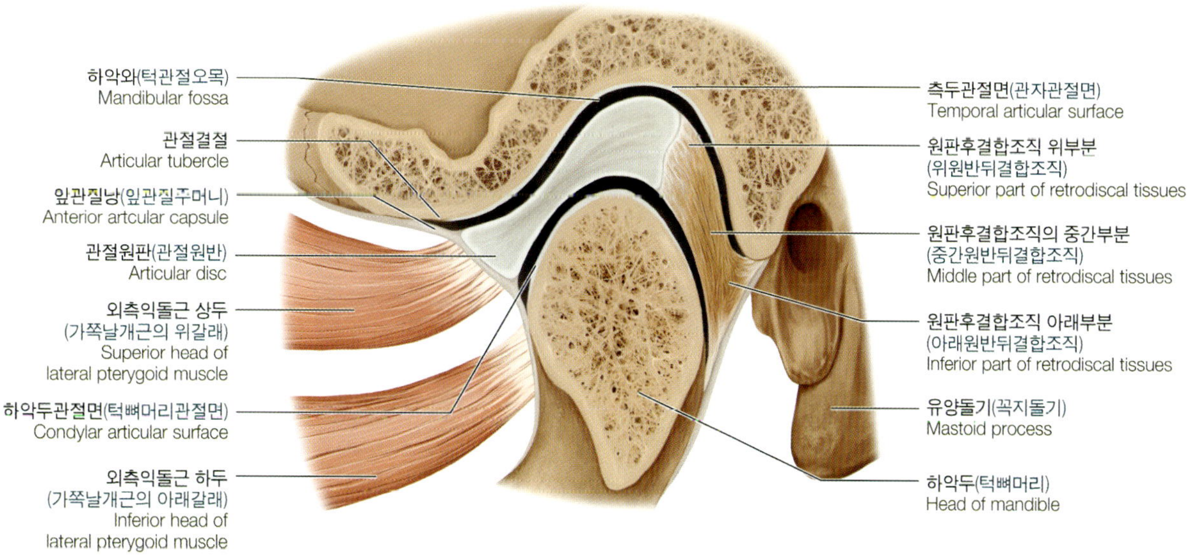

그림 4-3 악관절의 외측 단면 모습

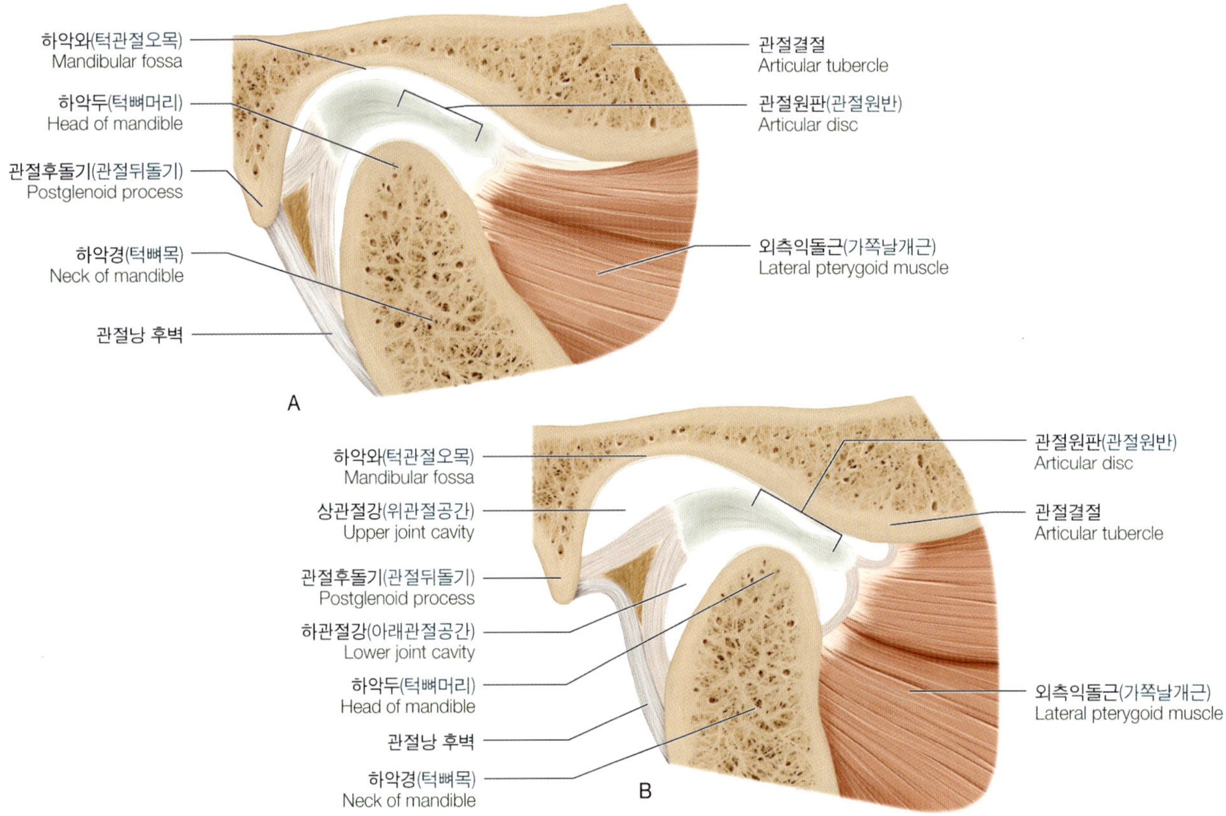

그림 4-4 하악운동 시 악관절의 모습

A. 입을 다물고 있을 때 악관절의 단면, B. 입을 벌릴 때 악관절의 단면

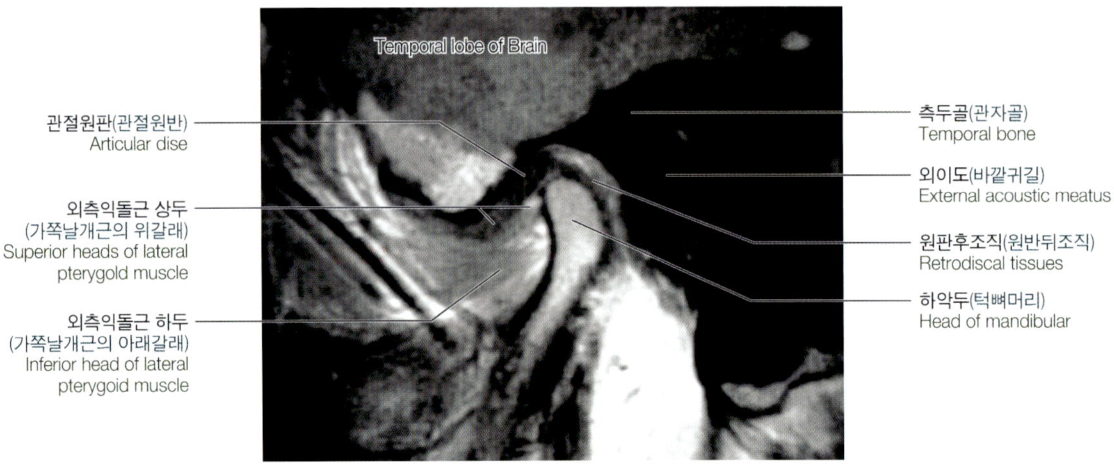

그림 4-5 악관절의 MRI 영상

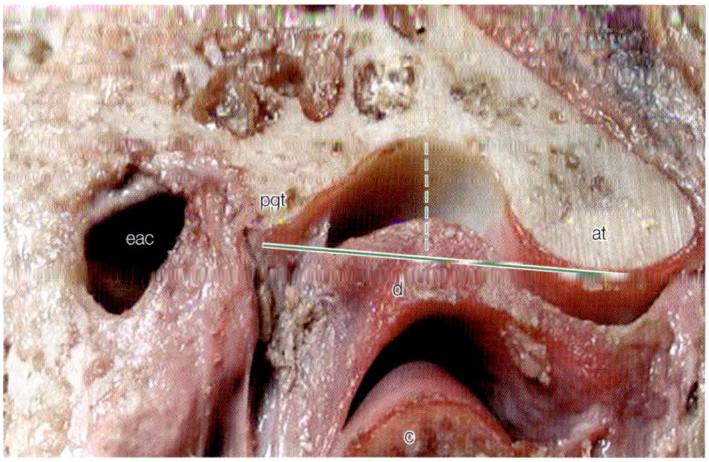

그림 4-6 악관절의 절단면
at : 관절결절, pgt : 관절후돌기, d : 관절원판, c : 하악두, eac : 외이도

2) 각 구성요소의 특성

(1) 하악두(턱뼈머리, Head of mandible)

하악두는 관절돌기의 상단 돌출부로 개인에 따라 모양이 조금씩 다르며, 보는 방향에 따라서도 다양한 형태로 관찰된다. 하악두는 관절면(articular surface)과 비관절면(non-articular surface)으로 구분되는데, 하악두의 위앞쪽부분인 관절면은 하악운동 시 관절원판과 실제로 닿는 부분이며, 하악두의 뒤아래부분인 비관절면은 하악운동 시 관여하지 않는다.

(2) 하악와(턱관절오목, Mandibular fossa)

하악와는 측두골에 위치하는 외이도의 앞에 있는 오목한 부위로, 앞쪽의 관절부분(articular part)과 뒤쪽의 비관절부분(non-articular part)으로 구분된다. 관절부분은 측두골의 인부에 의해 형성되고, 비관절부분은 측두골의 고실부에 의해 형성된다. 하악와는 하악운동 시 하악두와 직접 닿지 않는다.

(3) 관절결절(Articular tubercle) 또는 관절융기(Articular eminence)

관절결절은 관골궁(광대활, zygomatic arch)의 뒤쪽 그리고 하악와의 앞쪽에 위치하는 둥근 결절로, 관절융기라고도 한다.

(4) 관절후돌기(Postglenoid process)

하악와의 뒤에 위치하는 돌기로, 하악의 후퇴 시 후방탈구(뒤어긋남, backward dislocation)의 방지와 하악의 측방운동 시 지렛대 역할을 한다.

(5) 관절원판(관절원반, Articular disc)

관절원판은 조직학적으로 치밀섬유성 결합조직(dense fibrous connective tissue)으로, 타원형이며 개개인마다 크기와 형태가 다르다〈그림 4-7〉. 가운데 부분의 두께는 1mm로 제일 얇으며, 앞은 2mm, 뒤는 3mm로 가장 두껍다. 관절원판에 의해 관절강은 상관절강과 하관절강으로 나뉜다.

연령이 증가함에 따라 혹은 기계적 자극에 의해 관절원판의 변화가 일어난다. 예를 들어 구치부가 소실된 후 보철을 하지 못한 경우, 하악두와 하악와의 마찰이 심해져 관절원판의 중간부분이 얇아지거나 구멍이 나기도 한다. 관절원판의 주변부위는 조직학적으로 소성섬유성 결합조직(loose fibrous connective tissue)으로 혈관과 신경이 있어 동통이 야기되는 원인이 될 수 있다. 하악운동 시 관절원판은 하악두, 하악와, 관절결절의 뒤쪽경사면과 긴밀히 접촉됨으로써 악관절을 안정시킨다.

(6) 원판인대(원반인대, Discal ligament)

관절원판과 하악두의 가쪽끝과 안쪽끝에 각각 부착하는 인대로서 하악운동 시 하악두로부터 관절원판이 이탈하는 것을 막는다〈그림 4-7〉.

(7) 원판후결합조직(원반뒤결합조직, Retrodiscal tissues)

원판후결합조직은 관절원판의 후방에 위치하는 소성섬유성 결합조직(loose fibrous connective tissue)으로 혈관조직이 풍부하고 신경이 많이 존재한다. 조직학적구조에 의해 위부분(superior part), 중간부분(middle part), 아래부분(inferior part)으로 나뉜다. 위부분은 다수의 탄력섬유(elastic fiber)로 구성되며,

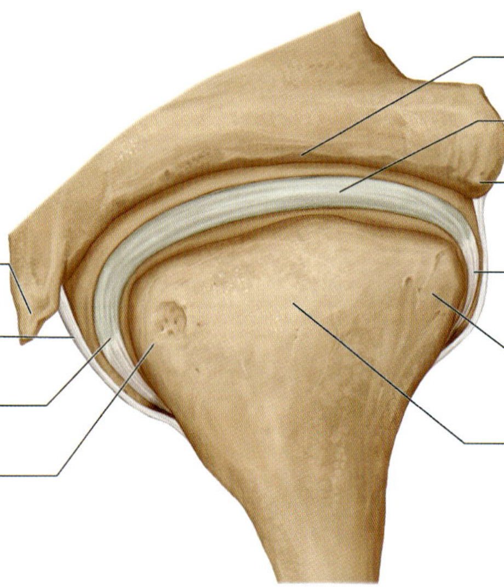

그림 4-7 관절원판

이는 개구 시 하악두가 제자리의 위치에서 관절원판이 과도 앞쪽으로 회전하게 하여, 관절원판의 전방탈구를 방지한다. 중간부분은 혈관과 신경이 있어 관절원판에 영양을 공급하며, 아래부분은 아교섬유와 소수의 탄력섬유로 구성되어, 하악두가 앞으로 움직일 때 관절원판이 앞쪽으로의 이동을 제한하여 하악두의 전방탈구를 방지하고, 하악의 후퇴운동 시 관절원판의 뒤끝의 뒤쪽으로의 이동을 제한하여 손상을 방지한다. 위부분은 관절후돌기(postglenoid process)에 부착하고, 아래부분은 하악경(턱뼈목, neck of mandible)의 뒤부분에 부착한다.

(8) 관절낭(관절주머니, Articular capsule)

관절낭은 악관절 전체를 싸고 있는 결합조직으로 구성된 막으로 조직학적으로 외측면의 섬유막(fibrous layer)과 내측면의 얇은 윤활막(synovial layer)으로 구성된다. 윤활막에서는 윤활액(synovial fluid)이 분비되고, 윤활융모(synovial villi)가 있어 관절면에 대한 윤활작용과 영양 공급 기능을 한다. 외측면의 섬유층은 측두하악인대(관자아래턱인대, temporomandibular ligament)에 의해 보강된다.

(9) 관절강(관절공간, Articular cavity)

관절낭 내의 빈 공간을 발하며, 관절원판에 의해 상관절강과 하관절강으로 나뉜다.

① 상관절강(위관절공간, Upper joint cavity)

하악와와 관절원판 사이의 공간으로 하악의 활주운동이 일어나는 곳이다.

② 하관절강(아래관절공간, Lower joint cavity)

관절원판과 하악두 사이의 공간으로 하악의 접번운동이 일어나는 곳이다.

4 악관절의 특징

1) 악관절은 좌/우의 관절이 하나의 기능적 단위로 움직이는 양측성 관절(bilateral joint)이다.
2) 악관절은 관절강 속에 관절원판이 있는 윤활관절(synovial joint)이다.
3) 악관절은 상/하 치아교합과 관련이 있다.
4) 악관절은 저작계(치아교합, 악관절, 저작근, 혈관, 신경)의 일부이다.
5) 악관절은 중추신경계에 의해 지배되고 조절된다.

5 악관절의 부속인대

인대는 골과 골 사이를 연결해주는 강한 섬유성 결합 조직으로, 악관절과 관련된 부속인대는 측두하악인대(관자아래턱인대, temporomandibular ligament), 접하악인대(나비아래턱인대, sphenomandibular ligament), 경돌하악인대(붓아래턱인대, stylomandibular ligament) 등 3종류가 있다〈그림 4-8〉. 이들은 모두 한 쪽은 두개골(cranium)에 부착하고 다른 한 쪽은 하악골(mandible)에 부착하며, 하악운동 시 지나친 운동을 제한하여 하악골의 탈구와 조직 손상을 방지한다.

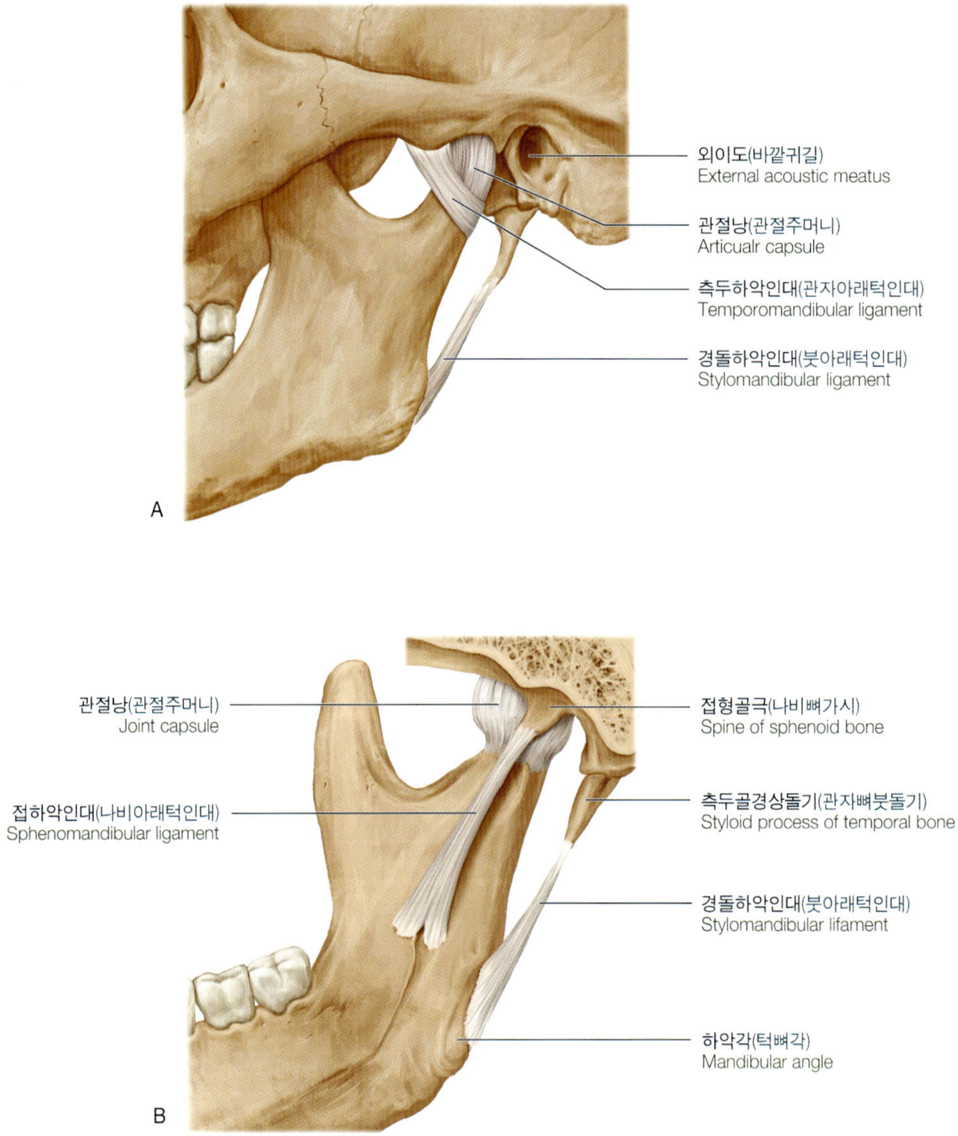

그림 4-8 측두하악인대의 부속인대

1) 측두하악인대(관자아래턱인대, Temporomandibular ligament)

측두하악인대는 관절낭 측면에 위치하며, 외측의 경사층(outer oblique layer)과 내측의 수평층(inner horizontal layer)으로 나뉜다.

① 외측 경사층

관절결절의 측면에서 일어나 하악경의 뒤가쪽 모서리에 닿고 있어, 하악두의 과도한 하방이동을 억제하여 개구를 제한한다.

② 내측 수평층

관절결절의 측면에서 일어나 하악두의 외측과 관절원판의 뒤부분에 닿고 있어, 하악두의 후방이동을 제한하여 원판후결합조직의 손상을 막는다.

2) 접하악인대(나비아래턱인대, Sphenomandibular ligament)

접하악인대는 접형골 대익(큰날개, great wing)의 접형골극(나비뼈가시, spine of sphenoid bone)에서 일어나며 아래쪽으로 내려가 하악지(턱뼈가지, ramus of mandible)의 내면에 있는 하악소설(턱뼈혀돌기, lingula of mandible)에서 닿는다. 접하악인대는 하악운동 시 일정한 중심을 잡아주는 역할을 한다.

3) 경돌하악인대(붓아래턱인대, Stylomandibular ligament)

경돌하악인대는 측두골의 경상돌기(붓돌기, styloid process)에서 일어나며 앞쪽으로 내려가서 하악각(턱뼈각, mandibular angle)의 내면에 닿는다. 중등도의 개구상태에서 입을 다물 때 폐구작용의 보조적 작용을 한다.

6 악관절에 의한 하악의 운동

1) 하악의 위치

하악의 운동을 이해하기 위해서는 우선 중심교합, 중심위, 안정위에 대해서 알아야 한다. 이 용어는 하악의 위치(mandibular position)를 나타내는 용어들로서, 치아의 관점에서 혹은 골의 관점에서 기술한 것이다.

(1) 중심교합(Centric occlusion)

상/하악 치아의 융기들이 최대 면적으로 교합하고 있는 상태로, 교두간위(intercuspal position)라고도 한다.

(2) 중심위치(Centric relation)

상악에 대한 하악의 위치관계를 나타낸 것으로, 하악두(턱뼈머리, mandibular condyle)가 하악와(턱관절오목, mandibular fossa)의 앞위쪽에 위치하고 있는 상태를 말한다.

(3) 안정위치(Rest position)

두개골에 대한 하악의 위치관계를 나타낸 것으로, 저작근에 힘이 들어가지 않은 상태에서 입은 다문 상태이나 상/하악 치아 간 접촉은 이루어지지 않은 상태를 말한다.

2) 하악의 운동

하악의 운동은 악관절에 의해 이루어지며, 기본운동(basic movement)과 기능운동(functional movement)으로 나뉜다. 기본운동은 접번운동과 활주운동이 있으며, 기능운동은 개구운동, 폐구운동, 전진운동, 후퇴운동, 측방운동 등으로 분류된다.

(1) 기본운동(Basic movement)

① 접번운동(경첩운동, Hinge movement)

좌/우 하악두를 지나는 수평축을 중심으로 이루어지는 회전운동으로, 하관절강에서 일어난다. 접번운동은 개구운동의 초기와 폐구운동의 말기에 일어난다.

② 활주운동(미끄럼운동, Sliding movement)

하악두가 관절원판과 함께 관절결절로 미끄러지는 운동으로, 상관절강에서 일어난다. 활주운동은 하악의 전진운동, 후퇴운동, 측방운동과 개구 및 폐구운동의 일부에서 일어난다.

(2) 기능운동(Functional movement) 〈그림 4-9, 그림 4-10〉

① 하악의 개구 및 폐구운동(입열림 및 입닫힘운동, Opening and closing movements of mandible)

개구운동은 초기와 말기로 나뉘는데, 초기에는 외측익돌근(lateral pterygoid m.)에 의해 하악이 전하방으로 당겨지면서 접번운동이 일어나고, 말기에는 이복근 전복(anterior belly of digastric m.)에 의해 하악두가 관절원판과 함께 관절융기의 후방 경사면을 향해 미끄러지는 활주운동이 일어나면서 입이 크게 벌어진다. 폐구운동은 개구운동의 반대로, 하악두가 관절원판의 하면에서 뒤위쪽방향으로 회전한다.

② 하악의 전진 및 후퇴운동(내밈 및 들임운동, Protrusive and retrusive movements of mandible)

하악의 전진운동과 후퇴운동은 모두 활주운동으로, 상관절강 내에서 일어난다. 전진운동 시에는 하악두가 관절원판과 함께 관절융기의 뒤쪽 경사면을 향해 미끄러지는 활주운동이 일어나며, 후방운동 시

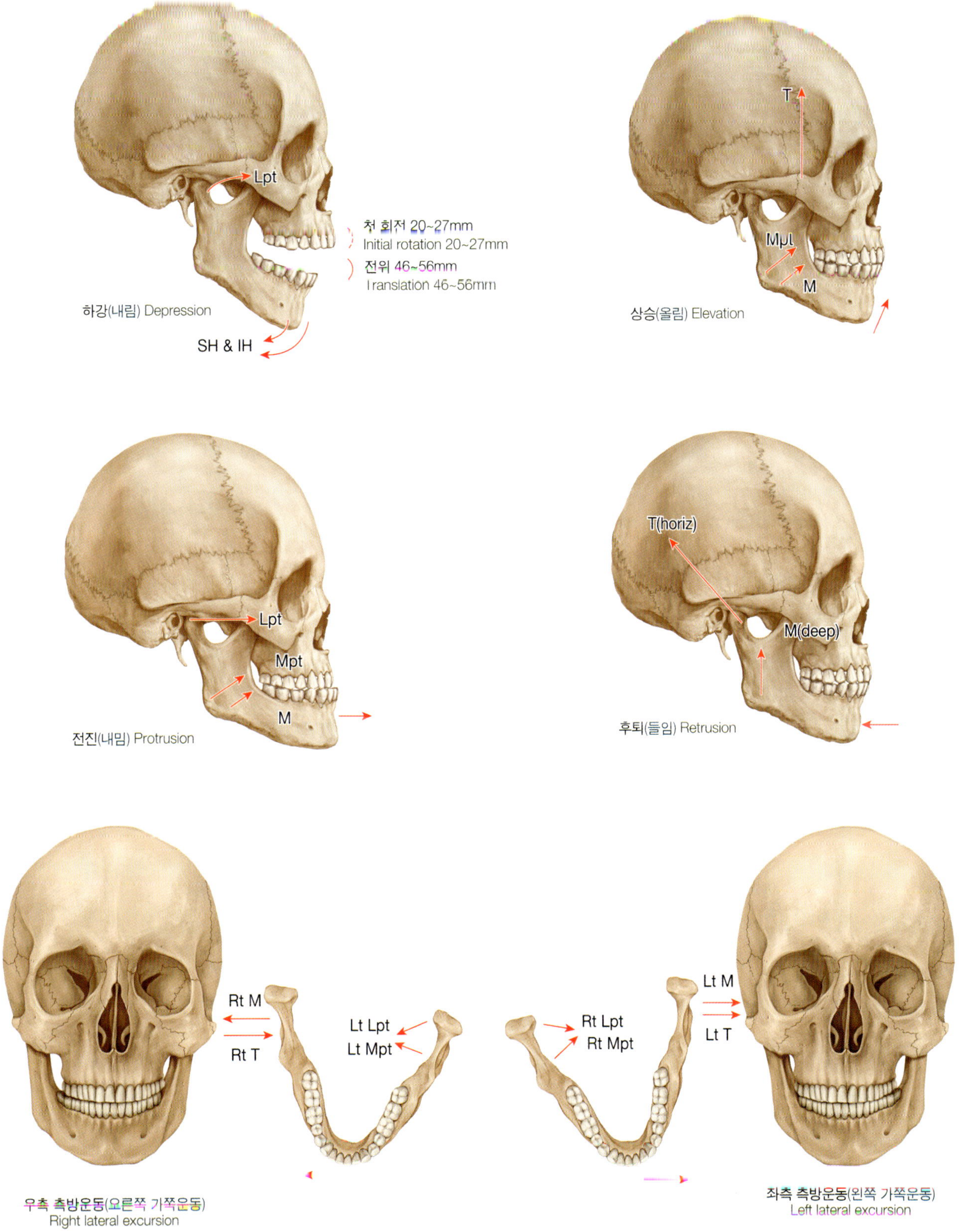

그림 4-9 하악의 기능운동.
Lpt-외측익돌근, Mpt-내측익돌근, M-교근, T-측두근, SH-설골상근, IH-설골하근, Rt-우측, Lt-좌측

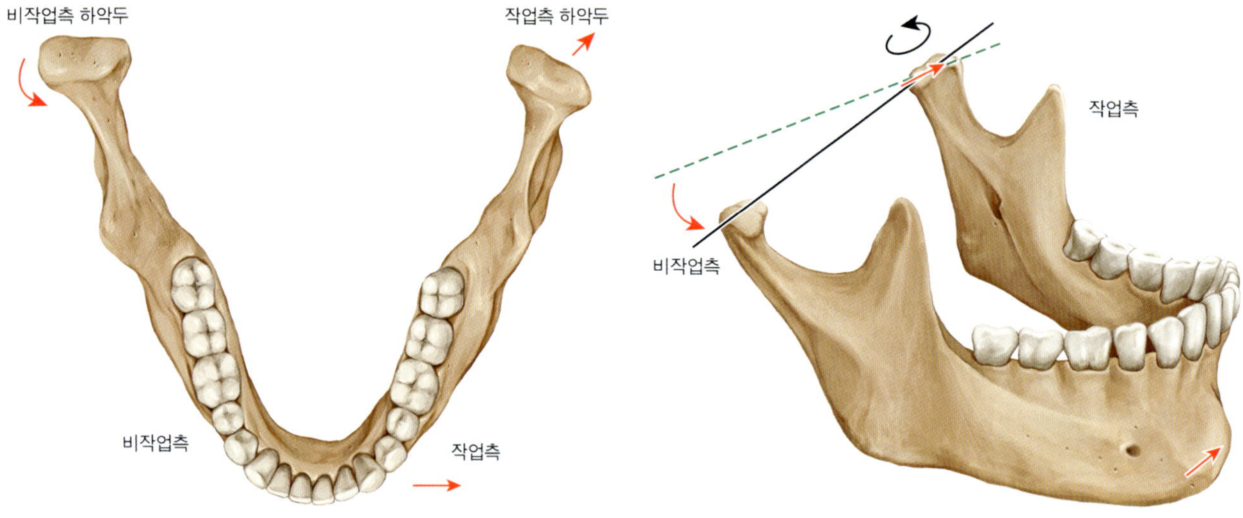

그림 4-10 하악운동의 기능운동 중 측방운동 시 하악의 모습

에는 이와 반대로 하악두와 관절원판이 관절융기에서 뒤쪽으로 미끄러져 올라오는 운동이 이루어진다.

③ **하악의 측방운동**(가쪽운동, Lateral movement of mandible)

하악이 좌측이나 우측으로 움직이는 비대칭운동으로, 좌/우 하악두가 동시에 움직이지만, 운동의 방향이나 형태는 서로 다르다. 측방운동 시 한 쪽(작업측, working side)은 하악두가 하악와 안에서 외측 또는 뒤가쪽으로 약간 회전운동을 하며, 반대쪽(비작업측, nonworking side)은 하악두가 상관절강 속에서 앞안쪽방향으로 활주운동을 한다.

7 하악골의 운동과 관련된 근육

1) 개구운동(입열림운동, Opening movement)

- **개구운동의 초기** : 외측익돌근(가쪽날개근, lateral pterygoid m.) 작용
- **개구운동의 말기** : 이복근 전복(두힘살근 앞힘살, anterior belly of digastric m.) 작용
- **개구운동의 보조적 역할** : 악설골근(턱목뿔근, mylohyoid m.)과 이설골근(턱끝목뿔근, geniohyoid m.) 작용

2) 폐구운동(입닫힘운동, Closing movement)

교근(깨물근, masseter m.), 측두근(관자근, temporalis m.), 내측익돌근(안쪽날개근, medial pterygoid m.)의 작용에 의해 폐구운동이 일어난다.

3) 전진운동(내밈운동, Protrusive movement)

교근(masseter m.)의 천부(얕은부분, superficial part), 내측익돌근(medial pterygoid m.)의 천부(superficial part), 외측익돌근, 전측두근(앞관자근, anterior temporal m.)이 작용하여 전진운동을 일으킨다.

4) 후퇴운동(들임운동, Retrusive movement)

전진한 하악골의 후퇴운동은 후측두근(뒤관자근, posterior temporal m.)과 교근(masseter m.)의 심부(깊은부분, deep part)가 작용한다.

5) 측방운동(가쪽운동, Lateral movement)

외측익돌근(lateral pterygoid m.), 내측익돌근(medial pterygoid m.)의 심부(deep part), 뒤관자근(posterior temporal m.)이 하악의 측방운동에 관여한다.

Summary

1. 악관절(TMJ)

- 하악골의 하악두와 측두골의 하악와에서 이루어지는 윤활관절

2. 악관절의 구성요소

- 하악두, 하악와, 관절결절 관절후돌기, 관절원판, 원판인대, 원판후결합조직, 관절낭, 관절강

3. 악관절의 부속관절

인대	기시부	정지부	작용
측두하악인대	관절결절의 외측면	하악경	하악두의 후방이동 제한
접하악인대	접형골 대익의 접형골극	하악소설	하악운동 시 일정한 중심을 잡아주는 역할
경돌하악인대	측두골의 경상돌기	하악각의 내측면	폐구작용의 보조역할

4. 중심교합(centric occlusion)

- 상/하악 치아의 융기들이 최대 면적으로 교합하고 있는 상태

5. 중심위치(centric relation)

- 하악두가 하악와의 앞위쪽에 위치하고 있는 상태

6. 하악의 기본운동 : 접번운동, 활주운동

- 하악의 기능운동 : 개구운동, 폐구운동, 전진운동, 후퇴운동, 측방운동
- 하악의 운동과 관련된 근육

하악운동		작용 근육	
개구운동	초기	외측익돌근	보조작용 : 악설골근, 이설골근
	말기	이복근 전복	
폐구운동		교근, 측두근, 내측익돌근	
전진운동		교근의 천부, 내측익돌근의 천부, 외측익돌근, 전측두근	
후퇴운동		후측두근, 교근 심부	
측방운동		외측익돌근, 내측익돌근의 심부, 후측두근	

- 가동관절(Movable articulation)
- 개구운동(입열림운동, Opening movement)
- 경돌하악인대(붓아래턱인대, Stylomandibular ligament)
- 경상돌기(붓돌기, Styloid process)
- 관골궁(광대활, Zygomatic arch)
- 관절강(관절공간, Articular cavity)
- 관절결절(Articular tubercle)
- 관절낭(관절주머니, Articular capsule)
- 관절면(Articular surface)
- 관절원판(관절원반, Articular disc)
- 관절융기(Articular eminence)
- 관절후돌기(Postglenoid process)
- 교근(깨물근, Masseter m.)
- 내측익돌근(안쪽날개근, Medial pterygoid m.)
- 부동관절(Immovable articulation)
- 비관절면(Non-articular surface)
- 상관절강(위관절공간, Upper joint cavity)
- 섬유관절(Fibrous joint)
- 심부(깊은부분, Deep part)
- 악관절(턱관절, Temporomandibular joint, TMJ)
- 악설골근(턱목뿔근, Mylohyoid m.)
- 연골관절(Cartilagenous joint)
- 외측익돌근(가쪽날개근, Lateral pterygoid m.)
- 원판인대(원반인대, Discal ligament)
- 원판후결합조직(원반뒤결합조직, Retrodiscal tissues)
- 윤활관절(Synovial joint)
- 이복근 전복(두힘살근 앞힘살, Anterior belly of digastric m.)
- 이설골근(턱끝목뿔근, Geniohyoid m.)
- 전진운동(내밈운동, Protrusive movement)
- 전측두근(앞관자근, Anterior temporal m.)
- 접번운동(경첩운동, Hinge movement)
- 접하악인대(나비아래턱인대, Sphenomandibular ligament)
- 접형골극(나비뼈가시, Spine of sphenoid bone)
- 천부(얕은부분, Superficial part)
- 측두근(관자근, Temporalis m.)
- 측두하악인대(관자아래턱인대, Temporomandibular ligament)
- 측방운동(가쪽운동, Lateral movement)
- 폐구운동(입닫힘운동, Closing movement)
- 하관절강(아래관절공간, Lower joint cavity)
- 하악각(턱뼈각, Mandibular angle)
- 하악경(턱뼈목, Neck of mandible)
- 하악두(턱뼈머리, Head of mandible)
- 하악소설(턱뼈혀돌기, Lingula of mandible)
- 하악와(Mandibular fossa)
- 하악와(턱관절오목, Mandibular fossa)
- 하악지(턱뼈가지, Ramus of mandible)
- 활주운동(미끄럼운동, Sliding movement)
- 후방탈구(뒤어긋남, Backward dislocation)
- 후측두근(뒤관자근, Posterior temporal m.)
- 후퇴운동(들임운동, Retrusive movement)

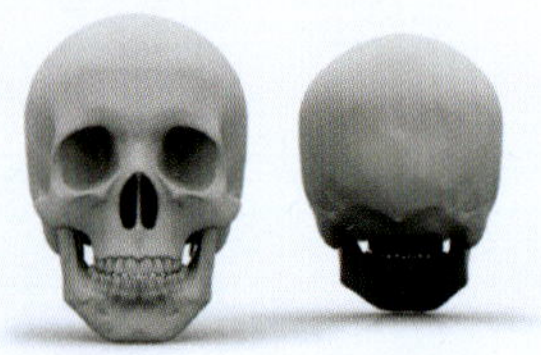

ORAL ANATOMY

CHAPTER 05

구 강

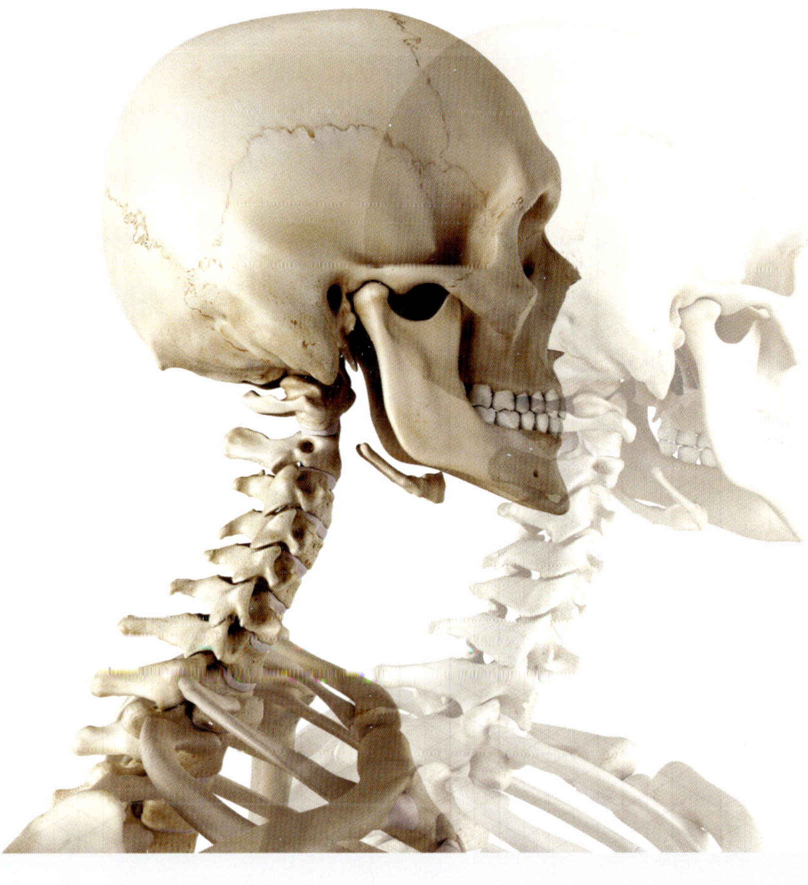

학/습/목/표

- 구강의 구성요소에 대해 설명할 수 있다.
- 구강을 고유구강과 구강전정으로 구분하여 설명할 수 있다.
- 구개를 경구개와 연구개로 구분하여 설명할 수 있다.
- 연구개를 구성하는 근육을 나열하고 설명할 수 있다.
- 구개를 지배하는 신경과 그 신경이 나오는 구멍을 설명할 수 있다.
- 설유두의 종류를 열거하고 설명할 수 있다.
- 설근을 외래설근과 내래설근으로 구분하여 설명할 수 있다.
- 설의 신경지배에 대해 설명할 수 있다.
- 대타액선의 종류를 열거하고, 각각의 도관의 위치와 성분을 설명할 수 있다.
- 대타액선을 지배하는 교감신경과 부교감신경의 역할을 각각 구분하여 설명할 수 있다.

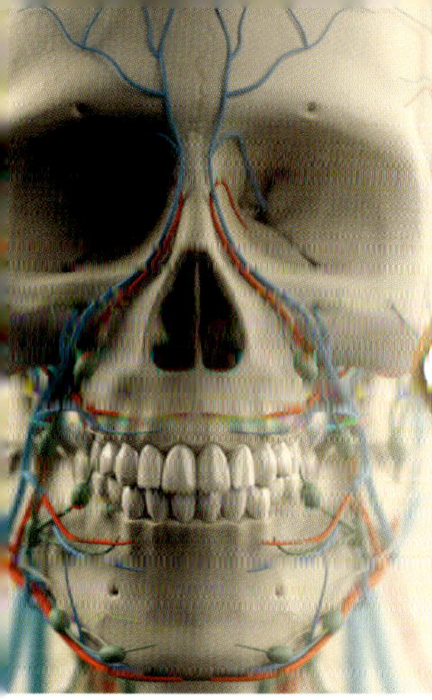

05 CHAPTER

구 강

ORAL ANATOMY

구강(입안, oral cavity)은 음식물의 기계적(저작), 화학적(소화효소 : 타액) 소화작용에 관여하며, 미각기관으로 작용하고, 발음하는 것을 도울 뿐만 아니라 음식물 및 공기의 통로로써의 기능도 한다. 구강은 비강(코안, nasal cavity)과 인두(pharynx)로 연결된다.

1 구강의 경계

구강의 앞쪽은 구순, 좌/우 경계는 협(볼, cheek), 위는 구개, 아래는 구강저, 뒤는 인두와 경계를 이루고 있다. 구강은 고유구강(고유입안, oral cavity proper)과 구강전정(입안안뜰, oral vestibule)으로 구분된다〈그림 5-1, 그림 5-2〉. 고유구강은 상/하악 치열궁(치아활, dental arch) 내측에 있는 공간이고, 구강전정은 치열궁과 구순 및 협 사이의 공간이다.

2 구강의 구성

1) 구순(입술, Lips)

구순은 구강의 입구로 주로 안면근의 하나인 구륜근(입둘레근, orbicularis oris muscle)의 골격근섬유로 이루어져 있다. 상순(위입술, upper lip)과 하순(아래입술, lower lip)이 상/하악을 덮고 있고 상순과 하순이 서로 닿는 수평선의 열구를 구열(입술틈새, oral fissure)이라고 하며, 구열의 양끝을 구각(입꼬리, angle of the mouth 또는 oral angle)이라 한다〈그림 5-3, 그림 5-4〉.

상순과 코 사이 정중선 부위의 얕은 함몰 부위를 인중(philtrum)이라 하며, 비익(콧방울, wing of nose)의 외측에서 구각으로 향하여 내려가는 도랑 모양의 함몰 부위를 비순구(코입술고랑, nasolabial groove)라 한다.

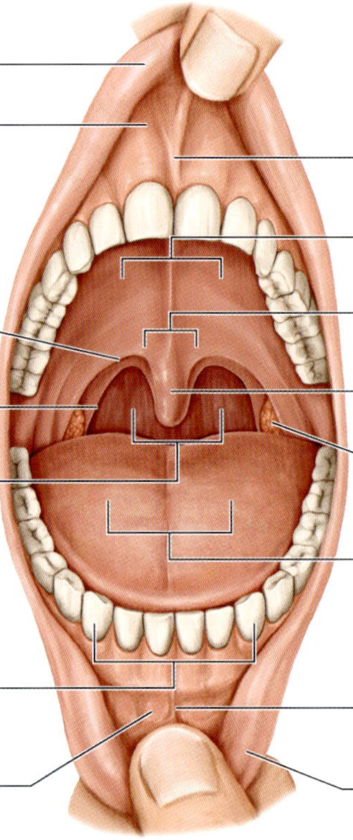

그림 5-1 구강 전면

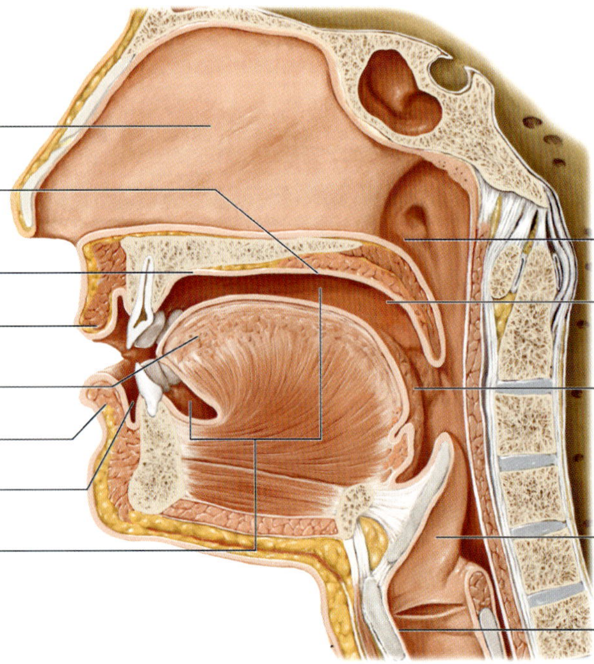

그림 5-2 구강 및 인두의 시상면

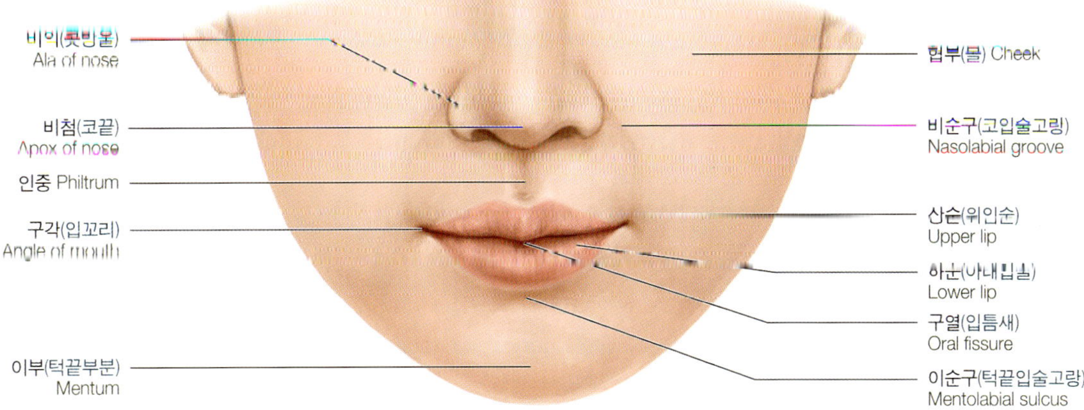

그림 5-3 전면에서 바라본 구순

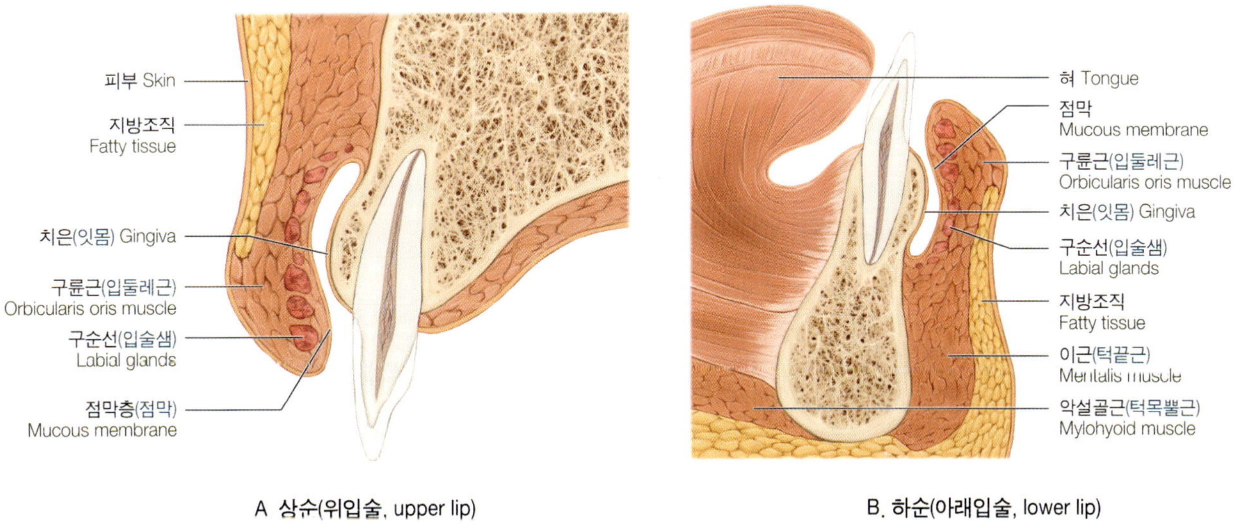

그림 5-4 구순의 시상면

상순비익거근(위입술콧방울올림근, levator labii superioris alaeque nasi m.), 상순거근(위입술올림근, levator labii superioris m.), 소관골근(작은광대근, zygomaticus minor m.) 등의 근육이 비순구(코입술고랑, nasolabial groove) 형성에 관여한다.

하순과 턱 사이에 옆에 길게 파인 도랑 모양의 함몰 부위를 이순구(턱끝입술고랑, mentolabial sulcus)이라 한다. 비순구와 이순구는 연령의 증가에 따라 깊이가 깊어진다.

구순의 점막하조직에는 소타액선(작은침샘, minor salivary gland)의 일종인 구순선(입술샘, labial gland)이 있으며 구순의 운동에 관여하는 근육을 정리하면 〈표 5-1〉과 같다.

표 5-1 구순의 운동에 관여하는 근육

구순의 운동방향	근육 명칭
상순의 상승운동	• 상순비익거근(위입술콧방울올림근, levator labii superioris alaeque nasi m.) • 상순거근(위입술올림근, levator labii superioris m.) • 소관골근(작은광대근, zygomaticus minor m.) • 대관골근(큰광대근, zygomaticus major m.) • 구각거근(입꼬리올림근, levator anguli oris m.)
하순의 상승운동	• 이거근(턱끝올림근, levator menti m.)
하순의 하강운동	• 구각하체근(입꼬리내림근, depressor anguli oris m.) • 하순하체근(아래입술내림근, depressor labii inferioris m.) • 광경근(넓은목근, platysma)
구각의 가쪽당김운동	• 소근(입꼬리당김근, risorius m.) • 협근(볼근, buccinator m.)

2) 협(볼, Cheek)

협(cheek)은 구강의 외측벽을 형성하고, 안면근의 하나인 협근이 존재한다. 이하선에서 이어지는 이하선관(귀밑샘관, parotid duct)이 협근을 뚫고 구강전정의 협점막에 있는 이하선유두(귀밑샘유두, parotid papilla)에서 개구한다. 이하선유두는 상악 제2대구치 치관높이의 협점막에서 개구한다. 협의 점막하조직에는 소타액선의 하나인 협선(볼샘, buccal gland)이 존재한다.

3) 구개(입천장, Palate)

(1) 경구개(단단입천장, Hard palate)

구개의 앞쪽 2/3부위로, 비강과 구강을 분리한다. 경구개의 정중선에는 정중구개봉선(정중입천장솔기, median palatine raphe)이라고 하는 얕은 능선이 존재하며, 상악 좌/우 중절치 사이의 뒤쪽으로 약간 돌출되어 있는 절치유두(앞니유두, incisive papilla)가 정중구개봉선 앞쪽으로 존재한다. 정중구개봉선의 앞쪽에는 양쪽으로 3~4개의 주름인 횡구개주름(가로입천장주름, transverse palatine folds)이 있다. 정중구개봉선의 뒤쪽 양쪽에는 구개소와(입천장오목, palatal foveola)가 존재하여 경구개와 연구개의 경계를 이룬다〈그림 5-5〉.

경구개의 앞부분은 절치공에서 나오는 비구개신경(코입천장신경, nasopalatine n.)이 지배하고, 뒤부분에는 대구개공(큰입천장구멍, greater palatine foramen)에서 나오는 대구개신경(큰입천장신경, greater palatine n.)이 지배한다〈그림 5-6, 표 5-2〉.

경구개는 혈관분포가 풍부한 편이다. 주로 구개동맥의 가지인 대구개동맥(큰입천장동맥, greater palatine a.)이 앞안쪽으로 주행하며, 혈액공급이 일어난다. 이 동맥은 절치공을 통해 내려오는 접구개동맥(나비입천장동맥, sphenopalatine a.)의 가지인 후중격동맥(뒤코중격가지, posterior septal br.)과 문합한다〈그림 5-6〉.

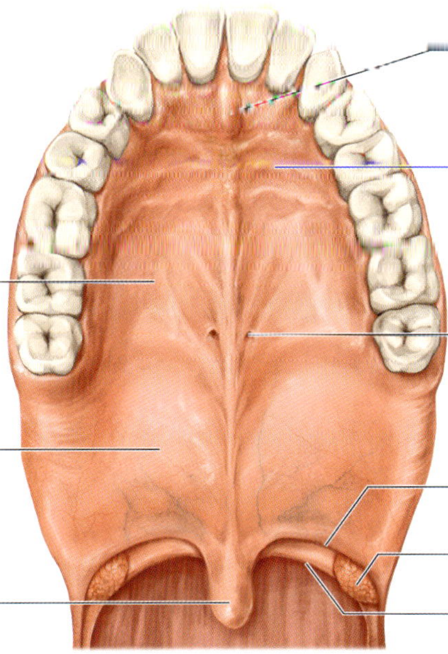

그림 5-5 구개

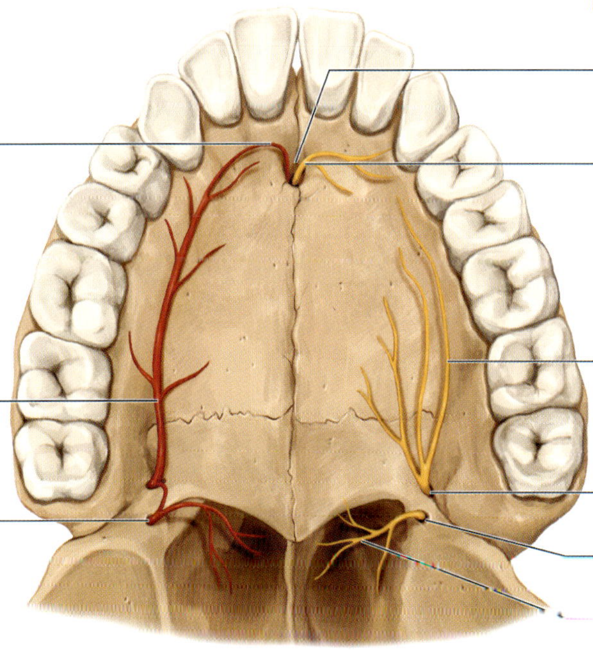

그림 5-6 구개에 위치하는 혈관 및 신경

표 5-2 경구개와 연구개의 신경지배

부위		신경지배	분포영역	통과하는 구조물
경구개	앞쪽	비구개신경	경구개 앞쪽, 상악 절치 구개측 치은	절치공
	뒤쪽	대구개신경	경구개 뒤쪽, 상악 대구치 구개측 치은	대구개공
연구개		소구개신경	연구개 및 구개편도	소구개공

(2) 연구개(물렁입천장, Soft palate)

구개의 뒤쪽 1/3부위로, 골이 없고 근육과 소타액선 등의 연조직으로만 구성되어 있다. 연구개의 뒤쪽 중앙부에는 구개수(목젖, uvula)라는 돌기가 위치하고, 구협(목구멍, fauces)과의 이행부에 구개수 좌/우로 2개의 주름이 있다〈그림 5-7〉. 앞쪽의 주름을 구개설궁(입천장혀활, palatoglossal arch)이라 하고, 뒤쪽의 주름을 구개인두궁(입천장인두활, palatopharyngeal arch)이라 하며, 두 주름 사이의 오목한 부위에는 구개편도(목구멍편도, palatine tonsil)가 존재한다.

소구개공(작은입천장구멍, lesser palatine foramen)에서 나오는 소구개신경(작은입천장신경, lesser palatine n.)이 연구개를 지배한다.

연구개의 혈액공급은 대구개동맥과 소구개공을 빠져나오는 구개동맥의 작은가지인 소구개동맥(작은입천장동맥, lesser palatine a.)에 의하여 이루어진다. 소구개동맥은 연구개에서 안면동맥의 가지인 상행구개동맥(오름입천장동맥, ascending palatine a.)과 문합한다.

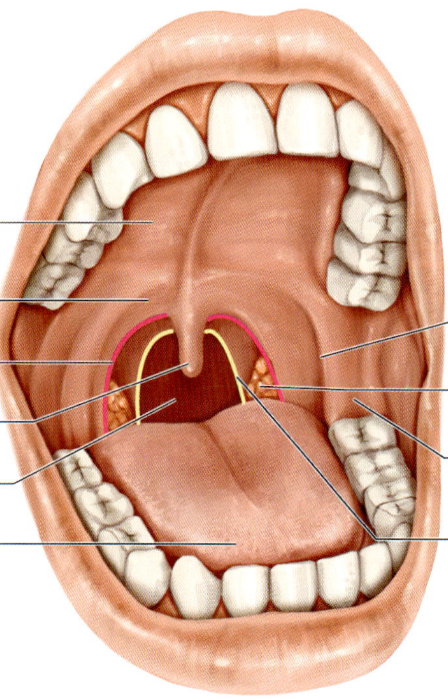

그림 5-7 연구개 및 구협

4) 설(혀, Tongue)

설(tongue)은 구강저에 위치하는 근육성 기관으로 발음, 연하, 저작, 미각에 중요한 역할을 담당한다. 설은 V자형의 분계구(분계고랑, terminal sulcus)를 기준으로 앞부분의 설체(혀몸통, body of tongue)와 뒷부분의 설근(혀뿌리, root of tongue)으로 구분하며, 설체 전방부의 끝부분을 설첨(혀끝, apex of tongue)이라고 일컫는다〈그림 5-8〉.

설의 상면은 설배(혀등, dorsum of tongue)라 하고, 설배의 정중선에 있는 고랑을 설정중구(혀정중고랑, median lingual sulcus)이라 하며, V자형 분계구에서 각을 이루는 오목한 부위를 설맹공(혀막구멍, foramen cecum of tongue)이라 한다. 설의 아래쪽과 구강저 사이에 위치한 정중면의 점막주름을 설소대(혀주름띠, lingual frenulum)이라 하고, 설소대의 좌/우에 악하선관(턱밑샘관, submandibular duct)과 대설하선관(큰혀밑샘관, major sublingual duct)이 개구하는 설하소구(혀밑언덕, sublingual caruncle)가 존재한다. 설하소구에서 뒤가쪽으로 뻗은 점막의 주름을 설하주름(혀밑주름, sublingual folds)이라 하며, 이곳에서 소설하선관(작은혀밑샘관, minor sublingual duct)이 개구한다〈그림 5-9〉.

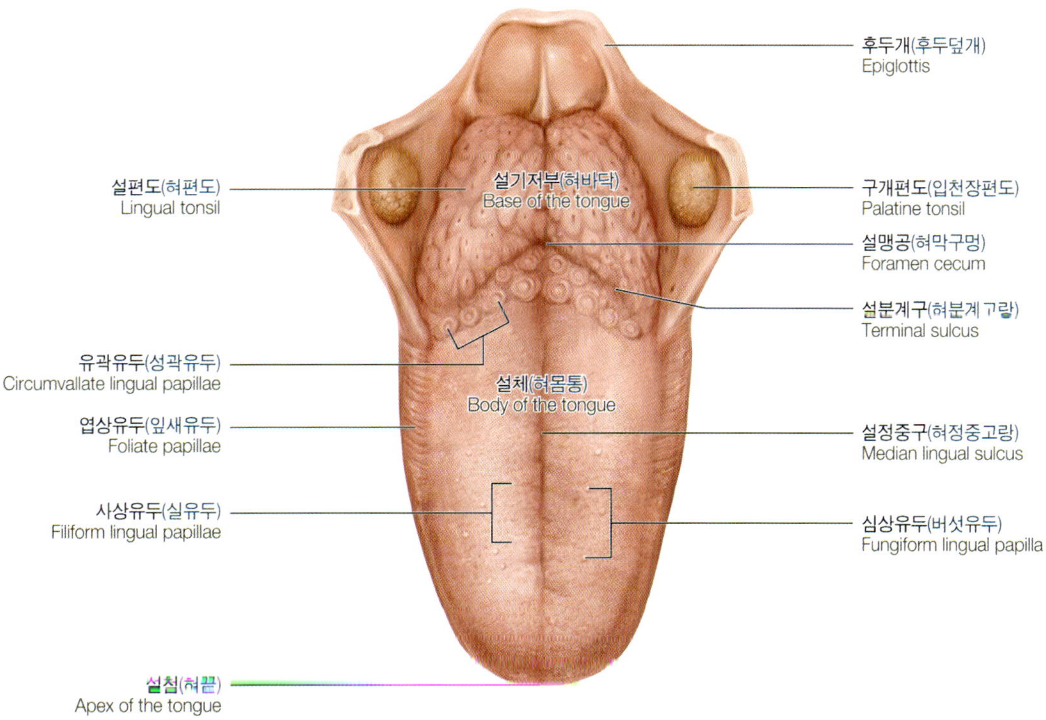

그림 5-8 설배(혀의 등쪽)

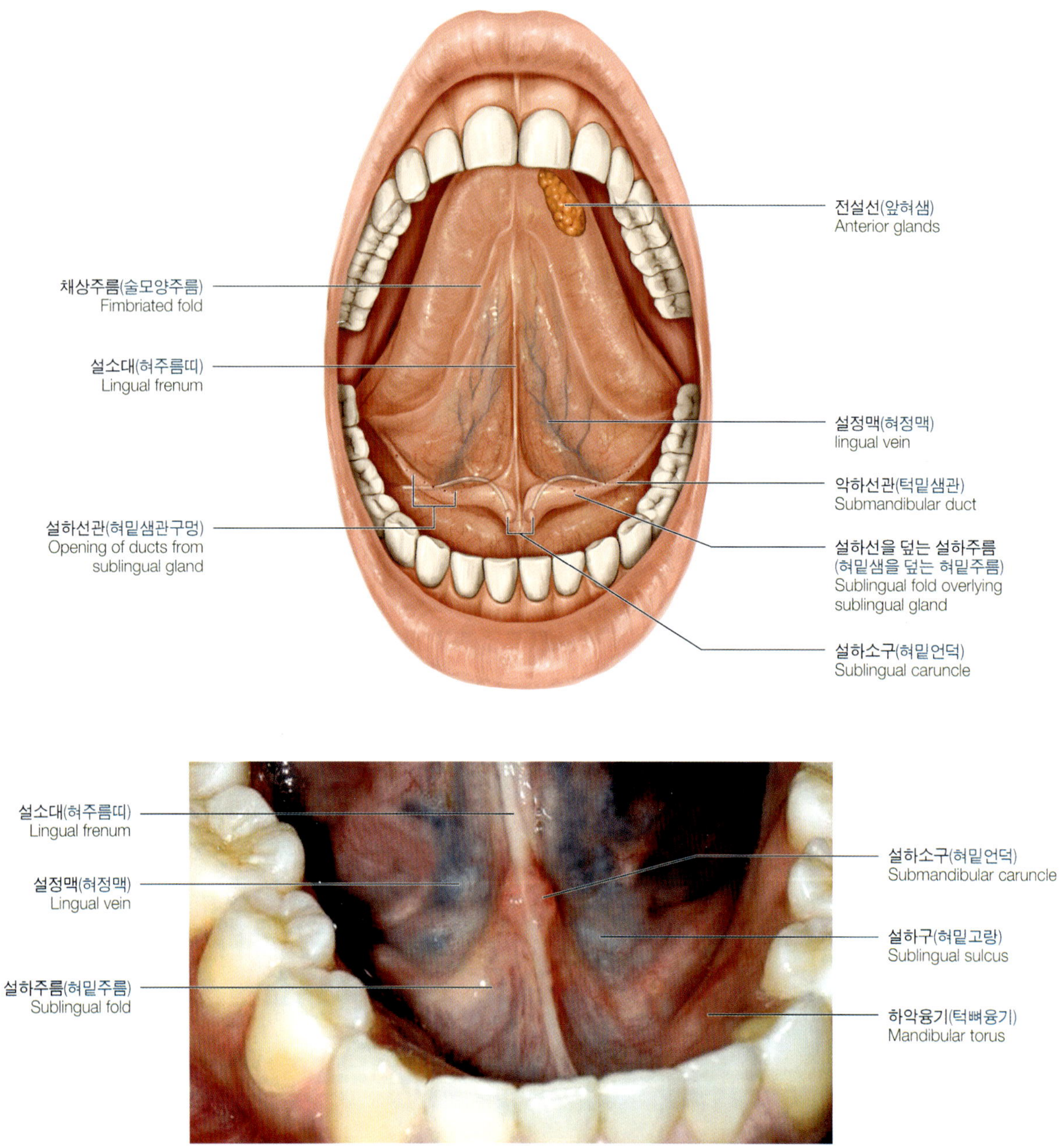

그림 5-9 설 하면의 구조

(1) 설유두(혀유두, Lingual papilla)

설의 표면에는 설유두(lingual papilla)라는 돌기가 존재하며, 설유두의 점막 상피에 미뢰(맛봉오리, taste bud)라는 미각기관이 존재한다. 설유두는 사상유두, 심상유두, 유곽유두, 엽상유두 등 4종류가 있다〈그림 5-10〉.

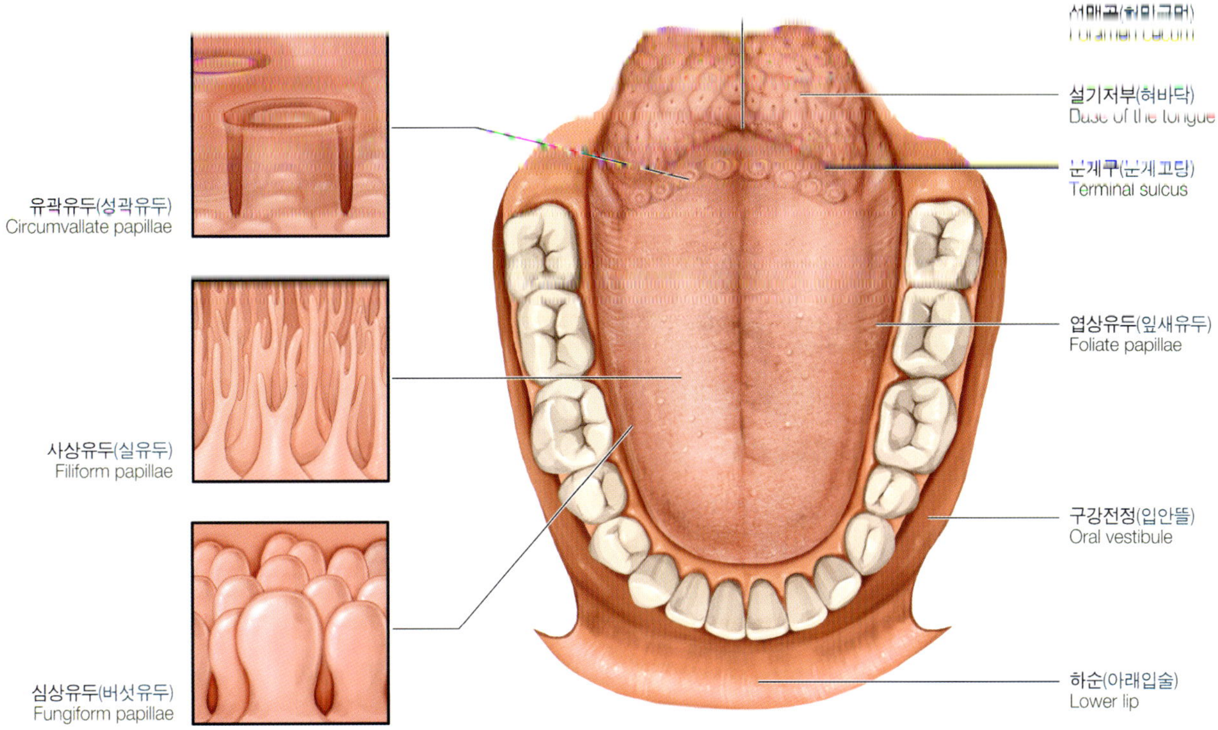

그림 5-10 설배면과 설유두

① **사상유두**(실유두, Filiform papillae)

설배 표면 전체에 고르게 분포하고 있으며, 백색의 실모양이다. 가장 많이 존재하는 설유두이나, 미뢰가 존재하지 않는다.

② **심상유두**(버섯유두, Fungiform papillae)

설첨에 주로 분포하며, 버섯모양의 붉은색 유두이다. 미뢰가 심상유두 벽 점막상피에 존재한다.

③ **유곽유두**(성곽유두, Circumvallate papillae)

V자형의 설분계구 앞쪽에 약 8~15개가 배열되어 있는 설유두 중 가장 큰 유두이다. 유곽유두는 그 주위가 틈으로 둘러싸여 있으며, 홈의 벽을 이루는 점막에 미뢰가 존재한다. 홈의 바닥부분에는 장액샘인 에브너샘(von Ebner's gland)이 개구한다.

④ **엽상유두**(잎새유두, Foliate papillae)

설의 양측면 뒤부분에 존재하며, 미뢰가 드물게 존재한다.

(2) 설근(혀근육, Muscles of tongue)

설근은 자유롭게 움직일 수 있는 수의근(voluntary m.)으로 외래설근과 내래설근으로 구분한다.

① 외래설근(바깥기원근육, Extrinsic muscles of tongue)

설의 밖에서 일어나서 설 속에서 닿는 근육으로, 설의 위치를 이동시키는 데 작용한다. 설하신경 및 미주신경의 지배를 받으며, 경돌설근, 이설근, 설골설근, 소각설근, 구개설근 등 5종류가 있다〈그림 5-11, 표 5-3〉.

② 내래설근(자체근육, Intrinsic muscles of tongue)

설 속에서 일어나고 닿는 근육으로, 설의 모양을 바꾸는 데 작용하는 근육이다. 설하신경의 지배를 받으며, 상종설근, 하종설근, 설횡근, 수직설근 등 4종류가 있다〈그림 5-12, 그림 5-13, 그림 5-14, 표 5-4〉.

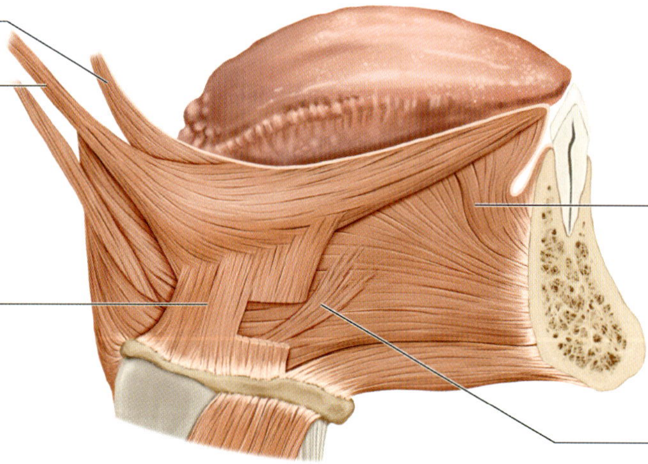

그림 5-11 외래설근

표 5-3 외래설근

근육	기시부	정지부	작용	신경지배
경돌설근(붓혀근, styloglossus m.)	경상돌기	설의 측면	설을 뒤로 당기며 위로 올린다.	설하신경 (CN XII)
설골설근(목뿔혀근, hyoglossus m.)	설골체 및 설골대각	설의 측면	설을 밑으로 내리고 뒤로 당긴다.	
소각설근 (작은뿔혀근, chondroglossus m.)	설골소각	설의 전면과 하면	설을 밑으로 내리고 뒤로 당긴다.	
이설근(턱끝혀근, genioglossus m.)	상이극	설첨의 점막	설을 낮추고 앞으로 내민다.	
구개설근 (입천장혀근, palatoglossus m.)	구개하면(입천장널힘줄) 하면	설의 측면	구개를 내리고 설배를 올린다.	미주신경 (CN X)

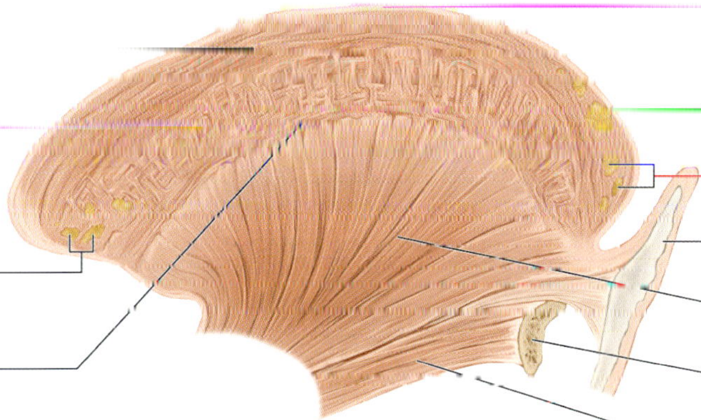

그림 5-12 내래설근(시상면)

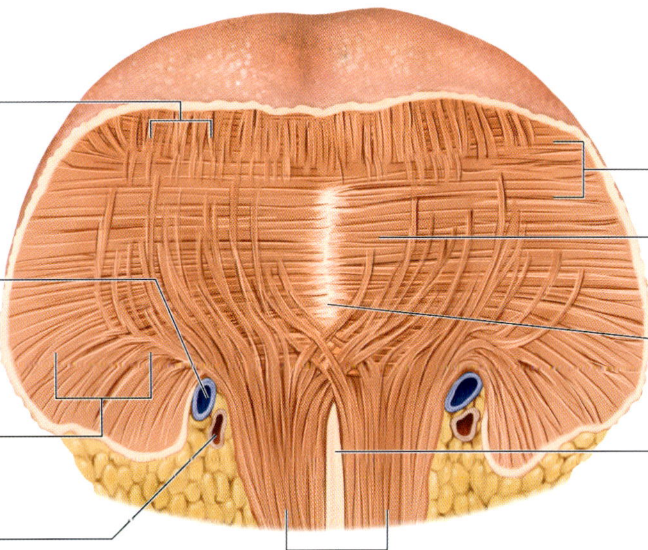

그림 5-13 내래설근(관상면)

표 5-4 내래설근

근육	기시부	정지부	작용	신경지배
상종설근(혀위세로근, superior longitudinal m. of tongue)	설근	설첨	설을 짧게 한다.	설하신경 (CN XII)
하종설근(혀아래세로근, inferior longitudinal m. of tongue)	설근	설첨	설을 짧게 한다.	
설횡근(혀가로근, lingual transverse m.)	설의 좌/우 측면	설의 좌/우 측면	설을 좁게 하며 설배를 세워 길게 한다.	
수직설근(혀수직근, lingual vertical m.)	설의 하면	설배	설을 납작하고 넓게 한다.	

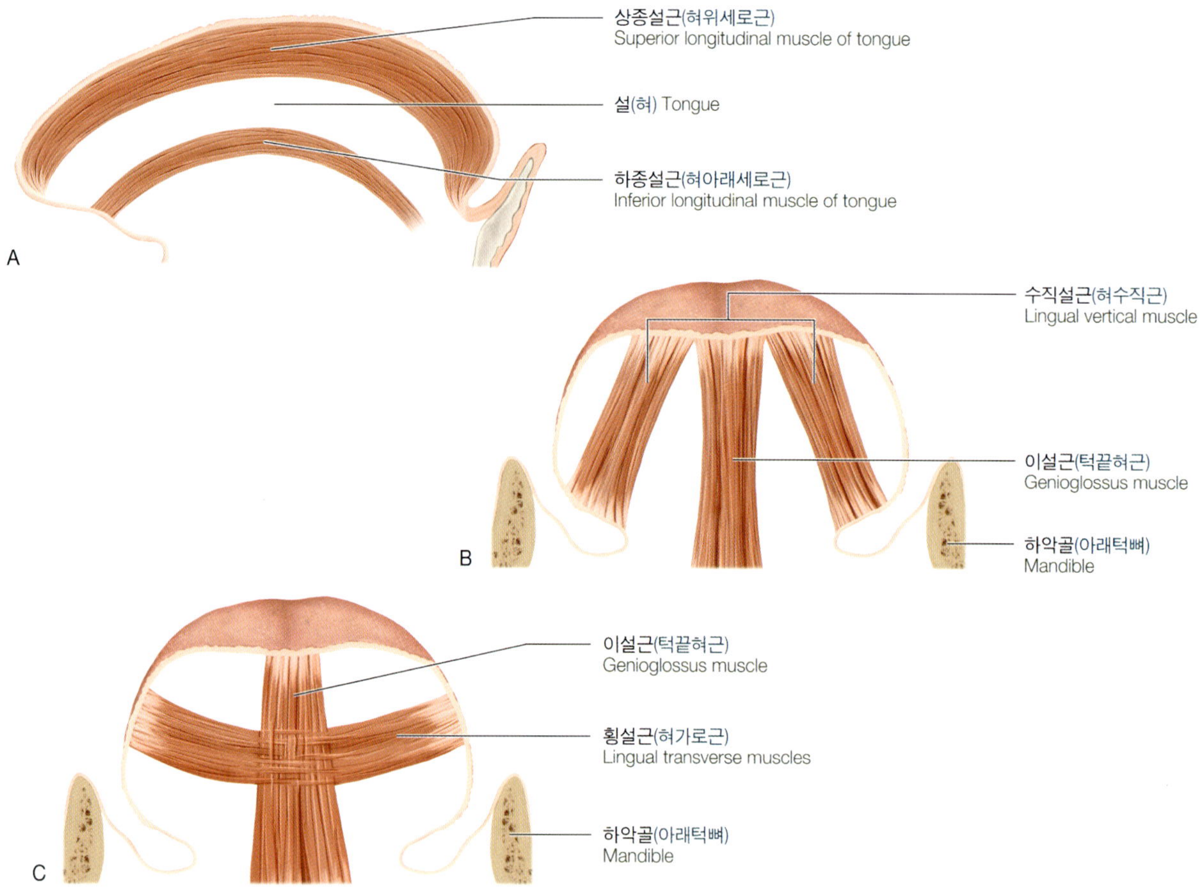

그림 5-14 내래설근. A, 시상면. B, C, 관상면

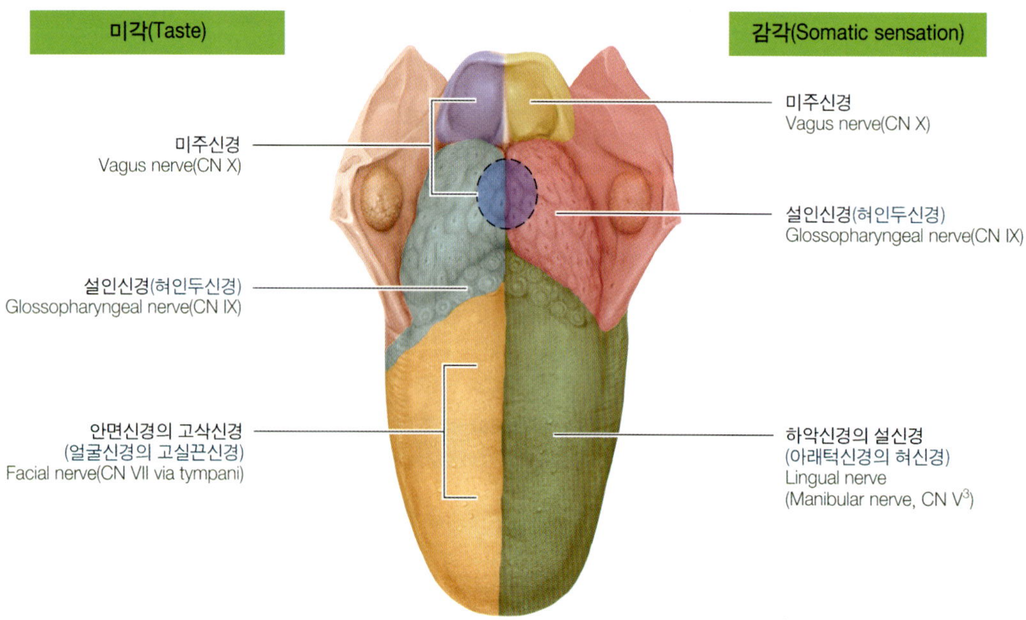

그림 5-15 혀의 신경지배

표 5-5 설의 신경지배

부위	일반감각	특수감각(미각)	운동
설의 앞쪽 2/3	설신경(삼차신경(CN V)의 가지)	고삭신경(안면신경(CN VII)의 가지)	설하신경(CN XII)
설의 뒤쪽 1/3	설인신경(CN IX)		
후두개 근처	미주신경(CN X)		

(3) 설의 신경지배

설은 부위별, 감각별로 각기 다른 신경이 지배한다. 일반감각은 삼차신경, 설인신경, 미주신경이, 특수감각(맛)은 안면신경, 설인신경, 미주신경이, 그리고 설의 운동은 미주신경, 설하신경 등의 뇌신경의 가지들이 설에 분포한다〈그림 5-15, 표 5-5〉.

5) 타액선(침샘, Salivary gland)

타액선은 구강 내로 침을 분비하는 분비선(샘, gland)으로 분비량과 크기에 따라 대타액선(큰침샘, major salivary gland)과 소타액선(작은침샘, minor salivary gland)으로 나뉜다. 대타액선은 크기순으로 이하선(귀밑샘, parotid gland), 악하선(턱밑샘, submandibular gland), 설하선(혀밑샘, sublingual gland)이 있으며, 소타액선은 구순선(입술샘, labial gland), 협선(볼샘, buccal gland), 구치선(어금니샘, molar gland), 구개선(입천장샘, palatine gland), 설선(혀샘, lingual gland) 등이 있다〈그림 5-16, 그림 5-17, 그림 5-18, 그림 5-19〉.

(1) 대타액선(큰침샘, Major salivary gland)

① 이하선(귀밑샘, Parotid gland)

이하선은 귀의 앞아래쪽에 위치하는 삼각형의 순수 장액선(장액샘, pure serous gland)으로, 대타액선 중 가장 크며 안정 시 침 분비량은 두 번째이다. 이하선의 아래쪽 끝은 하악각(턱뼈각, mandibular angle)에 이르며, 뒤는 흉쇄유돌근(목빗근, sternocleidomastoid m.) 및 경상돌기(붓돌기, styloid process)에 접하고 있다.

이하선의 도관인 이하선관(parotid duct)은 Stensen's duct라고도 하며, 길이는 5~6cm로 이하선의 앞위쪽에서 일어나며, 교근(masseter m.)의 측면을 지나 협근(buccinator m.) 및 협점막(buccal mucous membrane)을 뚫고, 상악 제2대구치(둘째 큰어금니, 2nd molar tooth) 치관 높이에서 이하선유두(귀밑샘유두, parotid papilla)로 개구한다. 이하선의 침 분비 조절은 설인신경(혀인두신경, glossopharyngeal n.)의 가지인 소추체신경(작은바위신경, lesser petrosal n.)의 부교감신경이 관여한다. 이하선에는 안면근을 지배하는 안면신경(facial n.)의 이하선신경총(귀밑샘신경얼기, parotid plexus)이 있으므로 수술 시 주의하여야 한다.

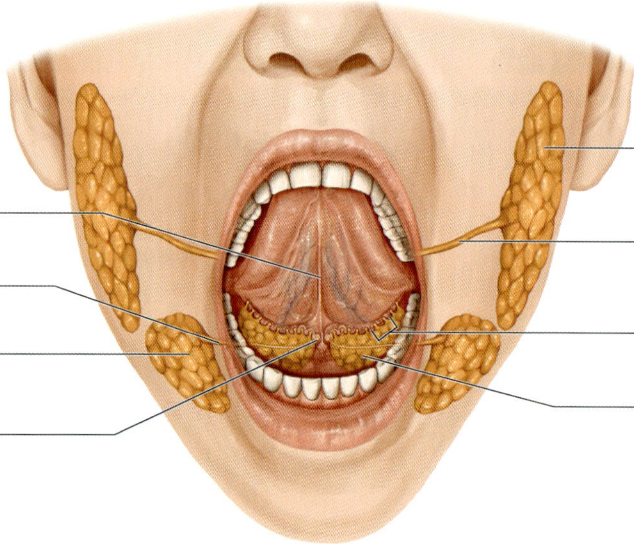

그림 5-16 전면에서 바라본 대타액선의 위치

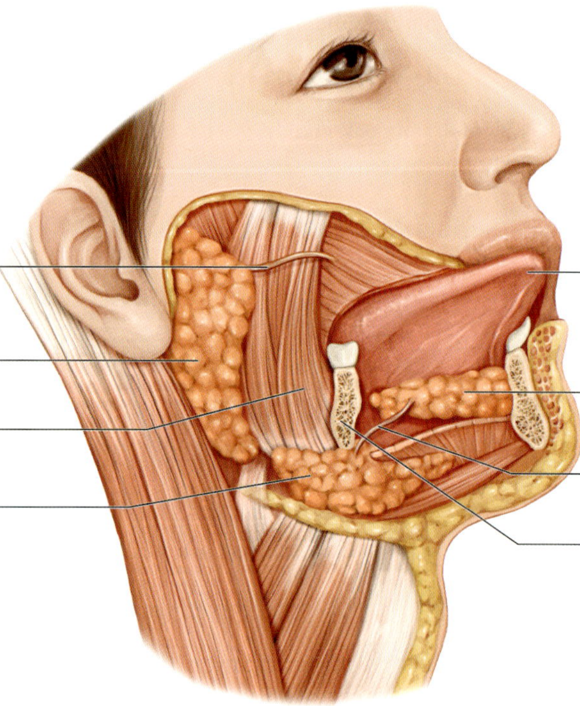

그림 5-17 측면에서 바라본 대타액선

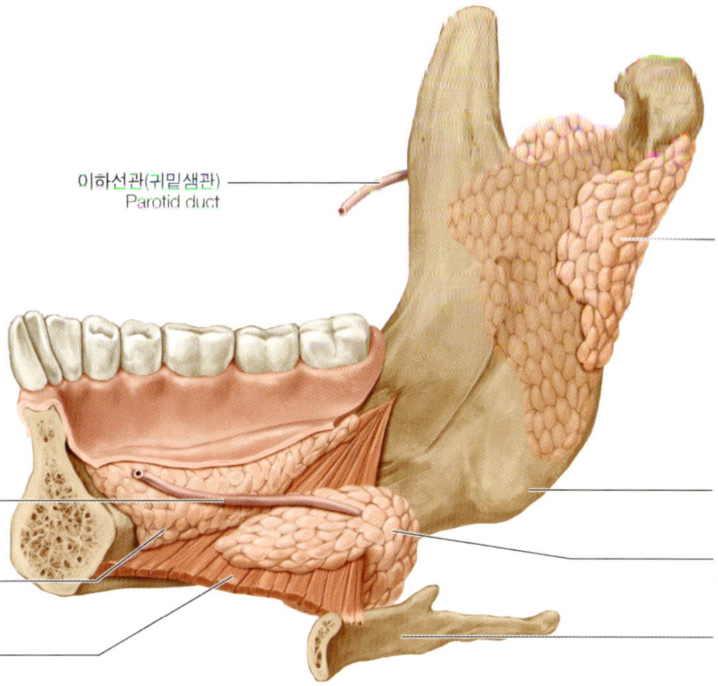

그림 5-18 하악골을 중심으로 본 대타액선의 구조

② 악하선(턱밑샘, Submandibular gland)

악하선은 하악각의 앞안쪽에 존재하는 호두만한 크기의 혼합샘으로 장액과 점액을 동시에 분비한다. 이하선 다음으로 큰 타액선으로, 안정 시 침 분비량이 가장 많다.

악하선의 도관인 악하선관(턱밑샘관, submandibular duct)은 Wharton's duct라고도 하며, 길이는 5~6cm로 악하선의 깊은 부분에서 일어나며 앞으로 가서 설소대(혀수름띠, lingual frenulum)의 양쪽에 있는 설하소구(sublingual caruncle)에서 개구한다.

악하선의 침 분비 조절은 안면신경(얼굴신경, facial n.)의 가지인 고삭신경의 부교감신경이 관여한다.

③ 설하선(혀밑샘, Sublingual gland)

설하선은 구강저의 점막 아래쪽에 악하선 앞쪽으로 존재하는 작은 혼합샘으로 대타액선 중 크기가 가장 작고, 침 분비량도 가장 적다.

설하선의 도관은 대설하선관(큰혀밑샘관, major sublingual gland)과 소설하선관(작은혀밑샘관, minor sublingual gland)으로 나뉜다. 대설하선관은 악하선관과 합쳐지거나 단독으로 설하소구에서 개구하고, 소설하선관은 설하수름(sublingual fold)을 따라 개구한다.

설하선의 침 분비 조절 또한 악하선과 동일하게 안면신경(facial n.)의 가지인 고삭신경의 부교감신경이 관여한다.

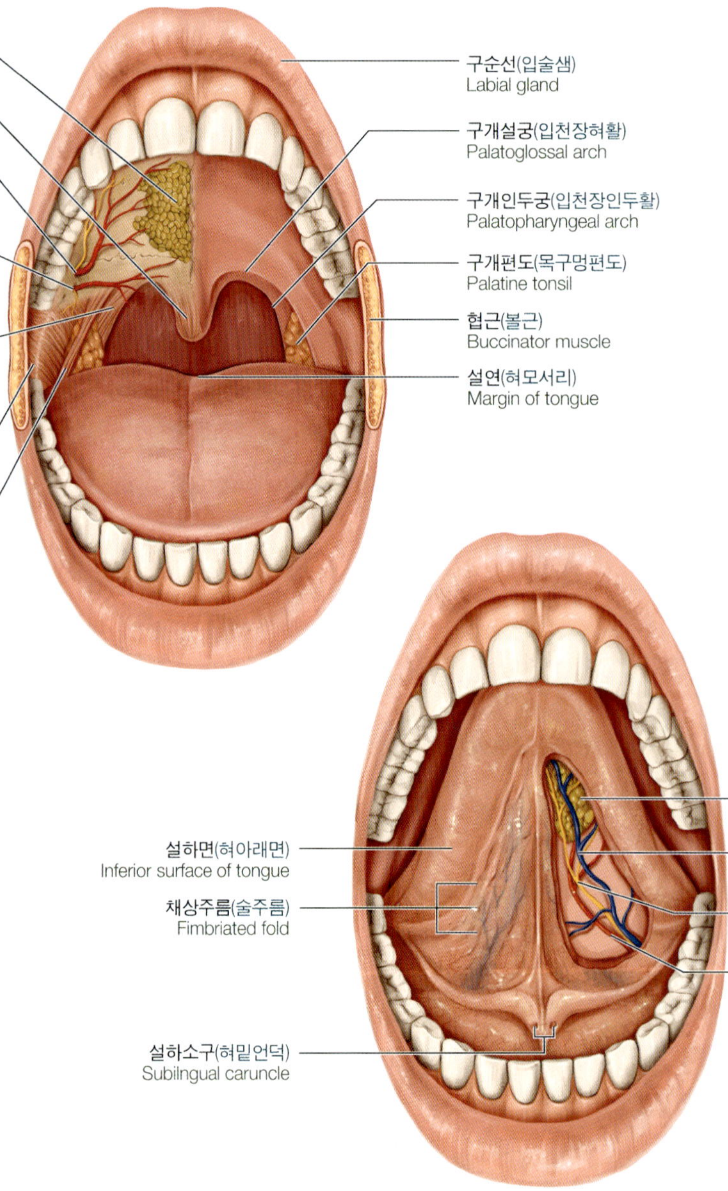

그림 5-19 소타액선

(2) 소타액선(작은침샘, Minor salivary gland)

소타액선은 구강점막 전체에 걸쳐 분포되어 있는 크기가 작은 타액선으로 구순선, 협선, 구치선, 구개선, 설선 등이 있다. 치은과 경구개의 앞부분에는 소타액선이 존재하지 않는다.

① 구순선(입술샘, labial gland) : 구순 점막에 있는 소타액선으로 혼합샘이다.

② 협선(볼샘, buccal gland) : 협점막에 있는 소타액선으로 혼합샘이다.

③ 구치선(어금니샘, molar gland) : 제2대구치 뒤쪽의 협점막에서 이하선관 개구부 근처에 있는 혼합샘이다.

④ 구개선(입천장샘, palatine gland) : 구개점막 속에 있는 소타액선으로 구개소와에서 개구하는 점액샘이다.

⑤ 설선(혀샘, lingual gland) : 설에 존재하는 소타액선으로, 전설선과 후설선이 있다. 전설선(앞혀샘, anterior lingual glands)은 설첨에 있는 혼합샘이며, 후설선(뒤혀샘, posterior lingual glands 또는 von Ebner's gland)은 유곽유두 및 엽상유두 밑에 위치하는 장액샘이다.

6) 구강소대(입안주름띠, Frenulum of mouth)

구강소대는 구순, 볼 또는 구강전정의 내면조직을 연결하는 띠 모양의 점막조직으로 5종류 7개가 있다〈그림 5-20〉.

(1) 상순소대(위입술주름띠, frenulum of upper lip)

(2) 하순소대(아래입술주름띠, frenulum of lower lip)

(3) 상협소대(위볼주름띠, frenulum of upper cheek) : 좌/우 1쌍

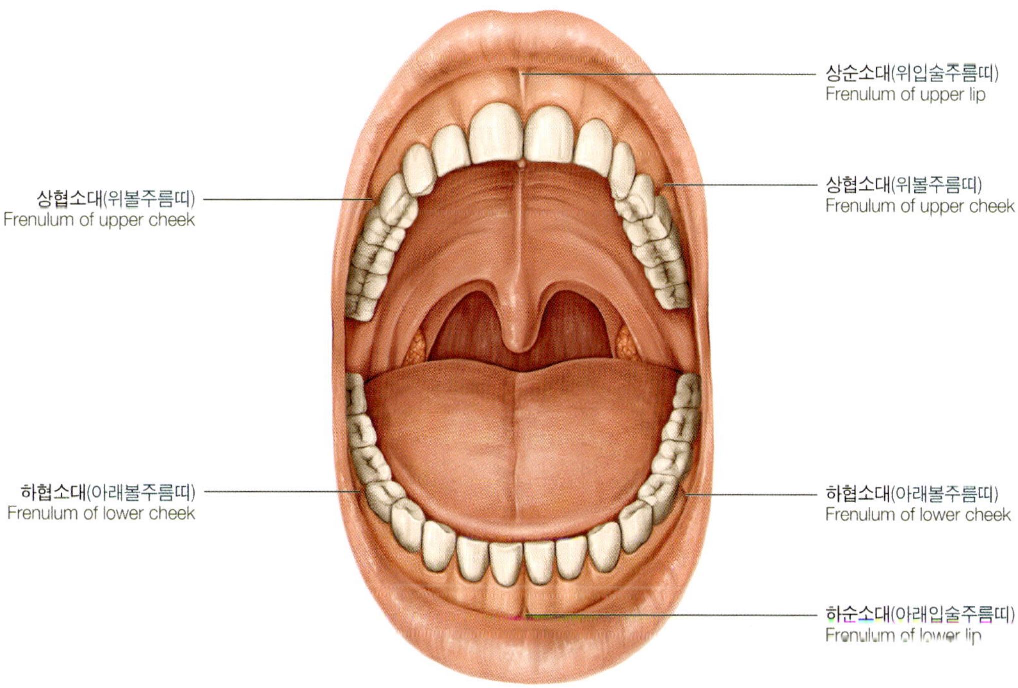

그림 5-20 구강소대

(4) 하협소대(아래볼주름띠, frenulum of lower cheek) : 좌/우 1쌍

(5) 설소대(혀주름띠, lingual frenulum)

7) 구협(목구멍, Fauces)

구협은 구강과 인두의 경계부위이다. 위쪽은 연구개의 뒤부분인 연구개 구개범(천장, velum palatinum)이고, 구개의 중앙부위에는 뒤위쪽으로 돌출되어 있는 구개수(uvula)가 있으며, 아래에는 혀가 있다. 외측에는 천장에서 아래가쪽으로 향하는 구개설궁(palatoglossal arch)이 바깥쪽에 좌측과 우측에 존재하고, 내측으로는 구개인두궁(입천장인두활, palatopharyngeal arch)이 좌/우로 존재한다. 구개설궁과 구개인두궁 사이의 오목한 곳을 편도와(편도오목, tonsillar fossa)라 하며, 구개편도(목구멍편도, palatine tonsil)가 존재한다. 구개로부터 이어지는 구협의 근육으로는 구개범거근(입천장올림근, levator veli palatini m.), 구개범장근(입천장긴장근, tensor veli palatini m.), 구개수근(목젖근, uvular m.), 구개설근(입천장혀근, palatoglossus m.), 구개인두근(입천장인두근, palatopharyngeus m.) 등이 있다〈그림 5-21〉.

구개편도의 위가쪽에서 약 2cm 떨어진 곳에는 내경동맥(속목동맥, internal carotid a.)이 통과하므로 편도절제술(tonsillectomy) 시 주의하여야 한다.

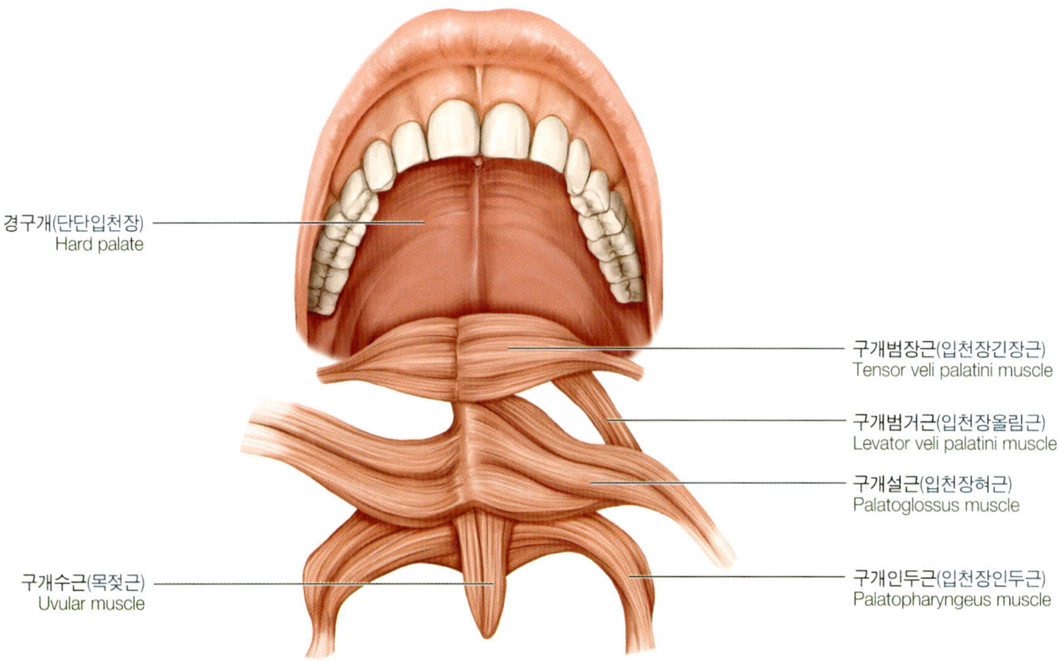

그림 5-21 구협의 근육

Summary

1. 구강의 구성

- 구순, 협, 구개, 설, 타액선, 구강소대, 구협

2. 구개

- 경구개(hard palate)
  - 구개 전방 2/3부위, 비강과 구강을 분리함
  - 구개소와가 경구개와 연구개의 경계를 이룸
  - 경구개의 앞쪽은 절치공에서 나오는 비구개신경이 지배
  - 경구개의 뒤쪽은 대구개공에서 나오는 대구개신경이 지배
- 연구개(soft palate)
  - 구개 후방 1/3부위
  - 연조직으로만 구성
  - 구개수 위치
  - 소구개공에서 나오는 소구개신경이 연구개를 지배

3. 설유두

설유두의 종류	분포	미뢰	특징
사상유두	설배면에 고르게 분포	없음	설유두 중 수가 가장 많음 실모양, 백색
심상유두	설첨에 주로 분포	유두의 벽 점막상피에 존재	버섯모양, 붉은색
유곽유두	설분계구 앞쪽에 배열	존재	설유두 중 가장 큼
엽상유두	설배의 양측면 뒤쪽에 분포	드물게 존재	주름진 모양

4. 설의 신경지배

	혀의 전방 2/3	혀의 후방 1/3	후두개 근처
일반감각	설신경(삼차신경(CN V)의 가지)	설인신경(CN IX)	미주신경(CN X)
미각	고삭신경(안면신경(CN VII)의 가지)		
운동신경	설하신경(CN XII)		

5. 설근(혀근육)

- 외래설근 : 설의 밖에서 기시하여 설 속에서 정지, 설의 위치 이동, 주로 설하신경의 지배하며 구개설근은 미주신경이 지배. 경돌설근, 이설근, 설골설근, 소각설근, 구개설근 등 5종류
- 내래설근 : 설 속에서 기시하고 정지, 설의 모양 바꾸는 데 작용, 설하신경의 지배
  상종설근, 하종설근, 설횡근, 수직설근 등 4종류

Summary

6. 대타액선

타액선	위치	침의 특성	타액선 분비관	신경지배
이하선	귀의 앞아래쪽	장액성	이하선의 앞위쪽에서 일어나며, 교근의 측면을 지나 협근 및 협점막을 뚫고, 상악 제2대구치 치관 높이에서 이하선유두로 개구	설인신경(glossopharyngeal n.)의 가지인 소추체신경(lesser petrosal n.)의 부교감신경
악하선	하악각의 앞안쪽 (악설골근 아래쪽의 악하선와)	혼합성 (장액성 우세)	악하선의 심부에서 일어나며 앞으로 가서 설소대의 양쪽에 있는 설하소구에서 개구	안면신경(facial n.)의 가지인 고삭신경(chorda tympani n.)의 부교감신경
설하선	악설골근 위쪽의 설하선와	혼합성 (점액성 우세)	대설하선관 : 악하선관과 합쳐지거나 단독으로 설하소구에서 개구 소설하선관 : 설하주름을 따라 개구	안면신경(facial n.)의 가지인 고삭신경(chorda tympani n.)의 부교감신경

7. 소타액선

- 구순선, 협선, 구치선, 구개선, 설선
- 후설선(뒤혀샘, Posterior lingual gland 또는 von Ebner's glands) : 유곽유두와 엽상유두 사이에 개구하는 장액선

8. 구강소대

- 상순소대, 하순소대, 상협소대, 하협소대, 설소대

- 경구개(단단입천장, Hard palate)
- 경돌설근(붓혀근, Styloglossus m.)
- 경상돌기(붓돌기, Styloid process)
- 고유구강(고유입안, Oral cavity proper)
- 광경근(넓은목근, Platysma)
- 구각(입꼬리, Angle of the mouth)
- 구각거근(입꼬리올림근, Levator anguli oris m.)
- 구각하체근(입꼬리내림근, Depressor anguli oris m.)
- 구강(입안, oral cavity)
- 구강소대(입안주름띠, Frenulum of mouth)
- 구강전정(입안안뜰, Oral vestibule)
- 구개(입천장, Palate)
- 구개범(천장, Velum palatinum)
- 구개범거근(입천장올림근, Levator veli palatini m.)
- 구개범장근(입천장긴장근, Tensor veli palatini m.)
- 구개선(입천장샘, Palatine gland)
- 구개설궁(입천장혀활, Palatoglossal arch)
- 구개설근(입천장혀근, Palatoglossus m.)
- 구개소와(입천장오목, Palatal foveola)
- 구개수(목젖, Uvula)
- 구개수근(목젖근, Uvular m.)
- 구개인두궁(입천장인두활, Palatopharyngeal arch)
- 구개인두근(입천장인두근, Palatopharyngeus m.)
- 구개편도(목구멍편도, Palatine tonsil)
- 구륜근(입둘레근, Orbicularis oris m.)
- 구순(입술, Lips)
- 구순선(입술샘, Labial gland)
- 구열(입술틈새, Oral fissure)
- 구치선(어금니샘, Molar gland)
- 구협(목구멍, Fauces)
- 내경동맥(속목동맥, Internal carotid a.)
- 내래설근(자체근육, Intrinsic muscles of tongue)
- 대관골근(큰광대근, Zygomaticus major m.)
- 대구개공(큰입천장구멍, Major palatine foramen)
- 대구개동맥(큰입천장동맥, Greater palatine a.)
- 대구개신경(큰입천장신경, Greater palatine n.)
- 대설하선관(큰혀밑샘관, Major sublingual duct)
- 대타액선(큰침샘, Major salivary gland)
- 미뢰(맛봉오리, Taste bud)
- 분계구(분계고랑, Terminal sulcus)
- 비강(코안, Nasal cavity)
- 비구개신경(코입천장신경, Nasopalatine n.)
- 비순구(코입술고랑, Nasolabial groove)
- 비익(콧방울, Wing of nose)
- 사상유두(실유두, Filiform papillae)
- 상순(위입술, Upper lip)
- 상순거근(위입술올림근, Levator labii superioris m.)
- 상순비익거근(위입술콧방울올림근, Levator labii superioris alaeque nasi muscle)
- 상순소대(위입술주름띠, Frenulum of upper lip)
- 상종설근(혀위세로근, Superior longitudinal m. of tongue)
- 상행구개동맥(오름입천장동맥, Ascending palatine a.)
- 상협소대(위볼주름띠, Frenulum of upper cheek)
- 설(혀, Tongue)
- 설골설근(목뿔혀근, Hyoglossus m.)
- 설근(혀근육, Muscles of tongue)
- 설근(혀뿌리, Root of tongue)
- 설맹공(혀막구멍, Foramen cecum of tongue)
- 설배(혀등, Dorsum of tongue)
- 설선(혀샘, Lingual gland)
- 설소대(혀주름띠, Lingual frenulum)
- 설유두(혀유두, Lingual papilla)
- 설인신경(혀인두신경, Glossopharyngeal n.)
- 설정중구(혀정중고랑, Median lingual sulcus)
- 설점(혀끝, Apex of tongue)
- 설체(혀몸통, Body of tongue)
- 설하선(혀밑샘, Sublingual gland)
- 설하소구(혀밑언덕, Sublingual caruncle)

용/어/정/리

- 설하주름(혀밑주름, Sublingual folds)
- 설횡근(혀가로근, Lingual transverse m.)
- 소각설근(작은뿔혀근, Chondroglossus m.)
- 소관골근(작은광대근, Zygomaticus minor m.)
- 소구개공(작은입천장구멍, Minor palatine foramen)
- 소구개동맥(작은입천장동맥, Lesser palatine a.)
- 소구개신경(작은입천장신경, Lesser palatine n.)
- 소근(입꼬리당김근, Risorius m.)
- 소설하선관(작은혀밑샘관, Minor sublingual duct)
- 소추체신경(작은바위신경, Lesser petrosal n.)
- 소타액선(작은침샘, Minor salivary gland)
- 수직설근(혀수직근, Lingual vertical m.)
- 심상유두(버섯유두, Fungiform papillae)
- 악하선(턱밑샘, Submandibular gland)
- 악하선관(턱밑샘관, Submandibular duct)
- 안면신경(얼굴신경, Facial n.)
- 연구개(물렁입천장, Soft palate)
- 엽상유두(잎새유두, Foliate papillae)
- 외래설근(바깥기원근육, Extrinsic muscles of tongue)
- 외측설선(가쪽혀샘, Lateral lingual glands, Ebner's glands)
- 유곽유두(성곽유두, Circumvallate papillae)
- 이거근(턱끝올림근, Levator menti m.)
- 이설근(턱끝혀근, Genioglossus m.)
- 이순구(턱끝혀고랑, Mentolabial sulcus)
- 이하선(귀밑샘, Parotid gland)
- 이하선관(귀밑샘관, Parotid duct)
- 이하선신경총(귀밑샘신경얼기, Parotid plexus)
- 이하선유두(귀밑샘유두, Parotid papilla)
- 장액선(장액샘, Serous gland)
- 전설선(앞혀샘, Anterior lingual glands)
- 절치유두(앞니유두, Incisive papilla)
- 접구개동맥(나비입천장동맥, Sphenopalatine a.)
- 정중구개봉선(정중입천장솔기, Median palatine raphe)
- 치열궁(치아활, Dental arch)
- 타액선(침샘, Salivary gland)
- 편도와(편도오목, Tonsillar fossa)
- 하순(아래입술, Lower lip)
- 하순소대(아래입술주름띠, Frenulum of lower lip)
- 하순하체근(아래입술내림근, Depressor labii inferioris m.)
- 하악각(턱뼈각, Mandibular angle)
- 하종설근(혀아래세로근, Inferior longitudinal muscle of tongue)
- 하협소대(아래볼주름띠, Frenulum of lower cheek)
- 협(볼, Cheek)
- 협근(볼근, Buccinator muscle)
- 협선(볼샘, Buccal gland)
- 횡구개주름(가로입천장주름, Transverse palatine folds)
- 후설선(뒤혀샘, Posterior lingual glands)
- 후중격동맥(뒤코중격가지, Posterior septal br.)
- 흉쇄유돌근(목빗근, Sternocleido mastoid m.)

CHAPTER 06

두경부의 혈관

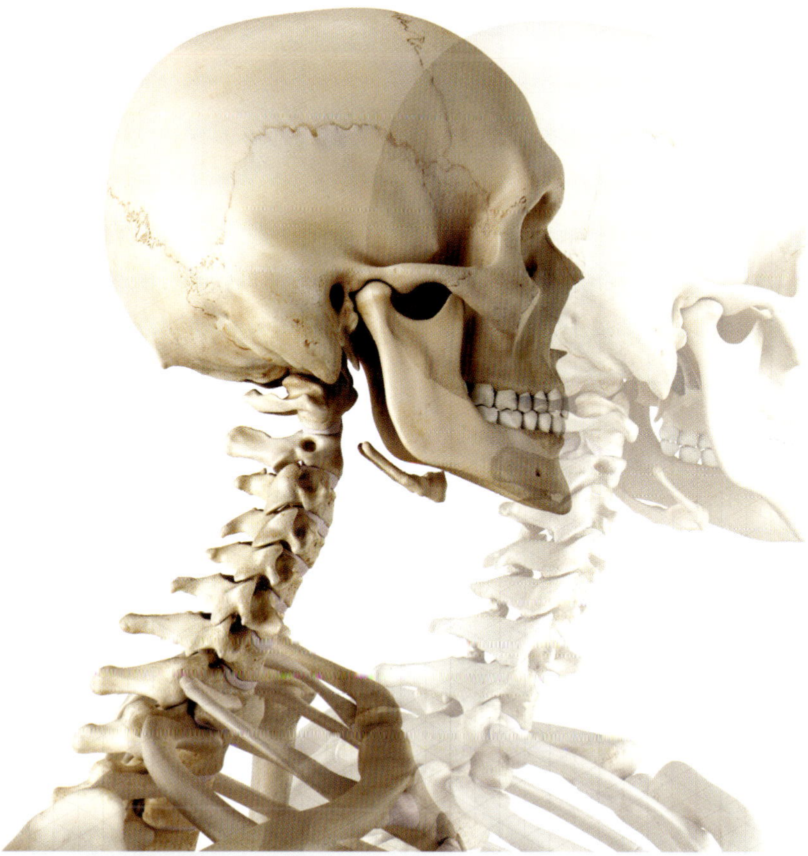

학/습/목/표

- 순환계를 구분하여 설명할 수 있다.
- 심장의 구조를 설명할 수 있다.
- 혈액순환을 대순환과 소순환으로 구분하여 설명할 수 있다.
- 대동맥궁에서 직접 분지되는 혈관을 설명할 수 있다.
- 총경동맥에서 외경동맥과 내경동맥으로 분지되는 곳을 말할 수 있다.
- 안면 및 구강에 분포하는 동맥을 설명할 수 있다.
- 외경동맥의 가지와 분포영역을 설명할 수 있다.
- 설동맥의 가지와 분포영역을 설명할 수 있다.
- 안면동맥의 가지와 분포영역을 설명할 수 있다.
- 상악동맥의 가지와 분포영역을 설명할 수 있다.
- 하치조동맥의 분포영역을 설명할 수 있다.
- 후상치조동맥의 분포영역을 설명할 수 있다.
- 전상치조동맥의 분포영역을 설명할 수 있다.
- 대구개동맥의 분포영역을 설명할 수 있다.
- 소구개동맥의 분포영역을 설명할 수 있다.
- 내경동맥을 구분하고 분포영역을 설명할 수 있다.
- 안면부에 분포하는 주요 정맥들을 설명할 수 있다.
- 내경정맥에 유입되는 정맥을 설명할 수 있다.
- 익돌근정맥총에서 나오는 정맥을 설명할 수 있다.
- 두경부에 위치하는 림프절의 종류와 위치를 설명할 수 있다.
- 안면 및 구강에서 나오는 림프가 혈류로 합류할 때 우측과 좌측 각각 유입되는 림프관을 말할 수 있다.
- 두경부의 림프가 심장을 향하는 경로를 설명할 수 있다.

CHAPTER 6

두경부의 혈관

ORAL ANATOMY

1 순환계의 개요

순환계(circulatory system)는 심장의 펌프작용을 통해 온몸에 혈액을 공급하여 모든 세포들에 산소와 영양소를 공급하고, 배출된 노폐물을 이동시키기 위해 혈액과 림프액이 혈관을 통해 순환하는 기관으로 혈관계통(blood vessel system)과 림프계통(lymphatic system)으로 구분된다.

1) 혈관계통

혈액(blood)을 운반하는 기능을 가진 혈관계통은 심장, 혈액, 혈관으로 구성된다. 혈액은 심장의 펌프작용에 의해 심장을 나와 동맥을 통해 이동하다가 모세혈관에서 물질교환을 한 후 정맥을 통해 심장으로 돌아오며, 순환경로에 따라 체순환(온몸순환, systemic circulation)과 폐순환(허파순환, pulmonary circulation)으로 나뉜다〈그림 6-1〉.

(1) 심장

혈액을 온몸으로 보내는 펌프 역할을 하는 근육성 기관으로 양쪽 폐(허파, lung) 사이에 위치하나 약간 좌측에 치우쳐 있다. 심장 위쪽의 넓은 부위를 심저(심장바닥, base of the heart)라 하고 심장의 아래쪽 뾰족한 부위를 심첨(심장꼭대기, apex of the heart)이라 한다〈그림 6-2〉.

심장은 심중격(septum)에 의해 좌측과 우측으로 나뉘며 각각 다시 심방(atrium)과 심실(ventricle)로 나뉘어 두 개의 심방과 두 개의 심실이 존재한다. 심장에는 결합조직으로 구성된 4개의 판막이 존재하는데, 이들은 혈액이 역류하는 것을 방지하여 올바른 방향으로 흐르도록 도와준다. 판막은 한쪽에서 밀면 열리고 반대쪽에서 밀면 닫히는 구조이다. 우심방(오른심방, right atrium)과 우심실(오른심실, right ventricle)은 삼첨판(오른심방심실판막, tricuspidal valve)에 의해, 좌심방(왼심방, left atrium)과 좌심실(왼심실, left ventricle)은 승모판(이첨판, 왼심방심실판막, bicuspidal valve)에 의해 혈액의 역류가 방지된다. 삼첨판과 승모판을 방실판막(atrioventricular valve)이라 한다. 심실과 동맥과의 연결부위에는 반월판(반달판막, semilunar valve)이 존재하여 혈액의 역류를 방지한다.

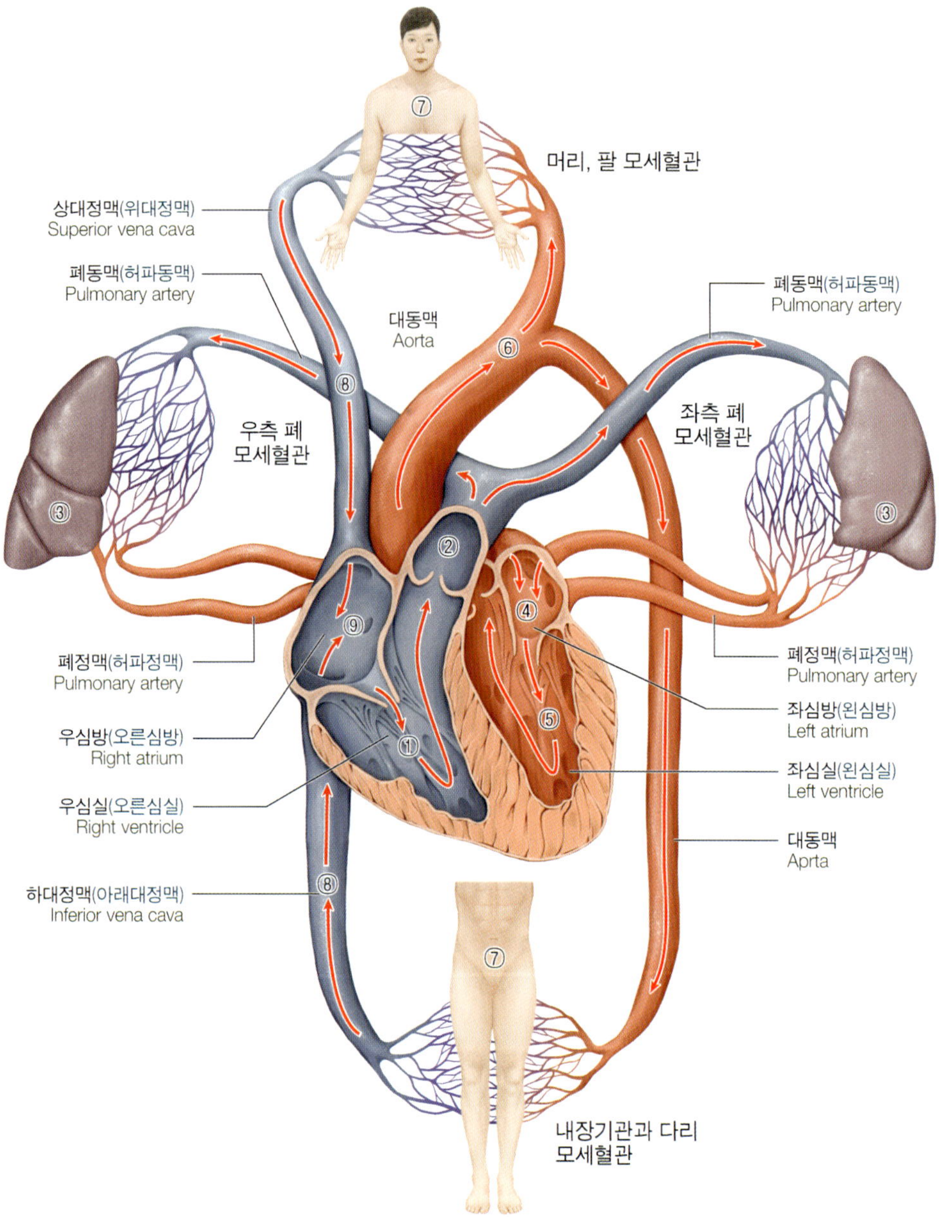

그림 6-1 인체의 심혈관계

우심방은 상대정맥(위대정맥, superior vena cava), 하대정맥(아래대정맥, inferior vena cava) 및 관상정맥동(심장정맥동굴, coronary sinus)과 연결되어 있고 좌심방은 폐정맥(허파정맥, pulmonary vein)에 연결되어 있다. 우심실은 폐동맥(허파동맥, pulmonary artery)에 연결되어 혈액을 폐로 보내고, 좌심실은 대동맥(aorta)과 연결되어 혈액을 온몸으로 보낸다.

심방은 비교적 얇은 근육으로 둘러싸여 있으며 정맥을 통해 들어온 혈액을 받아들이는 곳이다. 심방이 이완되었을 때 심방으로 들어온 혈액의 상당량이 심실까지 이동한다. 심방이 수축하면서 심실이 수축

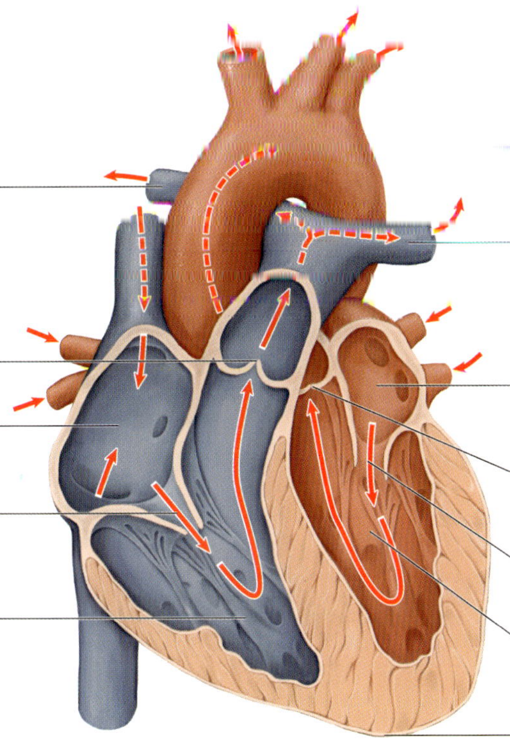

그림 6-2 심장의 구조

하기 전까지 남은 혈액을 모두 심실로 보낸다〈그림 6-3〉. 심실은 심방보다 두꺼운 근육층을 가지며 더 강력한 수축력을 갖는다. 특히 좌심실은 매우 강한 힘으로 수축하여 체내 각 기관으로 혈액을 보낸다. 좌심실이 더 강력하게 수축하지만 한 번 수축할 때 내보내는 혈액의 양은 같다.

(2) 폐순환(허파순환, Pulmonary circulation)

소순환(lesser circulation)이라고도 하는 폐순환은 우심방에 모인 정맥혈액이 우심실을 거쳐 폐동맥을 통해 폐로 가고, 이곳에서 신선한 공기에 의해 동맥혈액이 된 후 폐정맥을 따라 좌심방을 거쳐 좌심실에 이르는 순환이다.

(3) 체순환(온몸순환, Systemic circulation)

대순환(greater circulation)이라고도 하는 체순환은 좌심실에서 나와 대동맥을 통해 몸의 말초로 보내진 동맥혈액이 모세혈관을 지나면서 조직에 산소를 공급하고, 동시에 이산화탄소와 노폐물을 받아 정맥혈이 된 후 상대정맥과 하대정맥을 통해 우심방으로 돌아오는 순환을 말한다.

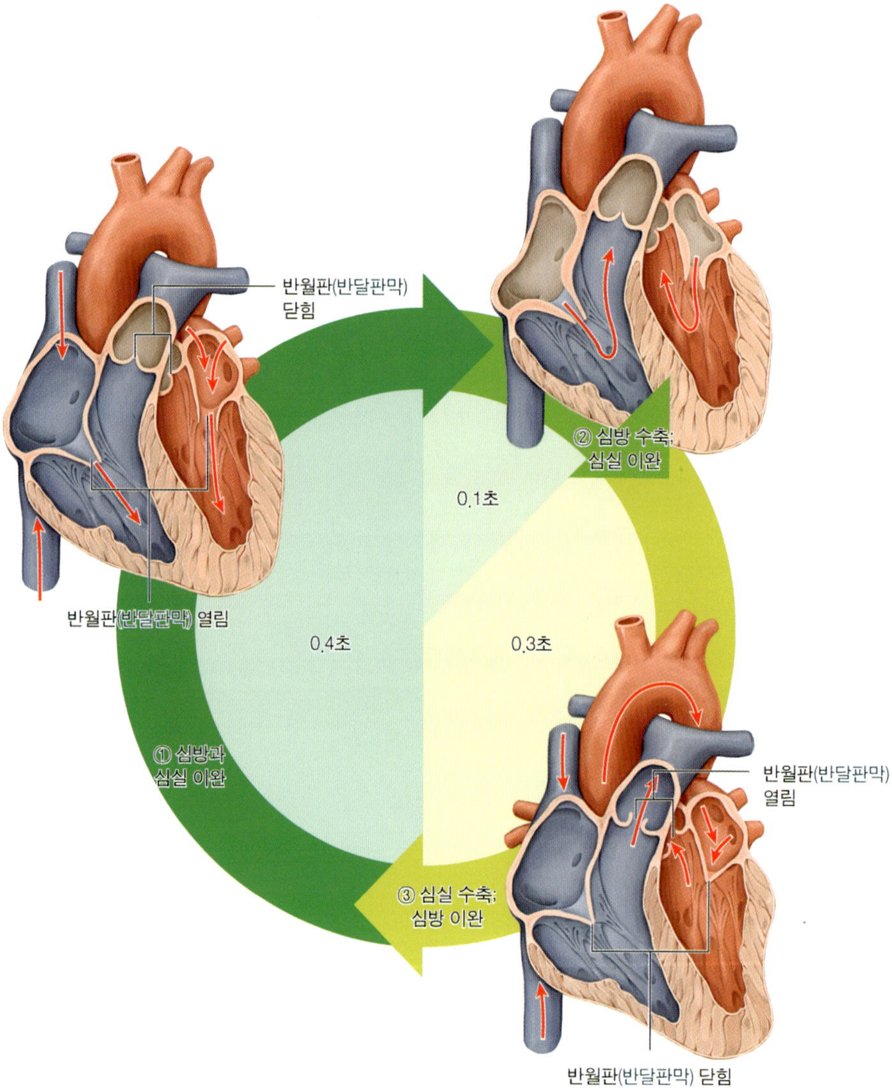

그림 6-3 심장의 수축 주기

(4) 혈관의 구조

혈관은 맨 가운데 혈액이 흐르는 내강(속공간, lumen)이 있고 이를 둘러싼 내피(endothelium)층이 있다. 내피층은 평평한 세포의 단일 층으로 혈액의 흐름이 잘 일어나도록 매끄러운 내벽을 형성한다. 내피층을 둘러싸고 있는 조직은 혈관의 종류, 즉, 모세혈관, 동맥, 정맥에 따라 다르며 이는 각 혈관의 기능을 반영한다.

모세혈관은 가장 가는 혈관으로 내측 지름이 적혈구(직경 7~8mm)가 간신히 빠져나갈 정도이다. 모세혈관은 내피와 바닥막만으로 이루어진 매우 얇은 벽을 가지고 있다. 이러한 구조는 혈액과 세포간질액(세포사이액, interstitial fluid) 사이에 물질 이동이 잘 일어날 수 있도록 하는 구조이다.

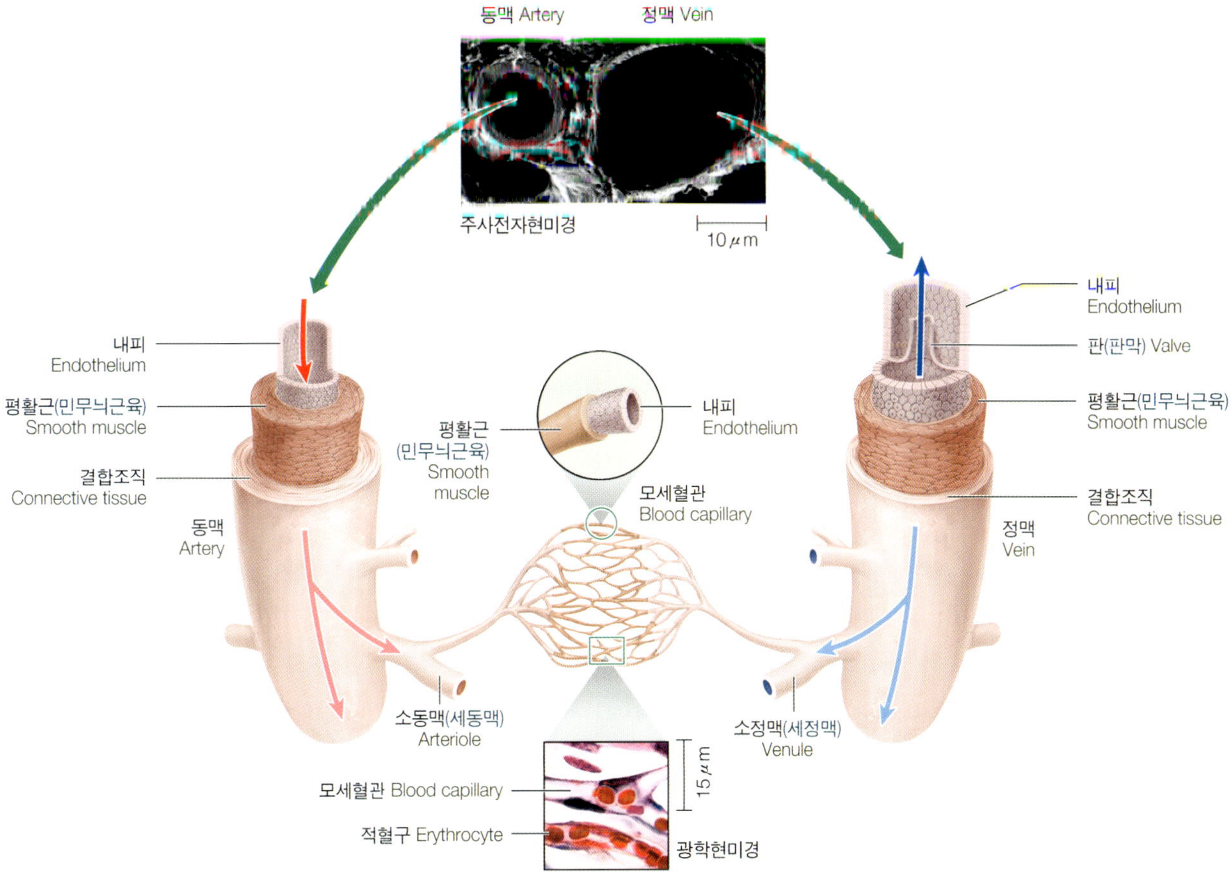

그림 6-4 혈관의 구조

동맥과 정맥은 모세혈관에 비해 다소 복잡한 구조를 갖는다〈그림 6-4〉. 즉, 동맥과 정맥 모두 내피층을 둘러싼 두 개의 층을 갖는다. 맨 바깥쪽에 결합조직인 탄력섬유층이 있어 혈관의 팽창, 회복을 도와주고, 중간에 평활근(민무늬근육)이 있다. 하지만 이 두 가지 혈관에도 큰 차이가 있다. 같은 내피 지름에 대해 동맥이 정맥에 비해 약 세 배나 두꺼운 혈관벽을 갖는다. 동맥의 두꺼운 벽은 매우 강해서 심장이 뿜어 낸 혈액의 높은 압력과 빠른 속도를 견딜 수 있고, 동맥벽의 탄력에 의해 동맥이 원래의 상태로 돌아오면서 심장이 이완되는 시기에도 높은 혈압을 유지할 수 있다.

신경이나 호르몬에서 온 신호가 동맥의 평활근을 조절하여 신체 각 부위로 흐르는 혈액의 양을 조절한다. 얇은 막을 갖는 정맥은 낮은 압력과 느린 속도의 혈액을 심장으로 보내주는 통로이다. 정맥에는 판막이 있어 혈액의 흐름을 한 방향으로 흐르게 만든다.

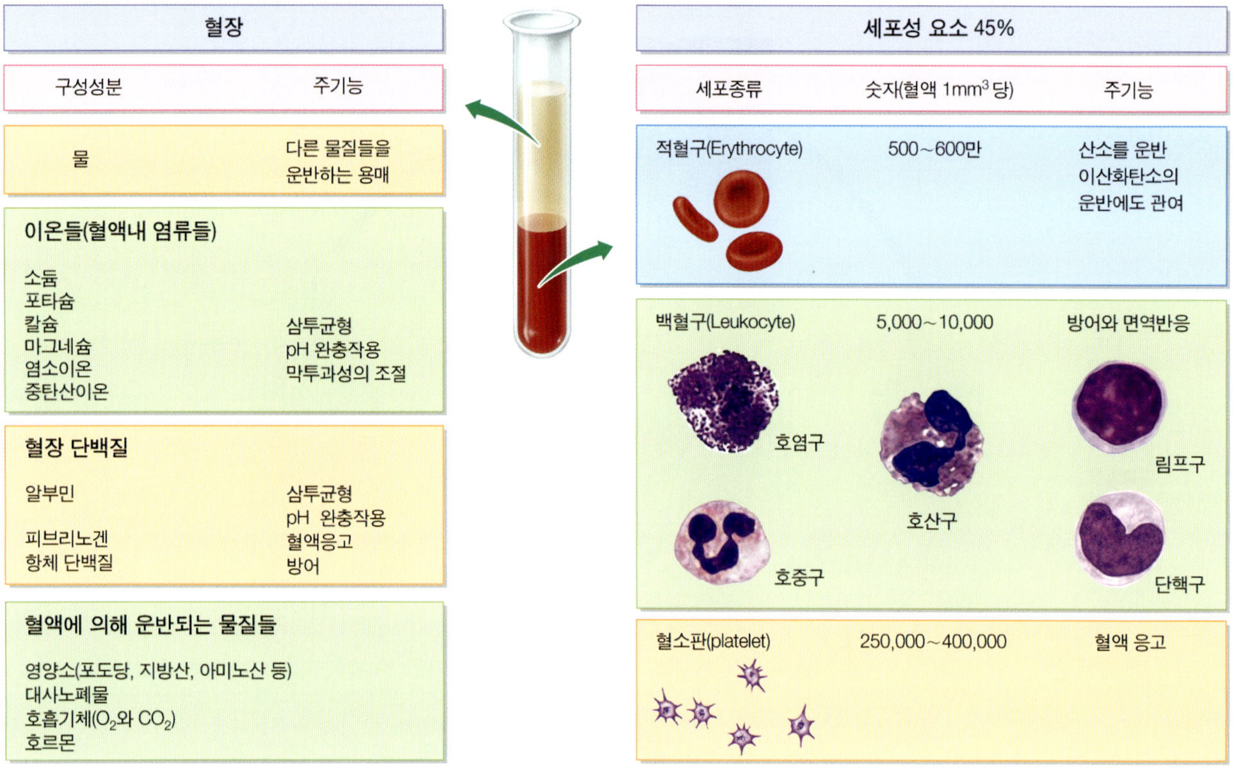

그림 6-5 혈액의 구성

2) 림프계통

림프는 림프절(lymph node)과 림프관(lymphatic vessel)으로 구성되며, 조직에서 스며나온 림프(lymph)는 조직 여러 곳에서 모세혈관(capillary)으로 들어가 림프관이 된 후 심장 가까이에 있는 큰정맥으로 유입된다.

3) 혈액(Blood)

혈액(blood)은 호흡기능, 노폐물 운반기능, 면역기능, 체온조절, 호르몬 운반, 조혈작용 등 인간의 생명 유지에 중요한 역할을 한다. 이러한 혈액은 일종의 결합조직으로 혈장(plasma)이라는 액체성 기질과 그 안에 떠다니는 세포들로 구성된다. 염류와 단백질들이 삼투조절, 운반, 방어의 기능들을 수행하는 혈구세포들과 함께 혈장에 녹아 있다. 원심분리를 통해 세포성 요소(세포와 세포의 조각들)를 분리해 보면 전체 혈액의 약 45%에 해당하는 부피를 차지하며, 나머지는 혈장이다〈그림 6-5〉.

(1) 혈장(Plasma)

혈장(plasma)에 녹아있는 용질성분 중 대부분은 이온 상태의 무기염류들로 혈액 전해질이라고도 불린다. 혈장은 90%가 물로 구성되어 있지만 소량의 이온들 또한 혈액의 중요한 성분이다. 이러한 이온들 중 일부는 혈액의 완충작용을 도와 체액의 pH가 7.4를 유지하도록 도와준다. 염류들은 또한 혈액의 삼투압을 유지하는 데도 중요한 역할을 한다. 혈장 내 이온의 농도는 세포간질액(세포사이액)의 이온 농도에 직접적인 영향을 주는데, 이는 근육이나 신경의 정상적인 작동을 위해 매우 중요하다.

혈장에는 몸의 한 부위에서 다른 부위로 이동하는 물질들이 많이 존재하는데 영양분이나 노폐물, 호흡기체들, 호르몬 등이 있다. 혈액 내 단백질의 농도가 훨씬 높은 것을 제외하고는 혈장과 세포간질액은 그 구성성분이 거의 비슷하다.

(2) 세포성요소들

① 적혈구(Red blood corpuscle 또는 Erythrocyte)

적혈구는 혈액에서 가장 많이 발견되는 세포이다. 정상인의 혈액의 $1mm^3$ 중에 포함된 적혈구 수는 남자의 경우 약 500만 개, 여자의 경우 약 450만 개로, 전체 5L의 혈액에는 약 25조 개나 있는 셈이다. 적혈구의 주된 기능인 산소의 운반은 세포막을 통한 산소분자의 빠른 확산 이동으로 이루어진다. 적혈구는 양면이 오목한, 즉 바깥쪽보다 가운데가 얇은 작은 접시 모양(지름이 약 7~8μm)을 하고 있다. 이 형태가 넓은 표면적을 제공하여 세포막을 통한 O_2의 확산속도를 높이는 효과가 있다.

사람의 적혈구에는 핵이 없는데(이 때문에 적혈구는 cell이라기보다는 corpuscle로 표현) 이로써 한 세포 내에 보다 많은 양의 헤모글로빈(hemoglobin)이 채워질 수 있게 된다. 헤모글로빈은 산소운반 단백질로서 철이온을 포함하고 있다. 적혈구에는 미토콘드리아가 존재하지 않기 때문에 그 결과로 적혈구에서는 해당과정을 통해 ATP를 생성한다. 만일 적혈구가 자신이 운반하는 산소를 소모한다면 산소의 운송 면에서는 비효율적일 것이다.

적혈구의 작은 크기에도 불구하고 하나의 적혈구 세포에는 약 2억 5,000만 개의 헤모글로빈 분자가 존재한다. 한 분자의 헤모글로빈은 4분자의 산소와 결합할 수 있으므로 하나의 적혈구가 운반할 수 있는 산소분자의 수는 10억 개에 해당한다. 성인의 적혈구는 골수(bone marrow)에서 만들어지고, 약 120일 정도 혈관 내를 순환하며 기능하다가 대부분 비장(지라, spleen)에서 파괴된다.

② 백혈구(White blood cell 또는 Leukocyte)

백혈구의 주된 임무는 감염과 싸우는 것으로, 박테리아나 자기 몸에 죽은 세포 조각 등을 식세포작용을 통해 먹어치우는 역할을 담당한다. 백혈구는 정상인에서 혈액 $1mm^3$ 당 5,000~10,000개 정도 존재하며, 몸에 감염반응이 생길 경우 일시적으로 훨씬 많은 숫자를 보이기도 한다.

혈액에는 호산구(eosinophil), 호중구(neutrophil), 호염구(basophil), 림프구(lymphocyte), 단핵구(monocyte) 등 다섯 종류의 백혈구가 존재한다. 이들은 세포질 내 과립의 유무에 따라 무과립백혈구(agranular leukocyte)와 과립백혈구(granular leukocyte)로 구분된다. 림프구와 단핵구는 무과립 백혈구이며, 호산구, 호중구, 호염구는 과립백혈구이다.

순환계에서만 발견되는 적혈구와는 달리, 대부분의 백혈구는 혈관 밖 세포간질액이나 림프액에서 발견되며, 우리 몸에 들어오는 침입자들을 감시하면서 생활한다. 림프구의 경우는 B림프구와 T림프구로 분화하여 외부로부터의 침입물질에 대해 면역반응을 일으킨다. 백혈구는 골수에서 만들어지고, 이들 중 T림프구는 흉선(가슴샘, thymus)에서 성숙 및 분화되며, 대부분 비장에서 파괴된다.

③ 혈소판(Platelet)

혈소판(platelet)은 골수에 있는 거핵세포(거대핵세포, megakaryocyte) 세포의 세포질 일부가 떨어져 나온 조각이다. 지름이 2～3μm 정도이고, 핵이 없다. 정상 성인에서 혈액 $1mm^3$ 당 20～40만 개 정도 존재한다. 혈소판은 혈액응고에서 중요한 역할을 담당하며, 혈소판의 수가 비정상적으로 감소한 경우 혈액응고에 문제가 생길 수 있다.

2 두경부의 혈관계

1) 동맥

두경부로 혈액을 공급하기 위해 심장의 좌심실에서 상행대동맥(오름대동맥, ascending aorta)이 연결되어 대동맥궁(대동맥활, aortic arch)에 이른다. 우측은 대동맥궁에서 완두동맥(팔머리동맥, brachiocephalic trunk)이 분지되고 이것은 다시 우총경동맥(오른온목동맥, right common carotid artery)과 우쇄골하동맥(오른빗장밑동맥, right subclavian artery)으로 분지된다. 좌측의 경우 대동맥궁에서 바로 좌총경동맥(왼온목동맥, left common carotid artery), 좌쇄골하동맥(왼빗장밑동맥, left subclavian artery), 하행대동맥(내림대동맥, descending aorta)의 세 가지로 분지된다〈그림 6-6, 그림 6-7〉.

(1) 총경동맥(온목동맥, Common carotid artery)

총경동맥은 두경부에 혈액을 공급하는 주된 동맥으로 좌/우 한 쌍이 있고, 기관(trachea)과 식도(esophagus) 사이의 바깥쪽을 따라 목으로 올라가다 갑상연골(방패연골, thyroid cartilage)의 위쪽에서 외경동맥(바깥목동맥, external carotid a.)과 내경동맥(속목동맥, internal carotid a.)으로 나뉜다〈그림 6-8〉. 우총경동맥(right common carotid a.)은 완두동맥(brachiocephalic trunk)에서 갈라지므로 좌측보다 길이가 짧으나 좌총경동맥(left common carotid a.)은 대동맥궁에서 직접 나오므로 우측보다 길다.

총경동맥은 내경정맥(internal jugular v.), 미주신경(vagus n.)과 함께 경동맥초(목혈관신경집, carotid sheath)에 의해 싸여 있으며, 총경동맥의 분지부에서 내경동맥으로 이어지는 부위는 다소 팽창되어 경동맥동(목동맥팽대, carotid sinus)이라 한다. 경동맥동은 압력수용기(baroreceptor) 역할을 하며, 내경동

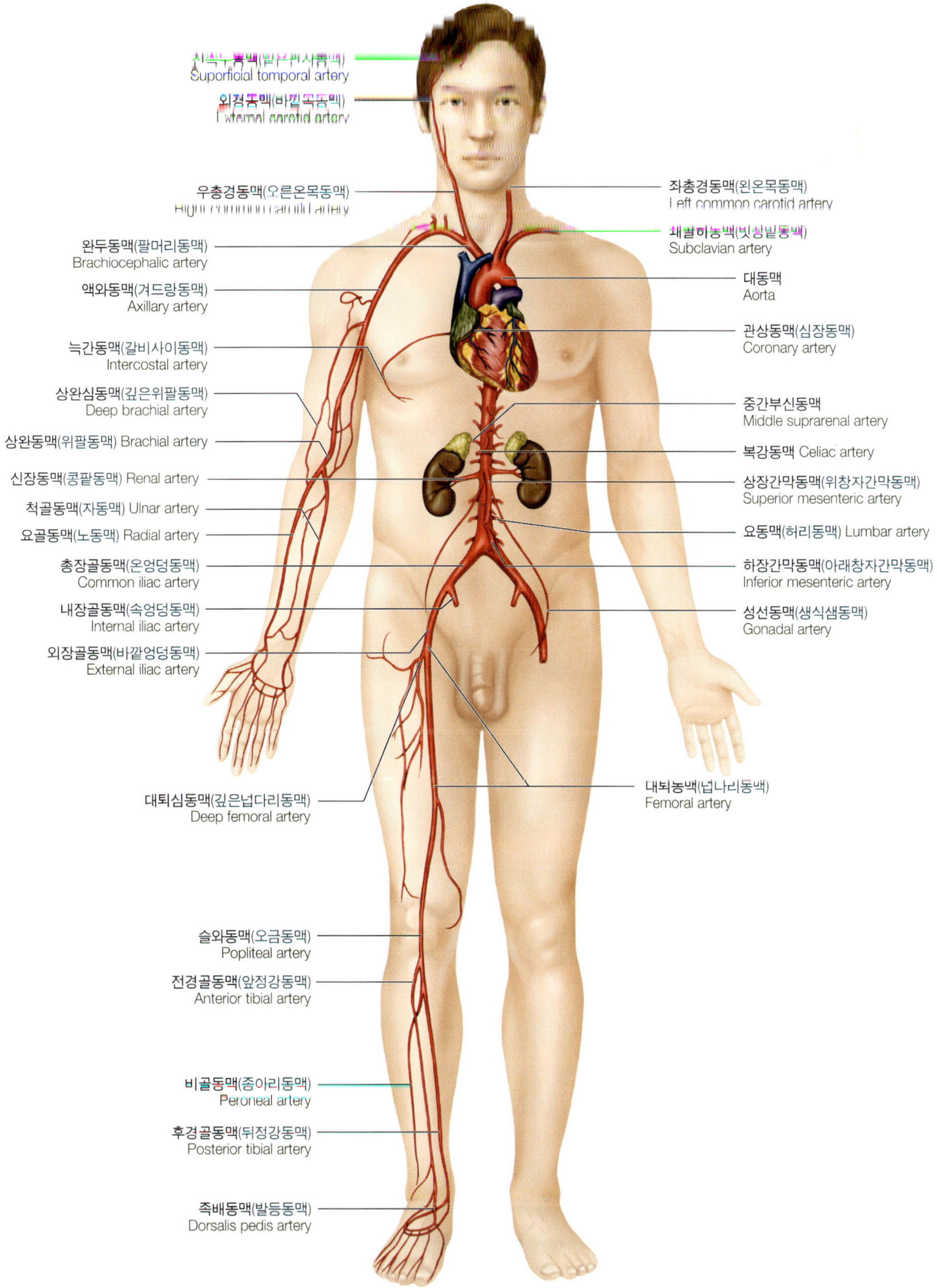

그림 6-6 동맥계통

CHAPTER 6

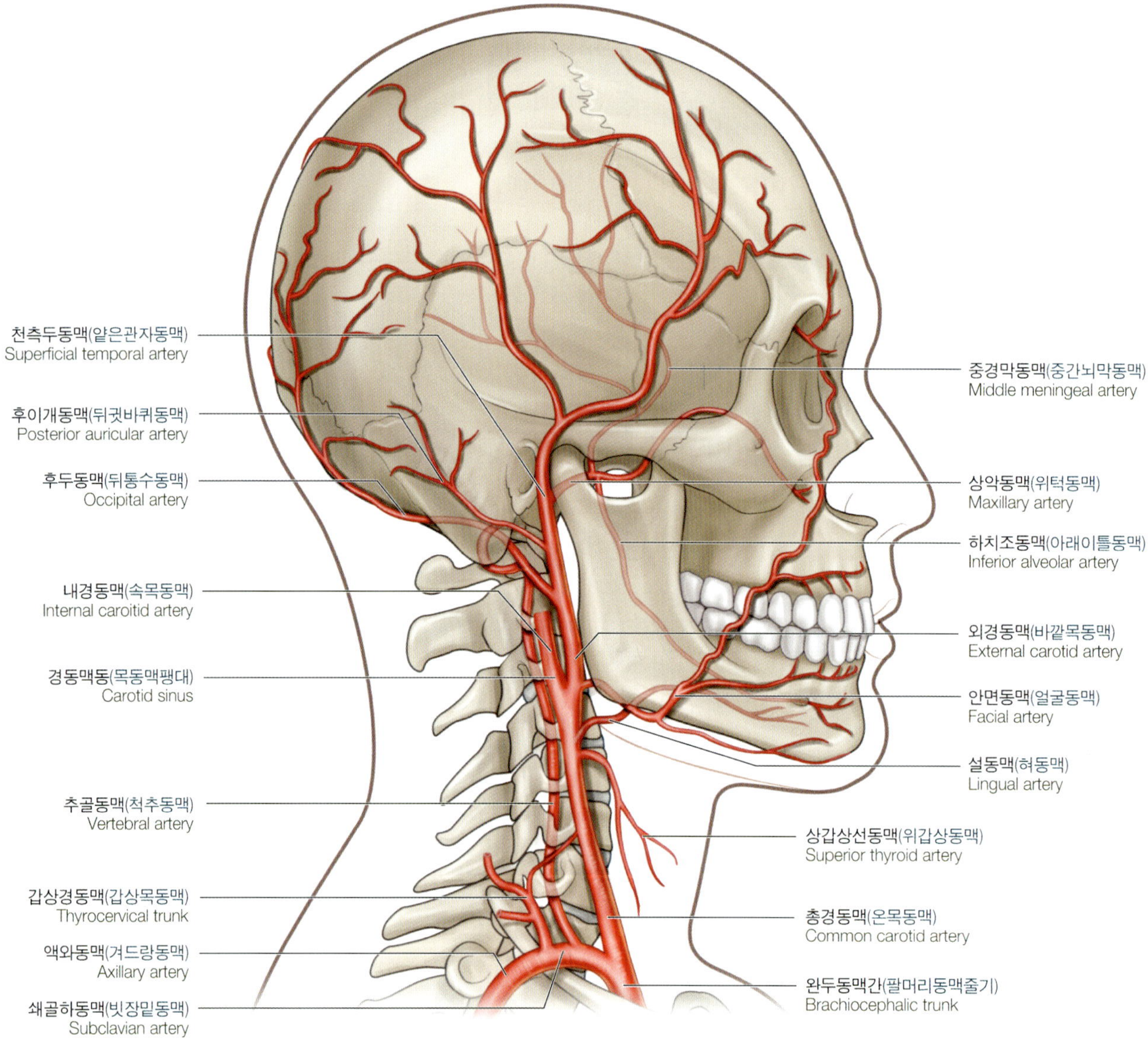

그림 6-7 두경부의 동맥(측면)

맥이 촉진될 때 맥박을 측정할 수 있는 곳이기도 하다. 총경동맥의 분지부 뒤쪽에는 경동맥소체(목동맥토리, carotid body)가 있으며, 이것은 화학감수기(chemoreceptor) 역할을 한다.

(2) 외경동맥(바깥목동맥, External carotid artery)

외경동맥은 갑상연골의 위쪽 모서리에서 총경동맥으로부터 분지되어 나온다〈그림 6-9〉. 내경동맥보다 가늘며, 두경부의 앞 부위, 구강(oral cavity), 측두부(관자부위, temporal region), 경막(경질막, dura mater) 등에 분포한다. 외경동맥의 가지들이 〈표 6-1〉에 정리되어 있으며, 그 주행방향이 〈표 6-2〉에 정리되어 있다.

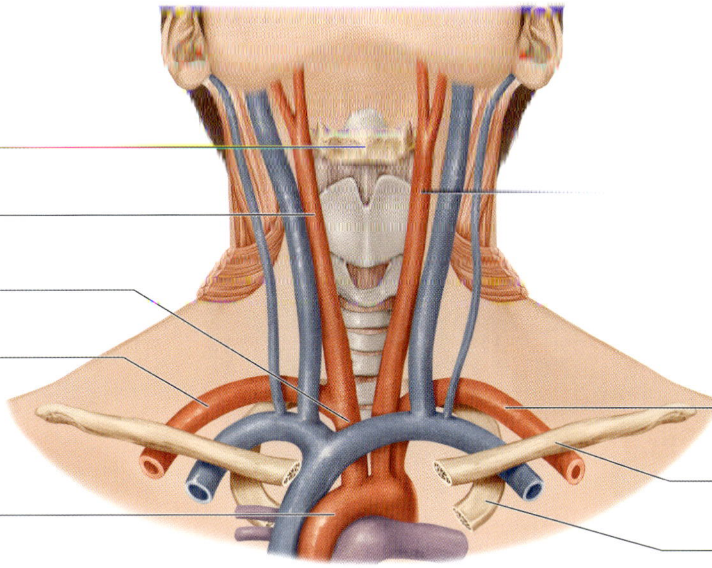

그림 6-8 총경동맥

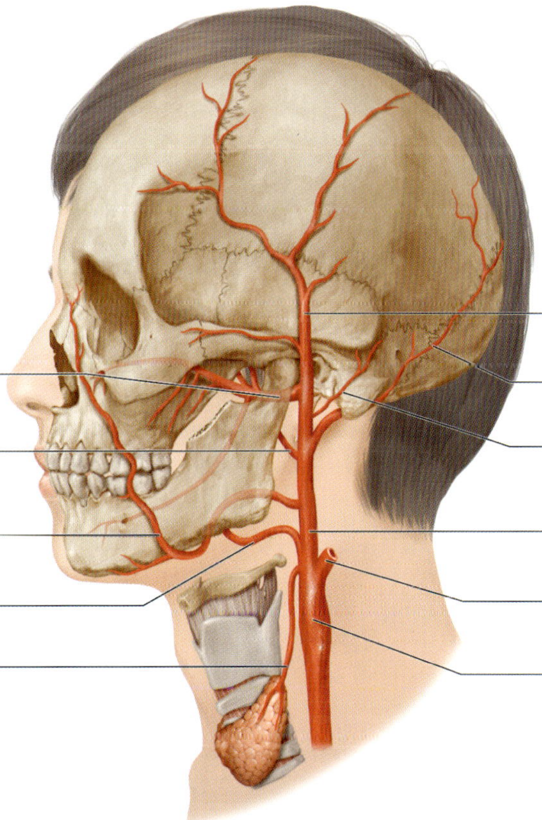

그림 6-9 측면에서 본 외경동맥(*)

CHAPTER 6

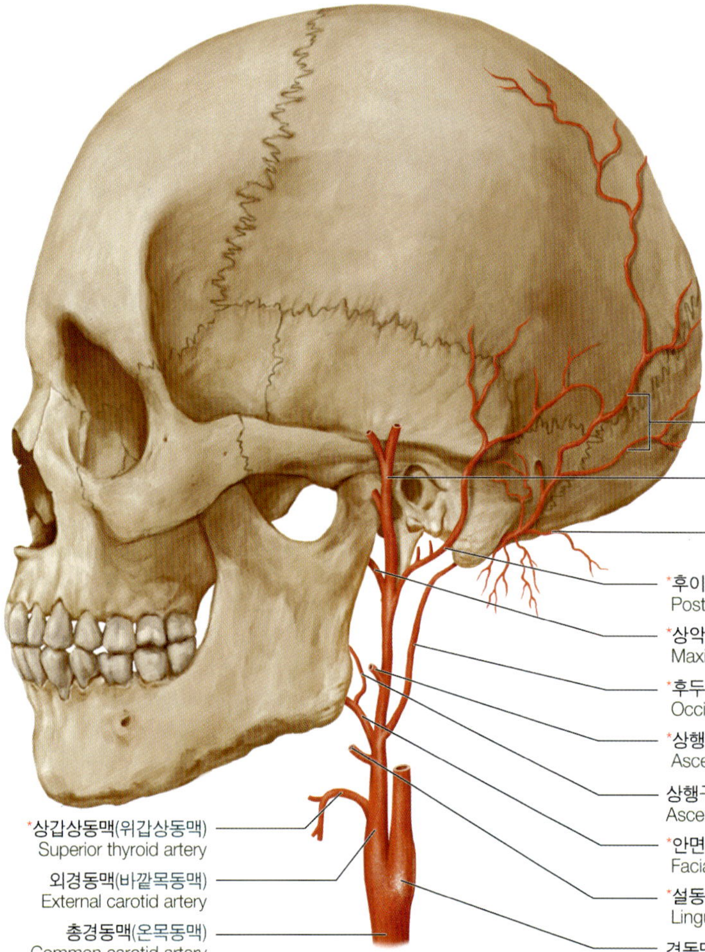

그림 6-9 측면에서 본 외경동맥(*)(계속)

표 6-1 외경동맥의 가지들

외경동맥의 가지	각각의 가지들
상갑상선동맥	설골하동맥, 흉쇄유돌근지, 상후두동맥, 윤상갑상지
설동맥	설골상동맥, 설배동맥, 설하동맥, 설심동맥
안면동맥	상행구개동맥, 편도지, 선지, 이하동맥, 구순하동맥, 하순동맥, 상순동맥, 외비지, 안각동맥, 근지
상행인두동맥	인두지, 구개지, 전추골지, 하고실동맥, 경막지
후두동맥	흉쇄유돌근지, 근지, 경막지, 이개지, 유돌지, 하행지, 후두지
후이개동맥	경유돌동맥, 후고실동맥, 이개지
천측두동맥	이하선지, 안면횡동맥, 전이개지, 관골안와동맥, 중측두동맥, 전두지, 두정지
상악동맥	심이개동맥, 전고실동맥, 중경막동맥, 부경막지, 하치조동맥, 교근동맥, 심측두동맥, 익돌근지, 협동맥, 후상치조동맥, 안와하동맥, 익돌관동맥, 인두지, 하행구개동맥, 접구개동맥

표 6-2 외경동맥 가지의 주행방향

주행방향	가지
앞쪽	상갑상선동맥, 설동맥, 안면동맥
뒤쪽	후두동맥, 후이개동맥
안쪽	상행인두동맥
종말가지	천측두동맥, 상악동맥

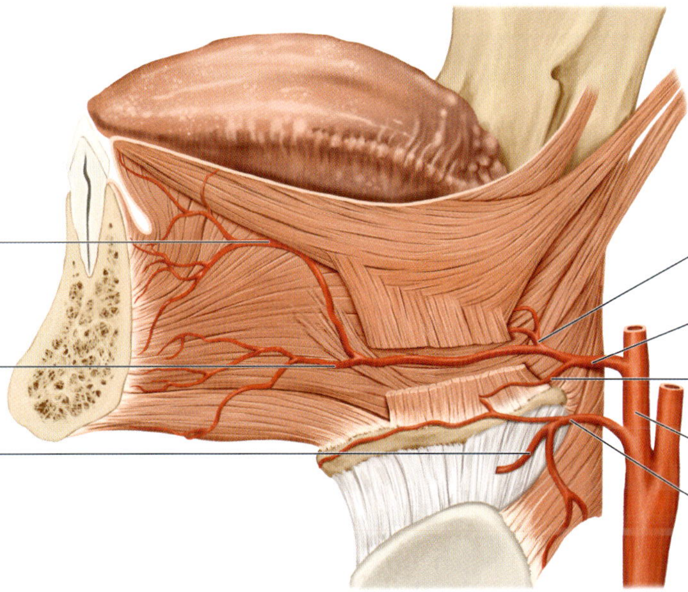

그림 6-10 상갑상선동맥과 설동맥

① 상갑상선동맥(위갑상동맥, Superior thyroid artery)

설골(목뿔뼈, hyoid bone)의 대각 바로 아래쪽에 있는 외경동맥의 전면에서 나와 후두 및 기관의 바깥쪽을 따라 앞으로 가서 갑상선에서 끝난다〈그림 6-10〉.

후두의 위부분 점막과 근육, 갑상선, 설골하근(목뿔아래근육, infrahyoid m.), 흉쇄유돌근(목빗근, sternocleidomastoid m.), 아래인두수축근(inferior pharyngeal constricter m.), 윤상갑상근(반지방패근, cricothyroid m.) 등에 분포한다.

상갑상선동맥은 설골하동맥(목뿔아래동맥, infrahyoid a.), 흉쇄유돌근지(목빗근가지, sternocleidomastoid branch), 상후두동맥(위후두동맥, superior laryngeal a.), 윤상갑상지(반지방패가지, cricothyroid branch) 등의 가지로 나누어진다〈표 6-3〉.

표 6-3 상갑상선동맥의 가지 및 분포

상갑상선동맥의 가지	분포
설골하동맥(목뿔아래동맥, infrahyoid a.)	갑상설골근(방패목뿔근, thyrohyoid m.)
흉쇄유돌근지(목빗근가지, sternocleidomastoid br.)	흉쇄유돌근(목빗근, sternocleidomastoid m.)
상후두동맥(위후두동맥, superior laryngeal a.)	후두의 점막과 근육 및 갑상선
윤상갑상지(반지방패가지, cricothyroid br.)	윤상갑상근(반지방패근, cricothyroid m.) 및 윤상갑상막(반지방패막, cricothyroid membrane)

표 6-4 상행인두동맥의 가지 및 분포

상행인두동맥의 가지	분포
인두지(인두가지, pharyngeal br.)	상인두수축근(superior pharyngeal constrictor m.), 중인두수축근(middle pharyngeal constrictor m.), 경돌인두근(붓인두근, stylopharyngeal m.)
구개지(입천장가지, palatine br.)	연구개(물렁입천장, soft palate), 구개편도(목구멍편도, palatine tonsil)
전추골지(앞척추뼈가지, prevertebral br.)	상경신경절(위목신경절, superior cervical ganglion)
하고실동맥(아래고실동맥, inferior tympanic a.)	고실(tympanic cavity)
경막지(뇌막가지, meningeal br.)	경막(경질막, dura mater)

② 상행인두동맥(오름인두동맥, Ascending pharyngeal artery)

상행인두동맥은 외경동맥의 내측에서 일어나는 가지로, 두개저(머리뼈바닥, base of the skull)에 이르며, 상행구개동맥(오름입천장동맥, ascending palatine artery)과 문합한다.

상행인두동맥은 인두지(인두가지, pharyngeal branch), 구개지(입천장가지, palatine branch), 전추골지(앞척추뼈가지, prevertebral branch), 하고실동맥(아래고실동맥, inferior tympanic artery), 경막지(뇌막가지, meningeal branch) 등 많은 작은 가지들을 가지고 있다〈표 6-4〉. 이 가지들은 인두벽 및 상인두수축근(superior pharyngeal constrictor m.), 중인두수축근(middle pharyngeal constrictor m.), 경돌인두근(붓인두근, stylopharyngeal m.), 연구개(물렁입천장, soft palate), 구개편도(목구멍편도, palatine tonsil), 고실(tympanic cavity), 경막(경질막, dura mater) 등에 혈액을 공급한다.

③ 설동맥(혀동맥, Lingual artery)

설동맥은 외경동맥에서 설골의 대각(큰뿔, greater horn) 높이에서 분지하여 혀의 하면을 따라 앞으로 주행하여 설첨에 이른다〈그림 6-10〉.

설동맥은 설골설근에 의해 세 부분으로 구분된다. 설골설근을 지나기 전인 첫째 부분에서는 설골상동맥(목뿔위동맥, suprahyoid a.)이, 설골설근을 지나는 동안인 둘째 부분에서는 설배동맥(혀등동맥, dorsal lingual a.)이 마지막으로 설골설근을 지나고 나서인 셋째 부분에서 설하동맥(혀밑동맥, subligual a.)과

표 6-5 설동맥의 가지 및 분포

부위	설동맥의 가지	분포
첫째 부분	설골상동맥(목뿔위동맥, suprahyoid a.)	설골(목뿔뼈, hyoid bone)에 부착하는 근육
둘째 부분	설배동맥(혀등동맥, dorsal lingual a.)	설기저부(혀바닥, base of tongue), 설체(혀몸통, body of tongue)
셋째 부분	설하동맥(혀밑동맥, subligual a.)	설골상근(목뿔위근육, mylohyoid m.), 설하선(혀밑샘, sublingual gland), 설소대(혀주름띠, lingual frenulum), 구강저(입안바닥, oral floor)의 점막
	설심동맥(깊은혀동맥, deep lingual a.)	설첨(혀끝, apex of tongue)

설심동맥(깊은혀동맥, deep lingual a.) 등의 가지가 각각 갈라져 나온다. 이들은 설골근(목뿔근, hyoid m.), 설기저부(혀바닥, base of tongue), 설체(혀몸통, body of tongue), 설골상근(목뿔위근육, mylohyoid m.), 설하선(혀밑샘, sublingual gland), 설소대(혀주름띠, lingual frenulum), 구강저(입안바닥, oral floor)의 점막, 설첨(혀끝, apex of tongue) 등에 혈액을 공급한다〈표 6-5〉.

④ 안면동맥(얼굴동맥, Facial artery)

안면동맥은 외경동맥에서 앞쪽으로 향하는 동맥으로 설동맥보다 약간 위쪽에서 분지하여 코의 외측을 따라 주행하여 눈의 내안각(안쪽눈구석, medial canthus)에서 끝난다〈그림 6-11〉.

안면동맥은 주행하면서 턱(chin), 구순(lips), 코(nose), 악하선(턱밑샘, submandibular gland), 구개편도(palatine tonsil), 구개(palate), 인두(pharynx), 안면근(얼굴근육, facial m.)에 분포한다.

안면동맥은 편의상 경부(목부위, cervical part)와 안면부(얼굴부위, facial part)로 구분된다〈표 6-6〉.

- **경부(목부위, Cervical part)** : 기시부에서 시작하여 앞쪽위로 올라가 교근(깨물근, masseter m.) 앞 모서리의 아래쪽에 이르는 부분으로 상행구개동맥(오름입천장동맥, ascending palatine a.)과 구개지(palatine branch), 편도지(편도가지, tonsillar branch), 선지(샘가지, glandular branch), 이하동맥(턱끝밑동맥, submental a.) 등의 가지를 갖는다.
- **안면부(얼굴 부위, Facial part)** : 교근의 앞 모서리의 아래끝에서 시작해서 구각(입꼬리, oral angle) 및 코의 바깥쪽(external nose)을 지나 내측안각(안쪽눈구석, medial angle of eye)에 이르는 부분이다. 안면동맥의 안면부는 구순하동맥(입술아래동맥, sublabial a.), 하순동맥(아래입술동맥, inferior labial a.), 상순동맥(위입술동맥, superior labial a.), 외측비지(바깥코가지, lateral nasal branch), 안각동맥(눈구석동맥, angular a.), 근지(근육가지, muscular branch) 등의 가지를 갖는다. 이 중 안각동맥은 안면동맥의 종말가지로, 눈구석을 향해 올라가 안면정맥의 안각정맥(눈구석정맥, angular v.)과 같이 상순비익거근(위입술콧방울올림근, levator labii superioris alaeque nasi m.) 속에 파묻혀 있다. 누낭(눈물주머니, lacrimal sac), 안륜근(눈둘레근, orbicularis oculi m.) 및 코의 근육에 혈액을 공급하며, 안동맥(눈동맥, ophthalmic a.)의 비배지(콧등가지, dorsal nasal branch)와 교통한다.

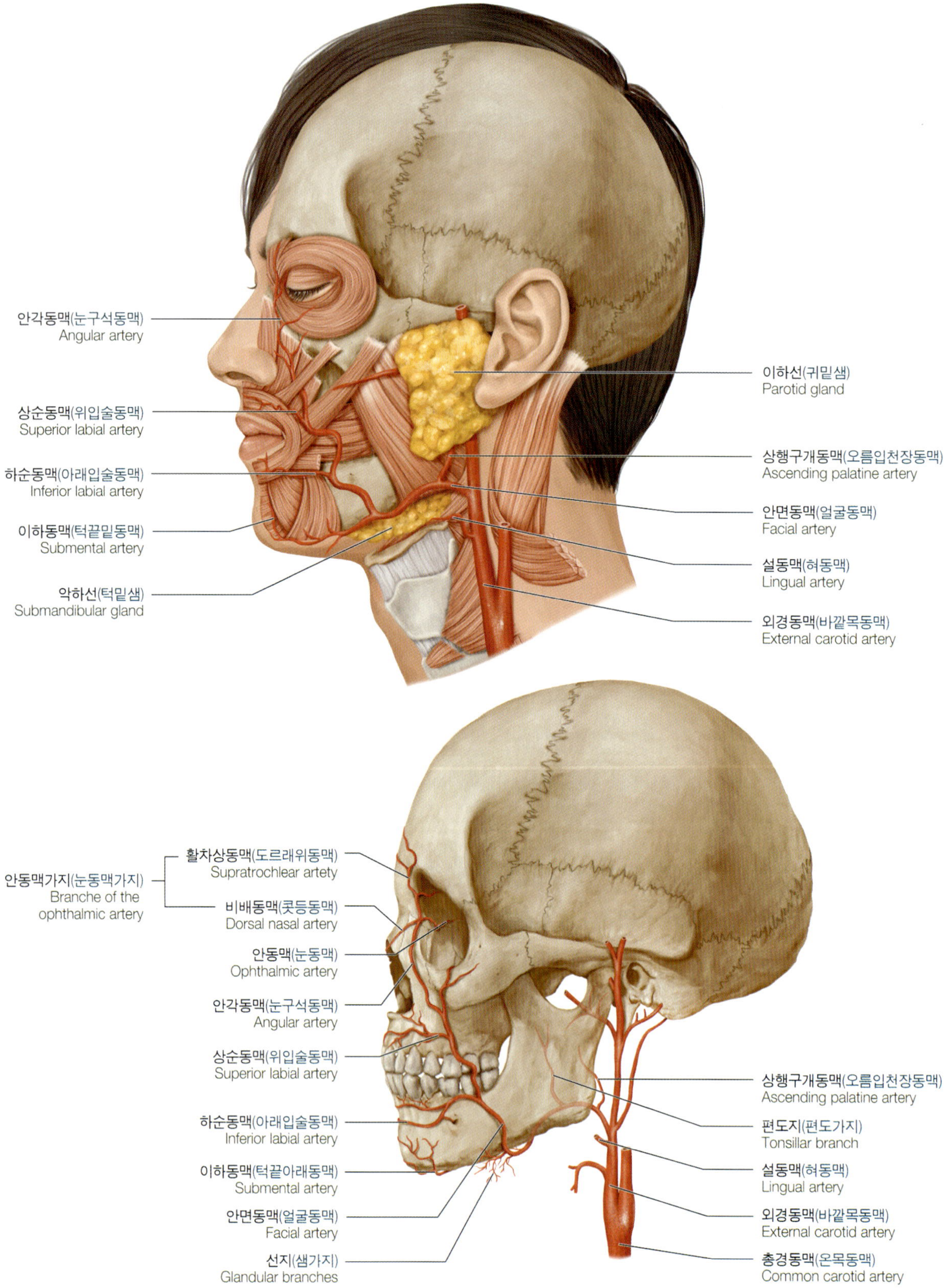
안각동맥(눈구석동맥)
Angular artery
상순동맥(위입술동맥)
Superior labial artery
하순동맥(아래입술동맥)
Inferior labial artery
이하동맥(턱끝밑동맥)
Submental artery
악하선(턱밑샘)
Submandibular gland
이하선(귀밑샘)
Parotid gland
상행구개동맥(오름입천장동맥)
Ascending palatine artery
안면동맥(얼굴동맥)
Facial artery
설동맥(혀동맥)
Lingual artery
외경동맥(바깥목동맥)
External carotid artery
안동맥가지(눈동맥가지)
Branche of the ophthalmic artery
활차상동맥(도르래위동맥)
Supratrochlear artety
비배동맥(콧등동맥)
Dorsal nasal artery
안동맥(눈동맥)
Ophthalmic artery
안각동맥(눈구석동맥)
Angular artery
상순동맥(위입술동맥)
Superior labial artery
하순동맥(아래입술동맥)
Inferior labial artery
이하동맥(턱끝아래동맥)
Submental artery
안면동맥(얼굴동맥)
Facial artery
선지(샘가지)
Glandular branches
상행구개동맥(오름입천장동맥)
Ascending palatine artery
편도지(편도가지)
Tonsillar branch
설동맥(혀동맥)
Lingual artery
외경동맥(바깥목동맥)
External carotid artery
총경동맥(온목동맥)
Common carotid artery

그림 6-11 안면동맥

표 6-6 안면동맥의 가지 및 분포

안면동맥의 가지		분포
경부 (cervical part)	상행구개동맥 (오름입천장동맥, ascending palatine a.)	연구개, 구개선(palatine gland), 구개근
	편도지(편도가지, tonsillar branch)	구개편도(palatine tonsil), 설근(root of tongue)
	선지(샘가지, glandular branch)	악하선(submandibular gland), 악하선관(submandibular duct), 림프절(lymph node)
	이하동맥(턱끝밑동맥, submental a.)	설골상근(mylohyoid m.), 이복근의 전복(anterior belly of digastric m.), 광경근(platysma), 악하선
안면부 (facial part)	구순하동맥(입술아래동맥, sublabial a.)	하순(lower lip), 턱의 근육
	하순동맥(아래입술동맥, inferior labial a.)	구순선(labial gland), 하순의 점막
	상순동맥(위입술동맥, superior labial a.)	상순(upper lip)
	외측비지(바깥코가지, lateral nasal branch)	비익(wing of nose), 비배(콧등)
	안각동맥(눈구석동맥, angular a.)	누선(눈물샘, lacrimal sac)
	근지(근육가지, muscular branch)	내측익돌근(medial pterygoid m.), 교근(masseter m.), 협근(buccinator m.), 안면근(facial m.)

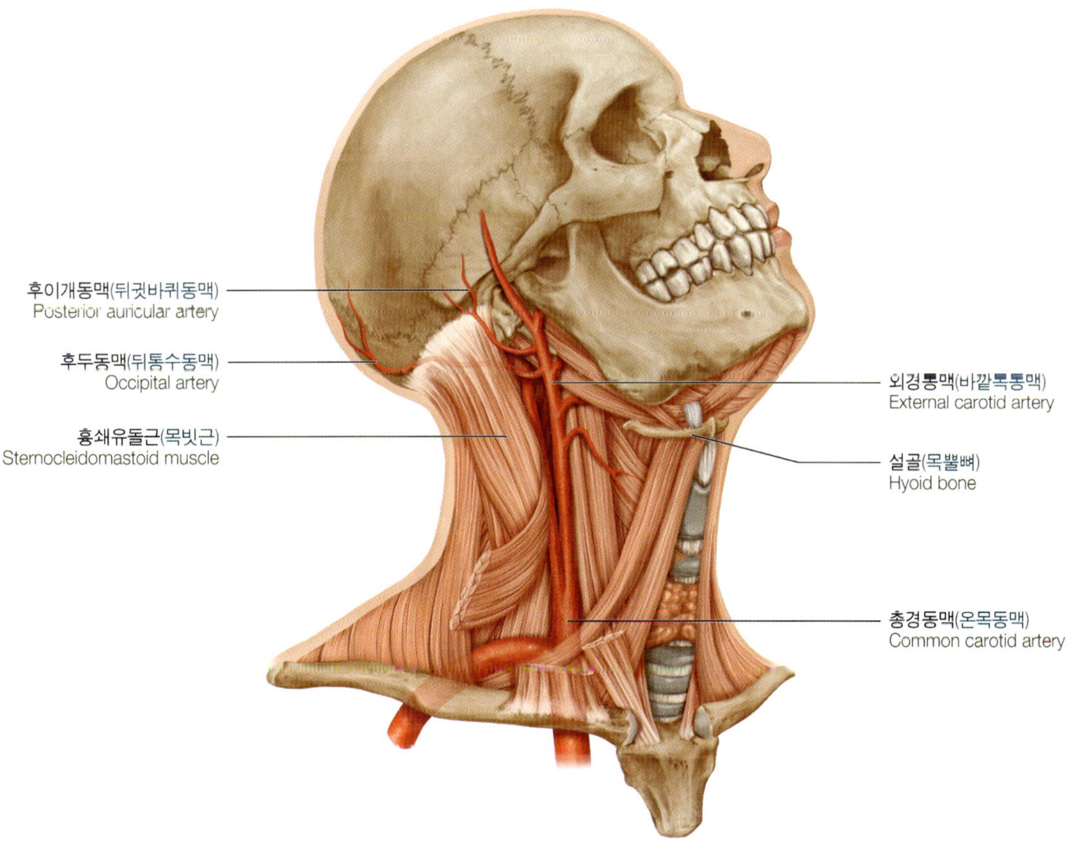

그림 6-12 후두동맥과 후이개동맥

표 6-7 후두동맥의 가지 및 분포

후두동맥의 가지	분포
흉쇄유돌근지(목빗근가지, sternocleidomastoid branch)	흉쇄유돌근(목빗근, sternocleidomastoid m.)
근지(근육가지, muscular branch)	이복근의 후복(posterior belly of digastric m.), 경돌설근(붓혀근, styloglossus m.), 두판상근(머리널판근, splenius capitis m.), 두최장근(머리가장긴근, longissimus capitis m.)
경막지(뇌막가지, meningeal branch)	후두개와(뒷머리뼈우묵, posterior cranial fossa) 속의 경막(경질막, dura mater)
이개지(귓바퀴가지, auricular branch)	이개(귓바퀴, auricle)의 뒤 부위
유돌지(꼭지가지, mastoid branch)	유돌봉소(꼭지벌집, mastoid air cell) 및 경막(dura mater)
하행지(내림가지, descending branch)	천부(superficial branch) : 승모근(등세모근, trapezius m.) 심부(deep branch) : 후두하삼각(뒤통수아래삼각, suboccipital triangle) 속에 있는 근육
후두지(뒤통수가지, occipital branch)	경막(dura mater)

⑤ 후두동맥(뒤통수동맥, Occipital artery)

후두동맥은 외경동맥의 뒤쪽가지로, 하악지(턱뼈가지, ramus of mandible) 뒤쪽을 따라 올라가서 후두 부위에 분포한다〈그림 6-12〉.

후두동맥은 흉쇄유돌근지(목빗근가지, sternocleidomastoid branch), 근지(muscular branch), 경막지(뇌막가지, meningeal branch), 이개지(귓바퀴가지, auricular branch), 유돌지(꼭지가지, mastoid branch), 하행지(내림가지, descending branch), 후두지(뒤통수가지, occipital branch) 등의 가지를 가지며, 흉쇄유돌근(목빗근, sternocleidomastoid m.), 경돌설근(붓혀근, styloglossus m.), 이복근(두힘살근, digastric m.) 및 경막(경질막, dura mater)과 두피에 혈액을 공급한다〈표 6-7〉.

⑥ 후이개동맥(뒤귓바퀴동맥, Posterior auricular artery)

후이개동맥은 외경동맥의 뒤쪽가지로, 측두골의 경상돌기(붓돌기, styloid process) 아래끝 부위에서 나와 이하선(귀밑샘, parotid gland) 속으로 올라가, 이어 이개(귓바퀴, auricle)와 유양돌기(꼭지돌기, mastoid process) 사이를 지나 뒷통수와 이개부에 분포한다〈그림 6-12〉.

후이개동맥은 경유돌동맥(붓꼭지동맥, stylomastoid a.), 후고실동맥(뒤고실동맥, posterior tympanic a.), 이개지(auricular branch), 후두지(occipital branch), 근지(근육가지, muscular branch) 등의 가지를 가지며, 내이(속귀, inner ear)의 고실 및 고막과 유돌봉소(꼭지벌집, mastoid air cell), 후두의 근육과 두피에 혈액을 공급한다〈표 6-8〉.

표 [illegible] 후이개동맥의 가지 및 분포

후이개동맥의 가지	분포
경유돌동맥(붓꼭지동맥, stylomastoid a.)	고실(tympanic cavity), 고실동굴(tympanic antrum), 유돌봉소(꼭지벌집, mastoid air cells)
후고실동맥(뒤고실동맥, posterior tympanic a.)	고막(tympanic membrane)
이개지(귓바퀴가지, auricular branch)	이개(귓바퀴, auricle)의 뒤 부위
후두가지(뒤통수가지, occipital branch)	후두전두근(뒤통수이마근, occipitofrontalis m.)의 후두근(뒤통수힘살 occipital belly) 및 그 부위의 두피(scalp)
근지(근육가지, muscular branch)	경돌설골근(붓목뿔근, stylohyoid m.), 이복근 후복(posterior belly of digastric m.) 및 후이개근(뒤귓바퀴근, posterior auricular m.)

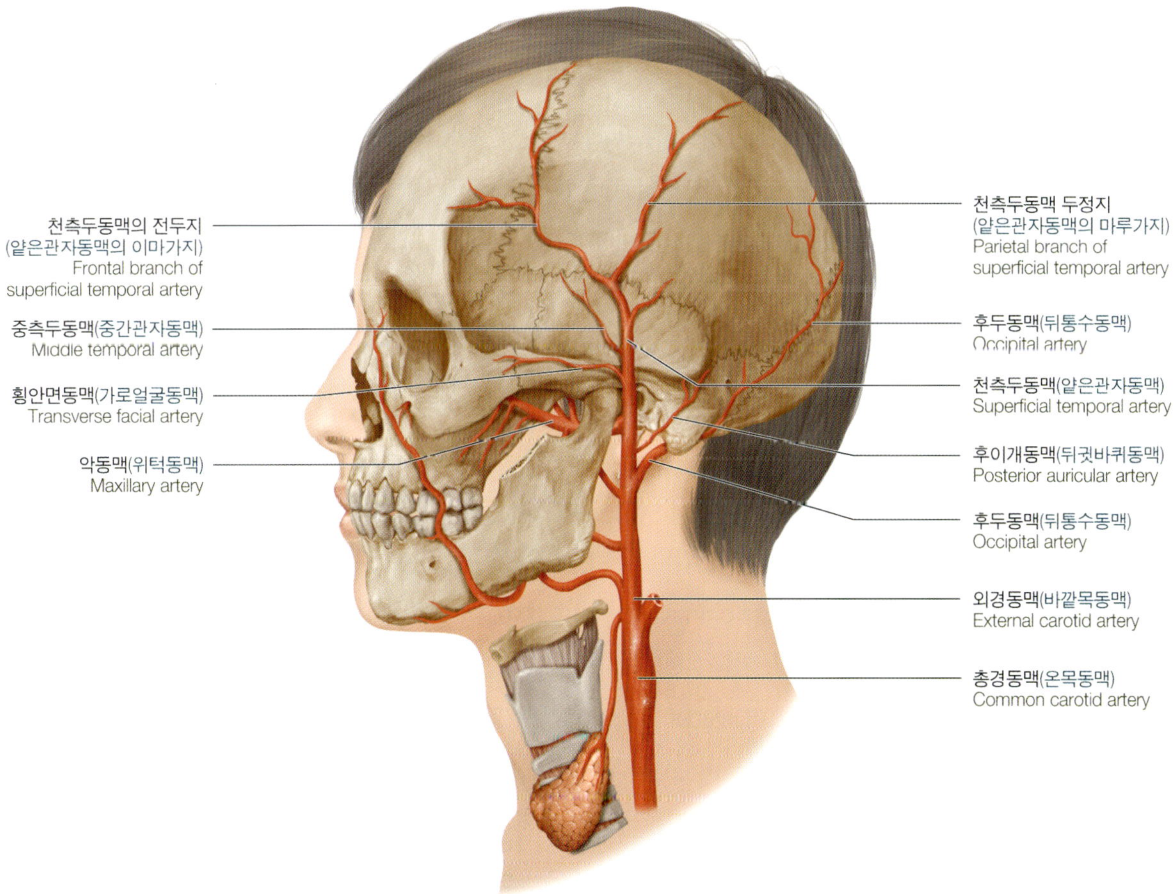

그림 6-13 천측두동맥

표 6-9 천측두동맥의 가지 및 분포

천측두동맥의 가지	분포
이하선지(귀밑샘가지, parotid branch)	이하선(parotid gland)의 위부위, 악관절(temporomandibular joint)
안면횡동맥(가로얼굴동맥, transverse facial a.)	교근(masseter m.), 이하선, 이하선관(parotid duct), 안면피부
전이개지(앞귓바퀴가지, anterior auricular branch)	이개의 이주(귀구슬, tragus), 외이도(external auditory meatus)
관골안와동맥(광대눈확동맥, zygomatic orbital a.)	안륜근(Oribiculairs oculi m.)
중측두동맥(중간관자동맥, middle temporal a.)	측두근(temporalis m.)
전두지(이마가지, frontal branch.)	전두의 피부, 근육
두정지(마루가지, parietal branch.)	머리 측면의 피부, 근육
두피동맥(arteries of scalp)	후두부의 두피

⑦ 천측두동맥(얕은관자동맥, Superficial temporal artery)

천측두동맥은 외경동맥의 두 종말가지 중 작은가지로, 하악경(턱뼈목, neck of mandible)의 뒤쪽에서 시작하여 이하선(parotid gland) 속을 지나 이개측두신경(귓바퀴관자신경, auriculotemporal n.)과 함께 이개(auricle) 앞을 지나가며, 얼굴 부분으로 나와 두정부(마루부위, parietal region)로 올라간다〈그림 6-13〉. 천측두동맥은 이하선지(귀밑샘가지, parotid branch), 안면횡동맥(가로얼굴동맥, transverse facial a.), 전이개지(앞귓바퀴가지, anterior auricular branch), 관골안와동맥(광대눈확동맥, zygomatic orbital a.), 중측두동맥(중간관자동맥, middle temporal a.), 전두지(이마가지, frontal branch), 두정지(마루가지, parietal branch), 두피동맥(arteries of scalp) 등의 가지를 가지며, 이하선과 교근, 두정부위와 측두부위의 두피 등에 혈액을 공급한다〈표 6-9〉.

⑧ 상악동맥(위턱동맥, Maxillary artery)

상악동맥은 외경동맥의 두 종말가지 중 큰 가지로, 이하선(parotid gland) 속의 하악경(neck of mandible)에서 시작하여 하악지(ramus of mandible)와 접하악인대(나비아래턱인대, sphenomandibular ligament) 사이를 지나, 앞으로 가서 외측익돌근(lateral pterygoid m.)의 외측면을 따라 이동하다가 익상악열(날개위턱틈새, pterygomaxillary fissure)를 통해 익구개와(날개입천장오목, pterygopalatine fossa)로 들어간다〈그림 6-14〉. 상악동맥은 하악부(아래턱부분, mandibular portion), 익돌근부(날개근부분, pterygoid portion), 익구개부(날개입천장부분, pterygopalatine portion)로 구분된다〈표 6-10〉.

- **하악부(아래턱부분, Mandibular portion)** : 기시부에서 외측익돌근의 뒤모서리까지의 부분으로, 5개의 가지가 나오며, 이 가지들이 두개골의 4개의 골관(bony canal)을 통과한다.
  - 심이개동맥(깊은귓바퀴동맥, Deep auricular artery) : 이개측두신경(귓바퀴관자신경, auriculotemporal n.)의 이개지(귓바퀴가지, auricular branch)와 함께 뒤쪽으로 올라가 고막(tympanic membrane)과 악관절(턱관절, temporomandibular joint)에 혈액을 공급한다.

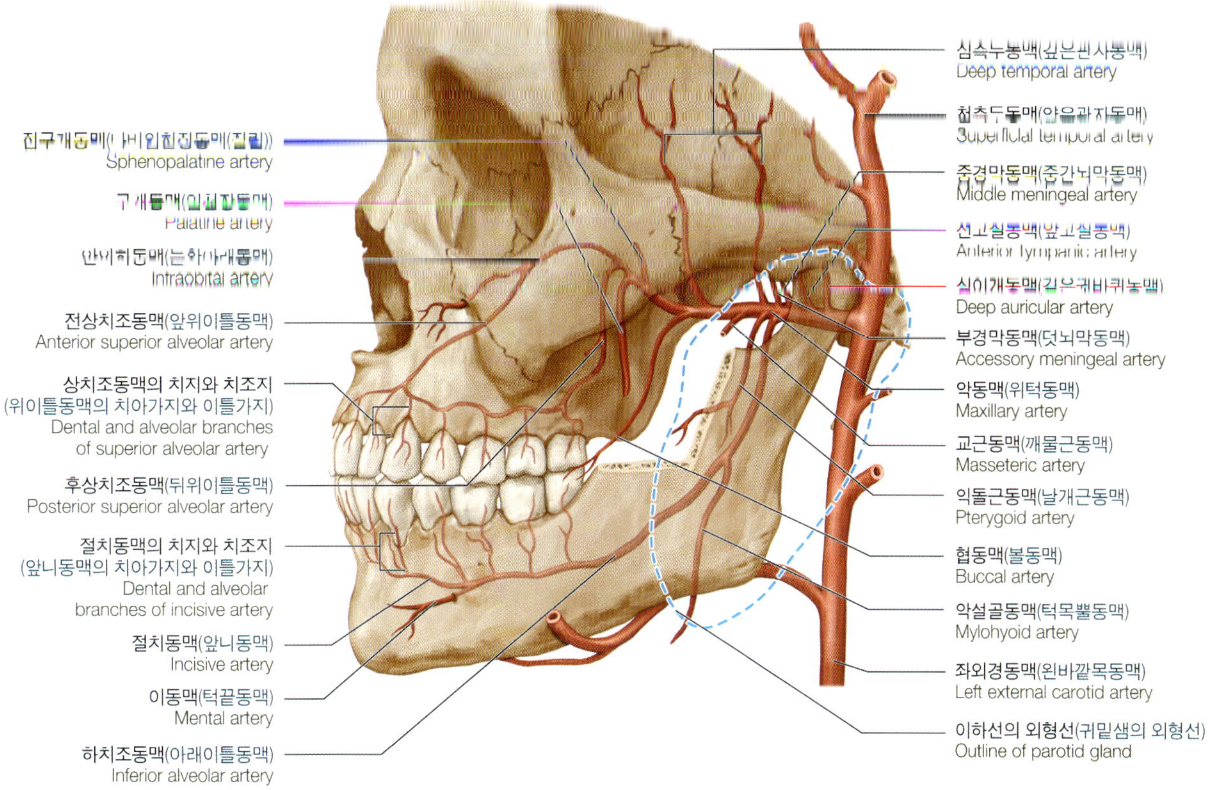
접구개동맥(나비입천장동맥(접형))
Sphenopalatine artery
구개동맥(입천장동맥)
Palatine artery
안와하동맥(눈확아래동맥)
Intraobital artery
전상치조동맥(앞위이틀동맥)
Anterior superior alveolar artery
상치조동맥의 치지와 치조지
(위이틀동맥의 치아가지와 이틀가지)
Dental and alveolar branches
of superior alveolar artery
후상치조동맥(뒤위이틀동맥)
Posterior superior alveolar artery
절치동맥의 치지와 치조지
(앞니동맥의 치아가지와 이틀가지)
Dental and alveolar
branches of incisive artery
절치동맥(앞니동맥)
Incisive artery
이동맥(턱끝동맥)
Mental artery
하치조동맥(아래이틀동맥)
Inferior alveolar artery
심측두동맥(깊은관자동맥)
Deep temporal artery
천측두동맥(얕은관자동맥)
Superficial temporal artery
중경막동맥(중간뇌막동맥)
Middle meningeal artery
전고실동맥(앞고실동맥)
Anterior tympanic artery
심이개동맥(깊은귀바퀴동맥)
Deep auricular artery
부경막동맥(덧뇌막동맥)
Accessory meningeal artery
악동맥(위턱동맥)
Maxillary artery
교근동맥(깨물근동맥)
Masseteric artery
익돌근동맥(날개근동맥)
Pterygoid artery
협동맥(볼동맥)
Buccal artery
악설골동맥(턱목뿔동맥)
Mylohyoid artery
좌외경동맥(왼바깥목동맥)
Left external carotid artery
이하선의 외형선(귀밑샘의 외형선)
Outline of parotid gland

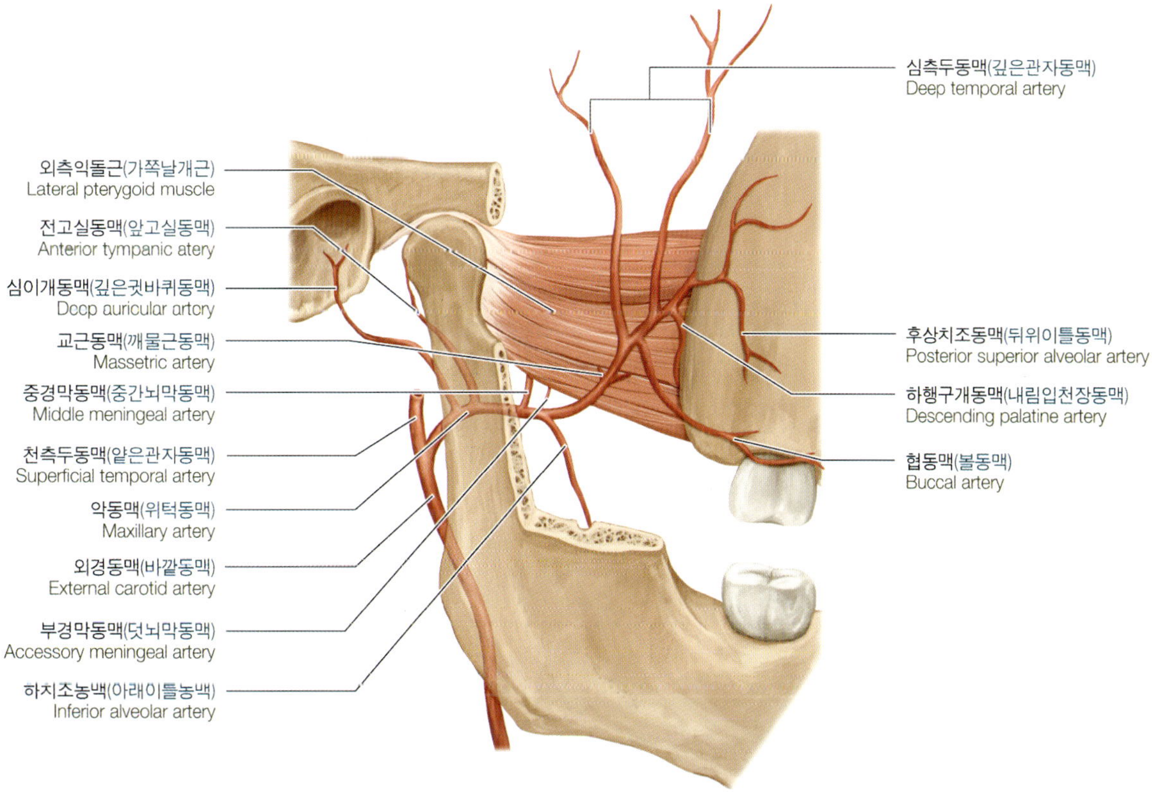
외측익돌근(가쪽날개근)
Lateral pterygoid muscle
전고실동맥(앞고실동맥)
Anterior tympanic atery
심이개동맥(깊은귓바퀴동맥)
Deep auricular artery
교근동맥(깨물근동맥)
Masseteric artery
중경막동맥(중간뇌막동맥)
Middle meningeal artery
천측두동맥(얕은관자동맥)
Superficial temporal artery
악동맥(위턱동맥)
Maxillary artery
외경동맥(바깥동맥)
External carotid artery
부경막동맥(덧뇌막동맥)
Accessory meningeal artery
하치조동맥(아래이틀동맥)
Inferior alveolar artery
심측두동맥(깊은관자동맥)
Deep temporal artery
후상치조동맥(뒤위이틀동맥)
Posterior superior alveolar artery
하행구개동맥(내림입천장동맥)
Descending palatine artery
협동맥(볼동맥)
Buccal artery

그림 6-14 상악동맥

표 6-10 상악동맥의 가지 및 분포

상악동맥의 가지		분포
하악부	심이개동맥(깊은귓바퀴동맥, deep auricular a.)	• 고막(tympanic membrane), 악관절(temporomandibular joint)
	전고실동맥(앞고실동맥, anterior tympanic a.)	• 고막(tympanic membrane), 고실(tympanic cavity) 속의 점막
	중경막동맥(중간뇌막동맥, middle meningeal a.)	• 경막(경질막, dura mater), 두개골(cranium)
	부경막지(뇌막곁가지, accessory meningeal a.)	• 삼차신경절(trigeminal ganglion), 해면정맥굴(cavernous sinus), 경막(dura mater)
	하치조동맥(아래이틀동맥, inferior alveolar a.)	• 하악 치아, 턱(chin), 악설골근(mylohyoid m.), 혀의 점막
익돌근부	교근동맥(깨물근동맥, masseteric a.)	• 교근(masseter m.)
	심측두동맥(깊은관자동맥, deep temporal a.)	• 측두근(temporal m.), 두개골막(pericranium)
	익돌근동맥(날개근동맥, pterygoid a.)	• 외측익돌근(lateral pterygoid m.), 내측익돌근(medial pterygoid m.)
	협동맥(볼동맥, buccal a.)	• 협근(볼근, buccinator m.), 협점막
익구개부	후상치조동맥(뒤위이틀동맥, posterior superior alveolar a.)	• 상악 소구치, 대구치 및 그 부위의 협측치은, 상악동(maxillary sinus)의 점막
	안와하동맥(눈확아래동맥, infraorbital a.)	• 안와지(orbital branches) : 누선(lacrimal gland), 안직근(rectus m. of eye)과 안하사근(inferior oblique m. of eye) • 전상치조동맥(anterior superior alveolar aa.) : 상악 절치, 견치 및 그 부위의 설측치은, 상악동의 점막 • 안면지(facial branches) : 누낭(lacrimal sac)
	익돌관동맥(날개관동맥, artery of pterygoid canal)	• 인두 상부(upper part of pharynx), 이관(auditory tube), 접형동(sphenoidal sinus), 고실(tympanic cavity)
	구개동맥(입천장동맥, palatine a.)	• 대구개동맥(greater palatine a.) : 경구개의 구개 치은, 구개선(palatine gland), 구개점막 • 소구개동맥(lesser palatine a.) : 연구개, 구개편도(palatine tonsil)
	접구개동맥(나비입천장동맥, sphenopalatine a.)	• 외측후비동맥(posterior lateral nasal aa.) : 비중격(nasal conchae), 비도(nasal meatus), 전두동(frontal sinus), 사골동(ethmoidal sinus), 상악동의 점막 • 후중격동맥(posterior septal branch) : 비중격 전하부 및 비중격 위의 점막, 경구개의 앞부위

- 전고실동맥(앞고실동맥, Anterior tympanic artery) : 고삭신경(고실끈신경, chorda tympani n.)에 동반되는 동맥으로 악관절 뒤를 따라 올라가 추체고실열(바위고실틈새, petrotympanic fissure)를 통하여 고실(tympanic cavity)로 들어가 고막(tympanic membrane)과 고실(tympanic cavity) 속의 점막에 혈액을 공급한다.
- 중경막동맥(중간뇌막동맥, Middle meningeal artery) : 극공(뇌막동맥구멍, foramen spinosum)을 통과하여 중두개와(중간머리뼈우묵, middle cranial fossa)으로 들어가는 큰 가지로, 앞/뒤 두 가지로

나뉘어 경막(경질막, dura mater)과 두개골막(머리뼈바깥막, pericranium)에 분포한다. 경막외출혈(경질막밖출혈, epidural hemorrhage)이 빈발하는 동맥이다.

- 부경막동맥(더부뇌막동맥, accessory meningeal artery) : 난원공(타원구멍, foramen ovale)을 통해 두개강(머리뼈안, cranial cavity) 속으로 들어가 경막 및 삼차신경절(trigeminal ganglion)에 혈액을 공급한다.
- 하치조동맥(아래이틀동맥, Inferior alveolar artery) : 하치조신경과 함께 하악공(턱뼈구멍, mandibular foramen)으로 들어가 하악관(턱뼈관, mandibular canal)을 통과하며, 도중에 치지(치아가지, dental branch)를 내고 나중에 제1소구치(1st premolar tooth) 부위에서 절치지(앞니가지, incisive branch)와 이동맥(턱끝동맥, mental a.)으로 나뉜다.
  - ◦ 치아가지 : 치조지(이틀가지, alveolar branch)와 치은지(잇몸가지, gingival branch)의 가지를 내며, 견치(송곳니, canine), 소구치(작은어금니, premolar), 대구치(큰어금니, molar) 및 그 부위의 치은(잇몸, gingiva)에 분포
  - ◦ 절치지 : 절치(앞니, incisor) 및 그 부위의 치은에 분포
  - ◦ 이동맥(mental a.) : 이공(턱끝구멍, mental foramen)을 통과하여 하악 및 하순에 분포

• **익돌근부(날개근부분, Pterygoid portion)** : 외측익돌근의 뒤모서리에서 외측익돌근의 상두와 하두 사이를 지나 익구개와(날개입천장오목, pterygopalatine fossa)에 이르는 부분으로, 4개의 교근(masseter m.)과 협근(buccinator m.)에 분포한다.

- 교근동맥(깨물근동맥, Masseteric artery) : 하악절흔(턱뼈패임, mandibular notch)을 지나 교근(masseter m.)의 심부에 분포하여 혈액을 공급한다.
- 심측두동맥(깊은관자동맥, Deep temporal artery) : 전심측두지(앞깊은관자가지, anterior deep temporal branch)와 후심측두지(뒤깊은관자가지, posterior deep temporal branch)의 두 가지가 있으며, 측두근(관자근, temporalis m.)에 분포한다.
- 익돌근동맥(날개근동맥, Pterygoid artery) : 외측익돌근(가쪽날개근, lateral pterygoid m.)과 내측익돌근(안쪽날개근, medial pterygoid m.)에 분포한다.
- 협동맥(볼동맥, Buccal artery) : 협신경(볼신경, buccal n.)과 같이 측두근과 내측익돌근 사이를 앞아래쪽으로 주행하여 협근의 외측면에 이르러, 이 근육 및 협점막에 분포한다.

• **익구개부(날개입천장부분, Pterygopalatine portion)** : 익구개와(날개입천장오목, pterygopalatine fossa) 속에 있는 짧은 부분으로, 접구개공(나비입천장구멍, sphenopalatine foramen)으로 가서 접구개동맥(sphenopalatine a.)이 되면서 그친다. 익구개부는 상악신경과 익구개신경절(날개입천장신경절, pterygopalatine ganglion)의 다양한 가지들을 따라 분포한다.

- 후상치조동맥(뒤위이틀동맥, Posterior superior alveolar artery) : 상악결절(위턱뼈융기, maxillary tuberosity)로 내려가면서 다수의 가지를 낸 후, 상악골의 후상치조공(뒤위이틀구멍, posterior superior alveolar foramen)으로 들어가, 소구치 및 대구치의 협측치은과 상악동 점막에 분포한다

CHAPTER 6

- 안와하동맥(눈확아래동맥, Infraorbital artery) : 악동맥의 종말가지로, 하안와열(아래눈확틈새, inferior orbital fissure)를 통하여 안와(눈확, orbit) 안으로 들어가고, 안와하신경(눈확아래신경, infraorbital n.)과 같이 안와하구(눈확아래고랑, infraorbital groove), 안와하관(눈확아래관, infraorbital canal)을 지나 안와하공(눈확아래구멍, infraorbital foramen)을 통과하여 얼굴로 나온다. 안와하관을 지나면서 안와가지(눈확가지, orbital branch), 전상치조동맥(앞위이틀동맥, anterior superior alveolar branch), 안면지(facial branch) 등의 가지를 내며, 후상치조동맥과 문합한다.

  안와지는 누선(lacrimal gland), 직근(곧은근, rectus m. of eye) 및 하사근(아래빗근, inferior oblique m. of eye)에 분포하며, 전상치조동맥은 절치 부분의 설측 치은(labial gingiva)과 상악동 점막에 분포하고, 얼굴가지는 누낭(눈물주머니, lacrimal sac)에 분포한다.
- 익돌관동맥(날개관동맥, Artery of pterygoid canal) : 같은 이름의 신경과 함께 익돌관(날개관, pterygoid canal)을 통과하여 인두(pharynx)의 위부분, 귀관(auditory tube), 고실(tympanic cavity) 등에 분포한다.
- 하행구개동맥(내림입천장동맥, Descending palatine artery) : 익구개와(날개입천장오목, pterygopalatine fossa)에서 나와 구개신경(입천장신경, palatine n.)과 같이 구개관(입천장관, palatine canal)을 내려가서 대구개공(큰입천장구멍, greater palatine foramen)과 소구개공(작은입천장구멍, lesser palatine foramen)에 이르고 이 구멍을 통해 입천장으로 나와 대구개동맥(큰입천장동맥, greater palatine a.)과 소구개동맥(작은입천장동맥, lesser palatine a.)으로 갈라진다.
  - ◦ 대구개동맥 : 구개구(입천장고랑, palatine groove)를 지나 앞으로 가 구개선(palatine gland)과 경구개(단단입천장, hard palate)에 분포
  - ◦ 소구개동맥 : 연구개(물렁입천장, soft palate)와 구개편도(목구멍편도, palatine tonsil)에 분포
- 접구개동맥(나비입천장동맥, Sphenopalatine artery) : 상악동맥의 종말가지로, 익구개와에서 내측으로 가서 접구개공(나비입천장구멍, sphenopalatine foramen)에 이르러 외측후비지(가쪽뒤코가지, posterior lateral nasal branch)와 후중격동맥(뒤코중격가지, posterior septal branch)로 갈라진다.
  - ◦ 외측후비지 : 비갑개(코선반, nasal conchae)와 콧길(nasal meatus), 전두동(이마굴, frontal sinus), 사골동(벌집뼈동굴, ethmoidal sinus), 접형동(날개굴, sphenoidal sinus) 및 상악동의 점막에 분포
  - ◦ 후중격동맥 : 비중격의 뒤부분에 분포하면서, 하행중격동맥(내림중격동맥, descending septal a.)으로 이어져 비구개신경과 함께 서골(보습뼈, vomer)의 비구개신경구(코입천장신경고랑, groove for nasopalatine n.)를 따라 앞아래쪽으로 내려가 절치관(앞니관, insicive canal)을 통과해 절치공(앞니구멍, incisive foramen)으로 나와 상악의 절치부 구개 치은에 분포

  비중격(코중격, nasal septum)에는 혈관이 풍부한 부위인 Kisselbach's plexus가 존재하는데, 이는 비출혈(코피, nasal bleeding or epistaxis)이 흔히 발생하는 곳이다. 이 부위는 접구개동맥의 가지인 후중격동맥의 하행중격동맥과 안면동맥(facial a.)의 가지인 상순동맥(위입술동맥, superior labial a.)으로 구성되어 있다.

(3) 내경동맥(속목동맥, Internal carotid artery)

내경동맥은 갑상연골(방패연골, thyroid cartilage)의 위모서리 높이에서 총경동맥(온목동맥, common carotid a.)에서 일어나서 거의 수직으로 올라가, 뇌에 이르는 동안 경부(목부분, cervical part), 추체부(바위부분, petrous part), 해면정맥동부(해면정맥굴부분, carvernous part), 대뇌부분(cerebral part) 등 네 부분으로 구분된다〈그림 6-15〉. 주로 뇌, 안구, 안와 속의 기관과 이마 부위에 분포하며, 목에서는 가지를 내지 않는다.

내경동맥은 인두(pharynx)의 외측을 따라 올라가서 측두골(temporal bone)의 추체부(petrous part)에 있는 경동맥관을 지나 파열공(파열구멍, foramen lacerum) 위를 지나서 중두개와(middle cranial fossa)로 들어가는 경로를 보인다.

내경동맥은 외경동맥보다 깊게 위치하고, 목으로 올라가 경동맥관(목동맥관, carotid canal)을 통해 두개강(cranial cavity)으로 들어가며, 그 속에서 안동맥(눈동맥, ophthalmic a.)을 내어 눈에 분포한다〈표 6-11〉. 안동맥으로 나누어지기 전에 뇌에 분포하는 전대뇌동맥(앞대뇌동맥, anterior cerebral a.)과 중대뇌동맥(중간대뇌동맥, middle cerebral a.)이 나온다.

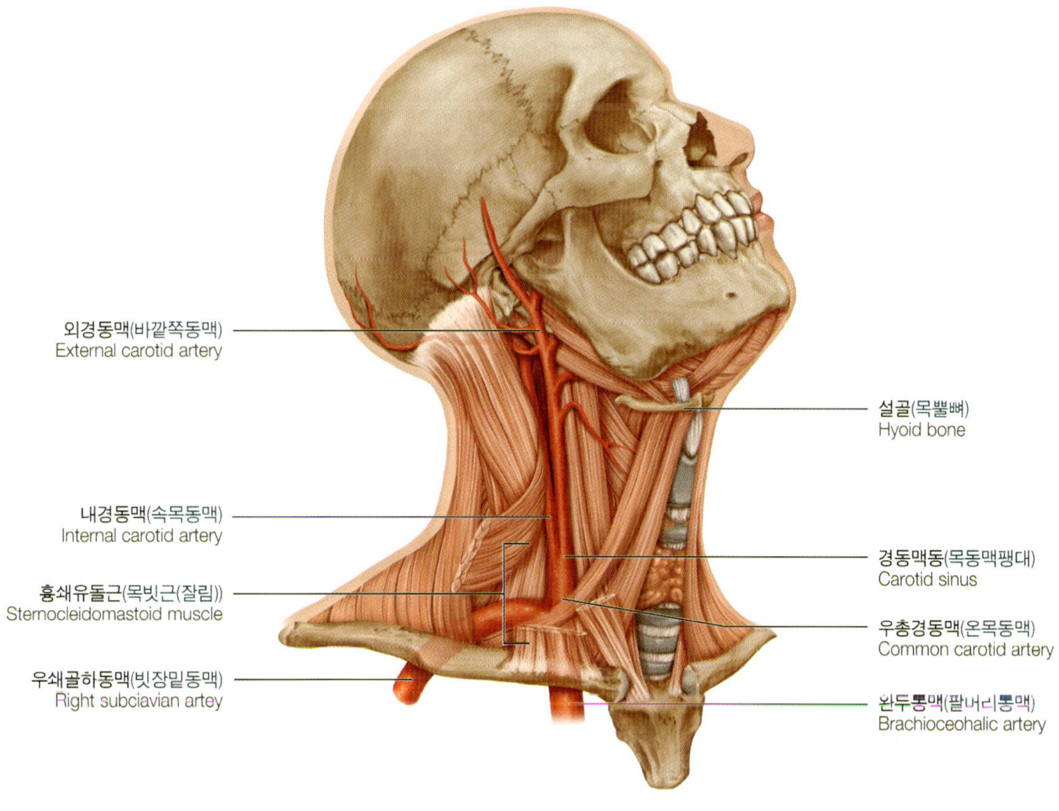

그림 6-15 내경동맥

CHAPTER 6

두개골 바닥에서 내경동맥과 추골동맥(척추동맥, vertebral a.)이 합쳐져서 이루어진 대뇌동맥륜(대뇌동맥고리, Cerebral arterial circle)을 Willis circle이라 한다. 내경동맥의 가지인 앞대뇌동맥과 중간대뇌동맥, 추골동맥의 가지인 뒤대뇌동맥 등 3개의 대뇌동맥이 뇌 바닥부분에서 전교통동맥(앞교통동맥, arteria communicating a.) 및 후교통동맥(뒤교통동맥, posterior communicating a.)으로 서로 연결되어 동맥고리가 형성된다. 대뇌동맥륜은 뇌의 혈액순환이 고르게 조절되도록 한다〈그림 6-16〉.

(4) 추골동맥(척추동맥, Vertebral artery)

뇌로 가는 동맥으로 좌측과 우측에 2개로 쇄골하동맥(빗장밑동맥, subclavian a.)에서 나오며, 여섯째 경추의 횡돌기공(가로구멍, foramen transversarium)에서 일어나 제1경추의 횡돌기공까지 올라가서, 환추골의 상면에서 추골동맥구(척추동맥고랑, groove for vertebral a.)을 지나 대공(큰구멍, foramen magnum)을 거쳐 두개강 속으로 들어간다〈그림 6-16〉. 교뇌(다리뇌, pons)의 아래 모서리에서 왼/오른 추골동맥이 합쳐져서 뇌기저동맥(뇌바닥동맥, basilar a.)이 된다〈표 6-11〉. 흔히 양쪽의 동맥의 직경은 비대칭인 경우가 대부분이다.

(5) 쇄골하동맥(빗장밑동맥, Subclavian artery)

좌/우측 2개로, 주로 상지(팔, upper limb)에 분포하며, 뇌, 척수, 목, 가슴에도 가지를 낸다〈그림 6-8 참고〉. 몸의 양쪽에서 각각 다르게 일어나는데, 우측은 완두동맥(팔머리동맥, Brachiocephalic trunk)으로부터 분지되며, 좌측은 대동맥궁(대동맥활, aortic arch)로부터 분지되어 좌쇄골하동맥이 우쇄골하동맥보다 길이가 더 길다.

표 6-11 내경동맥과 추골동맥의 요약

	가지	2차 가지	분포
내경동맥 (internal carotid a.)	고실가지(tympanic br.)		귀
	뇌하수체가지(hypophyseal br.)		뇌하수체(pituitary gland)
	안동맥(ophthalmic a.)	활차상동맥 (도르래위동맥, supratrochlear a.) 안와상동맥(눈확위동맥, supraorbital a.)	눈, 피부, 외안근, 이마부위 근육 피부, 이마부위 근육과 두개골막
	전뇌동맥(anterior cerebral a.)	전교통동맥(anterior communicating a.)	뇌의 내측(medial side of brain)
	중대뇌동맥(middle cerebral a.)		대뇌반구(cerebral hemisphere)
	후교통동맥 (posterior communicating a.)		
추골동맥 (vertebral a.)	뇌저동맥(뇌바닥동맥, basilar a.)	후대뇌동맥(posterior cerebral a.)	뇌간(뇌줄기, brain stem) 소뇌(cerebellum)

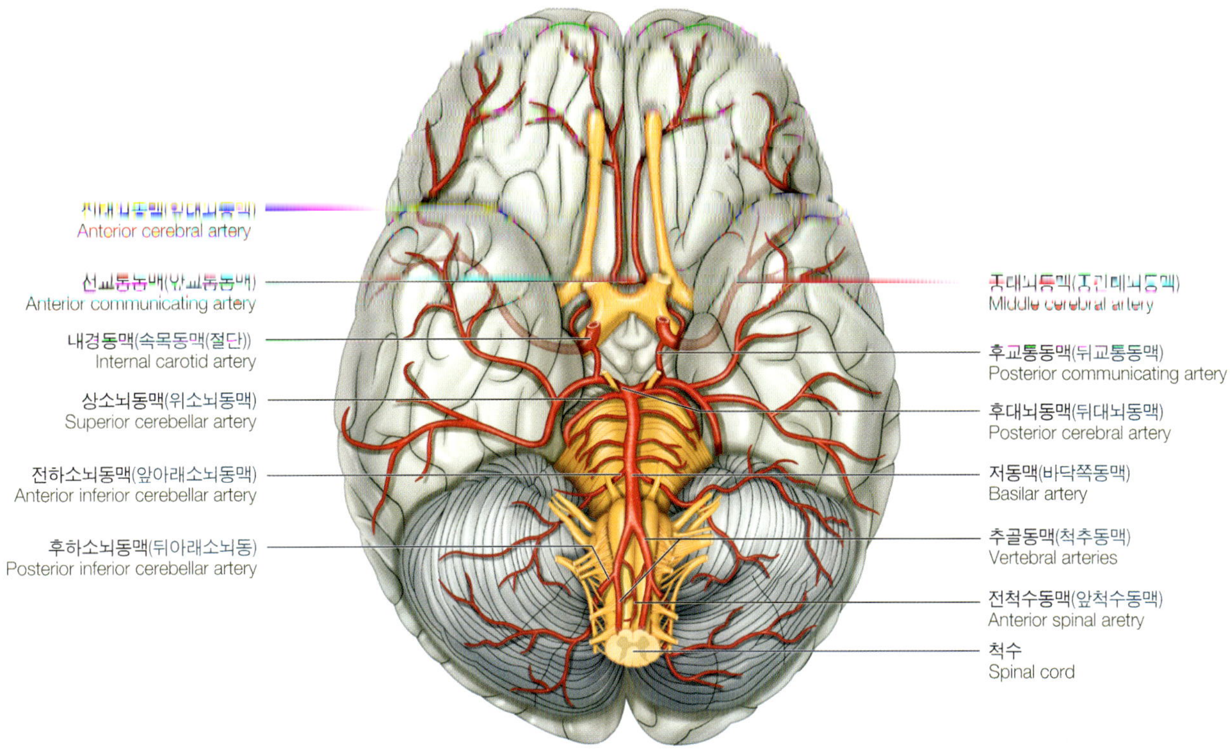

A. 뇌바닥의 혈관분포

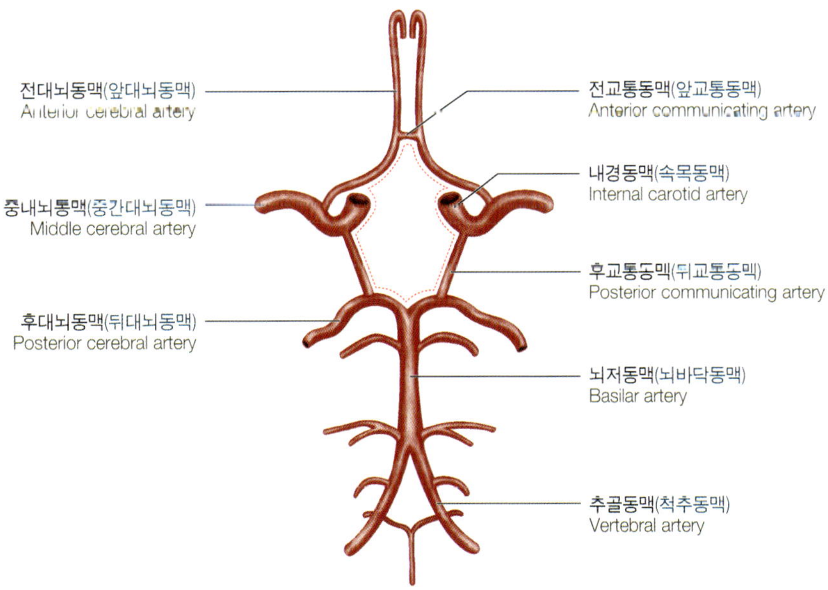

B. 대뇌동맥고리(점선)

그림 6-16 뇌에 분포하는 동맥과 대뇌동맥륜

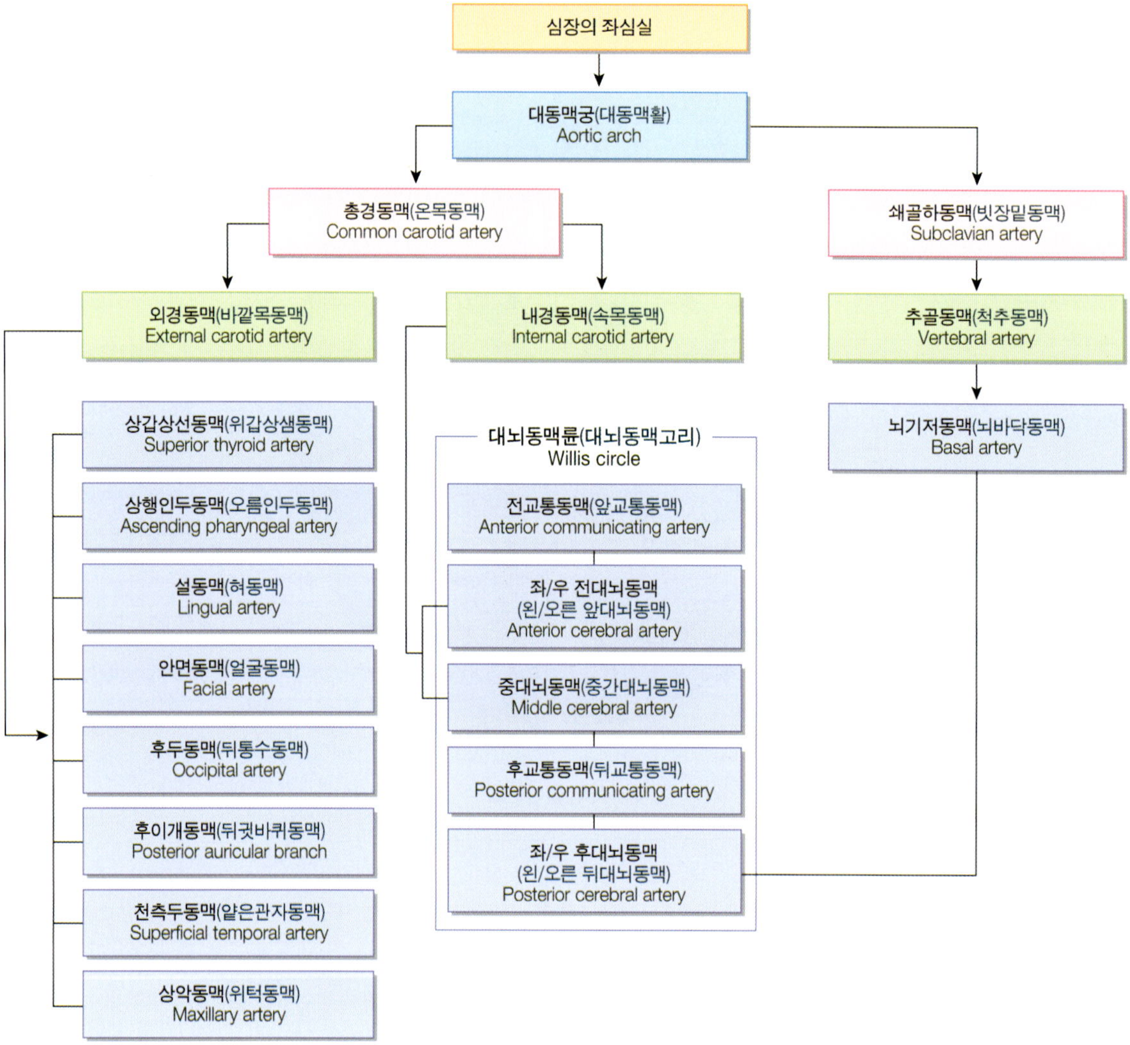

그림 6-17 두경부의 동맥 경로 요약

2) 정맥

정맥은 혈액을 심장으로 운반하는 역할을 하고, 혈액의 역류를 방지하는 판막(valve)이 있으며, 대개 같은 이름의 동맥과 함께 주행하고 있다. 정맥의 작은 혈관들은 몸의 각 조직에서 노폐물과 이산화탄소가 더 많이 포함된 피를 심장쪽으로 모으는 것이므로 가지(branch)라는 표현보다는 지류(tributary)라고 하는 것이 타당하다.

두경부의 정맥은 작은 세정맥(venule)에서 시작하여 심장으로 가면서 여러 정맥이 모여 크기가 점점 커진다. 일반적으로 정맥은 같은 조직에서 동맥보다 더 크고 수도 많다. 두경부의 정맥의 대부분은 내경정맥(속목정맥, internal jugular v.)으로 모이며, 위로는 뇌로부터 혈액을 받는 S상정맥동(구불정맥굴, sigmoid sinus)에서

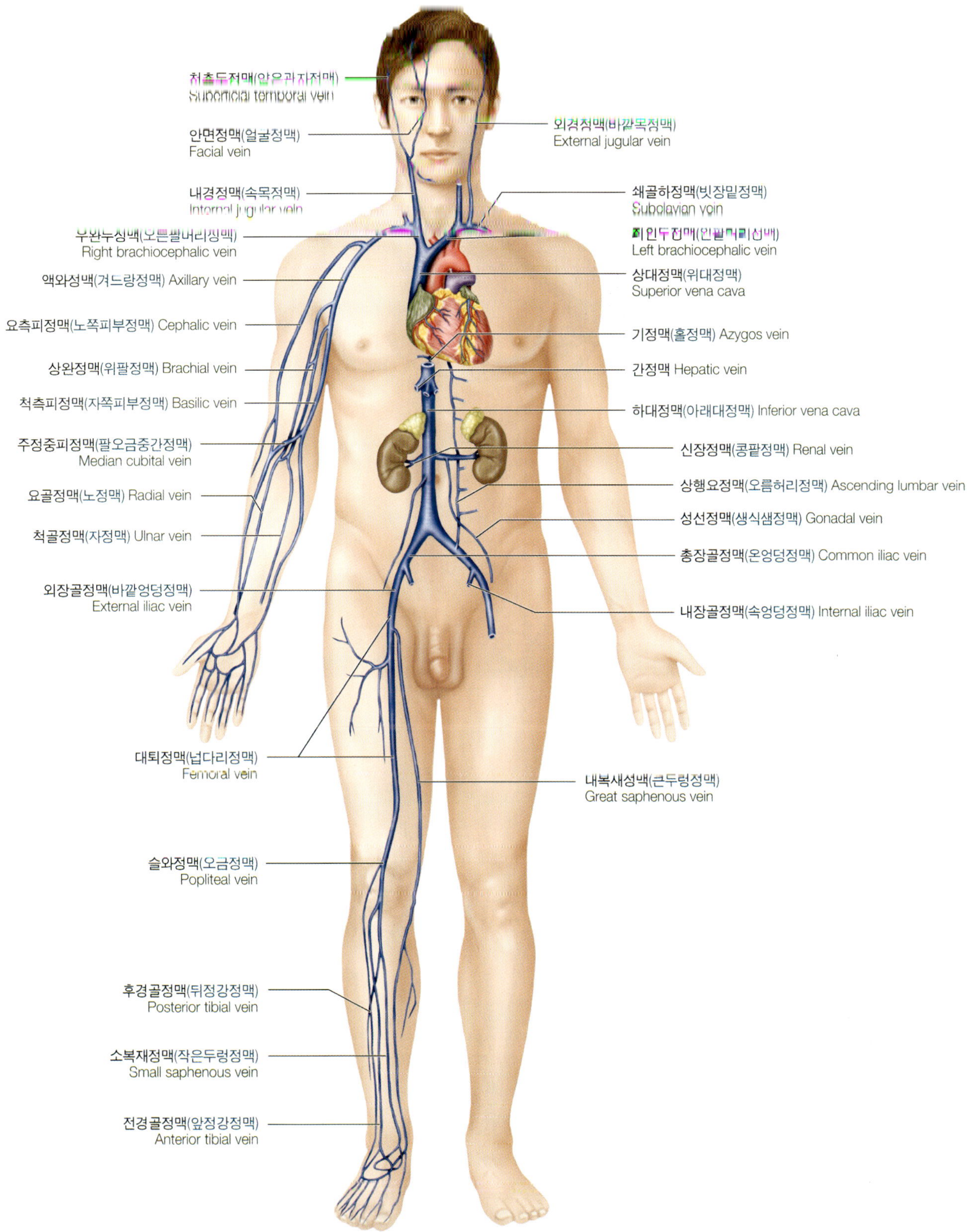
천측두정맥(얕은관자정맥)
Superficial temporal vein
안면정맥(얼굴정맥)
Facial vein
내경정맥(속목정맥)
Internal jugular vein
우완두정맥(오른팔머리정맥)
Right brachiocephalic vein
액와정맥(겨드랑정맥) Axillary vein
요측피정맥(노쪽피부정맥) Cephalic vein
상완정맥(위팔정맥) Brachial vein
척측피정맥(자쪽피부정맥) Basilic vein
주정중피정맥(팔오금중간정맥)
Median cubital vein
요골정맥(노정맥) Radial vein
척골정맥(자정맥) Ulnar vein
외장골정맥(바깥엉덩정맥)
External iliac vein
대퇴정맥(넙다리정맥)
Femoral vein
슬와정맥(오금정맥)
Popliteal vein
후경골정맥(뒤정강정맥)
Posterior tibial vein
소복재정맥(작은두렁정맥)
Small saphenous vein
전경골정맥(앞정강정맥)
Anterior tibial vein
외경정맥(바깥목정맥)
External jugular vein
쇄골하정맥(빗장밑정맥)
Subclavian vein
좌완두정맥(왼팔머리정맥)
Left brachiocephalic vein
상대정맥(위대정맥)
Superior vena cava
기정맥(홀정맥) Azygos vein
간정맥 Hepatic vein
하대정맥(아래대정맥) Inferior vena cava
신장정맥(콩팥정맥) Renal vein
상행요정맥(오름허리정맥) Ascending lumbar vein
성선정맥(생식샘정맥) Gonadal vein
총장골정맥(온엉덩정맥) Common iliac vein
내장골정맥(속엉덩정맥) Internal iliac vein
대복재정맥(큰두렁정맥)
Great saphenous vein

그림 6-18 정맥계

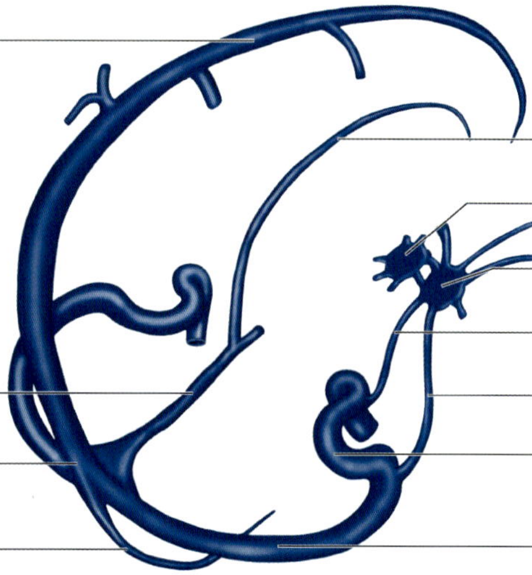

A. 경질막 정맥동

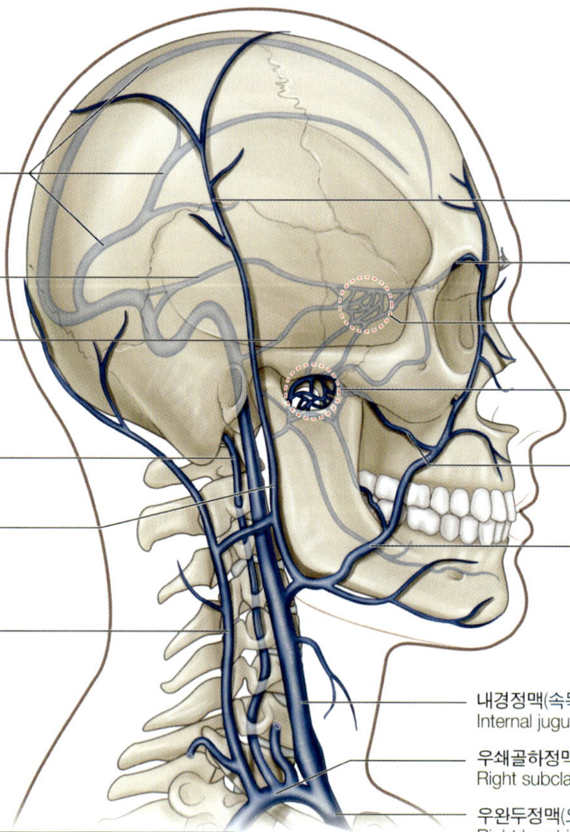

B. 머리뼈의 정맥지류

그림 6-19 두개강의 정맥동과 두경부의 정맥(측면)

계속되고, 밑으로는 쇄골하정맥(빗장밑정맥, subclavian v.)과 합쳐져 완두정맥(팔머리정맥, brachiocephalic v.)을 이룬 후 상대정맥(위대정맥, superior vena cava)이 되어 우심방에 이른다(그림 6-18, 그림 6-19, 그림 6-20, 그림 6-21, 그림 6-22). 두경부의 정맥이 (표 6-14)에 요약되어 있다.

(1) 안면의 천부 정맥(얼굴의 얕은부분 정맥, Superficial veins of the face)

① 안면정맥(얼굴정맥, Facial vein)

안면정맥은 안면동맥이 분포하는 같은 부위에서 정맥혈을 받으며, 판막이 없다. 눈의 내안각(안쪽눈구석, medial angle of eye) 부위에서 안각정맥(눈구석정맥, angular v.)을 시작으로 코의 바깥쪽을 따라 주

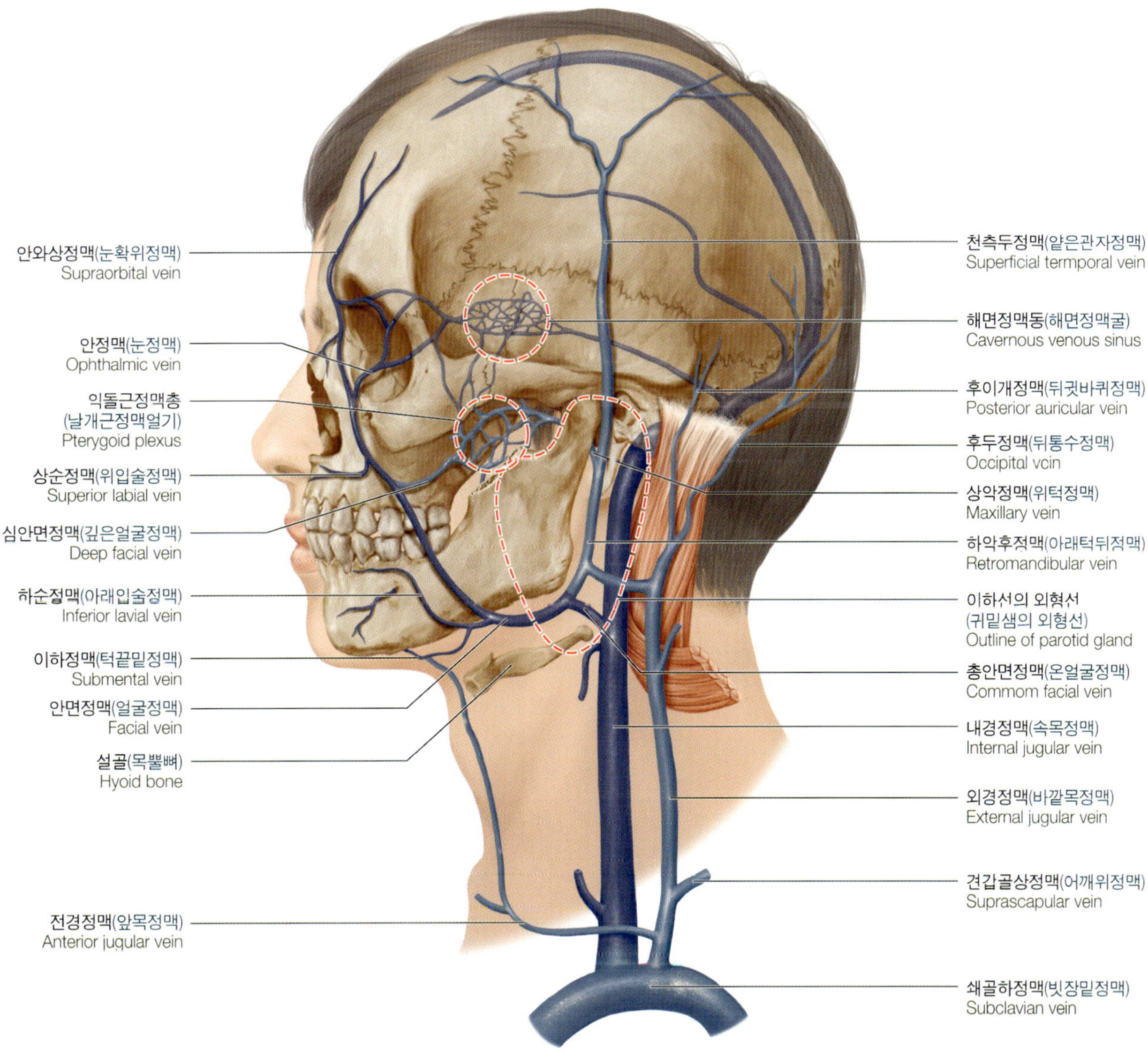

그림 6-20 두경부의 정맥

행하여, 안검과 코의 외측, 상순, 하순, 이부(턱끝, mentum)를 지나면서 각각의 조직으로부터 혈액을 받은 후 하악후정맥의 전지와 합쳐져 내경정맥으로 유입한다. 안면정맥혈의 일부는 안각정맥을 거쳐 안정맥과 연결되어 두개강 속에 있는 해면정맥동(해면정맥굴, cavernous venous sinus)로 이어진다〈표 6-12〉. 안면정맥이 혈액을 받는 가지들로는 안각정맥, 심안면정맥(얼굴깊은정맥, deep facial v.), 상안검정맥(위눈꺼풀정맥, superior palpebral v.), 하안검정맥(아래눈꺼풀정맥, inferior palpebral v.), 외비정맥(바깥코정맥, external nasal v.), 상순정맥(위입술정맥, superior labial v.), 하순정맥(아래입술정맥, inferior labial v.), 교근정맥(깨물근정맥, masseteric v.), 이하선지(parotid branch), 외구개정맥(바깥입천장정맥, external palatine

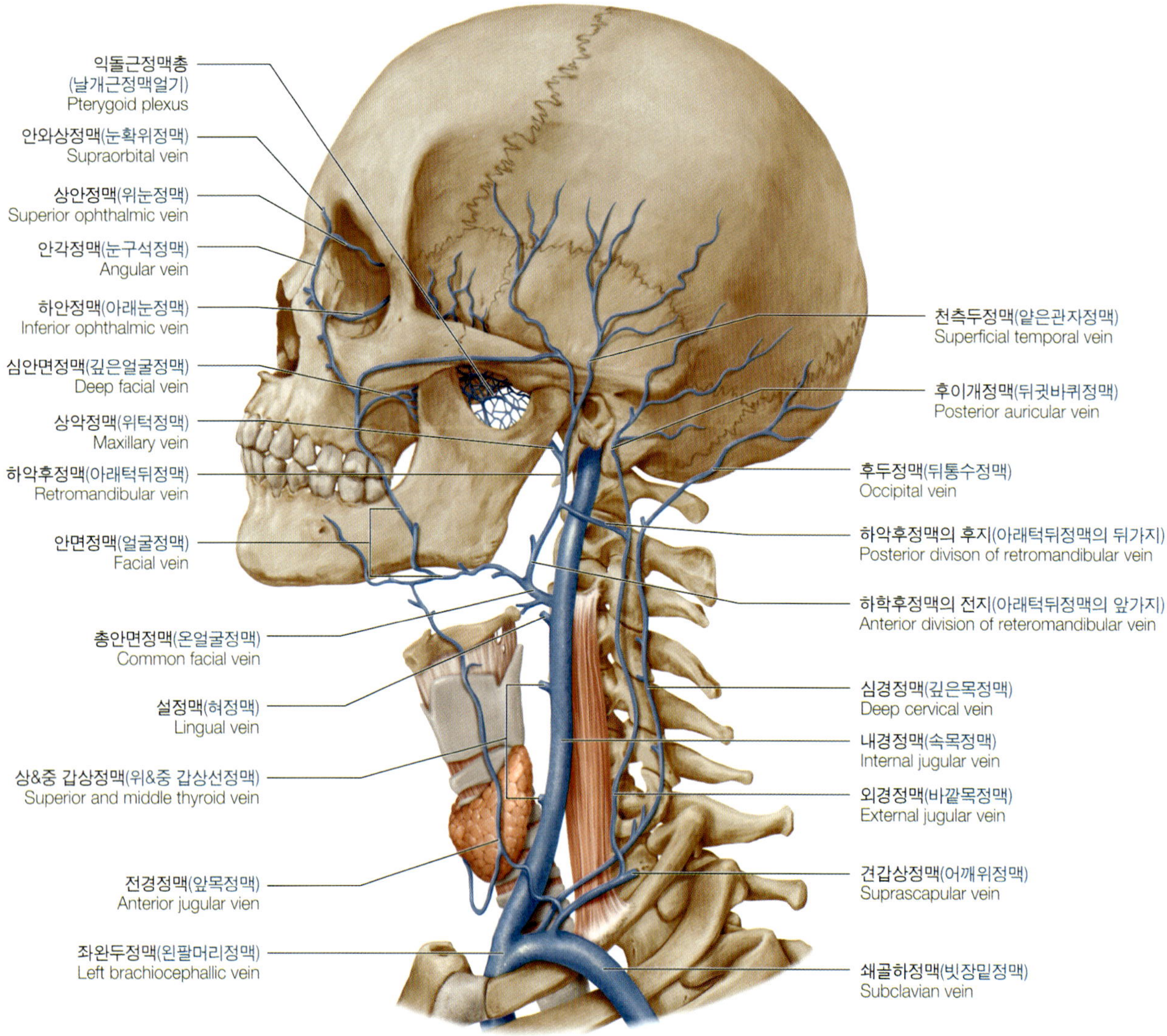

그림 6-21 두경부의 정맥

v.), 이하정맥(턱끝밑정맥, submental v.) 등이 있다. 안면정맥의 종말가지인 안각정맥은 안와부에서 활차상정맥(도르래위정맥, supratrochlear v.)과 안와상정맥(눈확위정맥, supraorbital v.)의 합류로 이루어진다.

② 천측두정맥(얕은관자정맥, Superficial temporal vein)

천측두정맥은 두피(머리덮개, scalp)의 꼭대기와 외측 부위의 혈류를 받으며, 상악정맥(위턱정맥, maxillary v.)과 합류하여 하악후정맥(아래턱뒤정맥, retromandibular v.)이 된다.

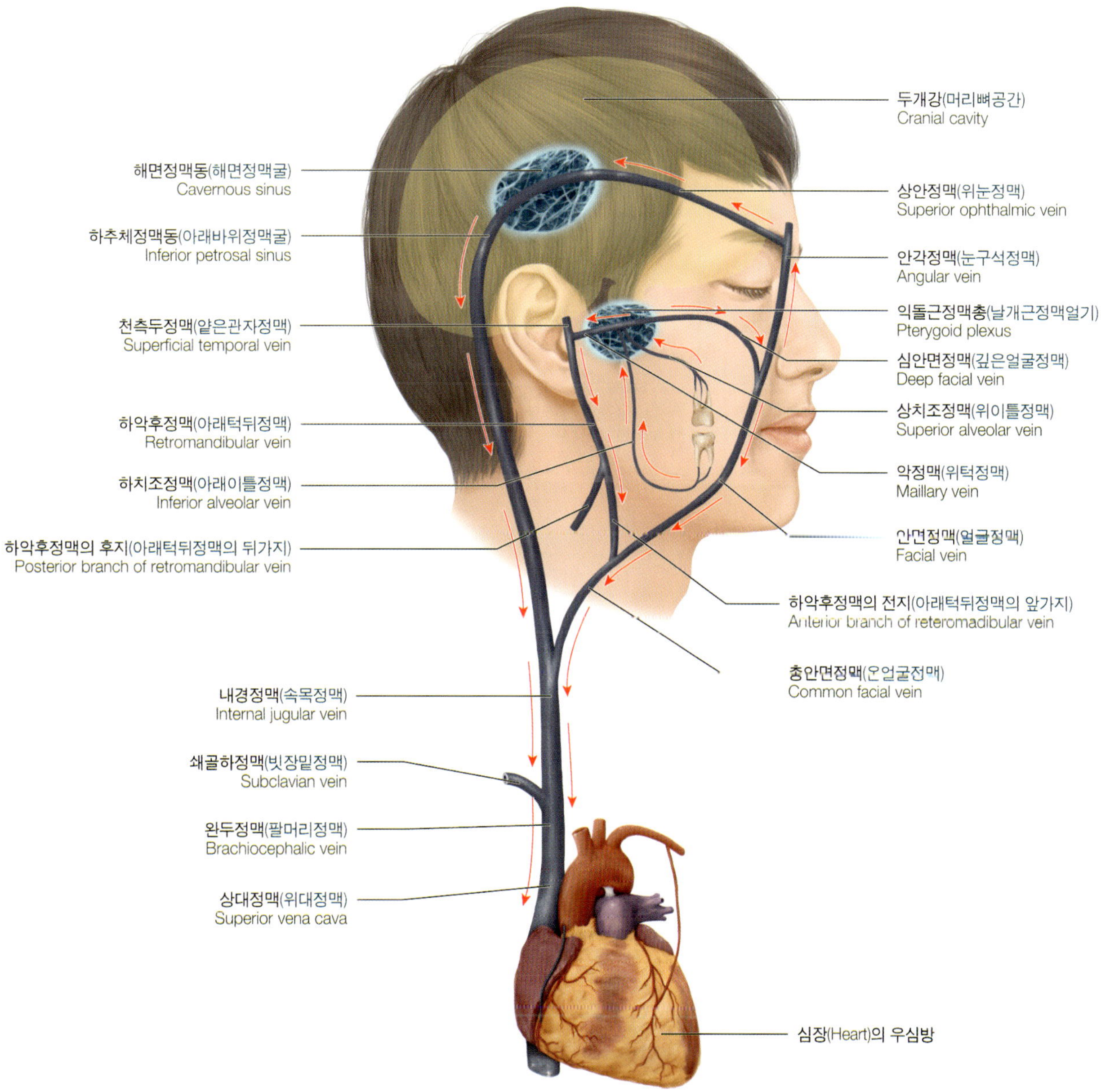

그림 6-22 두경부의 정맥 흐름의 모식도

표 6-12 안면정맥의 가지 및 흐름

내경정맥(속목정맥, internal jugular v.)으로 유입	해면정맥동(해면정맥굴, cavernous sinus)으로 유입
• 외비정맥(바깥코정맥, external nasal v.) • 심안면정맥(깊은얼굴정맥, deep facial v.) • 상순정맥(위입술정맥, superior labial v.) • 하순정맥(아래입술정맥, inferior labial v.) • 외구개정맥(바깥입천장정맥, external palatine v.) • 이하선정맥(귀밑샘정맥, parotid v.) • 이하정맥(턱끝밑정맥, submental v.)	• 악하정맥(턱밑정맥, submandibular v.) • 활차상정맥(도르래위정맥, supratrochlear v.) • 안와상정맥(눈확위정맥, supraorbital v.) • 안각정맥(눈구석정맥, angular v.)

③ 후이개정맥(뒤귓바퀴정맥, Posterior auricular vein)

후이개정맥은 이개(귓바퀴, auricle) 뒷부분의 혈류를 받으며, 하악후정맥의 후지(뒤가지, posterior branch)와 합류하여 외경정맥(바깥목정맥, external jugular v.)이 된다.

④ 후두정맥(뒤통수정맥, Occipital vein)

후두정맥은 머리의 후두부에서 혈류를 받고, 후이개정맥과 합류하여 외경정맥이 된다.

⑤ 하악후정맥(아래턱뒤정맥, Retromandibular vein)

하악후정맥은 하악경(턱뼈목, neck of mandible) 뒤쪽의 이하선 부근에서 상악정맥(maxillary v.)과 천측두정맥의 혈류가 합쳐지면서 형성된다. 하악후정맥은 이하선 아래쪽으로 주행하면서 전지(anterior branch)와 후지(posterior branch)로 나뉜다.

- **전지(앞가지, anterior branch)** : 안면정맥과 합쳐져 총안면정맥(온얼굴정맥, common facial v.)이 되어 내경정맥으로 유입
- **후지(뒤가지, posterior branch)** : 후이개정맥과 합쳐져 외경정맥이 되어 쇄골하정맥으로 들어간다.

(2) 안면의 심부 정맥(얼굴의 깊은부분 정맥, Deep veins of the face)

① 상악정맥(위턱정맥, Maxillary vein)

상악정맥은 상악동맥의 하악골부분과 같이 주행하는 짧은 정맥으로 익돌근정맥총(날개근정맥얼기, pterygoid plexus)의 혈액을 받아 하악경과 접하악인대(나비아래턱인대, sphenomandibular ligament) 사이를 지나 뒤쪽으로 주행하여, 천측두정맥과 합류하여 하악후정맥이 된다.

② 익돌근정맥총(날개근정맥얼기, Pterygoid plexus)

익돌근정맥총은 측두하와에서 측두근과 외측익돌근 사이 또는 내측익돌근과 외측익돌근 사이에 있는 정맥총으로, 교근, 상/하악 치아 및 치주조직, 비강, 악관절 등에서 오는 혈류를 받는다〈표 6-13, 그림 6-23〉.

표 6-13 익돌근정맥총의 가지 및 흐름

익돌근정맥총으로 유입되는 가지	익돌근정맥총에서 배출되는 가지
• 상치조정맥(superior alveolar v.) • 하치조정맥(inferior alveolar v.) • 악관절정맥(temporomandibular v.) • 중경막정맥(middle meningeal v.) • 교근정맥(masseteric v.) • 협정맥(buccal v.) • 접구개정맥(sphenopalatine v.) • 안와하정맥(infraorbital v.)	• 심안면정맥(deep facial v.) • 상악정맥(maxillary v.)

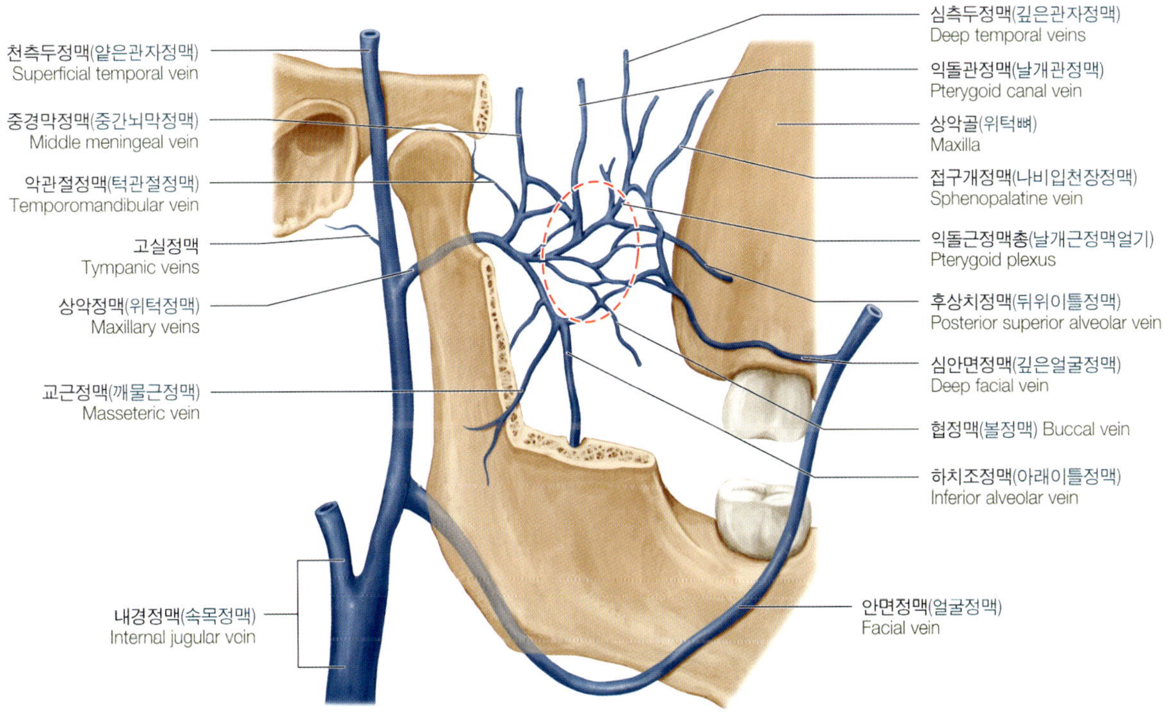

그림 6-23 익돌근정맥총

- **유입정맥** : 하치조정맥(아래이틀정맥, inferior alveolar v.), 중경막정맥(중간뇌막정맥, middle meningeal v.), 심측두정맥(깊은관자정맥, deep temporal v.), 교근정맥(masseteric v.), 협정맥(볼정맥, buccal v.), 익돌정맥(날개정맥, pterygoid v.), 후상치조정맥(뒤위이틀정맥, posterior superior alveolar v.), 인두정맥(pharyngeal v.), 하행구개정맥(내림입천장정맥, descending palatine v.), 전상치조정맥(앞위이틀정맥, anterior superior alveolar v.), 익돌관정맥(날개관정맥, vein of pterygoid canal), 접구개정맥(나비입천장

표 6-14 두경부의 정맥 요약

1. 얼굴의 정맥(Veins of the face)	
• 안면의 천부 정맥 (얼굴의 얕은부분 정맥, superficial veins of the face)	• 안면정맥(얼굴정맥, facial v.) • 천측두정맥(얕은관자정맥, superficial temporal v.) • 후이개정맥(뒤귓바퀴정맥, posterior auricular v.) • 후두정맥(뒤통수정맥, occipital v.) • 하악후정맥(아래턱뒤정맥, retromandibular v.)
• 안면의 심부 정맥 (얼굴의 깊은부분 정맥, deep veins of the face)	• 상악정맥(위턱정맥, maxillary v.) • 익돌근정맥총(날개근정맥얼기, pterygoid plexus)
2. 두개골 및 두개강의 정맥(Veins of the cranium and Cranium cavity)	
• 경막정맥동(경질막정맥굴, sinus of dura mater) • 판간정맥(판사이정맥, diploic v.) • 도출정맥(이끌정맥, emissary v.)	
3. 경부의 정맥(목의 정맥, Veins of the neck)	
• 외경정맥(바깥목정맥, external jugular v.) • 내경정맥(속목정맥, internal jugular v.) • 추골정맥(척추정맥, vertebral v.)	

정맥, sphenopalatine v.), 하안정맥(아래눈정맥, inferior ophthalmic v.), 악관절정맥(턱관절정맥, temporomandibular v.), 안와하정맥(눈확아래정맥, infraorbital v.)

- 후상치조신경 국소마취(posterior superior alveolar nerve block) 시 주사침이 지나치게 깊게 들어가면 익돌근정맥총이 손상 받을 수 있으며, 이 경우 혈액의 유입으로 인해 부종(swelling)이나 혈종(hematoma)이 생길 수 있다.
- 익돌근정맥총은 하안와열(아래눈확틈새, inferior orbital fissure)을 통해 해면정맥동(해면정맥굴, cavernous sinus)과 교통한다.

(3) 두개골 및 두개강의 정맥(머리뼈 및 머리뼈안의 정맥, Veins of the cranium and Cranium cavity)

① 경막정맥동(경질막정맥굴, Sinus of dura mater)

뇌의 정맥혈을 모아 내경정맥으로 보내는 정맥동(정맥굴, venous sinus)로 두개강에서 뇌를 싸고 있는 3층의 뇌막(meninges) 중 가장 바깥층인 경막(경질막, dura mater)의 외막(바깥막, outer layer)과 내막(속막, inner layer) 사이에 있는 빈 공간을 말한다〈그림 6-18 참고〉. 판막은 없으며, 뇌와 눈으로부터 혈류를 받는다.

상시상정맥동(위시상정맥굴, superior sagittal sinus)과 직정맥동(곧은정맥굴, straight sinus), 후두정맥동(뒤통수정맥굴, occipital sinus), 횡정맥동(가로정맥굴, transverse sinus) 등이 내후두융기(속뒤통수뼈융기,

internal occipital protuberance)의 위에서 서로 합류되어 정맥동교회(정맥굴합류, confluence of sinuses)를 이룬다.

접형골의 하수체와(뇌하수체오목, hypophyseal fossa) 양쪽에 있는 해면 모양의 정맥동인 해면정맥동은 앞쪽으로는 상안와열(위눈확틈새, superior orbital fissure)을 통해 상안정맥(위눈정맥, superior ophthalmic v.), 하안정맥(inferior ophthalmic v.), 접형두정정맥동(나비마루정맥굴, sphenoparietal sinus)을 받으며, 뒤쪽으로는 상추체정맥동(위바위정맥굴, superior petrous sinus), 하추체정맥동(아래바위정맥굴, inferior petrous sinus)로 이어진다. 이 정맥동은 위바위정맥굴에 의해 내경정맥과 교통하고, 안정맥(눈정맥, ophthalmic v.)에 의해 안면정맥의 가지인 안각정맥(angular v.)과 교통하며, 난원공(타원구멍, foramen ovale)과 foramen Vesalii를 통해 익돌근정맥총과 교통한다. 이 때문에 얼굴 감염 시 세균이 정맥굴로 전파되는 통과가 될 수도 있다. 한편, 해면정맥굴 속으로는 내경정맥과 외전신경이 통과하고, 외측으로 외전신경, 활차신경, 안신경, 상악신경이 지나간다.

② **판간정맥**(판사이정맥, Diploic vein)

두개관(머리덮개뼈, calvaria)의 판간층(판사이층, diploe)에 있는 정맥으로, 두개관에서 정맥을 받으며 경막정맥동 및 머리 표층 정맥과 연결되어 있다.

③ **도출정맥**(이끌정맥, Emissary vein)

도출정맥은 머리 표층의 정맥과 경막정맥동을 연결하는, 즉 두개외정맥(머리뼈바깥정맥, extracranial v.)과 두개내정맥(머리뼈속정맥, intracranial v.)을 연결하는 짧은 정맥이다.

- **경동맥관정맥총(속목정맥얼기, internal carotid venous plexus)** : 목동맥관(carotid canal)에서 내경동맥(internal carotid a.)을 둘러싸고 있는 정맥총으로, 익돌근정맥총과 해면정맥동을 연결하는 짧은 정맥이다.
- **난원공정맥총(타원구멍정맥얼기, venous plexus of foramen ovale)** : 난원공을 통해 익돌근정맥총과 해면정맥동을 연결하는 짧은 정맥이다.
- **베잘리공 도출정맥(emissary vein of foramen of Vesalii)** : foramen of Vesalii를 통해 익돌근정맥총과 해면정맥동을 연결하는 짧은 정맥이다.

(4) 경부 정맥(목의 정맥, Veins of the neck)

① **외경정맥**(바깥목정맥, External jugular vein)

외경정맥은 머리의 바깥쪽면과 얼굴의 깊은 부위로부터 오는 혈류를 받으며, 후이개정맥(뒤귓바퀴정맥, posterior auricular v.)과 하악후정맥(아래턱뒤정맥, retromandibular v.)의 후지(posterior branch)가 합쳐져 형성된다. 이 정맥은 쇄골(빗장뼈, clavicle) 위의 피부에서 쉽게 관찰되고, 혈류의 역류를 방지하기 위한 두 쌍의 판막이 있다. 외경정맥은 이하선 속에서 시작하여 목으로 내려와 흉쇄유돌근(목빗근, sternocleidomastoid m.)의 외측을 따라 뒤로 내려가서 쇄골하정맥(빗장밑정맥, subclavian v.)으로 합류한다.

② **내경정맥**(속목정맥, Internal jugular vein)

내경정맥은 뇌, 얼굴 및 목으로부터의 정맥혈이 심장으로 이동하는 혈관으로, 두개강에 있는 모든 정맥혈

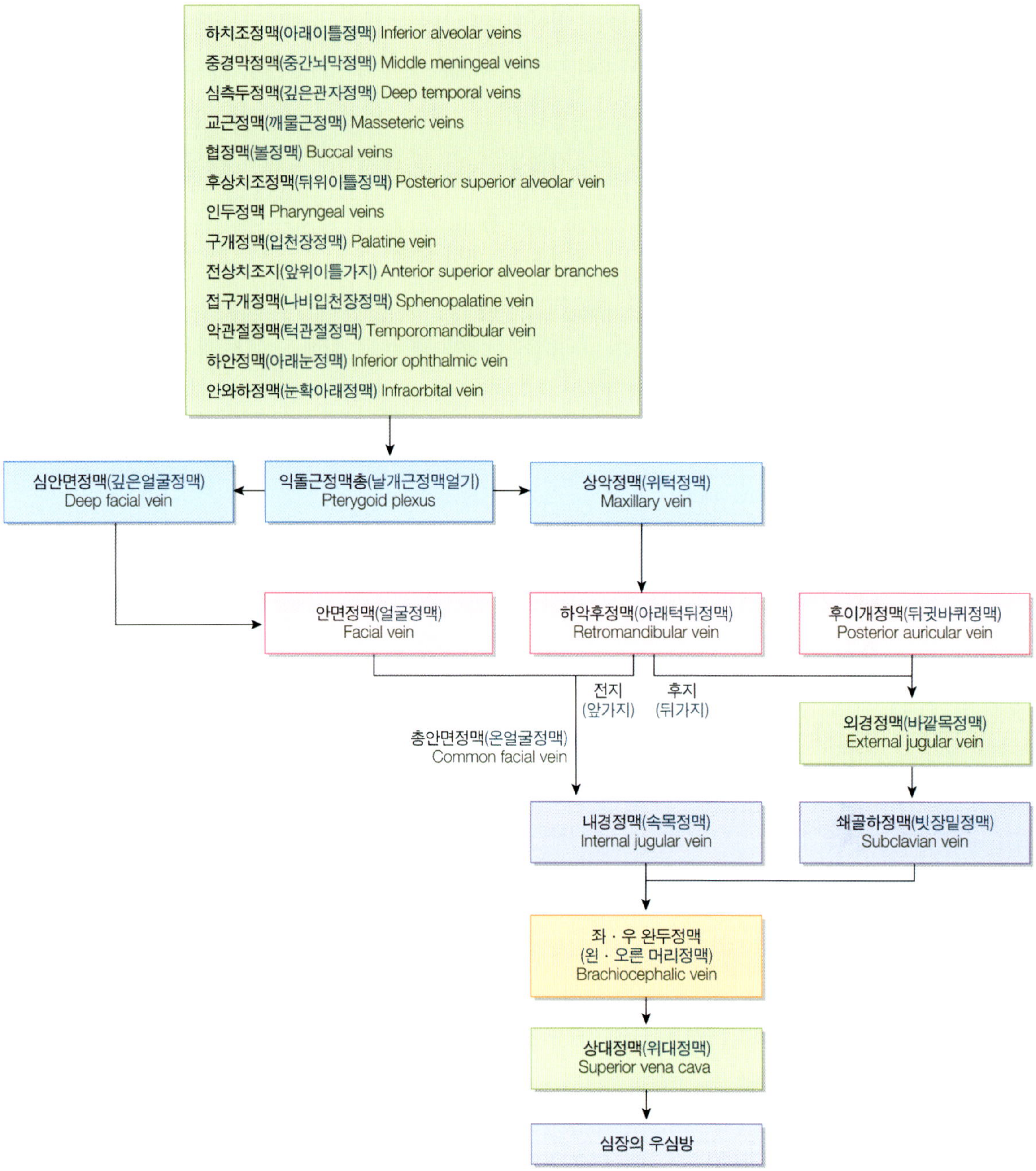

그림 6-24 두경부의 정맥 경로 요약

을 받는 뇌정맥의 큰 출구이다. S상정맥동(구불정맥굴, sigmoid sinus)이 경정맥공(목정맥구멍, jugular foramen)에 이르러 만으로 굽어 곡이지면서 부풀어 있는데, 이것이 내경정맥의 시작부위가 되며 경정맥상구(위목정맥팽대, superior jugular bulb)라 한다. 이곳에서부터 내경동맥(속목동맥, internal carotid a.) 및 미주신경(vagus n.)과 함께 경동맥초(목혈관신경집, carotid sheath)에 싸여 목의 바깥쪽으로 내려간다. 내경정맥은 흉쇄관절(복장빗장관절, sternoclavicular joint) 뒤에서 빗장밑정맥(쇄골하정맥, subclavian v.)과 합쳐져 완두정맥(팔머리정맥, brachiocephalic v.)이 된다.

내경정맥의 아래쪽 끝부위 부근에 부풀어져 있는 경정맥하구(아래목정맥팽대, inferior jugular bulb) 부위에 판막이 존재한다.

③ 추골정맥(척추정맥, Vertebral vein)

추골정맥은 위쪽의 6개의 경추(목뼈, cervical vertebra)의 횡돌기공(가로구멍, foramen transversarium)을 따라 내려가서 완두정맥(팔머리정맥, brachiocephalic v.)의 시작부위 가까이에서 유입된다.

3 두경부의 림프계

1) 림프계(Lymphatic system)

림프계는 생체 내로 침입한 병원균과 항원에 대해 면역반응(immune response)을 나타내는 생체 방어 계통이다. 림프계에는 액체 성분인 림프(lymph), 림프를 수송하는 림프관(lymphatic vessel)과 림프조직이 뭉쳐진 구조물인 림프절(lymph node), 림프기관인 편도(tonsil), 비장(지라, spleen), 흉선(가슴샘, thymus) 등으로 구성된다〈표 6-15〉.

(1) 림프관(Lymphatic vessel)

림프계통의 구조와 기능은 혈액순환계와 유사하며, 정맥계에 해당한다. 림프는 조직액에서 림프모세관(lymphatic capillary)으로 스며들어간다. 즉, 조직에 공급된 혈장 중 정맥으로 회수되지 못한 나머지가 림프모세관으로 모아진다. 이러한 림프모세관은 주행하면서 다른 림프모세관과 합류하여 굵은 림프관을 이루며 정맥과 같은 방향으로 흐르다가 림프절을 거쳐 정맥계로 돌아간다.

우측 상체에서 모인 림프는 우림프관(오른림프관, right lymphatic duct)을 통해서 보여서 우쇄골하정맥(오른빗장밑정맥, right subclavian vein)과 우내경정맥(오른속목정맥, right internal jugular vein)이 만나는 지점의 정맥에 연결되어 혈액순환계로 들어가 우완두정맥(오른팔머리정맥, right brachiocephalic vein)과 상대정맥(위대정맥, superior vena cava)을 거쳐 심장의 우심방으로 들어간다. 하체와 좌측 상체

표 6-15 두경부의 주요 림프절

림프절			수입림프관	수출림프관
1	이하선 림프절	천이하선림프절	이개(auricle)의 앞부위, 외이공, 안검, 관자놀이	상심경림프절
		심이하선림프절	이하선, 외이도, 연구개	상심경림프절
2	인두후림프절		비강의 뒤 2/3부위, 비인두, 이관, 연구개, 부비동	상심경림프절
3	심안면림프절		측두와, 비인두	상심경림프절
4	이하림프절		하순의 중앙부위, 이부, 설첨, 구강저의 앞부위, 하악절치와 그 주변 치주조직	악하림프절 상심경림프절
5	악하림프절		상악치아 및 하악 견치, 소구치, 대구치와 그 주변 치주조직, 설, 상순, 하순의 외측부위, 협부, 경구개의 앞부위, 비부, 부비동	상심경림프절
6	천경림프절		이개의 아래부위, 이하선 부위	상심경림프절
7	상심경림프절		구강저, 구협편도, 후두, 인두, 갑상선, 심경근	하심경림프절
8	하심경림프절		두피의 뒤부분, 목 뒤 피부, 가슴의 얕은부분, 팔의 일부, 상심경림프절	경림프본간

에서 모인 림프는 림프관 중 가장 큰 흉관(가슴관, thoracic duct)을 통해 모여져 좌쇄골하정맥(왼빗장밑정맥, left subclavian vein)과 좌내경정맥(왼속목정맥, left internal jugular vein)이 만나는 지점의 정맥에 연결되어 혈액순환계로 들어가 좌완두정맥(왼팔머리정맥, left brachiocephalic vein)과 상대정맥을 거쳐 심장의 우심방으로 들어간다.

(2) 림프절(Lymph node)

림프절은 림프관을 따라 존재하는 직경 20~30μm의 콩모양 림프조직으로, 볼록한 부분에 존재하는 수입림프관을 통해 들어온 림프에서 면역반응을 일으킨 림프구(lymphocyte)와 병원균 등을 여과시키고 오목한 부분에 연결된 수출림프관을 통해 내보낸다. 림프절은 여과작용 외에도 림프절 내에 있는 세망내피세포(그물내피세포, reticuloendothelial cell)에 의해 미생물 포식작용 등이 일어나며, 림프구를 생산하여 면역반응에 관여한다.

2) 두경부의 림프절

(1) 머리 림프절(Lymph node of the head)

① **후두림프절**(뒤통수림프절, Occipital lymph node) : 1~3개 존재한다.

- **수입림프관(들림프관, afferent lymphatic vessel)** : 후두부(뒤통수부위, occipital region)의 두피(머리덮개, scalp)에서 림프액을 받는다.

- **수출림프관(날림프관, efferent lymphatic vessel)** : 천경림프절(얕은목림프절, superficial cervical lymph node)

② **이하선림프절**(귀밑샘림프절, Parotid lymph node)

이하선림프절은 이하선 표면에 있는 천이하선림프절(superficial parotid lymph node)과 이하선의 실질 속에 있는 심이하선림프절(deep parotid lymph node)로 나뉜다.

- **천이하선림프절(얕은귀밑샘림프절, superficial parotid lymph node)**
  - 수입림프관 : 이개(auricle)의 앞부위, 귓구멍, 안검, 관자놀이
  - 수출림프관 : 상심경림프절(위깊은목림프절, superior deep cervical lymph node)
- **심이하선림프절(깊은귀밑샘림프절, deep parotid lymph node)**
  - 수입림프관 : 이하선, 외이도, 연구개
  - 수출림프관 : 상심경림프절

③ **심안면림프절**(깊은얼굴림프절, Deep facial lymph node)

- **수입림프관** : 측두와(관자우묵, temporal fossa) 및 비인두(코인두, nasopharynx)
- **수출림프관** : 상심경림프절

④ **협림프절**(볼림프절, Buccal lymph node)

- **수입림프관** : 안검, 결막(conjunctiva), 비부(nose), 협부(cheek)
- **수출림프관** : 악하림프절(턱밑림프절, submandibular lymph node)

⑤ **인두뒤림프절**(Retropharyngeal lymph node) : 1～3개가 존재한다.

- **수입림프관** : 비강(nasal cavity)의 뒤 2/3부위, 비인두, 유스타키오관(귀관, auditory tube), 연구개(soft palate), 부비동(paranasal sinus)
- **수출림프관** : 상심경림프절

(2) 목 림프절(Lymph node of the neck)

① **악하림프절**(턱밑림프절, Submandibular lymph node)

악하삼각(턱밑삼각, submandibular triangle)에 3～6개가 있다.

- **수입림프관** : 상악치아 및 하악 견치, 소구치, 대구치와 그 주변 치주조직, 설, 상순(upper lip), 하순(lower lip)의 바깥쪽부위, 협부, 경구개(hard palate)의 앞부위, 비부, 부비동
- **수출림프관** : 상심경림프절

② 이하림프절(턱끝밑림프절, Submental lymph node)

이하삼각(턱끝밑삼각, submental triangle)에 2~3개가 있다.

- **수입림프관** : 하순의 중앙부위, 이부(턱끝, mentum), 설첨(apex of the tongue), 구강저(oral floor)의 앞부위, 하악절치와 그 주변 치주조직
- **수출림프관** : 악하림프절, 상심경림프절

③ 천경림프절(얕은목림프절, Superficial cervical lymph node)

외경정맥(external jugular v.)을 따라 존재한다.

- **수입림프관** : 이개(auricle)의 아래부위, 이하선 부위
- **수출림프관** : 상심경림프절

④ 상심경림프절(위깊은목림프절, Superior deep cervical lymph node)

내경동맥(속목동맥, internal carotid a.) 상부 주변으로 10~20개가 존재한다.

- **수입림프관** : 구강저, 구협편도, 후두(larynx), 인두, 갑상선(thyroid gland), 심경근육(깊은목근육, deep cervical muscles)
- **수출림프관** : 하심경림프절

⑤ 하심경림프절(아래깊은목림프절, Inferior deep cervical lymph node)

내경동맥 하부 주변에 존재한다.

- **수입림프관** : 두피의 뒤부분, 목 뒤 피부, 가슴의 얕은부분(superficial pectoral region), 팔의 일부, 상심경림프절
- **수출림프관** : 경림프본간(목림프관줄기, jugular trunk)

⑥ 경림프본간(목림프관줄기, Jugular trunk)

- **수입림프관** : 하심경림프절
- **수출림프관** : 좌측은 흉관(가슴림프관, thoracic duct), 우측은 우림프관(right lymphatic duct)

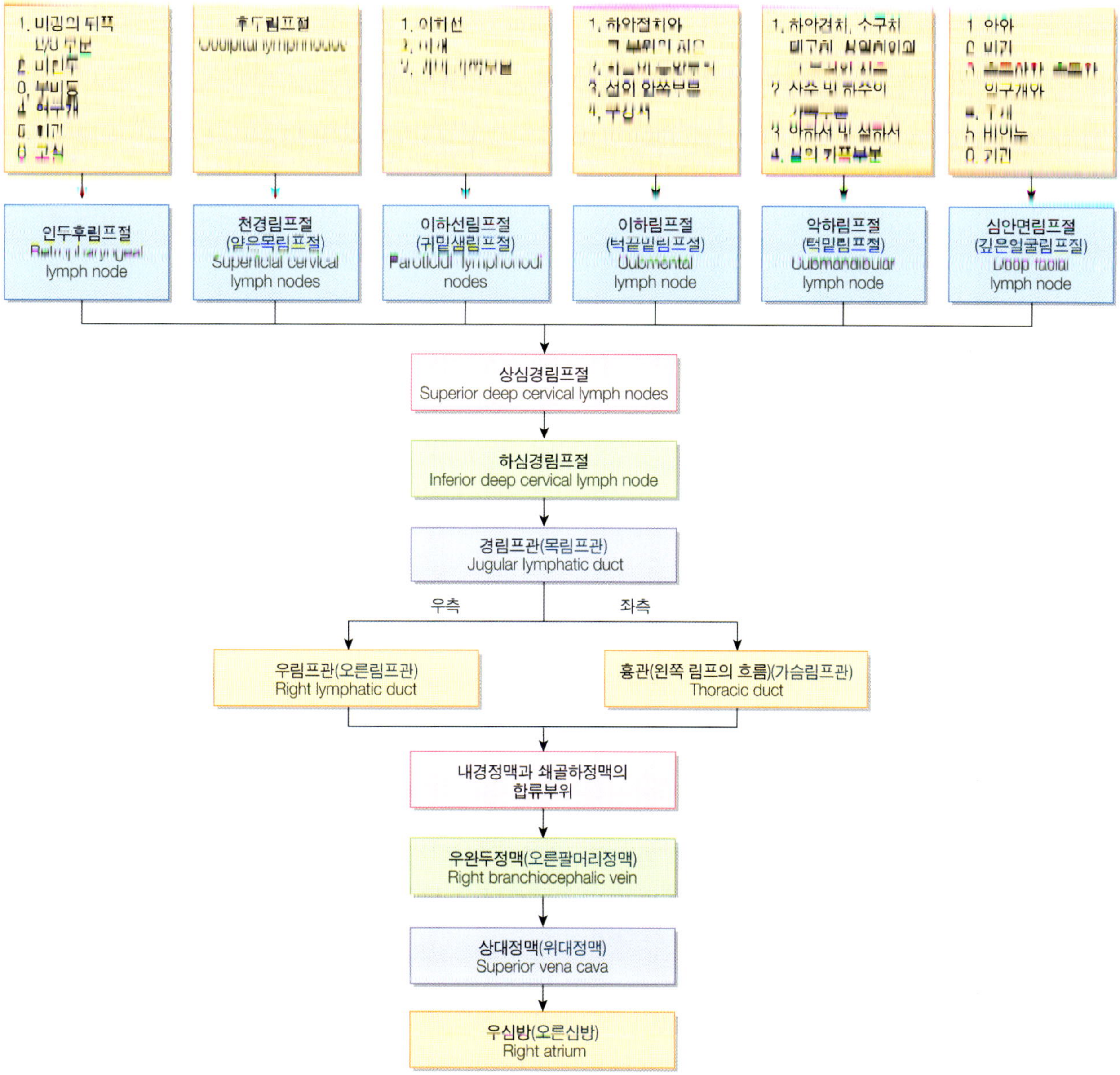

그림 6-25 두경부 림프의 경로

Summary

1. 외경동맥의 가지

- 상갑상선동맥
- 상행인두동맥
- 설동맥
- 안면동맥
- 후두동맥
- 후이개동맥
- 악동맥
- 천측두동맥

2. 설동맥의 가지 및 분포

- 설골상지 : 설골에 부착된 근육에 분포
- 설배지 : 설배, 유곽유두, 후두개, 구협편도, 연구개에 분포
- 설하동맥 : 설하선, 설하부위의 근육 및 구강저의 점막에 분포
- 심설동맥 : 설첨에 분포

3. 안면동맥 : 이부, 구순, 코, 악하선, 구개편도, 구개, 인두, 안면근 등에 분포

- 상행구개동맥 : 이관, 구개범장근, 내측익돌근, 구협편도에 분포
- 편도지 : 구협편도에 분포
- 선지 : 악하선, 악하선관, 악하림프절에 분포
- 이하동맥 : 악설골근, 이복근, 광경근, 이하림프절에 분포
- 하순동맥 : 하순의 근육과 점막, 순선에 분포
- 상순동맥 : 상순의 근육과 점막, 순선에 분포
- 외측비지 : 비배, 비익에 분포
- 안각동맥 : 누낭, 구륜근, 안와 속의 근육에 분포
- 근지 : 안면근에 분포

4. 대타액선에 분포하는 동맥

이하선	천측두동맥의 이하선지와 횡안면동맥, 후이개동맥
악하선	안면동맥의 선지(샘가지)
설하선	설동맥의 설하동맥

5. 안면의 정맥

- 천부 정맥 : 안면정맥, 천측두정맥, 후이개정맥, 후두정맥
- 심부 정맥 : 상악정맥, 익돌근정맥총

6. 림프의 혈류 합류

- 우측 상체에서 모인 림프는 우림프관을 통해서 모여져 우쇄골하정맥과 우내경정맥이 만나는 지점의 정맥에 연결되어 혈액순환계로 들어가 우완두정맥과 상대정맥을 거쳐 심장의 우심방으로 들어간다.
- 하체와 좌측 상체에서 모인 림프는 가슴관을 통해 모여져 좌쇄골하정맥과 좌내경정맥이 만나는 지점의 정맥에 연결되어 혈액순환계로 들어가 좌완두정맥과 상대정맥을 거쳐 심장의 우심방으로 들어간다.

용/어/정/리

- S상정맥동(구불정맥굴, Sigmoid sinus)
- 갑상선(갑상샘, Thyroid gland)
- 갑상연골(방패연골, Tthyroid cartilage)
- 강(공간, Cavity)
- 견치(송곳니, Canine)
- 경구개(단단입천장, Hard palate)
- 경돌설골근(붓목뿔근, Stylohyoid m.)
- 경돌설근(붓혀근, Styloglossus m.)
- 경돌인두근(붓인두근, Stylopharyngeal m.)
- 경동맥관(목동맥관, Carotid canal)
- 경동맥관정맥총(속목정맥얼기, Internal carotid venous plexus)
- 경동맥동(목동맥팽대, Carotid sinus)
- 경동맥소체(목동맥토리, Carotid body)
- 경동맥초(목혈관신경집, Carotid sheath)
- 경림프본간(목림프관줄기, Jugular trunk)
- 경막(경질막, Dura mater)
- 경막외출혈(경질막바깥출혈, Epidural hemorrhage)
- 경막정맥동(경질막정맥굴, Sinus of dura mater)
- 경막지(뇌막가지, Meningeal br.)
- 경부(목부분, Cervical part)
- 경상돌기(붓돌기, Styloid process)
- 경유돌동맥(붓꼭지동맥, Stylomastoid a.)
- 경정맥공(목정맥구멍, Jugular foramen)
- 경정맥궁(목정맥활, Jugular venous arch)
- 경정맥상구(위목정맥팽대, Superior jugular bulb)
- 경정맥하구(아래목정맥팽대, Inferior jugular bulb)
- 경추(목뼈, Ccervical vertebra)
- 고삭신경(고실끈신경, Chorda tympani n.)
- 골수(Bone marrow)
- 관골안와동맥(광대눈확동맥, Zygomatic orbital a.)
- 관상정맥(심장정맥, Coronary v.)
- 관상정맥동(심장정맥동굴, Coronary sinus)
- 교근(깨물근, Masseter m.)
- 교근동맥(깨물근동맥, Masseteric a.)
- 교근정맥(깨물근정맥, Masseteric v.)
- 교뇌(다리뇌, Pons)
- 구각(입꼬리, Oral angle)
- 구강저(입안바닥, Oral floor)
- 구개 치은(입천장 잇몸, Palatal gingiva)
- 구개(입천장, Palate)
- 구개관(입천장관, Palatine canal)
- 구개구(입천장고랑, Palatine groove)
- 구개선(입천장샘, Palatine gland)
- 구개지(입천장가지, Palatine br.)
- 구개편도(목구멍편도, Palatine tonsil)
- 구순하동맥(입술아래동맥, Sublabial a.)
- 그물내피세포(세망내피세포, Reticuloendothelial cell)
- 극공(뇌막동맥구멍, Foramen spinosum)
- 근지(근육가지, Muscular br.)
- 난원공(타원구멍, Foramen ovale)
- 난원공정맥총(타원구멍정맥얼기, Venous plexus of foramen ovale)
- 내경동맥(속목동맥, Internal carotid a.)
- 내경정맥(속목정맥, Internal jugular v.)
- 내공(안쪽구멍, Internal orifice)
- 내안각(안쪽눈구석, Medial canthus)
- 내측익돌근(안쪽날개근, Medial pterygoid m.)
- 내피(Endothelium)
- 내후두융기(속뒤통수뼈융기, Internal occipital protuberance)
- 뇌기저동맥(뇌바닥동맥, Basilar a.)
- 뇌막(Meninges)
- 뇌저동맥(뇌바닥동맥, Basilar a.)
- 누낭(눈물주머니, Lacrimal sac)
- 누선(눈물샘, Lacrimal gland)
- 대각(큰뿔, Greater horn)
- 대공(큰구멍, Foramen magnum)

- 대구개공(큰입천장구멍, Greater palatine foramen)
- 대구개동맥(큰입천장동맥, Greater palatine a.)
- 대구치(큰어금니, Molar)
- 대뇌동맥륜(대뇌동맥고리, Cerebral arterial circle)
- 대뇌부분(Cerebral part)
- 대동맥궁(대동맥활, Aortic arch)
- 도출정맥(이끌정맥, Emissary v.)
- 두개강(머리뼈안, Cranial cavity)
- 두개골막(머리뼈바깥막, Pericranium)
- 두개관(머리덮개뼈, Calvaria)
- 두개내정맥(머리뼈안정맥, Intracranial v.)
- 두개외정맥(머리뼈밖정맥, Extracranial v.)
- 두개저(머리뼈바닥, Base of the skull)
- 두정부(마루부위, Parietal region)
- 두정지(마루가지, parietal br.)
- 두최장근(머리가장긴근, Longissimus capitis m.)
- 두판상근(머리널판근, Splenius capitis m.)
- 두피동맥(Arteries of scalp)
- 두힘살근의 후복(Posterior belly of digastric m.)
- 림프(Lymph)
- 림프관(Lymphatic vessel)
- 림프모세관(Lymphatic capillary)
- 림프절(Lymph node)
- 모세혈관(Capillary)
- 반월판(반달판막, Semilunar valve)
- 방실판막(Atrioventricular valve)
- 백혈구(White blood cell 또는 Leukocyte)
- 부경막지(뇌막곁가지, Accessory meningeal a.)
- 부비동(코곁굴, Paranasal sinus)
- 비갑개(코선반, Nasal conchae)
- 비구개신경구(코입천장신경고랑, Groove for nasopalatine n.)
- 비도(콧길, Nasal meatus)
- 비배지(콧등가지, Dorsal nasal br.)
- 비인두(코인두, Nasopharynx)
- 비장(지라, Spleen)
- 비중격(코중격, Nasal septum)
- 비출혈(코피, Nasal bleeding or epistaxis)
- 사골동(벌집뼈동굴, Ethmoidal sinus)
- 삼첨판(오른심방심실판막, Tricuspidal valve)
- 상갑상선동맥(위갑상동맥, Superior thyroid a.)
- 상대정맥(위대정맥, Superior vena cava)
- 상순동맥(위입술동맥, Superior labial a.)
- 상순비익거근(위입술콧방울올림근, Levator labii superioris alaeque nasi m.)
- 상순정맥(위입술정맥, Superior labial v.)
- 상시상정맥동(위시상정맥굴, Superior sagittal sinus)
- 상심경림프절(위깊은목림프절, Superior deep cervical lymph node)
- 상악 절치(위턱 앞니, Upper incisor)
- 상악결절(위턱뼈융기, Maxillary tuberosity)
- 상악동(위턱굴, Maxillary sinus)
- 상악동맥(위턱동맥, Maxillary a.)
- 상악정맥(위턱정맥, Maxillary v.)
- 상안검정맥(위눈꺼풀정맥, Superior palpebral v.)
- 상안와열(위눈확틈새, Superior orbital fissure)
- 상안정맥(위눈정맥, Superior ophthalmic v.)
- 상지(팔, Upper limb)
- 상추체정맥동(위바위정맥굴, Superior petrous sinus)
- 상행구개동맥(오름입천장동맥, Ascending palatine a.)
- 상행대동맥(오름대동맥, Ascending aorta)
- 상행인두동맥(오름인두동맥, Ascending pharyngeal a.)
- 상후두동맥(위후두동맥, Superior laryngeal a.)
- 서골(보습뼈, Vomer)
- 선지(샘가지, Glandular br.)
- 설골(목뿔뼈, Hyoid bone)
- 설골근(목뿔근, Hyoid m.)
- 설골상근(목뿔위근육, Suprahyoid muscles)

용/어/정/리

- 설골상동맥(목뿔위동맥, Suprahyoid a.)
- 설골하근(목뿔아래근육, Infrahyoid muscles)
- 설골하동맥(목뿔아래동맥, Infrahyoid a.)
- 설기저부(혀바닥, Base of tongue)
- 설동맥(혀동맥, Lingual a.)
- 설배동맥(혀등동맥, Dorsal lingual a.)
- 설소대(혀주름띠, Lingual frenulum)
- 설심동맥(깊은혀동맥, Deep lingual a.)
- 설첨(혀끝, Apex of tongue)
- 설체(혀몸통, Body of tongue)
- 설측 치은(혀쪽 잇몸, Lingual gingiva)
- 설하동맥(혀밑동맥, Subligual a.)
- 설하선(혀밑샘, Sublingual gland)
- 설하신경관(혀밑신경관, Hypoglossal canal)
- 세망내피세포(그물내피세포, Reticuloendothelial cell)
- 세포간질액(세포사이액, Interstitial fluid)
- 소구개공(작은입천장구멍, Lesser palatine foramen)
- 소구개동맥(작은입천장동맥, Lesser palatine a.)
- 소구치(작은어금니, Premolar)
- 쇄골하동맥(빗장밑동맥, Subclavian a.)
- 쇄골하정맥(빗장밑정맥, Subclavian v.)
- 승모근(등세모근, Trapezius m.)
- 승모판(이첨판, 왼심방심실판막, Bicuspidal valve)
- 심경근육(깊은목근육, Deep cervical muscles)
- 심방(atrium)
- 심부(깊은가지, Deep br.)
- 심실(ventricle)
- 심안면림프절(깊은얼굴림프절, Deep facial lymph node)
- 심안면정맥(얼굴깊은정맥, Deep facial v.)
- 심안면프절(깊은얼굴림프절, Deep facial lymph node)
- 심이개동맥(깊은귓바퀴동맥, Deep auricular a.)
- 심이하선림프절(깊은귀밑샘림프절, Deep parotid lymph node)
- 심저(심장바닥, Base of the heart)
- 심중격(septum)
- 심첨(심장꼭대기, Apex of the heart)
- 심측두동맥(깊은관자동맥, Deep temporal a.)
- 심측두정맥(깊은관자정맥, Deep temporal v.)
- 악관절(턱관절, Temporomandibular joint)
- 악관절정맥(턱관절정맥, Temporomandibular v.)
- 악설골근(턱목뿔근, Mylohyoid m.)
- 악하림프절(턱밑림프절, Submandibular lymph node)
- 악하삼각(턱밑삼각, Submandibular triangle)
- 악하선(턱밑샘, Submandibular gland)
- 안각동맥(눈구석동맥, Angular a.)
- 안각정맥(눈구석정맥, Angular v.)
- 안동맥(눈동맥, Ophthalmic a.)
- 안륜근(눈둘레근, Orbicularis oculi m.)
- 안면근(얼굴근육, Facial m.)
- 안면동맥(얼굴동맥, Facial a.)
- 안면부(얼굴 부위, Facial part)
- 안면정맥(얼굴정맥, Facial v.)
- 안면지(얼굴가지, Facial br.)
- 안면횡동맥(가로얼굴동맥, Transverse facial a.)
- 안와(눈확, Orbit)
- 안와상동맥(눈확위동맥, Supraorbital a.)
- 안와상정맥(눈확위정맥, Supraorbital v.)
- 안와지(눈확가지, Orbital branches)
- 안와하공(눈확아래구멍, Infraorbital foramen)
- 안와하관(눈확아래관, Infraorbital canal)
- 안와하구(눈확아래고랑, Infraorbital groove)
- 안와하동맥(눈확아래동맥, Infraorbital a.)
- 안와하신경(눈확아래신경, Infraorbital n.)
- 안와하정맥(눈확아래정맥, Infraorbital v.)
- 안정맥(눈정맥, Ophthalmic v.)
- 연구개(물렁입천장, Soft palate)
- 완두동맥(팔머리동맥, Brachiocephalic trunk)
- 완두정맥(팔머리정맥, Brachiocephalic v.)

- 외경동맥(바깥목동맥, External carotid a.)
- 외경정맥(바깥목정맥, External jugular v.)
- 외구개정맥(바깥입천장정맥, External palatine v.)
- 외막(바깥막, Outer layer)
- 외비정맥(바깥코정맥, External nasal v.)
- 외이도(바깥귀길, External auditory meatus)
- 외측비지(바깥코가지, Lateral nasal br.)
- 외측익돌근(가쪽날개근, Lateral pterygoid m.)
- 외측후비동맥(가쪽뒤코동맥, Posterior lateral nasal a.)
- 외측후비지(가쪽뒤코가지, Posterior lateral nasal br.)
- 왼내경정맥(왼속목정맥, Left internal jugular v.)
- 우내경정맥(오른속목정맥, Right internal jugular v.)
- 우림프관(오른림프관, Right lymphatic duct)
- 우쇄골하동맥(오른빗장밑동맥, Right subclavian a.)
- 우쇄골하정맥(오른빗장밑정맥, Right subclavian v.)
- 우심방(오른심방, Right atrium)
- 우심실(오른심실, Right ventricle)
- 우총경동맥(오른온목동맥, Right common carotid a.)
- 우흉관(오른가슴림프관, Right thoracic duct)
- 유돌봉소(꼭지벌집, Mastoid air cell)
- 유돌지(꼭지가지, Mastoid br.)
- 유스타키오관(귀관, Auditory tube)
- 유양돌기(꼭지돌기, Mastoid process)
- 윤상갑상근(반지방패근, Ccricothyroid m.)
- 윤상갑상지(반지방패가지, Cricothyroid br.)
- 이개(귓바퀴, Auricle)
- 이개지(귓바퀴가지, Auricular br.)
- 이개측두신경(귓바퀴관자신경, Auriculotemporal n.)
- 이공(턱끝구멍, Mental foramen)
- 이관(귀관, Auditory tube)
- 이동맥(턱끝동맥, Mental a.)
- 이복근(두힘살근, Digastric m.)
- 이부(턱끝, Mentum)
- 이주(귀구슬, Tragus)
- 이하동맥(턱끝밑동맥, Submental a.)
- 이하림프절(턱끝밑림프절, Submental lymph node)
- 이하선(귀밑샘, Parotid gland)
- 이하선관(귀밑샘관, Parotid duct)
- 이하선림프절(귀밑샘림프절, Parotid lymph node)
- 이하선지(귀밑샘가지, Parotid branch)
- 이하정맥(턱끝밑정맥, Submental v.)
- 익구개관(날개입천장관, Pterygopalatine canal)
- 익구개부(날개입천장부분, Pterygopalatine portion)
- 익구개신경(날개입천장신경, Pterygopalatine n.)
- 익구개신경절(날개입천장신경절, Pterygopalatine ganglion)
- 익구개와(날개입천장오목, Pterygopalatine fossa)
- 익돌관(날개관, Pterygoid canal)
- 익돌관동맥(날개관동맥, Artery of pterygoid canal)
- 익돌관정맥(날개관정맥, Vein of pterygoid canal)
- 익돌근동맥(날개근동맥, Pterygoid a.)
- 익돌근부(날개근부분, Pterygoid portion)
- 익돌근정맥총(날개근정맥얼기, Pterygoid plexus)
- 익돌정맥(날개정맥, Pterygoid v.)
- 익상악열(날개위턱틈새, Pterygomaxillary fissure)
- 인두뒤림프절(Retropharyngeal lymph node)
- 인두지(인두가지, Pharyngeal br.)
- 적혈구(Red blood corpuscle 또는 Erythrocyte)
- 전고실동맥(앞고실동맥, Anterior tympanic a.)
- 전교통동맥(앞교통동맥, Arteria communicating a.)
- 전대뇌동맥(앞대뇌동맥, Anterior cerebral a.)
- 전두동(이마굴, Frontal sinus)
- 전두지(이마가지, Frontal br.)
- 전상치조동맥(앞위이틀동맥, Anterior superior alveolar a.)
- 전상치조정맥(앞위이틀정맥, Anterior superior alveolar v.)
- 전심측두지(앞깊은관자가지, Anterior deep temporal br.)
- 전이개지(앞귓바퀴가지, Anterior auricular br.)
- 전지(앞가지, Anterior br.)
- 전추골지(앞척추뼈가지, Prevertebral br.)

용/어/정/리

- 절치(앞니, Incisor)
- 절치공(앞니구멍, Incisive foramen)
- 절치관(앞니관, Insicive canal)
- 절치지(앞니가지, Incisive branch)
- 접구개공(나비입천장구멍, Sphenopalatine foramen)
- 접구개동맥(나비입천장동맥, Sphenopalatine a.)
- 접구개정맥(나비입천장정맥, Sphenopalatine v.)
- 접하악인대(나비아래턱인대, Sphenomandibular ligament)
- 접형동(나비굴, Sphenoidal sinus)
- 접형두정정맥동(나비마루정맥굴, Sphenoparietal sinus)
- 정맥동(정맥굴, Venous sinus)
- 정맥동교회(정맥굴합류, Confluence of sinuses)
- 좌쇄골하동맥(왼빗장밑동맥, Left subclavian a.)
- 좌쇄골하정맥(왼빗장밑정맥, Left subclavian v.)
- 좌심방(왼심방, Left atrium)
- 좌심실(왼심실, Left ventricle)
- 좌총경동맥(왼온목동맥, Left common carotid a.)
- 좌흉관(왼가슴림프관, Left thoracic duct)
- 중경뇌막정맥(중간뇌막정맥, Middle meningeal v.)
- 중경막동맥(중간뇌막동맥, Middle meningeal a.)
- 중경막정맥(중간뇌막정맥, Middle meningeal v.)
- 중대뇌동맥(중간대뇌동맥, Middle cerebral a.)
- 중두개와(중간머리뼈우묵, Middle cranial fossa)
- 중측두동맥(중간관자동맥, Middle temporal a.)
- 직근(곧은근, Rectus muscle of eye)
- 직정맥동(곧은정맥굴, Straight sinus)
- 천경림프절(얕은목림프절, Superficial cervical lymph node)
- 천부(얕은 가지, Superficial br.)
- 천이하선림프절(얕은귀밑샘림프절, Superficial parotid lymph node)
- 천측두동맥(얕은관자동맥, Superficial temporal a.)
- 천측두정맥(얕은관자정맥, Superficial temporal v.)
- 체순환(온몸순환, Systemic circulation)
- 총경동맥(온목동맥, Common carotid a.)
- 총안면정맥(온얼굴정맥, Common facial v.)
- 추골동맥(척추동맥, Vertebral a.)
- 추골동맥구(척추동맥고랑, Groove for vertebral artery)
- 추골정맥(척추정맥, Vertebral v.)
- 추체고실열(바위고실틈새, Petrotympanic fissure)
- 추체부(바위부분, Petrous part)
- 측두근(관자근, Temporalis m.)
- 측두부(관자부위, Temporal region)
- 측두와(관자우묵, Temporal fossa)
- 치은(잇몸, Gingiva)
- 치은지(잇몸가지, Gingival br.)
- 치조지(이틀가지, Alveolar br.)
- 치지(치아가지, Dental br.)
- 파열공(파열구멍, Foramen lacerum)
- 판간정맥(판사이정맥, Diploic v.)
- 판간층(판사이층, Diploe)
- 판막(Valve)
- 편도지(편도가지, Tonsillar br.)
- 폐(허파, Lung)
- 폐동맥(허파동맥, Pulmonary a.)
- 폐순환(허파순환, Pulmonary circulation)
- 폐정맥(허파정맥, Pulmonary v.)
- 하고실동맥(아래고실동맥, Inferior tympanic a.)
- 하대정맥(아래대정맥, Inferior vena cava)
- 하사근(아래빗근, Inferior oblique muscle of eye)
- 하수체와(뇌하수체오목, Hypophyseal fossa)
- 하순동맥(아래입술동맥, Inferior labial a.)
- 하순정맥(아래입술정맥, Inferior labial v.)
- 하심경림프절(아래깊은목림프절, Inferior deep cervical lymph node)
- 하악 치아(아래턱 치아, Mandibula teeth)
- 하악경(턱뼈목, Neck of mandible)
- 하악공(턱뼈구멍, Mandibular foramen)

- 하악관(아래턱뼈관, Mandibular canal)
- 하악부(아래턱부분, Mandibular portion)
- 하악절흔(턱뼈패임, Mandibular notch)
- 하악후정맥(아래턱뒤정맥, Retromandibular v.)
- 하안검정맥(아래눈꺼풀정맥, Inferior palpebral v.)
- 하안와열(아래눈확틈새, Inferior orbital fissure)
- 하안정맥(아래눈정맥, Inferior ophthalmic v.)
- 하안지(턱뼈가지, Mandibular ramus)
- 하추체정맥동(아래바위정맥굴, Inferior petrous sinus)
- 하치조동맥(아래이틀동맥, Inferior alveolar a.)
- 하치조신경(아래이틀신경, Inferior alveolar n.)
- 하치조정맥(아래이틀정맥, Inferior alveolar v.)
- 하행구개동맥(내림입천장동맥, Descending palatine a.)
- 하행구개정맥(내림입천장정맥, Descending palatine v.)
- 하행대동맥(내림대동맥, Descending aorta)
- 하행비중격동맥(내림코중격동맥, Descending septal a.)
- 하행지(내림가지, Descending br.)
- 해면부(정맥굴부분, Carvernous part)
- 해면정맥동(해면정맥굴, Cavernous venous sinus)
- 해면정맥동부(해면정맥굴부분, Carvernous part)
- 혈소판(Platelet)
- 혈장(Plasma)
- 협근(볼근, Buccinator m.)
- 협동맥(볼동맥, Buccal a.)
- 협림프절(볼림프절, Buccal lymph node)
- 협신경(볼신경, Buccal n.)
- 협정맥(볼정맥, Buccal v.)
- 환추골(고리뼈, Atlas)
- 활차상동맥(도르래위동맥, Supratrochlear a.)
- 활차상정맥(도르래위정맥, Supratrochlear v.)
- 횡돌기공(가로구멍, Foramen transversarium)
- 횡정맥동(가로정맥굴, Transverse sinus)
- 후고실동맥(뒤고실동맥, Posterior tympanic a.)
- 후교통동맥(뒤교통동맥, Posterior communicating a.)
- 후두개와(뒤머리뼈우묵, Posterior cranial fossa)
- 후두근(뒤통수힘살, Occipital belly)
- 후두동맥(뒤통수동맥, Occipital a.)
- 후두림프절(뒤통수림프절, Occipital lymph node)
- 후두전두근(뒤통수이마근, Occipitofrontalis m.)
- 후두정맥(뒤통수정맥, Occipital v.)
- 후두정맥동(뒤통수정맥굴, Occipital sinus)
- 후두지(뒤통수가지, Occipital br.)
- 후두하삼각(뒤통수아래삼각, Suboccipital triangle)
- 후상치조공(뒤위이틀구멍, Posterior superior alveolar foramen)
- 후상치조동맥(뒤위이틀동맥, Posterior superior alveolar a.)
- 후상치조정맥(뒤위이틀정맥, Posterior superior alveolar v.)
- 후심측두지(뒤깊은관자가지, Posterior deep temporal br.)
- 후이개근(뒤귓바퀴근, Posterior auricular m.)
- 후이개동맥(뒤귓바퀴동맥, Posterior auricular a.)
- 후이개정맥(뒤귓바퀴정맥, Posterior auricular v.)
- 후중격동맥(뒤코중격가지, Posterior septal br.)
- 후지(뒤가지, Posterior br.)
- 흉관(가슴관, Thoracic duct)
- 흉선(가슴샘, Thymus)
- 흉쇄관절(복장빗장관절, Sternoclavicular joint)
- 흉쇄유돌근(목빗근, Sternocleidomastoid m.)
- 흉쇄유돌근지(목빗근가지, Sternocleidomastoid br.)

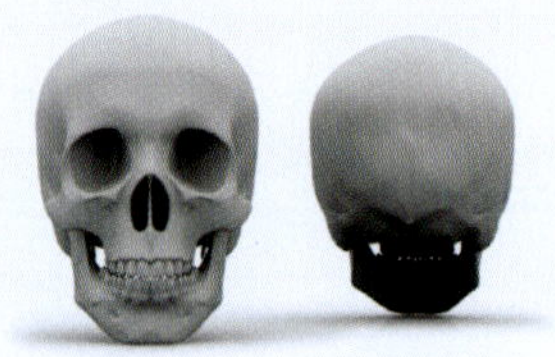

ORAL ANATOMY

07
CHAPTER

두경부의 신경

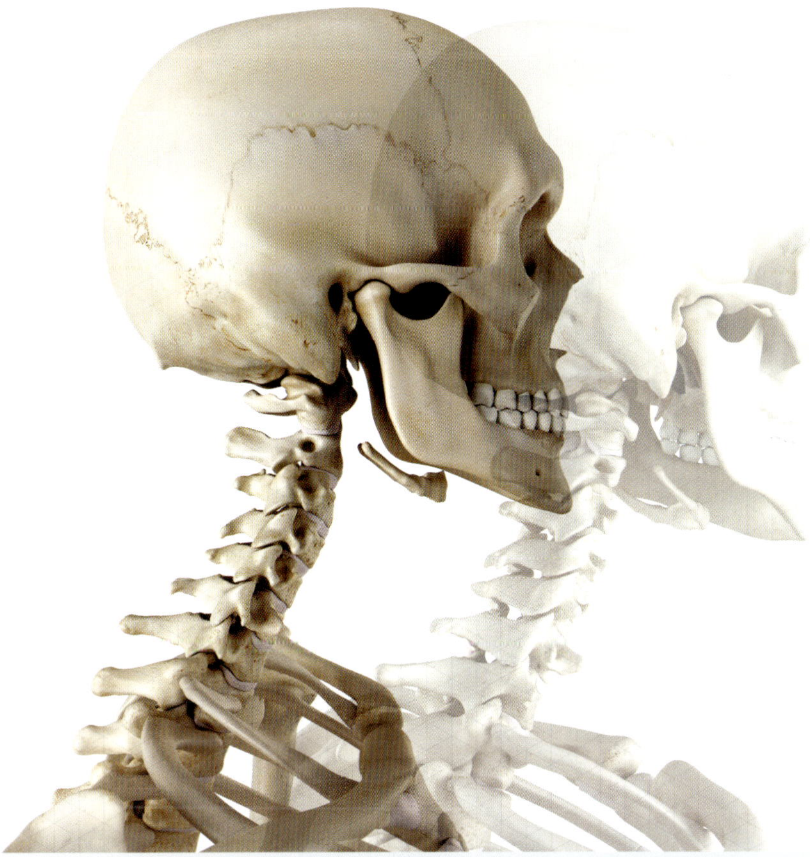

학/습/목/표

- 신경계를 구분하여 설명할 수 있다.
- 12쌍의 뇌신경을 나열한다.
- 뇌신경 중 감각신경을 나열한다.
- 뇌신경 중 운동신경을 나열한다.
- 뇌신경 중 혼합신경을 나열한다.
- 뇌신경 중 부교감신경섬유를 포함하는 신경을 나열한다.
- 뇌신경 중 구강부위와 관련이 깊은 신경을 말할 수 있다.
- 삼차신경의 주요 가지를 분류하고 부속신경절에 대해 설명할 수 있다.
- 상악신경의 주요 가지를 모식도로 그릴 수 있다.
- 대구개신경, 소구개신경, 비구개신경의 분포영역을 설명할 수 있다.
- 후상치조신경, 전상치조신경, 중상치조신경의 분포영역을 설명할 수 있다.
- 안와하신경의 분포영역을 설명할 수 있다.
- 하악신경의 주요한 가지를 모식도로 그릴 수 있다.
- 하악신경의 성분을 말할 수 있다.
- 하악신경의 운동신경과 감각신경을 나누어 각각의 분포영역을 설명할 수 있다.
- 하악신경 중 악관절에 분포하는 신경을 말할 수 있다.
- 안면신경의 성분을 말하고 기능을 설명할 수 있다.
- 안면신경의 주요 가지를 나열하고 지배영역을 설명할 수 있다.
- 안면신경과 관련된 신경절을 설명하고 그 신경절로부터 나오는 신경을 설명할 수 있다.
- 고삭신경과 대추체신경의 성분과 기능을 설명할 수 있다.
- 대타액선을 지배하는 신경을 각각 구분하여 설명할 수 있다.
- 설인신경의 성분과 기능을 설명할 수 있다.
- 소추체신경에 대해 설명할 수 있다.
- 설의 신경지배에 대해 설명할 수 있다.
- 미주신경의 성분과 기능을 설명할 수 있다.
- 두경부 부교감신경계의 뇌핵을 나열한다.
- 설하신경의 성분과 분포영역을 설명할 수 있다.
- 경신경고리의 구성과 분포영역을 설명할 수 있다.

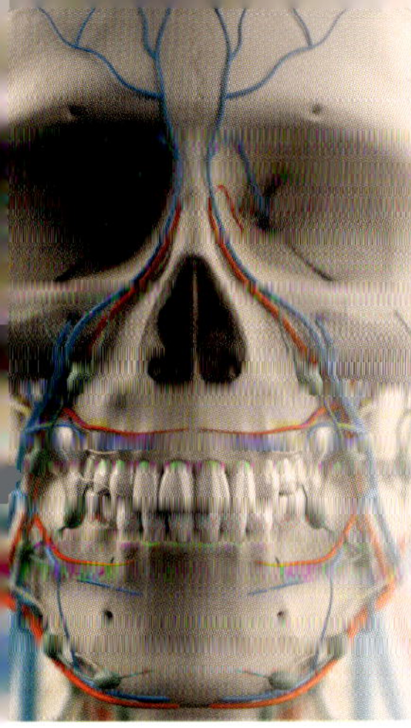

CHAPTER 07 두경부의 신경

ORAL ANATOMY

1 신경계의 개요

1) 신경계의 분류

신경계(nervous system)는 생명을 유지하기 위해 신체 외부와 내부에서 일어나는 여러 가지 정보를 받아들이고, 그것들을 종합하고 분석하여 정보를 전달하고 여러 활동을 조절하는 특수조직이다.

신경계는 크게 중추신경계통(central nervous system, CNS)과 말초신경계통(peripheral nervous system, PNS)으로 구분한다〈그림 7-1, 그림 7-2〉. 중추신경계통은 뇌(brain)와 척수(spinal cord)로 구성되며, 말초신경계통은 중추신경계통과 연결되는 척수신경(spinal nerves)과 뇌신경(brain nerves)으로 이루어진다. 뇌신경은 뇌에서 분지하여 머리와 신체 위쪽부분의 기관에 분포한다. 척수신경은 척수로부터 나와서 머리 아래 신체의 각 부위로 광범위하게 분포한다. 대부분의 뇌신경과 모든 척수신경은 감각(sensory) 및 운동(motor) 신경세포를 모두 포함하고 있다. 감각신경 및 운동신경세포는 각각 수입(들)신경 및 수출(날)신경세포라고도 부른다.

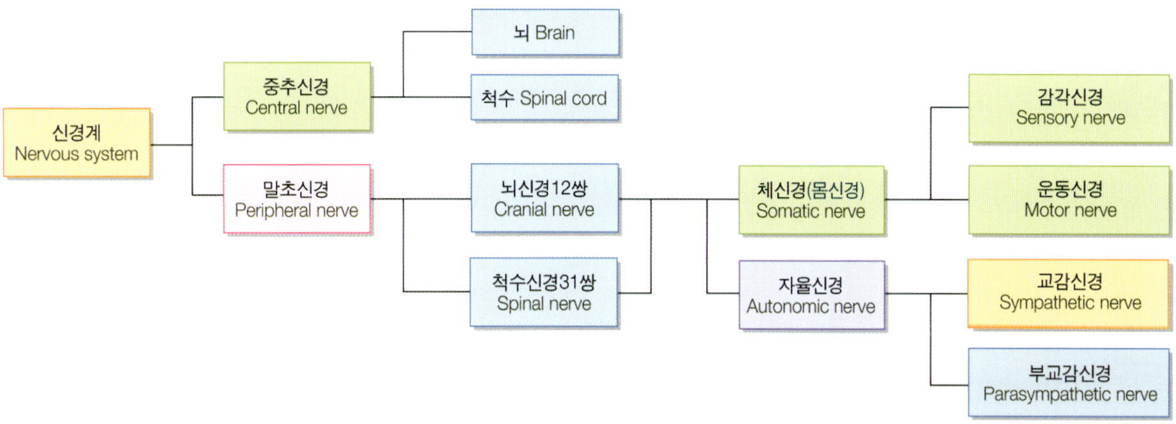

그림 7-1 신경계의 분류

말초신경계통은 기능적으로 체신경계(몸신경계통, somatic nervous system)와 자율신경계통(autonomic nervous system)으로 구분된다. 체신경계는 주로 외부의 자극에 대한 반응으로 뇌로부터 유래된 신호를 골격근으로 전달한다. 체신경계는 의식적인 조절이 가능하기 때문에 수의적(voluntary)이라고 여긴다. 그러나 많은 근육활동은 실제로 척수와 뇌줄기에 의해서 조절되거나 척수를 통한 반사작용에 의해 조절된다. 자율신경계통은 심장근, 내장근의 활성을 조절하고 소화기관, 순환기관, 분비기관, 내분비기관의 활성을 조절함으로써 생체 내의 환경을 조절하는 역할을 한다. 이러한 조절은 불수의적(involuntary)으로 일어난다. 교감신경계통(sympathetic division)과 부교감신경계통(parasympathetic division)이 자율신경계통을 구성한다.

2) 중추신경계통

중추신경계통은 뇌, 척수로 구성된다. 뇌와 척수는 바깥의 지주막하강(거미막밑공간, subarachnoid space) 및 내측의 척수의 중심관(central canal)과 뇌의 뇌실(ventricle)에 뇌척수액(cerebrospinal fluid)이 채워져 있

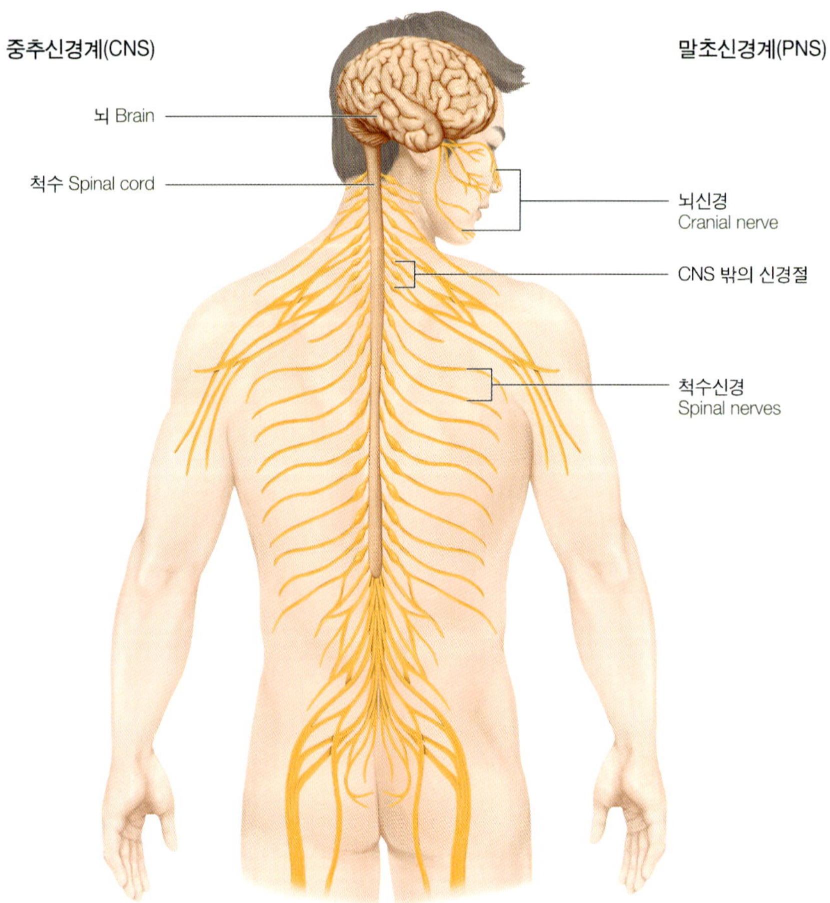

그림 7-2 인간의 신경계

다. 뇌척수액은 뇌의 맥락막총(맥락얼기, choroid plexus)에서 만들어져 뇌실 및 중심관을 흐르다가 바깥쪽의 지주막하강으로 흘러 뇌와 척수를 감싸 부력을 형성하여 외부의 충격으로부터 보호하는 완충작용을 한다. 지주막하강의 뇌척수액은 지주막과립(거미막과립, arachnoid granulation)을 통해 정맥혈로 유입된다. 이러한 뇌척수액의 순환은 뇌와 척수에 영양물질과 호르몬을 공급함과 동시에 노폐물을 제거하는 역할을 한다.

뇌와 척수는 뇌척수액으로 채워져 있는 공간 이외에 회백질(회색질, gray matter)과 백질(백색질, white matter)로 구분된다〈그림 7-3, 그림 7-4〉. 회백질은 신경세포의 세포체, 수상돌기(가지돌기, dendrite), 수조(말

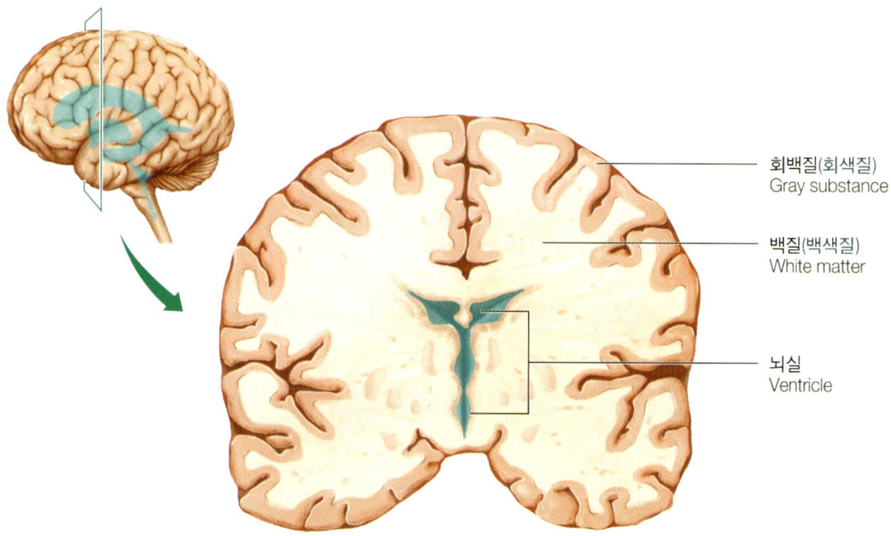

그림 7-3 뇌의 회백질, 백질

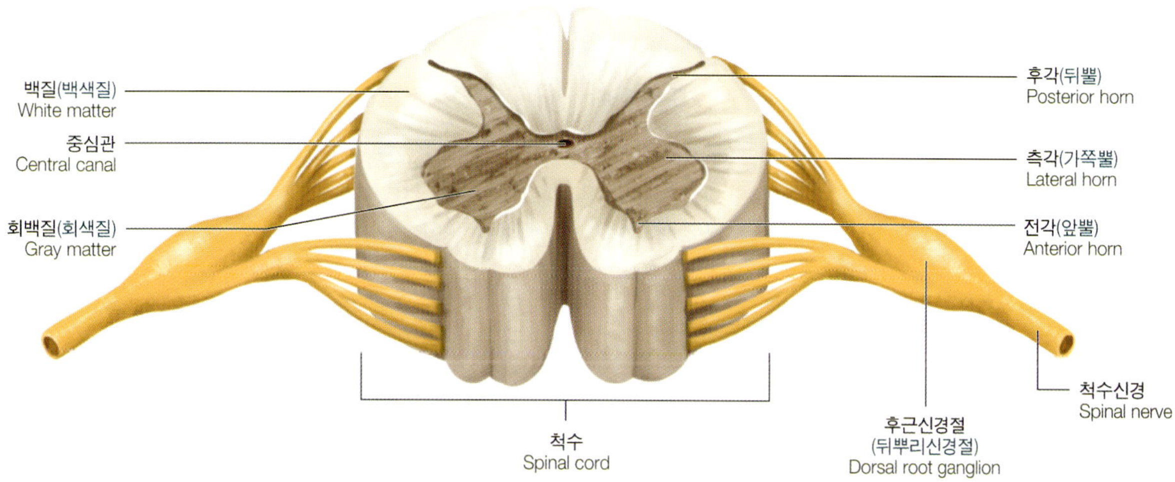

그림 7-4 척수의 회백질, 백질

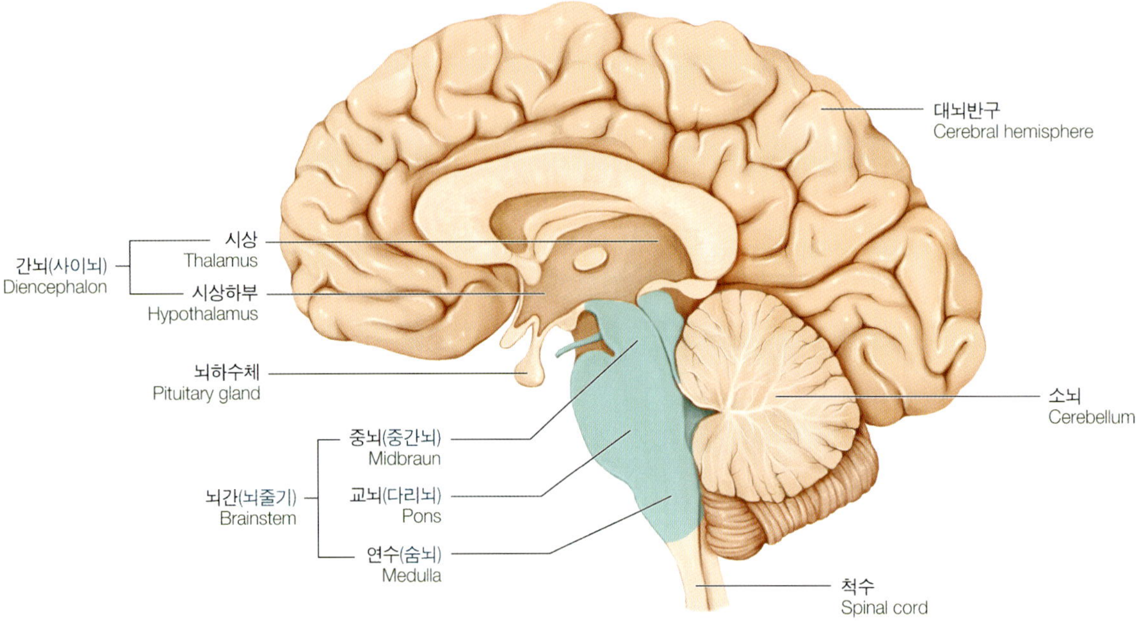

그림 7-5 뇌의 시상단면

이집, myelin)가 있는 축삭으로 구성되며, 백질은 수초로 둘러싸인 축삭다발로 이루어져 있어서 하얗게 보인다. 척수에서 백질은 척수의 바깥쪽에 위치하며 말초신경계통의 감각신경 및 운동신경과 연결된다. 반면, 뇌의 백질은 주로 내측에 위치하여 뇌에서 이루어지는 학습, 감정의 느낌, 감각 정보의 가공, 명령 정보의 생성 등을 위한 신경세포들 간의 연결에 관여한다. 뇌는 종뇌 혹은 대뇌, 간뇌(사이뇌, diencephalon), 소뇌(cerebellum), 뇌간(뇌줄기, brain stem) 등으로 구분할 수 있다〈그림 7-5〉.

(1) 종뇌(끝뇌, Telencephalon) 또는 대뇌(Cerebrum)

대뇌는 우측과 좌측의 대뇌반구(cerebral hemisphere)로 나누어져 있다. 대뇌는 운동기능과 감각/인지기능을 조절하고, 말하기와 언어의 이해 및 추론과 학습 등 여러 역할을 담당한다. 각 대뇌반구는 바깥쪽을 싸고 있는 회백질인 대뇌피질(cerebral cortex), 속의 대뇌백색질(cerebral white matter), 대뇌백색질 속 깊숙이 위치하고 있는 기저핵(바닥핵, basal nuclei)으로 구성된다.

- **대뇌피질(대뇌겉질, cerebral cortex)** : 주로 신경세포체가 있는 위치로써 대뇌의 기능적 중심이 되는 부위로, 우측 및 좌측으로 나누어지며, 보통 각 부위는 몸의 반대쪽 부위를 담당한다.
- **대뇌백색질(cerebral white matter)** : 대뇌피질의 신경세포체에서 나온 축삭들로써 축삭의 수초로 인하여 하얀색으로 보인다. 신경세포체에서 받아들인 신호를 뇌의 다른 부위 혹은 척수로 전달한다. 대표적인 예가 좌측과 우측 대뇌피질의 의사소통을 하는 축삭의 두꺼운 집합체인 뇌량(뇌들보, corpus callosum)이다.
- **기저핵(바닥핵, basal nuclei)** : 일련의 운동을 계획하고 학습하는 중추로서의 역할을 한다.

(2) 간뇌(사이뇌, Diencephalon)

대뇌반구 사이에 위치하는 사이뇌는 시상(thalamus), 시상상부(epithalamus), 시상하부(hypothalamus), 시상밑부(subthalmus) 등 네 부분으로 나뉜다. 시상과 시상하부는 신체의 각 부위로 정보를 중계하는 통합 센터의 역할을 한다.

- **시상(thalamus)** : 대뇌로 가는 감각 정보의 입력중추로, 감각기관으로부터 들어오는 정보는 시상에서 정렬되어서 다음 처리를 위해 대뇌의 적절한 중추로 전달할 뿐만 아니라, 대뇌 및 뇌의 기타 부위로부터 감정 및 각성과 관련된 정보를 수용한다.
- **시상상부(epithalamus)** : 멜라토닌(melatonin)을 합성하는 송과선(솔방울샘, pineal gland)을 포함하며, 시상상부의 맥락막총에서 혈액으로부터 뇌척수액이 만들어진다.
- **시상하부(hypothalamus)** : 크기는 시상보다 훨씬 작지만 항상성을 조절하는 매우 중요한 부위이다. 시상하부에는 신체의 온도조절장치가 있고, 식욕, 갈증 등 기본적인 생존과 관계된 기능의 중추들도 존재한다. 또한, 시상하부는 뇌하수체에서 분비되는 호르몬의 분비를 조절하고, 싸움-도망 반응(fight-flight)이나 쾌락 등의 감정에도 관여한다.
- **시상밑부(subthalmus)** : 시상의 배쪽 부분에 있는 복잡한 부위로, 운동에 관여한다.

(3) 소뇌(Cerebellum)

소뇌는 대뇌의 아래쪽에 위치하며, 대뇌 다음으로 뇌에서 큰 부분이다. 소뇌는 운동과 몸의 균형을 조절한다. 대뇌로부터 오는 정보는 교뇌를 거쳐 소뇌로 전달되며, 소뇌는 운동과 인지 기능을 수행하는 동안 오류를 확인하고 조정하는 기능을 수행하며 더불어 대뇌로부터 온 정보를 통합한다.

(4) 뇌간(뇌줄기, Brainstem)

뇌간은 항상성 유지, 운동의 조절 등을 수행하는 부분으로, 중뇌(midbrain), 교뇌(pons), 연수(medulla oblongata)로 이루어진다. 뇌를 향하는 모든 감각 정보와 뇌로부터 유래된 모든 운동 명령은 뇌간을 통과하므로 뇌간의 역할은 매우 중요하다.

- **중뇌(중간뇌, midbrain)** : 다양한 형태의 감각 정보를 수용하고 종합하며 안구의 움직임, 동공반사 등을 조절한다. 인간의 시각 정보는 대뇌에서 통합되며, 중뇌는 시야의 측면에서 자신 쪽으로 물체의 움직임이 포착되었을 때 자동적으로 머리를 돌리는 반사작용과 같은 고도의 시각반사를 조절하는 기능을 한다.
- **교뇌(다리뇌, pons)** : 연수를 소뇌와 상위 중추들과 연결시켜주는 신경통로의 중계부위로, 삼차신경과 안면신경의 세포체들이 발견된다.
- **연수(숨뇌, medulla oblongata)** : 심장박동, 호흡, 혈압 등의 조절에 관여하며, 구토, 기침, 삼키기와 딸꾹질 등의 반사중추이다. 척수로 운동 정보를 전달하는 축삭은 연수에서 교차하여, 우측 뇌는 좌측 신체의 운동, 좌측 뇌는 우측 신체의 운동을 담당하게 된다.

(5) 척수(Spinal cord)

척수는 몸의 등쪽 부위를 따라 존재하며, 뇌를 몸의 나머지 부분과 연결한다. 성인의 척수는 척주(등골뼈, vertebral column)를 이루는 일련의 척추골에 둘러싸여 있다. 척수신경은 척추의 양쪽에서 나오며 운동성인 전근(앞뿌리, anterior root)과 감각성인 후근(뒤뿌리, posterior root)으로 나뉘며, 총 31쌍이다. 앞뿌리의 신경섬유 일부는 대뇌까지 거치지 않고 척수를 거치면서 신속하게 반응하는 척수반사(spinal reflex)를 보인다.

3) 말초신경계통(Peripheral nervous system, PNS)

말초신경계통은 중추신경계통으로부터 연결되어 근육, 선 및 여러 수용기에 위치하는 모든 신경들로 12쌍의 뇌신경(cranial nerves)과 31쌍의 척수신경(spinal nerves)으로 구성된다.

척수신경은 8쌍의 경신경(목신경, cervical n.), 12쌍의 흉신경(가슴신경, thoracic n.), 5쌍의 요신경(허리신경, lumbar n.), 5쌍의 천골신경(엉치신경, sacral n.), 1쌍의 미골신경(꼬리신경, coccygeal n.)으로 총 31쌍으로 구성된다.

뇌신경은 후신경(후각신경, olfactory n.), 시신경(시각신경, optic n.), 동안신경(눈돌림신경, oculomotor n.), 활차신경(도르래신경, trochlear n.), 삼차신경(trigeminal n.), 외전신경(갓돌림신경, abducent n.), 안면신경(얼굴신경, facial n.), 내이신경(속귀신경, vestibulocochlear n.), 설인신경(혀인두신경, glossopharyngeal n.), 미주신경(vagus n.), 부신경(accessory n.), 설하신경(혀밑신경, hypoglossal n.)으로 총 12쌍으로 구성된다.

(1) 체신경계(몸신경계통, Somatic nervous system)

말초신경계통은 기능적으로 수용기(receptor)로부터 뇌나 척수로 정보를 전달하는 구심성(수입성, afferent) 신경계와 뇌와 척수로부터 효과기(effector)로 정보를 운반하는 원심성(수출성, efferent) 신경계로 나뉜다. 수입성 신경계는 몸신경계통과 자율신경계통으로 나뉜다.

몸신경계통(somatic nervous system)은 효과기인 근육과 외부 감각수용기들을 통제하는 모든 신경들을 포함하며, 의식적인 조절이 가능하다.

(2) 자율신경계통(Autonomic nervous system)

자율신경계통(autonomic nervous system)은 말초신경계통의 수출성 신경계 중 나머지 하나로, 교감신경(sympathetic n.)과 부교감신경(parasympathetic n.)의 길항작용을 통해 신체기관의 기능을 조절한다 〈그림 7-6〉. 이는 의식적인 조절이 불가능한 불수의적으로 일어나는 조절로, 심혈관계, 호흡계, 소화계, 비뇨생식계 등 여러 내장기관의 활동과 관련된 경우가 많다.

교감신경계통의 활성화는 각성과 에너지의 생성을 유발한다. 예를 들면, 심장의 박동이 빨라지고 간에서는 글리코겐이 포도당으로 분해되며 폐의 기관지가 이완되어 기체교환을 돕게 되고, 소화작용이 저

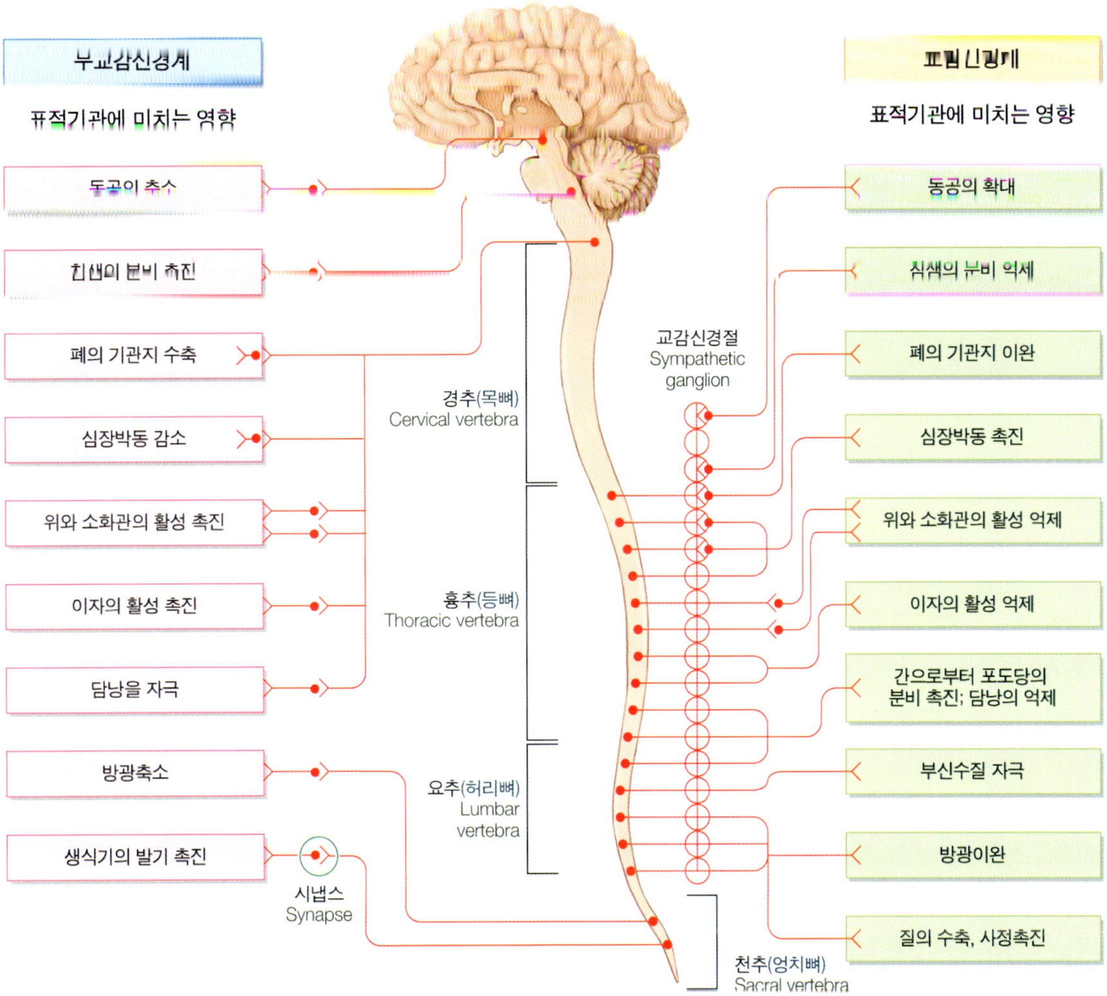

그림 7-6 자율신경계통의 교감신경계통과 부교감신경계통

해되며, 부신수질로부터 에피네프린(epinephrine; 아드레날린)의 분비가 촉진된다〈그림 7-7〉. 이러한 교감신경계통의 반응은 구강건조(xerostomia)를 유발할 수 있다.

부교감신경계통이 활성화되면 정반대의 반응을 보여서 정적이며 에너지의 생성을 억제하는 휴식과 소화가 이루어지는 방향으로 신체의 반응이 진행된다. 즉, 심장의 박동이 감소하고, 글리코겐의 합성이 증가하며, 소화작용이 증진된다〈그림 7-8〉. 생식작용의 경우 부교감신경이 교감신경에 대해 길항작용을 하는 대신 원활한 기능을 위해 보조적인 역할을 한다.

교감신경계통과 부교감신경계통 모두 신경절(ganglion)을 전/후로 각각 1개의 신경섬유로 구성되어 있다. 교감신경계통의 신경절은 대부분 척수 근처에 존재하며, 신경절이전섬유(preganglionic fiber)의 길이가 짧고 신경절이후섬유(postganglionic fiber)의 길이가 더 길다. 부교감신경계통의 신경절은 효과기

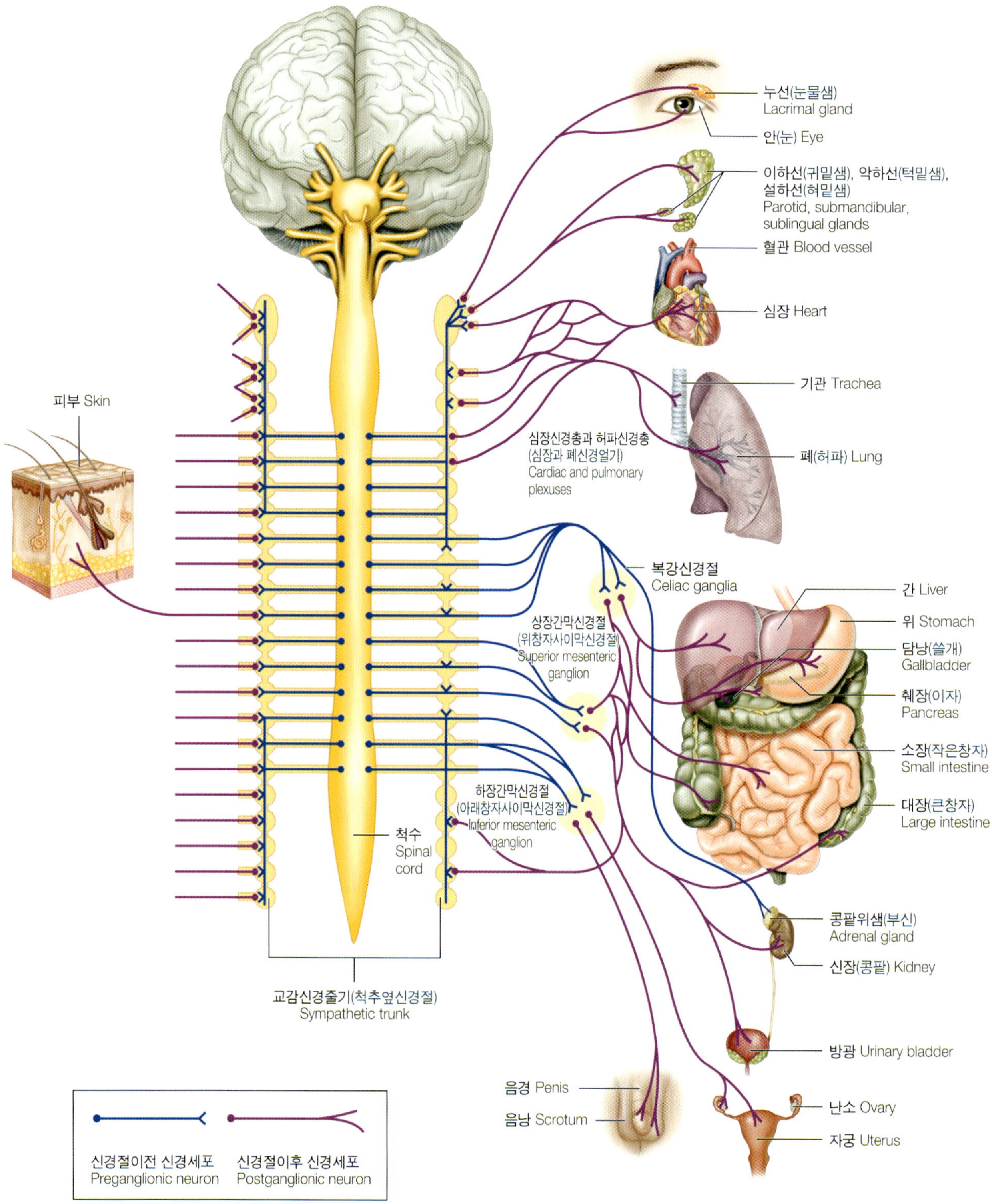
누선(눈물샘)
Lacrimal gland
안(눈) Eye
이하선(귀밑샘), 악하선(턱밑샘),
설하선(혀밑샘)
Parotid, submandibular,
sublingual glands
혈관 Blood vessel
심장 Heart
기관 Trachea
피부 Skin
심장신경총과 허파신경총
(심장과 폐신경얼기)
Cardiac and pulmonary
plexuses
폐(허파) Lung
복강신경절
Celiac ganglia
간 Liver
위 Stomach
담낭(쓸개)
Gallbladder
상장간막신경절
(위창자사이막신경절)
Superior mesenteric
ganglion
췌장(이자)
Pancreas
소장(작은창자)
Small intestine
하장간막신경절
(아래창자사이막신경절)
Inferior mesenteric
ganglion
대장(큰창자)
Large intestine
척수
Spinal
cord
콩팥위샘(부신)
Adrenal gland
신장(콩팥) Kidney
교감신경줄기(척추옆신경절)
Sympathetic trunk
방광 Urinary bladder
음경 Penis
음낭 Scrotum
난소 Ovary
자궁 Uterus
신경절이전 신경세포
Preganglionic neuron
신경절이후 신경세포
Postganglionic neuron

그림 7-7 교감신경계통

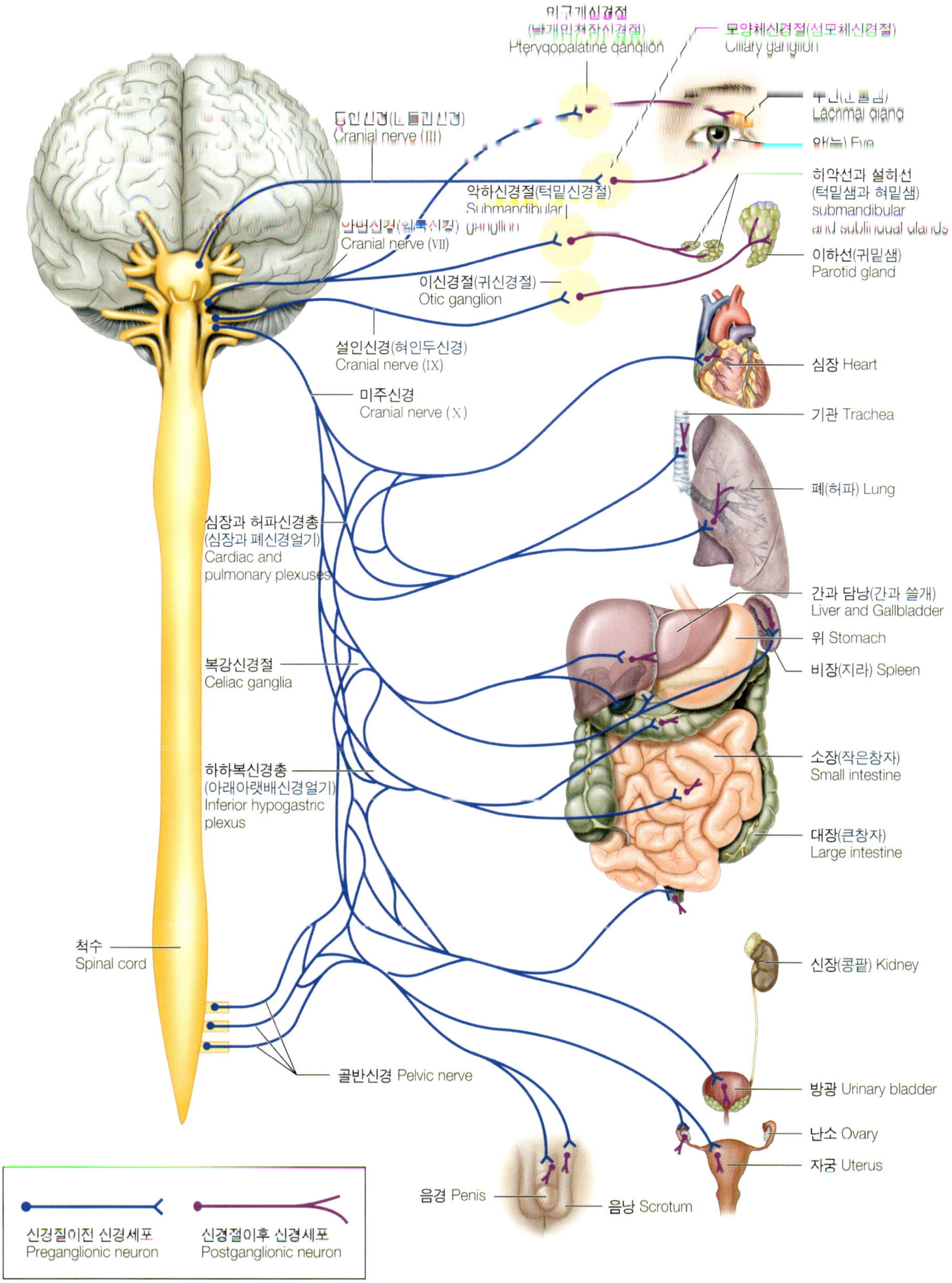

그림 7-8 부교감신경계통

근처(장기부근)에 존재하며, 교감신경계통과 반대로 신경절이전섬유(preganglionic fiber)의 길이가 더 길고 신경절이후섬유(postganglionic fiber)의 길이가 짧다.

2 뇌신경(Cranial nerves)

뇌신경은 뇌에서 좌/우 대칭으로 나오는 12쌍의 말초신경으로, Cranial Nerve의 약자인 CN에 뇌에서 일어나는 순서대로 로마자를 붙여 표시하기도 한다(예, olfactory n. → CN Ⅰ)〈그림 7-9, 그림 7-10, 그림 7-11〉. 두개저에 있는 구멍을 통해 두개골안 밖으로 나오며, 기능적으로 지각, 운동, 미각과 같은 특수감각, 자율신경 등으로 분류되며, 신경에 따라 단독 혹은 혼합 기능을 한다〈표 7-1, 표 7-2, 표 7-3〉. 후신경, 시신경, 내이신경은 감각신경이며, 동안신경, 활차신경, 외전신경, 부신경, 설하신경은 운동신경이고, 삼차신경, 안면신경, 설인신경, 미주신경은 혼합신경이며, 동안신경, 안면신경, 설인신경, 미주신경은 부교감신경섬유를 포함하고 있다.

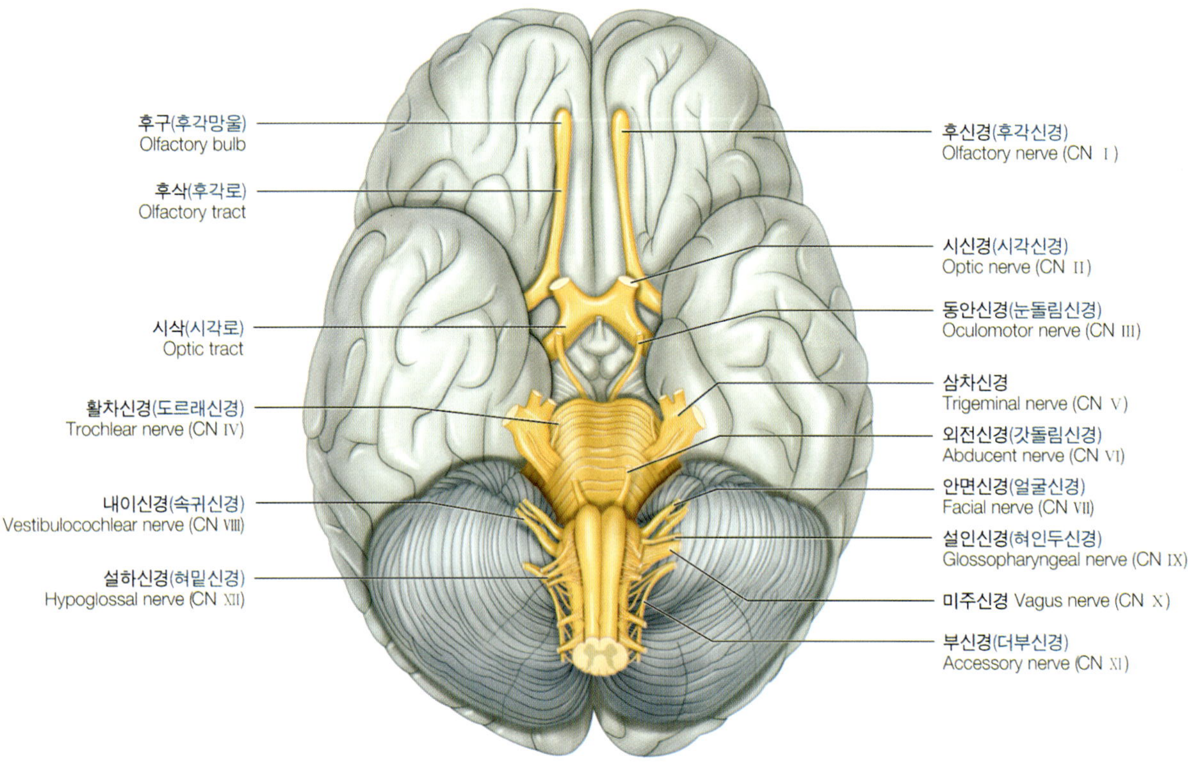

그림 7-9 뇌 바닥면에서 바라본 뇌신경

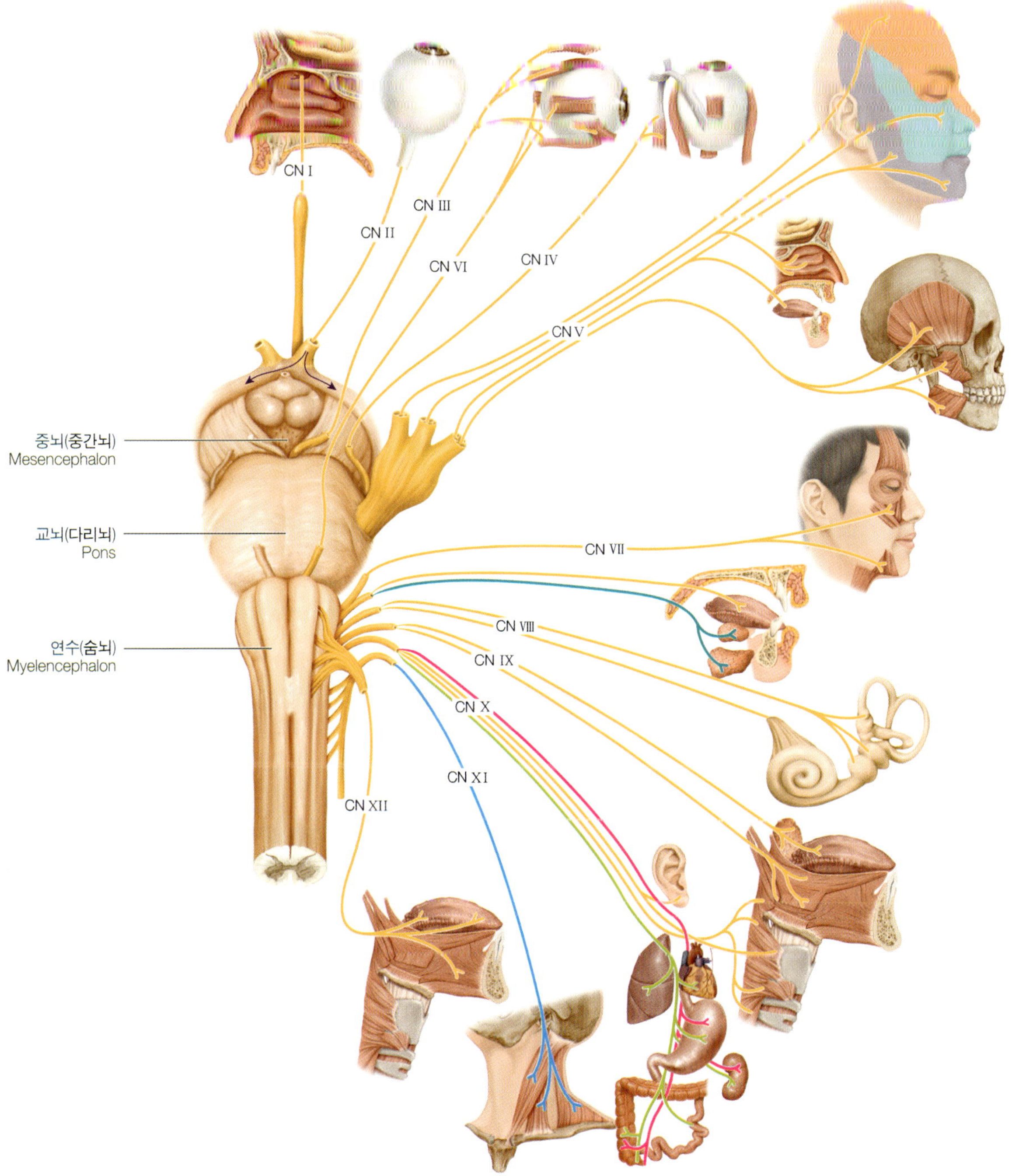

CN I. 후신경(후각신경) Olfactory nerves

CN II. 시신경(시각신경) Optic nerve

CN III. 동안신경(눈돌림신경) Oculomotor nerve

CN IV. 활차신경(도르래신경) Trochlear nerve

CN V. 삼차신경 Trigeminal nerve

CN VI. 외전신경(갓돌림신경) Abducent nerve

CN VII. 안면신경(얼굴신경) Facial nerve

CN VIII. 내이신경(속귀신경) Vestibulocochlear nerve

CN IX. 설인신경(혀인두신경) Glossopharyngeal nerve

CN X. 미주신경 Vagus nerve

CN XI. 부신경(더부신경) Accessory nerve

CN XII. 설하신경(혀밑신경) Hypoglossal nerve

그림 7-10 뇌신경의 분포

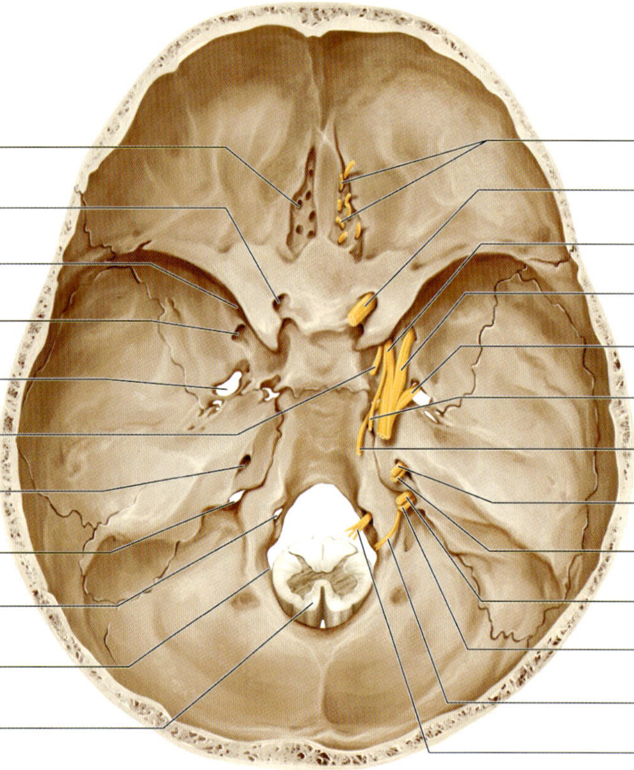

그림 7-11 두개강 바닥부위와 뇌신경

표 7-1 뇌신경의 요약

	뇌신경	성분	분포영역
CN Ⅰ	후신경(후각신경, olfactory n.)	특수감각신경(후각)	• 비강의 후상부 점막 상피 • 약 20여 개의 후신경섬유를 이룸
CN Ⅱ	시신경(시각신경, optic n.)	특수감각신경(시각)	• 안구의 망막에 있는 신경절세포(ganglion cell)
CN Ⅲ	동안신경(눈돌림신경, oculomotor n.)	운동신경 부교감신경섬유 함유	• 안구근육 : 상직근(위곧은근, superior rectus m.), 하직근(아래곧은근, inferior rectus m.), 내측직근(안쪽곧은근, medial rectus m.), 하사근(아래빗근, inferior oblique m.) • 부교감신경 : 섬모체신경절(ciliary ganglion)을 통해 섬모체근(ciliary m.), 동공조임근(sphincter pupillae m.)
CN Ⅳ	활차신경(도르래신경, trochlear n.)	운동신경	• 안구근육 – 상사근(위빗근, superior oblique m.)
CN Ⅴ	삼차신경(trigeminal n.)	혼합신경 (감각 및 운동)	• 첫째 가지 – 안신경(ophthalmic n.) – 순수감각신경 – 상안검, 전두, 안구, 결막, 안와, 비점막, 누선, 경막 등에 분포

표 7-1 뇌신경의 요약 (계속)

	이름	기능	분포영역
CN Ⅴ	삼차신경(trigeminal n.)	혼합신경 (감각 및 운동)	• 둘째 가지 – 상악신경(maxillary n.) – 순수감각신경 – 상악치아, 상악 치은, 상악골과 그 부위 피부, 상악동, 구개, 비인두 등에 분포 • 셋째 가지 – 하악신경(mandibular n.) – 운동 및 감각신경 – 운동신경 : 교근(masseter m.), 측두근(temporalis m.), 외측익돌근(lateral pterygoid m.), 내측익돌근(medial pterygoid m.), 악설골근(mylohyoid m.), 이복근 전복(anterior belly of digastric m.) – 감각신경 : 혀의 앞 2/3 부위 감각, 하악 치아와 중절치부터 제2소구치 부위의 설측 및 협측치은, 하순의 점막 및 피부, 턱의 피부, 악관절 등에 분포
CN Ⅵ	외전신경(갓돌림신경, abducent n.)	운동신경	• 안구근육 – 외측직근(가쪽곧은근, lateral rectus m.)
CN Ⅶ	안면신경(얼굴신경, facial n.)	혼합신경 (특수감각 및 운동), 부교감신경섬유 함유	• 운동신경 : 안면근 • 특수감각신경 : 혀의 앞쪽 2/3부분의 미각 • 부교감신경 : 슬신경절을 통해 고삭신경(chorda tympanic n.), 대추체신경(greater petrosal n.)
CN Ⅷ	내이신경 (속귀신경, vestibulocochlear n.)	특수감각신경 (평형감각 및 청각)	• 전정신경 : 몸의 평형감각에 관여 • 와우신경 : 청각에 관여
CN Ⅸ	설인신경 (혀인두신경, glossopharyngeal n.)	혼합신경(일반감각, 특수감각 및 운동) 부교감신경섬유 함유	• 운동신경 : 경돌인두근 • 일반감각신경 : 혀의 뒤쪽 1/3부분, 인두, 구협(목구멍)의 감각 • 특수감각신경 : 혀의 뒤쪽 1/3부분의 미각 • 부교감신경 : 하타액핵 – 고실신경(tympanic n.) – 소추체신경(lesser petrosal n.) – 이신경절(otic ganglion) – 이하선
CN Ⅹ	미주신경(vagus n.)	혼합신경(일반감각, 특수감각 및 운동) 부교감신경섬유 함유	• 운동신경 : 구개근육(구개범장근 제외), 후두근육, 인두근육 • 일반감각신경 : 설근(혀뿌리), 인두의 감각 • 특수감각신경 : 후두개에 인접한 혀뿌리 부위의 미각 • 부교감신경 : 미주신경배측핵 – 가슴과 복강장기들의 평활근의 조절, 샘의 분비 조절
CN Ⅺ	부신경(더부신경, accessory n.)	운동신경	• 후두근육, 식도근육, 승모근(trapezius m.), 흉쇄유돌근(sternocleidomastoid m.)
CN Ⅻ	설하신경 (혀밑신경, hypoglossal n.)	운동신경	• 혀의 외래설근인 경돌설근(붓혀근, styloglossus m.), 이설근(genioglossus m.), 설골설근(hyoglossus m.)과 내래설근에 분포

표 7-2 뇌신경의 종류와 분포 조직

뇌신경	종류	분포
후신경(후각신경, olfactory n., CN I)	감각(수입성)	비강의 점막
시신경(시각신경, optic n., CN II)	감각(수입성)	눈의 망막
동안신경(눈돌림신경, oculomotor n., CN III)	운동(수출성)	눈의 근육, 섬모체근 및 동공조임근(부교감)
활차신경(도르래신경, trochlear n., CN IV)	운동(수출성)	눈의 근육
삼차신경(trigeminal n., CN V)	감각(수입성)	두경부의 피부, 치아, 점막
	운동(수출성)	저작근, 악설골근, 이복근의 전복
외전신경(갓돌림신경, abducent n., CN VI)	운동(수출성)	눈의 근육
안면신경(얼굴신경, facial n., CN VII)	감각(수입성)	혀(미각)
	운동(수출성)	악하선, 설하선, 누선, 구개선(부교감신경), 안면근
내이신경(속귀신경, vestibulo cochlear n., CN VIII)	감각(수입성)	내이
설인신경(혀인두신경, glossopharyngeal n., CN IX)	감각(수입성)	혀(일반감각과 미각)
	운동(수출성)	경돌인두근, 이하선(부교감신경)
미주신경(vagus n., CN X)	감각(수입성)	인두 및 후두개(미각)
	운동(수출성)	후두근육, 연구개 및 인두의 근육
부신경(더부신경, accessory n., CN XI)	운동(수출성)	승모근, 흉쇄유돌근
설하신경(혀밑신경, hypoglossal n., CN XII)	운동(수출성)	설근들

표 7-3 뇌신경이 통과하는 구조물

뇌신경			통과하는 구조물
CN I	후신경(후각신경, olfactory n.)		사골의 사판
CN II	시신경(시각신경, optic n.)		시신경관
CN III	동안신경(눈돌림신경, oculomotor n.)		상안와열
CN IV	활차신경(도르래신경, trochlear n.)		상안와열
CN V	삼차신경(trigeminal n.)	안신경(눈신경, ophthalmic n.)	상안와열
		상악신경(위턱신경, maxillary n.)	정원공
		하악신경(아래턱신경, mandibular n.)	난원공
CN VI	외전신경(갓돌림신경, abducent n.)		상안와열
CN VII	안면신경(얼굴신경, facial n.)		내이도 – 안면신경관 – 경유돌공
CN VIII	내이신경(속귀신경, vestibulocochlear n.)		내이도
CN IX	설인신경(혀인두신경, glossopharyngeal n.)		경정맥공
CN X	미주신경(vagus n.)		경정맥공
CN XI	부신경(더부신경, accessory n.)		경정맥공
CN XII	설하신경(혀밑신경, hypoglossal n.)		설하신경관

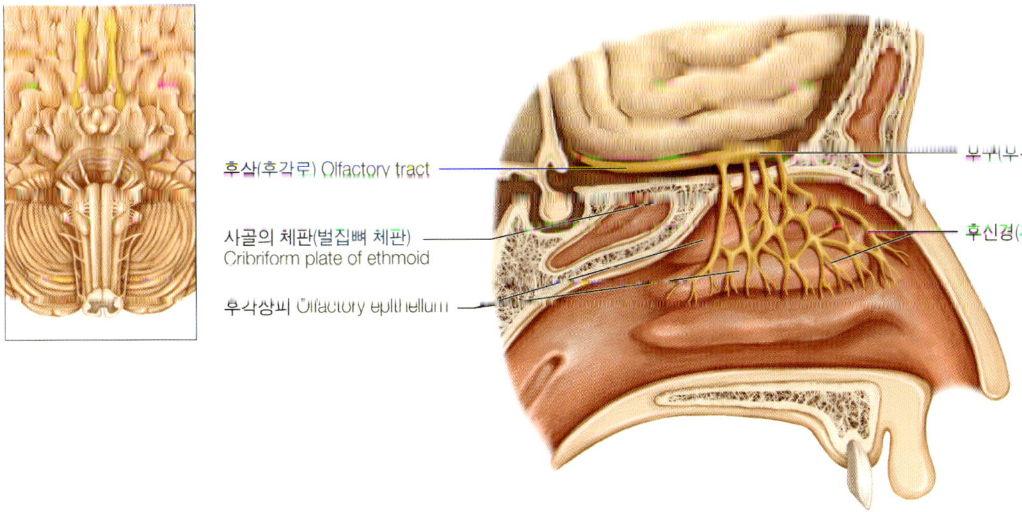

그림 7-12 후신경

1) 후신경(후각신경, Olfactory nerve, CN Ⅰ)

후신경은 후각을 전달하는 특수감각신경으로, 비강의 천장, 비중격의 상부, 상비갑개 내측벽 등에 있는 후각점막(olfactory mucous membrane)에 있는 후각세포(olfactory cell)에서 이어져 나온 20여 개의 작은 신경이 사골(벌집뼈, ethmoid bone)의 사판(벌집체판, cribriform plate)을 통해 후구(후각망울, olfactory bulb)로 들어간다. 이어 후사(후각로, olfactory tract)을 이루고 후삼각(후각로삼각, olfactory triangle)을 거쳐 대뇌 측두엽의 후각중추(olfactory center)에 닿는다〈그림 7-12〉.

2) 시신경(시각신경, Optic nerve, CN Ⅱ)

시신경은 시각을 전달하는 특수감각신경으로 눈의 망막(retina)의 신경세포에서 받아들인 자극을 뇌의 시각중추로 전달하는 기능을 한다. 시신경은 망막의 신경절세포에서 시작하여 접형골(나비뼈, sphenoid bone)의 시신경관(시각신경관, optic canal)을 지나 두개강(머리뼈안, cranial cavity) 속으로 들어간다. 좌측과 우측의 시신경들은 두개강 내에서 시신경교차(시각신경교차, optic chiasm)를 이루며 서로 만나 교차하고, 이곳에서 신경섬유들의 대다수가 시삭(시각로, optic tract)로 갈라진다. 시각은 중뇌의 상구(위둔덕, superior colliculus)와 간뇌의 외측슬상체(가쪽무릎체, lateral geniculate body)를 거친 뒤 시방사(시각부챗살, optic radiation)를 이루어 후두엽에 있는 시각피질(visual cortex)에 이른다〈그림 7-13〉.

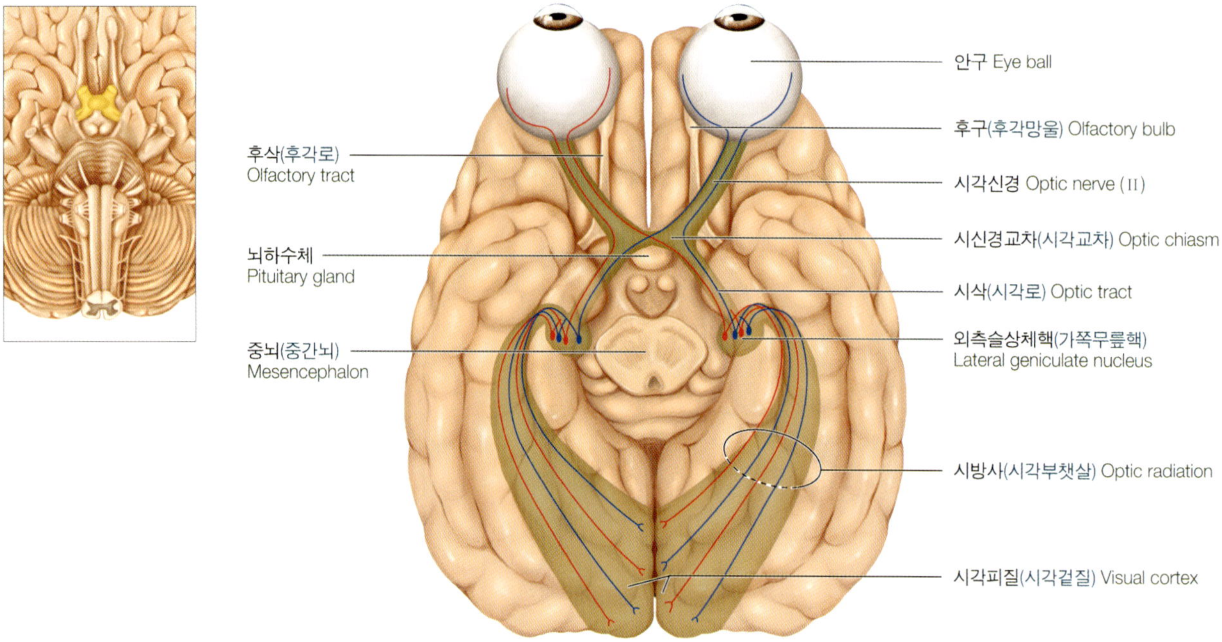

그림 7-13 시신경

3) 동안신경(눈돌림신경, Oculomotor nerve, CN Ⅲ)

동안신경은 안구를 움직이는 근육에 분포하는 운동신경으로, 부교감신경섬유를 포함하고 있다. 동안신경은 해면정맥동(해면정맥굴, cavernous sinus)의 외측벽 안에 놓여있고 접형골의 상안와열(위눈확틈새, superior orbital fissure)을 지나 두개강을 빠져나와 안와(눈확, orbit)로 들어간다.

동안신경은 안구를 움직이는 6개의 근육 중 상직근(위곧은근, superior rectus m.), 하직근(아래곧은근, inferior rectus m.), 내측직근(안쪽곧은근, medial rectus m.), 하사근(아래빗근, inferior oblique m.) 등 4개의 근육에 분포한다. 또한 상안검(위눈꺼풀, upper eyelid)을 위로 올리는 상안검거근(위눈꺼풀올림근, levator palpebrae superioris m.)에도 분포하여 눈을 뜰 때 작용한다〈그림 7-14, 그림 7-15〉.

눈을 뜰 때 작용하는 상안검거근과는 달리 눈을 감게 하는 근육은 안륜근(눈둘레근, oribicularis oculi m.)으로 안면신경(얼굴신경, facial n.)에 의해 지배된다.

안구를 움직이는 6개의 근육 중 나머지 2개는 각각 다른 신경에 의해 지배된다. 상사근(위빗근, superior oblique m.)은 활차신경(도르래신경, trochlear n.)에 의해 지배되며, 외측직근(가쪽곧은근, lateral rectus m.)은 외전신경(갓돌림신경, abducent n.)에 의해 지배된다. 이처럼 안구의 운동에 3개의 뇌신경이 분포하고 6개의 근육이 관여하는 것은 안구의 운동이 섬세하고, 정확하게 이루어져야 하기 때문이다.

동안신경에 포함된 부교감신경은 중뇌에 있는 에딩거-웨스트팔핵(Edinger-Westphal nucleus)에서 시작하여 모양체신경절(섬모체신경절, ciliary ganglion)에서 신경연접하며 신경절이후섬유(postganglionic fiber)

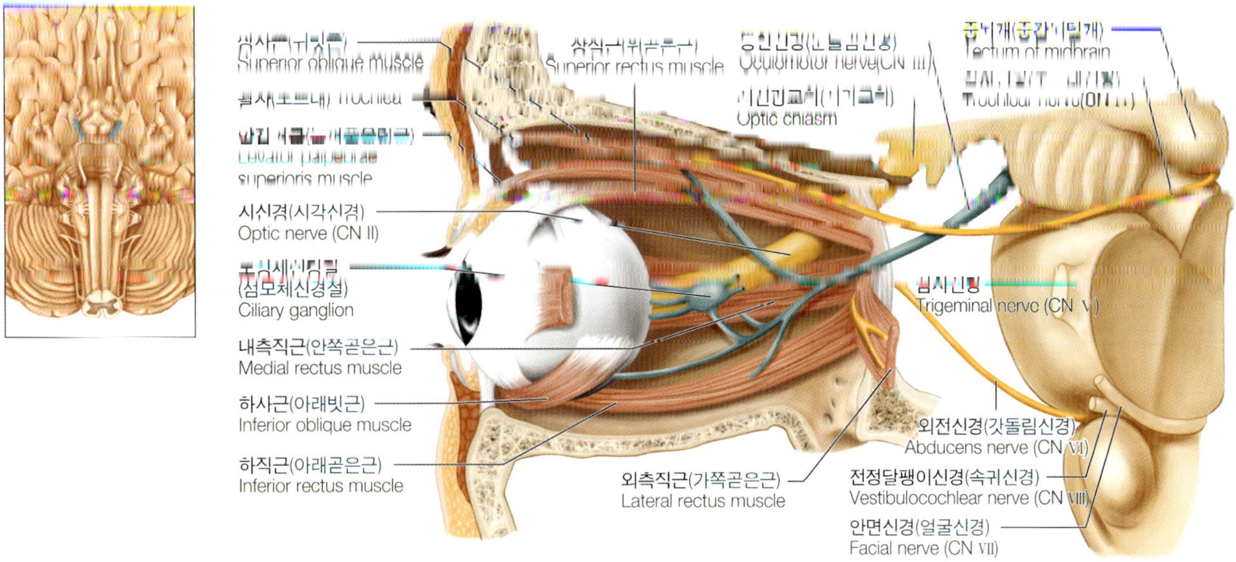

그림 7-14 동안신경(파란색 신경)

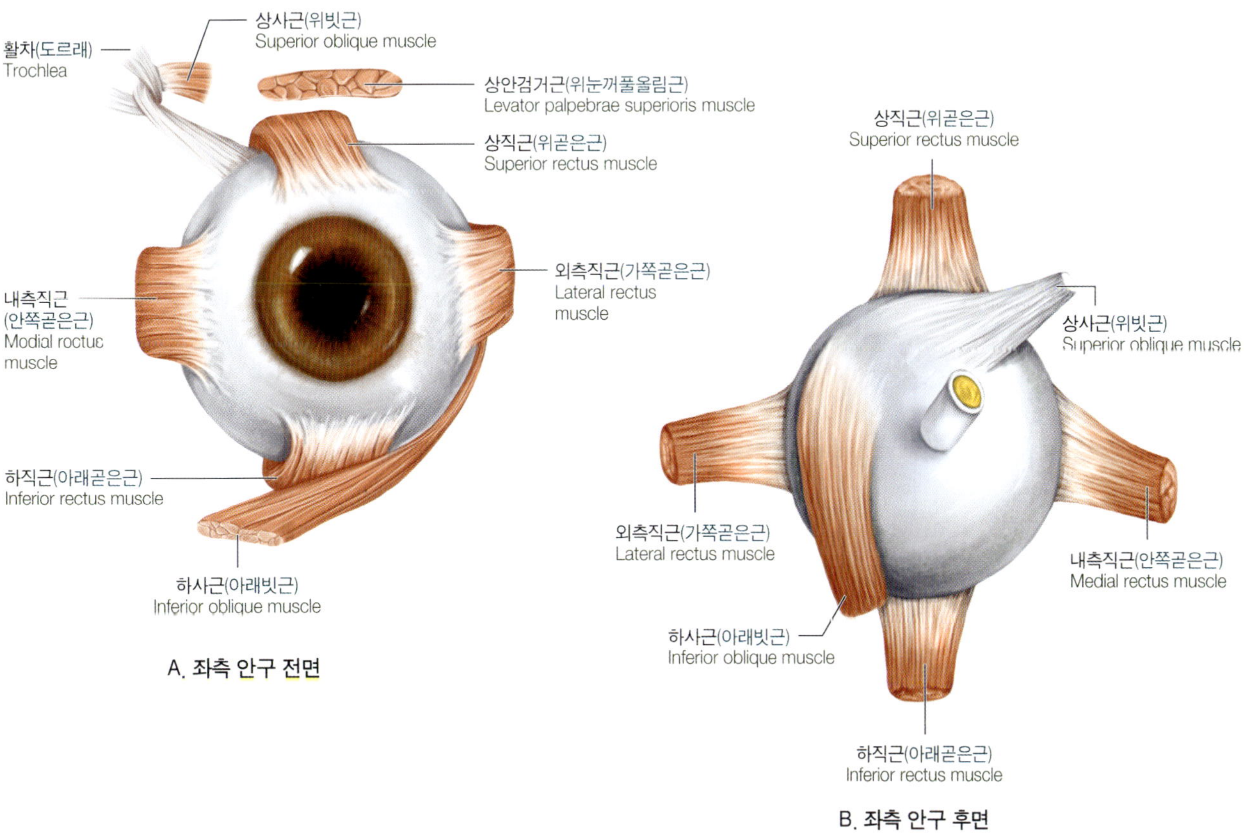

그림 7-15 안구의 근육

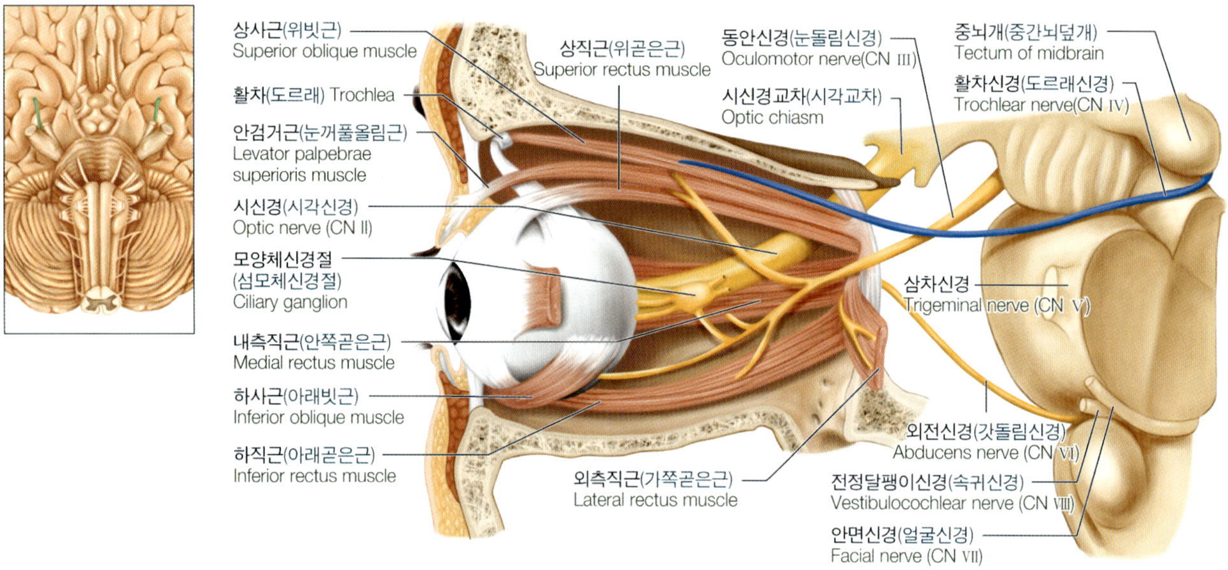

그림 7-16 활차신경(파란색 신경)

가 홍채에 있는 모양체근(섬모체근, ciliary m.), 동공괄약근(동공조임근, sphincter pupillae m.)에 분포하여 동공의 수축을 담당한다.

4) 활차신경(도르래신경, Trochlear nerve, CN Ⅳ)

활차신경은 순수 운동신경으로, 뇌신경 중에서 가장 가늘고, 뇌신경 중 유일하게 뇌간의 뒤쪽에서 나오는 신경이다. 안구를 움직이는 6개의 안구 근육 중 상사근(위빗근, superior oblique m.)에 분포한다. 동안신경과 유사하게 해면정맥동의 외측벽 안에 놓여 있고, 접형골의 상안와열을 통해 두개강을 나가 안와로 들어간다〈그림 7-15, 그림 7-16〉.

활차신경이 지배하는 상사근은 안구를 내측으로 회전시키고 아래쪽 바깥쪽으로 움직이게 하는 역할을 한다. 따라서 활차신경이 손상되면 손상된 쪽의 아래방향이나 바깥방향을 볼 때 복시현상이 일어난다.

5) 삼차신경(Trigeminal nerve, CN Ⅴ)

삼차신경은 뇌신경 중 가장 굵은 신경으로 운동, 감각신경을 포함하는 혼합신경이며, 치과 의료진이 가장 주의해야할 신경이다. 운동 섬유는 저작근에 분포하며, 감각 섬유는 안면, 치아 및 치은, 구개, 혀 등에 분포한다. 혼합신경이기는 하지만, 대부분 감각 섬유이며 일부만이 운동 섬유이다〈표 7-4〉.

삼차신경은 측두골의 추체부(바위부분, petrous portion)의 삼차신경절압흔(삼차신경절자국, trigeminal impression)에 위치한 삼차신경절(trigeminal ganglion)에서 안신경(눈신경, ophthalmic n.), 상악신경(위턱신

표 7-4 삼차신경

삼차신경의 가지	성분	부속신경절	분포영역
안신경 (눈신경, ophthalmic n.), CN V_1	감각신경	섬모체신경절(모양체신경절, ciliary ganglion)	• 안구, 상안검, 결막, 누선, 비점막, 부비동, 이마, 눈물주머니, 바깥코(외비), [illegible]
상악신경 (위턱신경, maxillary n.), CN V_2	감각신경	익구개신경절(날개입천장신경절, pterygopalatine ganglion)	• 상악치아 및 치은, 구개, 하안검, 상순, 비강, 관골부, 상악동
하악신경 (아래턱신경, mandibular n.), CN V_3	감각 및 운동신경	이신경절(귀신경절, otic ganglion), 악하신경절(턱밑신경절, submandibular ganglion)	• 감각신경 : 하악치아 및 치은, 협, 설의 앞 2/3부위, 하순, 악관절 • 운동신경 : 저작근, 악설골근, 이복근 전복, 고막장근, 구개범장근

* 삼차신경절의 부속신경절은 삼차신경들이 직접 연접하지 않고 경유하는 장소이다.

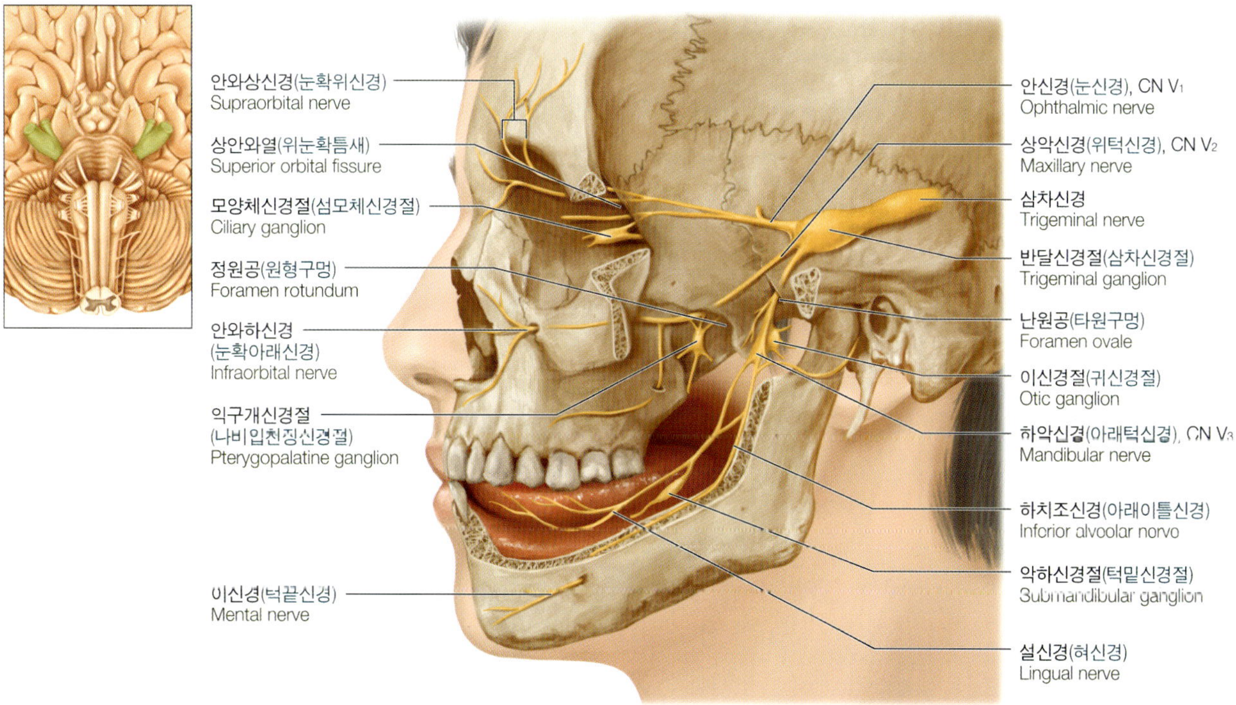

그림 7-17 삼차신경

경, maxillary n.), 하악신경(아래턱신경, mandibular n.) 3개의 가지로 분지된다〈그림 7-17〉. 안신경은 접형골의 상안와열(위눈확틈새, superior orbital fissure)을, 상악신경은 정원공(원형구멍, foramen rotundum)을, 하악신경은 난원공(타원구멍, foramen ovale)을 통해서 두개골 밖으로 나간다.

삼차신경의 운동 성분은 교뇌에 있는 삼차신경운동핵(trigeminal motor nucleus)에서 일어나 삼차신경절에서 신경 연접하지 않고 단독으로 하악신경에 합류하여 저작근(씹기근육, masticatory m.), 악설골근(턱목뿔근, mylohyoid m.), 이복근 전복(두힘살근 앞힘살, anterior belly of digastric m.), 구개범장근(입천장긴장근, tensor veli palatini m.) 등에 분포한다.

삼차신경의 감각신경세포체는 삼차신경절에 위치하며, 중추가지는 교뇌, 연수에 있는 뇌삼차신경감각핵(cranial trigeminal sensory nucleus)에 연결되고, 말초가지는 안신경, 상악신경, 하악신경으로 연결되어 두경부에 분포한다. 안신경은 얼굴 상부와 두피의 감각을 담당하고, 상악신경은 얼굴 가운데부분, 하악신경은 얼굴 아래부분의 감각을 담당한다〈그림 7-18, 그림 7-19〉. 삼차신경절은 위단극신경세포(거짓홑신경세포, pseudounipolar neuron)로 구성된다.

(1) 안신경(눈신경, Ophthalmic nerve)

삼차신경의 첫 번째 가지인 안신경은 감각신경으로, 상안와열을 통해 안와로 들어가 상안검(위눈꺼풀, upper eyelid), 전두(이마, forehead), 안구(eyeball), 결막(conjunctiva), 안와(눈확, orbit), 비점막(코점막, nasal mucous membrane), 누선(눈물샘, lacrimal gland), 경막(경질막, dura mater) 등에 분포한다. 안신경이 상안와열을 통해 안와로 들어가기 전에 전두신경(이마신경, frontal n.), 누선신경(눈물샘신경, lacrimal n.), 비모양체신경(코섬모체신경, nasociliam n.) 3개의 가지로 나뉜다〈표 7-5, 그림 7-20〉.

상안와열을 통해 나가는 신경은 안신경 외에도 동안신경, 활차신경, 외전신경 등이 있다.

① 전두신경(이마신경, Frontal nerve)

전두신경은 안신경의 가장 큰 가지로, 상안검의 내측 부분과 결막 및 전두동(이마굴, frontal sinus)에 분포하는 활차상신경(도르래위신경, supratrochlear n.)과 안와의 위벽을 따라 올라가 이마와 두피(머리덮개, scalp)에 분포하는 안와상신경(눈확위신경, supraorbital n.)으로 분지된다.

② 누선신경(눈물샘신경, Lacrimal nerve)

누선신경은 안신경의 3개의 가지 중에서 가장 작고 외측에 있는 가지로, 누선, 결막, 상안검에 분포한다. 누선신경은 상악신경의 관골신경(광대신경, zygomatic n.)과 교통하며, 이 교통가지를 통해 익구개신경절(날개입천장신경절, pterygopalatine ganglion)을 지나오는 교감신경과 부교감신경의 신경절이후섬유를 받아 누선의 분비를 조절한다.

③ 비모양체신경(코섬모체신경, Nasociliary nerve)

비모양체신경은 안신경의 내측가지로, 안와의 내측벽에서 사골신경(벌집신경, ethmoidal n.)과 활차하신경(도르래아래신경, infratrochlear n.)으로 분지한다. 활차하신경은 상안검과 결막, 코의 측면 등에 분포하며, 사골신경은 주로 부비동(코곁굴, paranasal sinus)과 비강(코안, nasal cavity)에 분포한다. 사골신경은 전사골신경과 후사골신경으로 나뉜다.

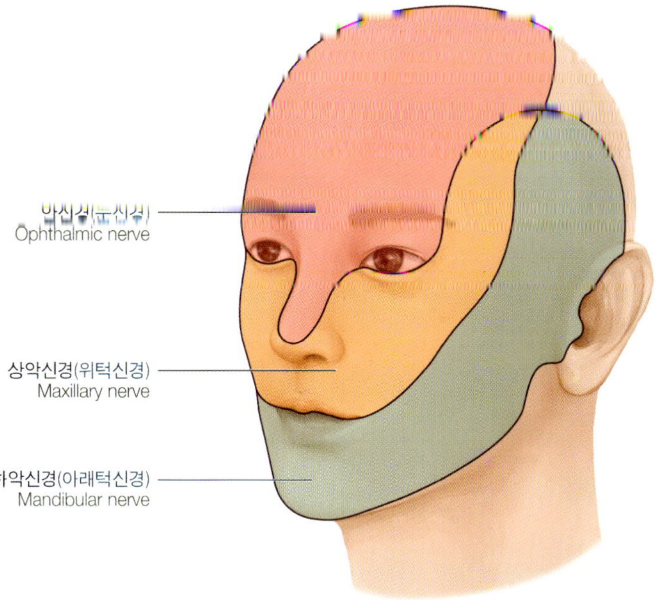

그림 7-18 삼차신경 가지의 피부 지배 영역

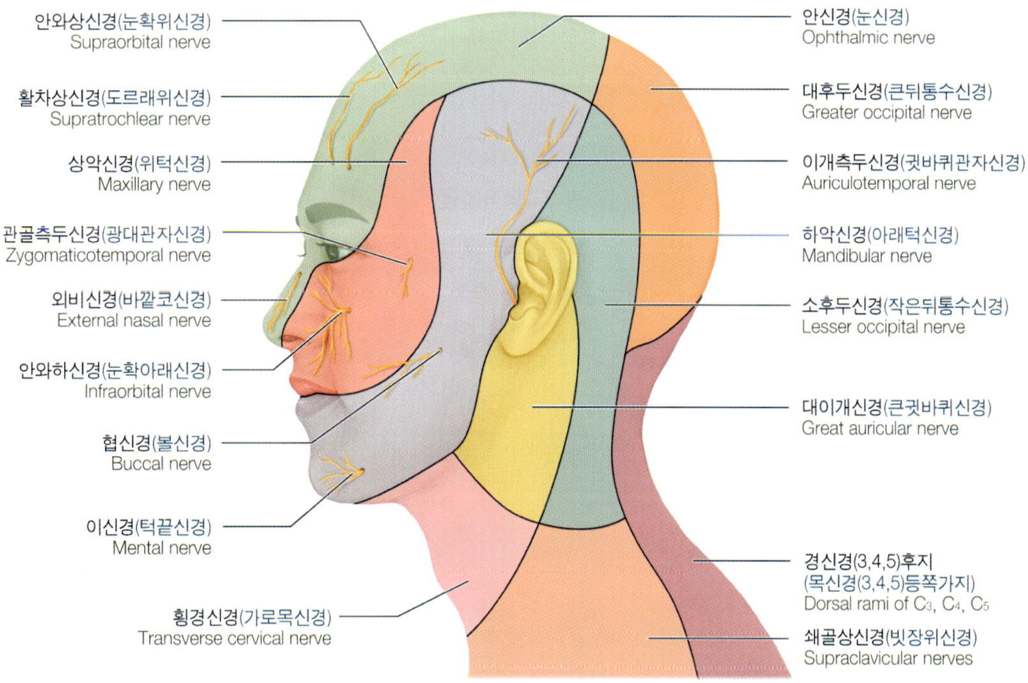

그림 7-19 두경부의 감각신경 분포

표 7-5 안신경의 가지

안신경의 가지		분포
전두신경 (이마신경, frontal n.)	활차상신경(도르래위신경, supratrochlear n.)	상안검 내측, 결막, 전두동
	안와상신경(눈확위신경, supraorbital n.)	전두, 두피
누선신경(눈물샘신경, lacrimal n.)		누선(lacrimal gland), 결막, 상안검
비모양체신경(코섬모체신경, nasociliary n.)	사골신경(벌집신경, ethmoidal n.)	부비동(paranasal sinus), 비강(nasal cavity)
	활차하신경(도드래아래신경, infratrochlear n.)	상안검, 결막, 코의 측면

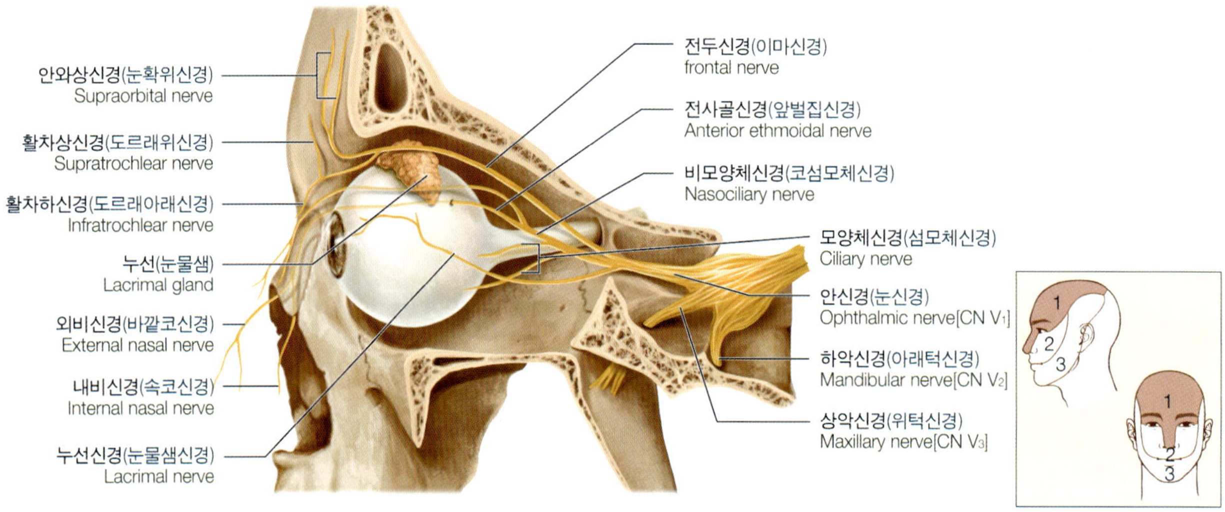

그림 7-20 안신경

(2) 상악신경(위턱신경, Maxillary nerve)

상악신경은 삼차신경의 둘째 가지로 감각신경이며, 상악치아, 상악치은, 상악골과 그 부위 피부, 상악동, 구개, 비인두 등에 분포한다.

상악신경은 삼차신경절에서 나와 접형골의 정원공을 통과하여 익구개와(날개입천장오목, pterygopalatine fossa)에 들어가고, 이어 하안와열(아래눈확틈새, inferior orbital fissure)을 거쳐 안와로 들어가 안와하신경(눈확아래신경, infraorbital n.)이 되며, 안와하구(눈확아래고랑, infraorbital groove) 및 안와하관(눈확아래관, infraorbital canal)을 거쳐 안와하공(눈확아래구멍, infraorbital foramen)을 통과해 얼굴로 나온 후 상순, 하안검 및 외비(바깥코, external nose)에 분포한다.

상악신경은 두개강에서 나오는 가지, 익구개와에서 나오는 가지, 안와하관에서 나오는 가지, 얼굴에 분포하는 종말가지 등 네 종류로 구분되며〈표 7-6, 그림 7-21, 그림 7-22, 그림 7-20, 그림 7-24, 그림 7-26〉, 두개강에서 나오는 가지로 중경막지(중간뇌막가지)가 있으며, 익구개와에서 나오는 가지는 관골신경, 익구개신경, 후상치조신경 등이 있다. 안와하관에서 나오는 가지로는 안와하신경이 있으며, 이 신경으로부터 분지되어 중상치조신경과 전상치조신경이 나온다. 얼굴에 분포하는 종말가지로는 하안검지, 외비지, 상순지 등이 있다.

익구개와에서 상악신경 바로 밑에는 익구개신경절(날개입천장신경절, pterygopalatine ganglion)이 존재한다〈그림 7-23〉. 이 신경절은 약 5mm 정도의 삼각형 모양의 신경절로, 안면신경으로부터 오는 부교감신경을 중계하여 누선, 비선, 구개선, 인두선 분비에 관여한다.

표 7-6 상악신경의 가지

상악신경의 가지 분류	상악신경의 가지			분포
두개강에서 나오는 가지	중경막지(중간뇌막가지, middle meningeal br.)			경막(경질막, dura mater)
익구개와에서 나오는 가지	관골신경(광대신경, zygomatic n.)	관골측두신경(광대관자신경, zygomaticotemporal n.)		전두의 외측부위
		관골안면신경(광대얼굴신경, zygomaticofacial n.)		관골부(광대부위, zygomatic region)
	익구개신경(날개입천장신경, pterygopalatine n.)	안와지(눈확가지, orbital br.)		누선(lacrimal gland), 안와골막
		구개지(입천장가지, palatine br.)	대구개신경(큰입천장신경, greater palatine n.)	경구개 부위의 치은 및 점막
			소구개신경(작은입천장신경, lesser palatine n.)	연구개와 구개편도
		비지(코가지, nasal br.)	비구개신경(코입천장신경, nasopalatine n.)	경구개의 앞부위와 상악 절치의 구개 및 치은
		인두신경(pharyngeal n.)		인두점막
	후상치조신경(뒤위이틀신경, posterior superior alveolar n.)			상악동의 점막, 상악 대구치와 그 부위 협측치은(buccal gingiva) 및 점막
안와하공에서 나오는 가지	안와하신경(눈확아래신경, infraorbital n.)	전상치조신경(앞위이틀신경, anterior superior alveolar n.)		상악 절치 및 상악 견치와 그 부위 순측 치은(labial gingiva)
		중상치조신경(중간위이틀신경, middle superior alveolar n.)		상악 소구치와 그 부위의 협측치은
종말가지	하안검지(아래눈꺼풀가지, inferior palpebral br.)			하안검
	외비지(바깥코가지, external nasal br.)			코의 바깥부위
	상순지(위입술가지, superior labial br.)			상순(위입술)

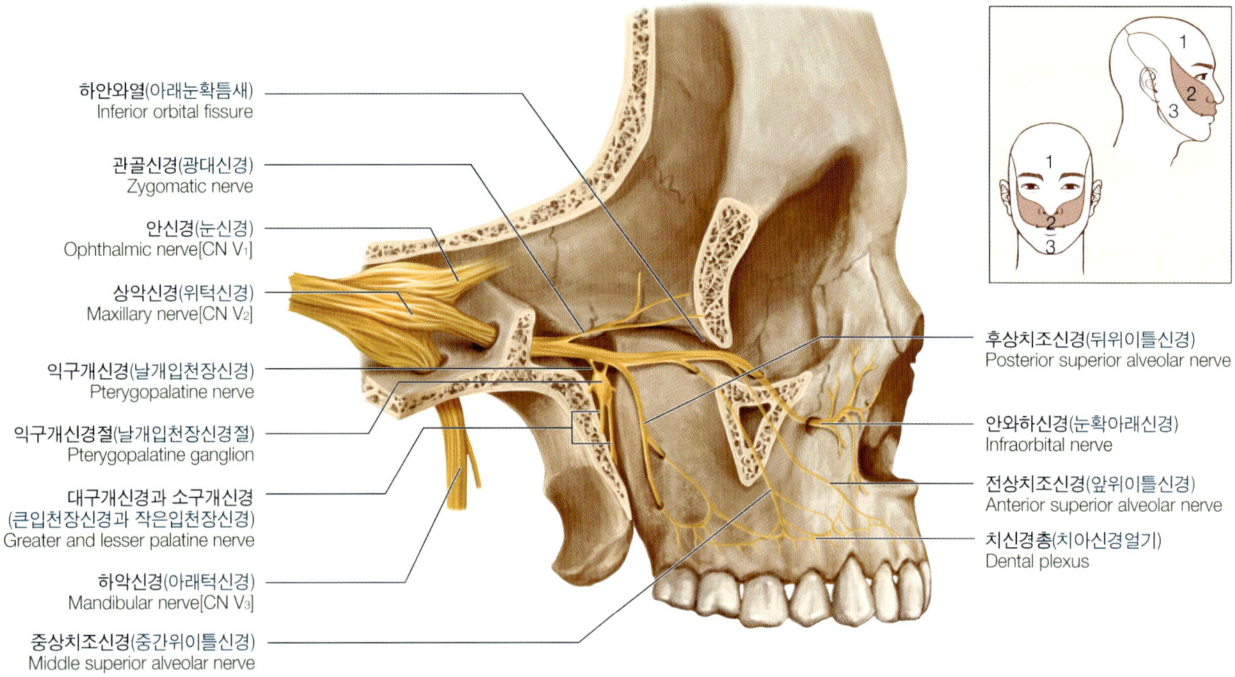

그림 7-21 상악신경

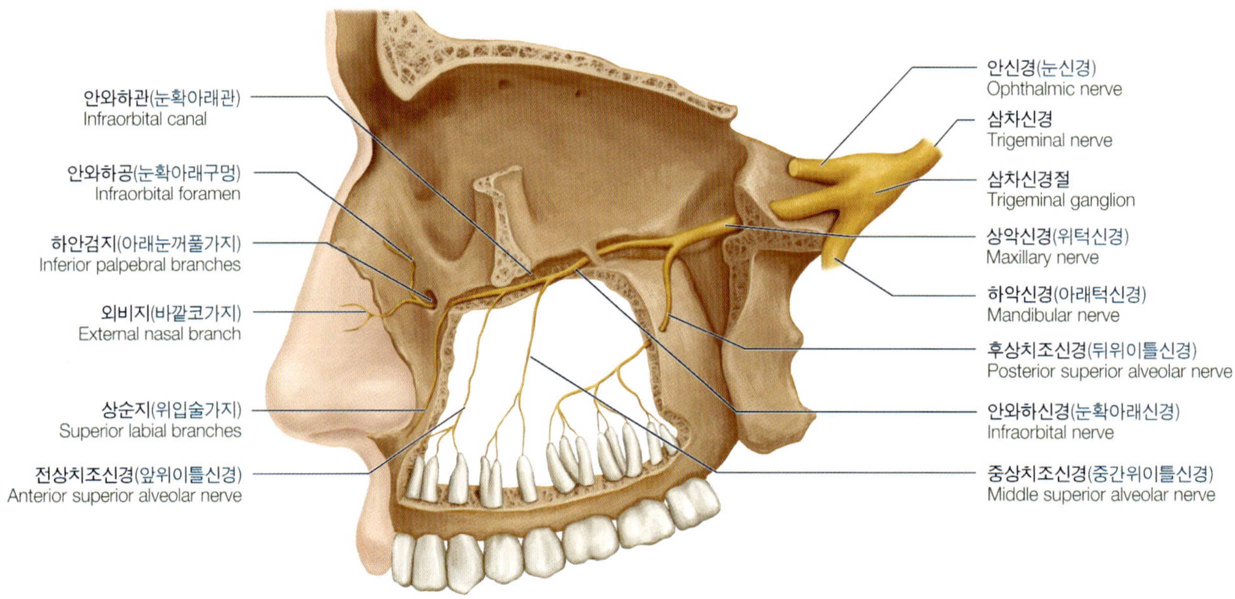

그림 7-22 상악신경의 가지들

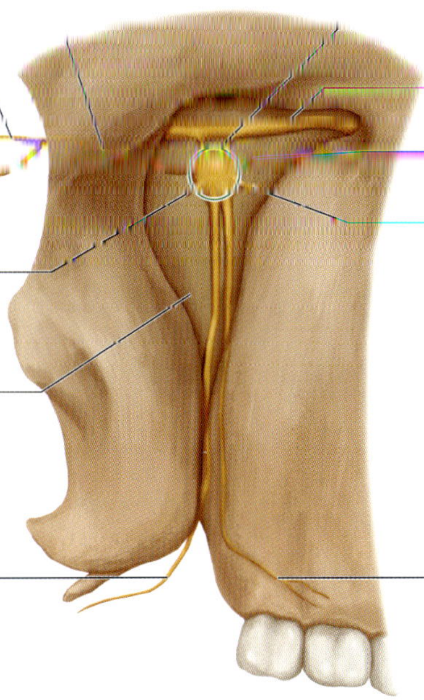

그림 7-23 익구개신경절에서 나오는 가지

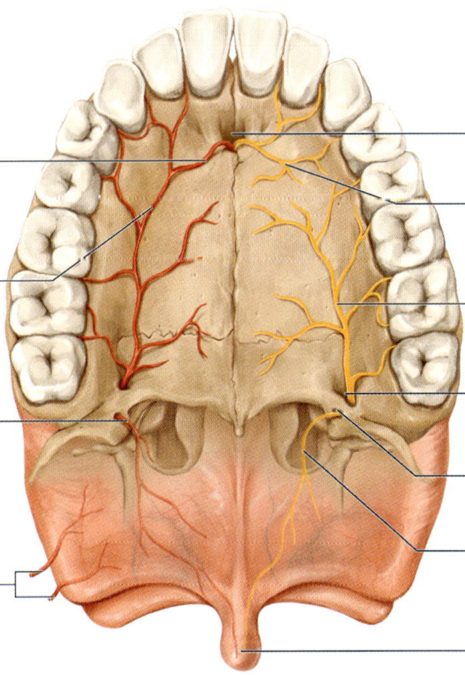

그림 7-24 구개에 분포하는 동맥(좌측)과 신경(우측)

① 두개강(머리뼈안, Cranial cavity)에서 나오는 가지

중경막지(중간뇌막가지, middle meningeal br.)가 두개강 속에서 분지하여 중경막동맥(중간뇌막동맥, middle meningeal a.)과 함께 경막(경질막, dura mater)에 분포한다.

② 익구개와에서 나오는 가지

- **관골신경(광대신경, Zygomatic nerve)** : 관골신경은 익구개와 속에서 시작하여, 상악신경의 위쪽에서 나와 하안와열을 거쳐 안와로 들어가는 감각신경으로, 관골측두신경(광대관자신경, zygomaticotemporal n.)과 관골안면신경(광대얼굴신경, zygomaticofacial n.)이 합쳐져서 관골신경을 이룬다.
  관골측두신경은 관골측두공(광대관자구멍, zygomaticotemporal foramen)을 뚫고 나와 전두의 외측부위에 분포하여 그 부위 지각을 담당하고, 익구개신경절에서 나오는 신경절 이후 부교감신경섬유(postganglionic parasympathetic fiber)를 받아 안신경의 누선신경(눈물샘신경, lacrimal n.)을 거쳐 누선(눈물샘, lacrimal gland)에 이르게 한다.
  관골안면신경은 관골안면공(광대얼굴구멍, zygomaticofacial foramen)을 뚫고 나와 관골부(광대부위, zygomatic region)에 분포하여 그 부위 감각을 담당한다.
- **익구개신경(날개입천장신경, Pterygopalatine nerve)** : 익구개신경은 익구개와에서 나와 익구개신경절을 신경연접 없이 통과하는 신경으로 신경절을 통과한 후 안와지(눈확가지, orbital br.), 구개지(입천장가지, palatine br.), 비지(코가지, nasal br.), 인두신경(pharyngeal n.)으로 나뉜다.
  구개지는 구개관(입천장관, palatine canal) 속을 내려가 구개에 이르러 대구개신경(큰입천장신경, greater palatine n.)과 소구개신경(작은입천장신경, lesser palatine n.)으로 나뉜다. 대구개신경은 대구개공(큰입천장구멍, greater palatine foramen)을 통해 구개로 나온 후 구개구(입천장고랑, palatine groove)를 따라 앞으로 가서 경구개 부위의 치은 및 점막에 분포하고, 절치공(앞니구멍, incisive foramen)에서 나오는 비구개신경(코입천장신경, nasopalatine n.)의 종말가지와 교통한다. 소구개신경은 소구개공(작은입천장구멍, lesser palatine foramen)을 통해 구개로 나온 후 연구개와 구개편도에 분포한다〈그림 7-24〉.
  비지는 접구개공(나비입천장구멍, sphenopalatine foramen)을 통해 비강으로 들어가 후상비지(위뒤코가지, superior posterior nasal br.)가 되며, 이 가지는 외측후상비지(가쪽위뒤코가지, lateral superior posterior nasal br.)와 내측후상비지(안쪽위뒤코가지, medial superior posterior nasal br.)로 나뉜다. 내측후상비지의 가지 중 크고 긴 가지를 비구개신경(코입천장신경, nasopalatine n.)이라 하며, 이 신경은 비중격(nasal septum)을 앞아래쪽으로 주행하여 절치관(앞니관, incisive canal) 및 절치공(incisive foramen)을 통과하여 경구개의 앞부위와 상악전치의 구개, 치은에 분포하여 지각을 담당한다.
- **후상치조신경(뒤위이틀신경, Posterior superior alveolar nerve)** : 후상치조신경은 하안와열을 통과하기 전에 나와 상악융기를 따라 내려가 후상치조공으로 들어가고 치조관(이틀관, alveolar canal)을 통과하여 상악동의 외측벽에 이른다. 상악동의 점막, 상악 대구치와 그 부위 협측치은(볼잇몸, buccal gingi-

va) 및 점막에 분포하여 그 부위 감각을 담당한다.

③ 안와하공(눈확아래구멍, infraorbital foramen)에서 나오는 가지

안와하신경(눈확아래신경, infraorbital n.)은 하안와열을 지나 안와로 들어가 안와하구와 안와하관을 거쳐 안와하공을 통해 얼굴로 나오는 신경이다. 이 신경은 안와하관을 지나면서 전상치조신경과 중상치조신경의 두 가지를 낸다.

- **전상치조신경(앞위이틀신경, Anterior superior alveolar nerve)** : 전상치조신경은 안와하관의 앞부분에서 나와 치조관을 지나 상악동의 앞벽에 이르며, 상악절치 및 상악견치와 그 부위 순측치은(입술잇몸, labial gingiva)에 분포한다.
- **중상치조신경(중간위이틀신경, Middle superior alveolar nerve)** : 중상치조신경은 안와하관의 뒷부분에서 나와 치조관을 통과하여 앞쪽으로 내려가 상악동의 내측벽에 이르며, 상악 소구치와 그 부위의 협측치은에 분포한다.

④ 얼굴에 분포하는 종말가지

얼굴에 분포하는 종말가지로는 하안검에 분포하는 하안검지(아래눈꺼풀가지, inferior palpebral br.), 코의 바깥부위에 분포하는 외비지(바깥코가지, external nasal br.), 상순에 분포하는 상순지(위입술가지, upper labial br.) 등이 있다〈그림 7-25〉.

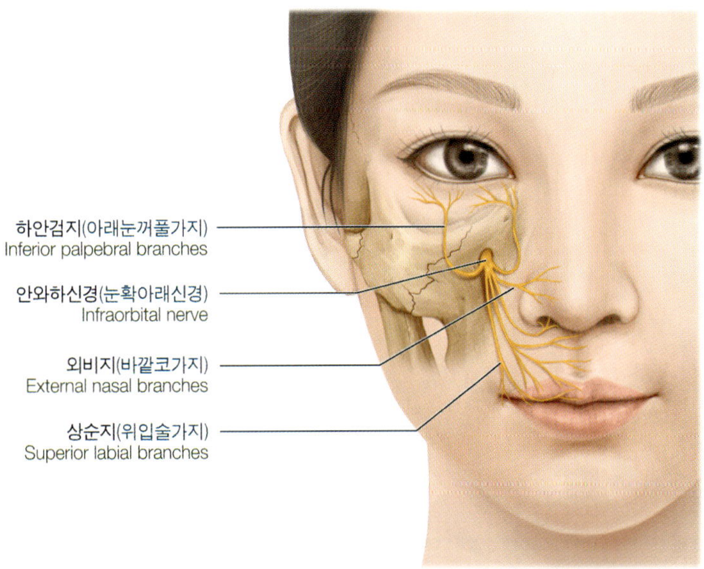

그림 7-25 상악신경의 종말가지

(3) 하악신경(아래턱신경, Mandibular nerve)

삼차신경의 세 번째 가지인 하악신경은 삼차신경의 세 가지 중 가장 굵은 신경으로, 운동 및 감각 성분을 갖는 혼합신경이다. 하악신경은 접형골의 난원공을 통과하여 두개강 밖으로 나와 측두하와(관자아래우묵, infratemporal fossa)에 이른다. 측두하와에서 내측익돌근신경(안쪽날개근신경, medial pterygoid n.)과 경막지(뇌막가지, meningeal br.)를 분지한 후 전분지(앞신경갈래, anterior division)와 후분지(뒤신경갈래, posterior division)로 나뉜다〈표 7-7, 그림 7-26, 그림 7-27, 그림 7-28〉.

전분지에는 협신경(볼신경, buccal n.)과 여러 근육신경가지들이 포함되어 주로 근육에 분포하며, 후분지에는 설신경(혀신경, lingual n.), 하치조신경(아래이틀신경, inferior alveolar n.), 이개측두신경(귓바퀴관자신경, auriculartemporal n.) 등이 포함되어 주로 감각을 전달하는 역할을 한다.

표 7-7 하악신경의 가지

하악신경의 가지		분포	성분
저작신경 (masticatory n.)	교근신경 (깨물근신경, masseteric n.)	교근(깨물근, masseter m.)	운동신경
	심측두신경 (깊은관자신경, deep temporal n.)	측두근(관자근, temporalis m.)	
	외측익돌근신경 (외측익돌근신경, lateral pterygoid n.)	외측익돌근(가쪽날개근, lateral pterygoid m.)	
	내측익돌근신경 (안쪽날개근신경, medial pterygoid n.)	내측익돌근(안쪽날개근, medial pterygoid m.), 고막장근(고막긴장근, tensor tympani m.), 구개범장근(입천장긴장근, tensor veli palatini m.)	
경막지(뇌막가지, meningeal br.)		경막(dura mater)	감각신경
협신경(볼신경, buccal n.)		볼의 피부, 하악 대구치의 협측치은(buccal gingiva) 및 협점막(볼점막, buccal mucous membrane)	감각신경
설신경(혀신경, lingual n.)		하악 치아의 설측치은(lingual gingiva)과 구강저(입안바닥, oral floor), 설의 앞 2/3부위 감각	감각신경
하치조신경 (아래이틀신경, inferior alveolar n.)	하치신경총 (아래치아신경얼기, inferior dental plexus)	하악 치아의 치수, 하악 중절치부터 제2소구치 부위의 설측 및 협측치은	혼합신경 (감각 및 운동신경)
	이신경(턱끝신경, mental n.)	턱의 피부, 하순의 피부와 점막, 하악 중절치부터 제2소구치 부위의 설측 및 협측치은	
	악설골근신경(턱목뿔근신경, mylohyoid n.)	악설골근과 이복근 전복, 하악 부위의 피부	
이개측두신경(귓바퀴관자신경, auriculotemporal n.)		악관절(턱관절, temporomandibular joint), 이개(auricle), 외이도, 측두부(관자부위, temporal region)의 피부, 두피의 외측부위(lateral scalp)	감각신경

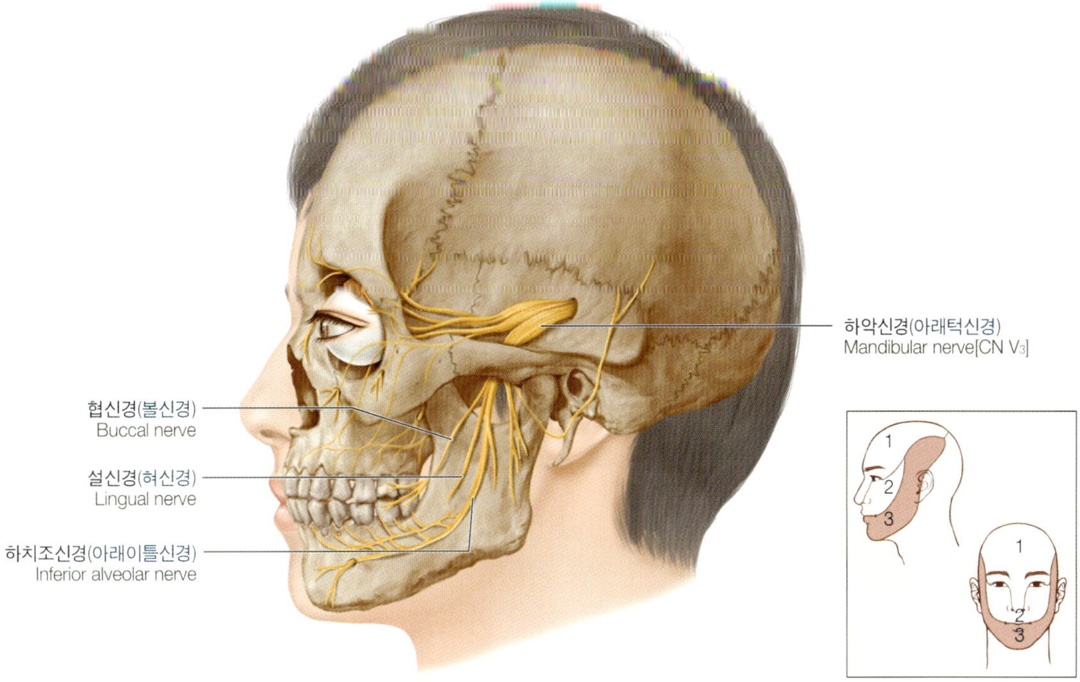

그림 7-26 하악신경

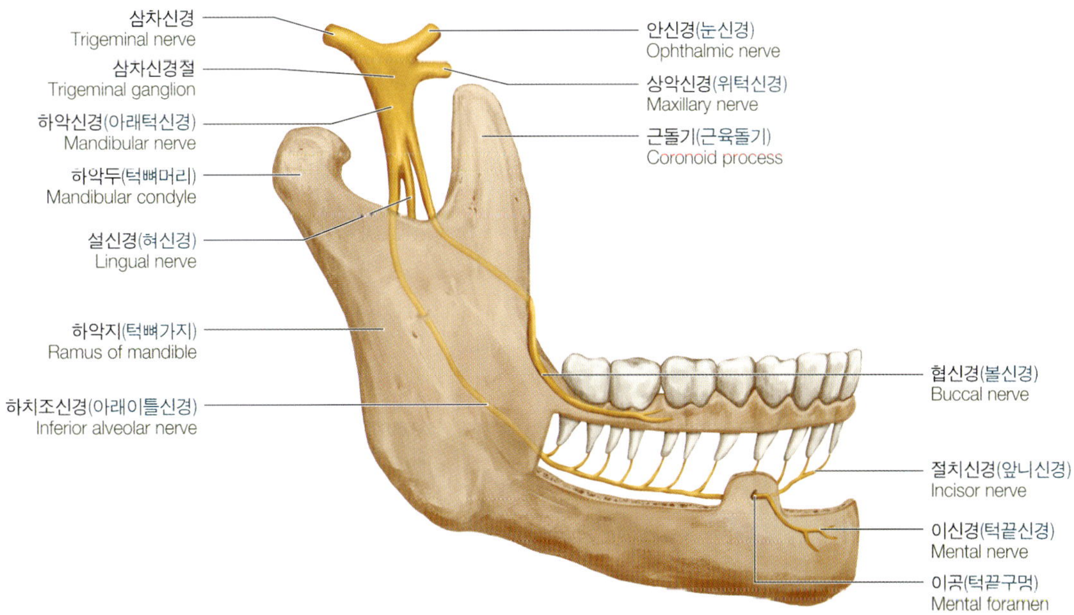

그림 7-27 하악골의 측면에서 바라본 하악신경의 주요 가지

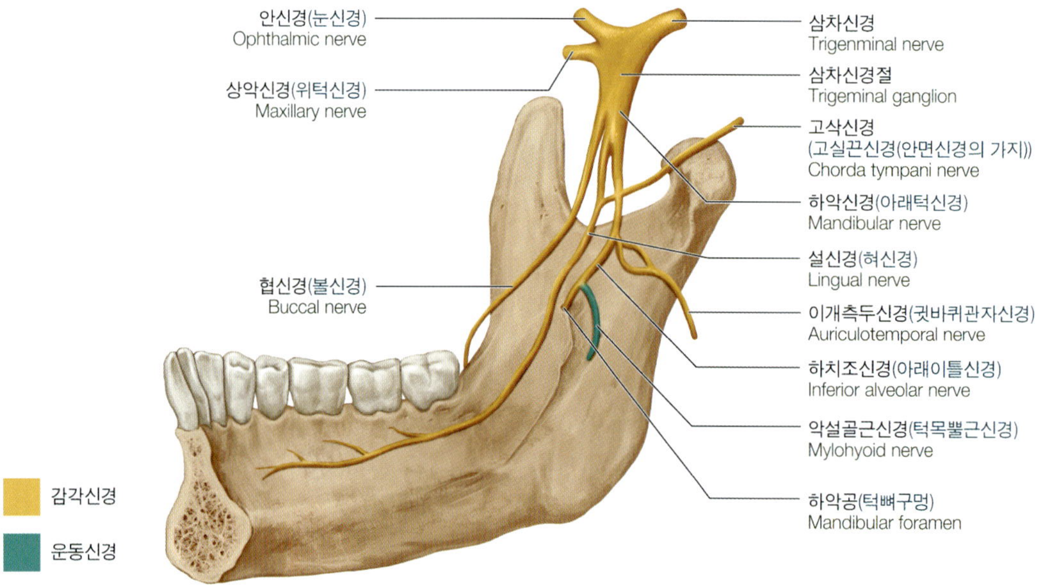

그림 7-28 하악골의 내측면에서 바라본 하악신경의 주요 가지

① 경막지(뇌막가지, Meningeal branch)

극공(뇌막동맥구멍, foramen spinosum)을 통과하여 두개강 속으로 들어가 경막(dura mater)에 분포한다.

② 내측익돌근신경(안쪽날개근신경, Medial pterygoid nerve)

내측익돌근신경은 하악신경이 전분지와 후분지로 나뉘기 전에 분지하여, 이신경절(귀신경절, otic ganglion)을 신경연접하지 않고 그대로 통과하며 내측익돌근(안쪽날개근, medial pterygoid m.), 고막장근(고막긴장근, tensor tympani m.), 구개범장근(입천장긴장근, tensor veli palatini m.)에 분포한다.

③ 전분지의 가지

- **협신경(볼신경, Buccal nerve)** : 협신경은 볼의 피부와 하악 대구치의 협측치은(볼잇몸, buccal gingiva) 및 협점막(볼점막, buccal mucous membrane)에 분포하는 감각신경이다. 협신경은 외측익돌근의 상두와 하두 사이에서 나와 앞아래쪽으로 내려와 협근을 관통한다.
- **교근신경(깨물근신경, Masseteric nerve)** : 접형골과 외측익돌근의 위모서리 사이를 통과하는 운동신경으로, 하악절흔을 통해 교근(깨물근, masseter m.)에 분포한다.
- **심측두신경(깊은관자신경, Deep temporal nerve)** : 외측익돌근의 상면에서 전심측두신경(앞깊은관자신경, anterior deep temporal n.)과 후심측두신경(뒤깊은관자신경, posterior deep temporal n.)으로 나누어지는 운동신경으로 측두근(관자근, temporalis m.)에 분포한다. 전심측두신경은 측두근의 앞부위에,

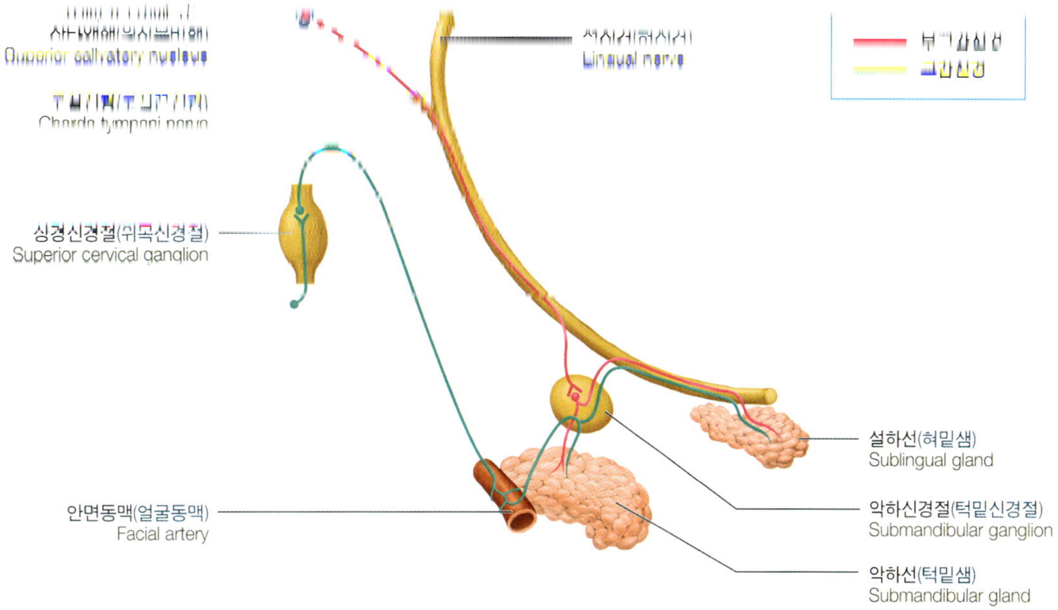

그림 7-29 설하선과 악하선에 분포하는 교감신경 및 부교감신경

후심측두신경은 측두근의 뒤부위에 분포한다.

- **외측익돌근신경(가쪽날개근신경, Lateral pterygoid nerve)** : 외측익돌근(가쪽날개근, lateral pterygoid m.)의 상두(위머리, superior head)와 하두(아래머리, inferior head) 사이에서 나와 바루 외측익돌근으로 들어가 운동신경으로 작용한다.

④ 후분지의 가지

- **설신경(혀신경, Lingual nerve)** : 설신경은 내측익돌근과 외측익돌근 사이에서 나와 앞아래쪽으로 가서 구강저를 지나, 안면신경의 고삭신경(고실끈신경, chorda tympani n.)과 합쳐져 혀 속으로 들어간다. 설신경은 하악치아의 설측치은(lingual gingiva)과 구강저(입안바닥, oral floor), 혀의 앞 2/3부위 감각을 담당한다. 또한, 설신경은 합쳐진 고삭신경에 의해 혀의 앞 2/3부위의 미각과 악하선, 설하선의 분비에도 관여한다. 악하선과 설하선의 운동성(수출성) 부교감신경섬유는 고삭신경으로부터 시작되지만, 설신경과 합쳐져 악하신경절(턱밑신경절, submandibular ganglion)로 가서 악하선과 설하선의 분비를 조절한다〈그림 7-29〉.

  설신경은 하치조신경의 약간 앞쪽으로 주행하므로 하치조신경 전달마취(inferior alveolar nerve block) 시 국소마취제 확산에 의해 설신경도 함께 마취된다. 또한, 위치적으로 임상에서 하악 제3대구치 발치 중에 손상될 수 있으므로 주의해야 한다〈그림 7-30〉.

- **하치조신경(아래이틀신경, Inferior alveolar nerve)** : 하치조신경은 운동과 감각성분을 모두 가진 혼합신경으로 설신경의 뒤쪽으로 나와 하치조혈관(아래이틀혈관, inferior alveolar vessel)과 같이 하악공(턱뼈구멍, mandibular foramen)으로 들어가, 하악관(턱뼈관, mandibular canal)을 지나면서 하악 치아의 중절치부터 제2소구치 부위의 설측 및 협측치은에 분포하여 그 부위 지각을 담당한다. 또한, 하악관 앞쪽으로 가다가 소구치 치근의 아래부위에 존재하는 이공(턱끝구멍, mental foramen)을 통과하여 나오는 이신경(턱끝신경, mental n.)은 하순의 점막 및 피부, 턱의 피부에 분포하여 그 부위의 감각을 전달한다〈그림 7-31〉.

  한편, 하치조신경이 하악공에 들어가기 직전에 악설골근신경(턱목뿔근신경, mylohyoid n.)이 분지되며, 악설골근신경은 악설골근(턱목뿔근, mylohyoid m.)과 이복근 전복(두힘살근 앞힘살, anterior belly of digastric m.)에 운동 섬유를 보낸다.

  - 하치신경총(아래치아신경얼기, Inferior dental plexus) : 하치조신경이 하악관을 지나면서 많은 가지를 내고, 이 가지들이 서로 신경총(신경얼기, plexus)을 이루며, 이 신경총으로부터 하치지(아래치아가지, inferior dental br.)와 하치은지(아래잇몸가지, inferior gingival br.)가 나온다. 하치지는 하악 치아의 치아수질에 분포하며, 하치은지는 하악 중절치부터 제2소구치 부위의 설측 및 협측치은에 분포한다.
  - 이신경(턱끝신경, Mental nerve) : 이신경은 하치조신경의 종말가지로 이공을 통해 나오는 감각신경이다〈그림 7-32〉. 이지(턱끝가지, mental br.), 순지(입술가지, labial br.), 치은지(잇몸가지, gingival br.) 등의 가지들이 있어 턱의 피부, 하순의 피부와 점막, 하악 중절치부터 제2소구치 부위의 설측 및 협측치은에 분포한다.
  - 악설골근신경(턱목뿔근신경, Mylohyoid nerve) : 악설골근신경은 하치조신경이 하악공에 들어가기 직전에 분지되어 악설골근신경구(털목뿔근신경고랑, mylohyoid groove)를 따라 앞아래쪽으로 가는 신경으로 운동신경섬유와 다수의 감각신경섬유를 함유하고 있다. 운동신경섬유는 악설골근과 이복근 전복에 분포하며, 감각신경섬유는 하악저의 피부에 분포한다.

- **이개측두신경(귓바퀴관자신경, Auriculotemporal nerve)** : 이개측두신경은 악관절(턱관절, temporomandibular joint), 이개(귓바퀴, auricle), 외이도, 측두부(관자부위, temporal region)의 피부, 두피의 외측부분(lateral scalp) 등에 분포하는 감각신경으로, 천측두동맥(얕은관자동맥, superficial temporal a.), 천측두정맥(얕은관자정맥, superficial temporal v.)과 함께 위치한다. 이개측두신경은 이신경절(귀신경절, otic ganglion)에서 나온 신경절후 부교감신경섬유를 이하선으로 운반하여 이하선의 분비에 관여한다. 이때, 이 부교감신경섬유는 설인신경의 소추체신경으로부터 시작되어 이신경절에서 연접한 이후 이개측두신경의 이하선지(귀밑샘가지, parotid br.)와 합쳐진다.

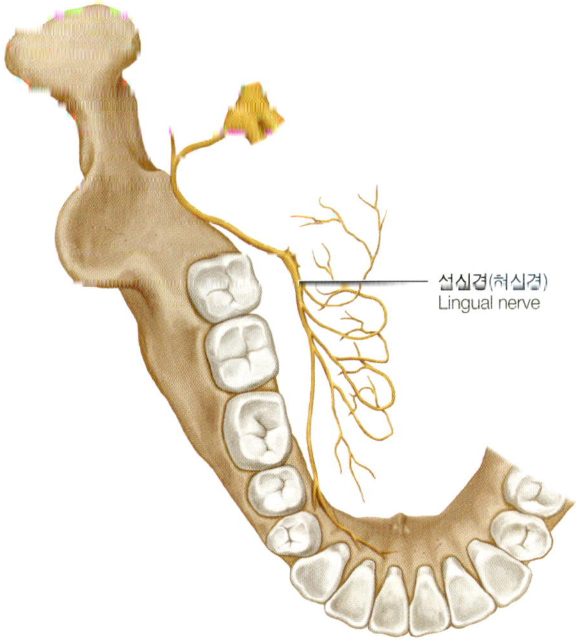

그림 7-30 설신경

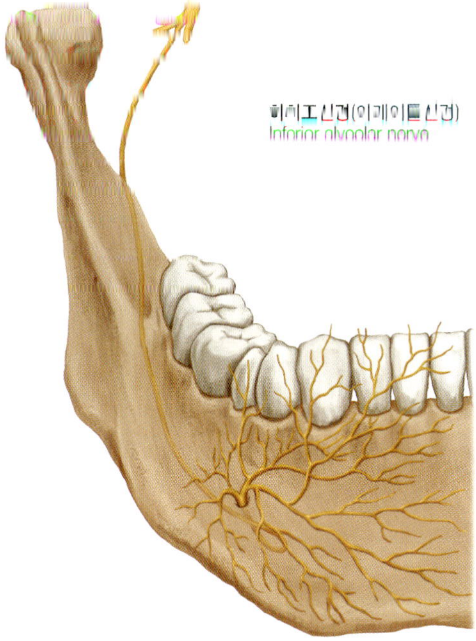

그림 7-31 하치조신경

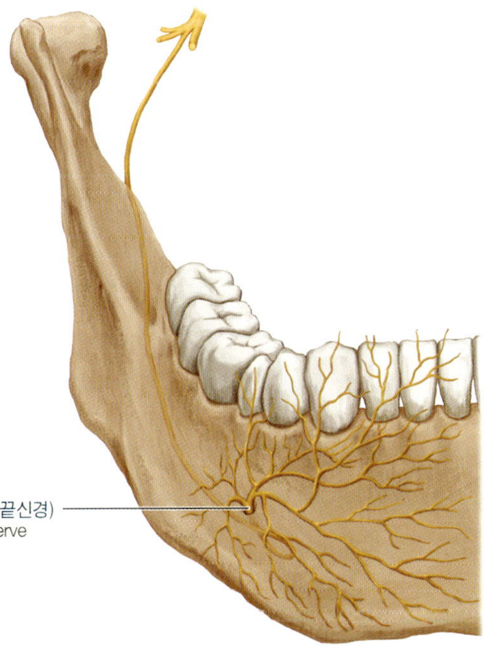

그림 7-32 이신경

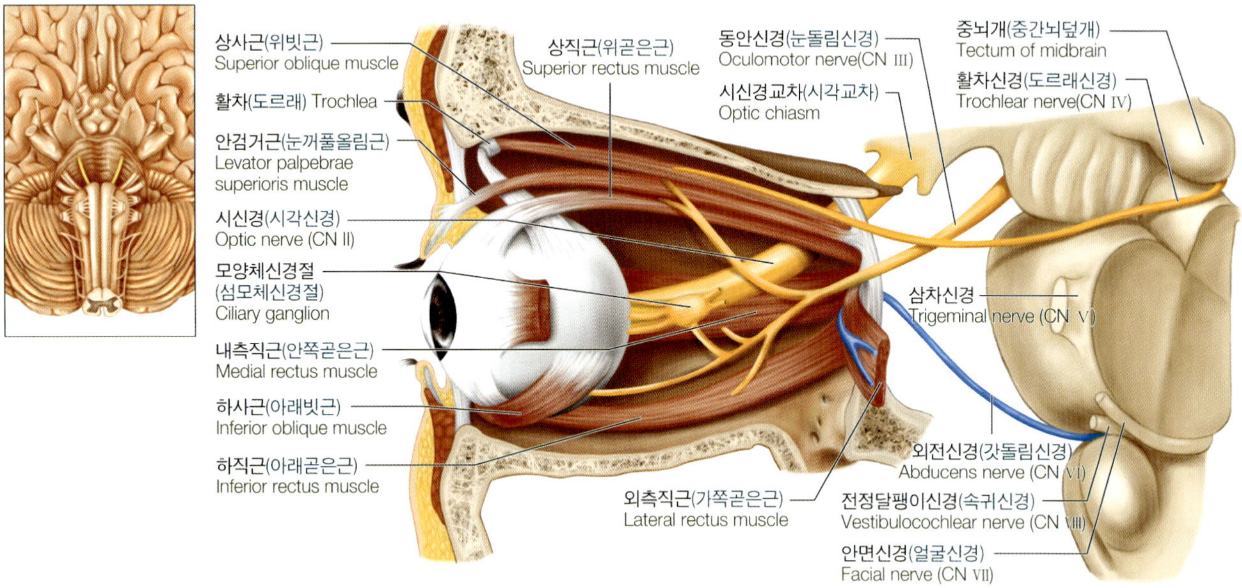

그림 7-33 외전신경(파란색 신경, 외측직근을 향함)

6) 외전신경(갓돌림신경, Abducent nerve, CN Ⅵ)

외전신경은 순수 운동신경으로, 안구를 움직이는 6개의 안구 근육 중 외측직근(가쪽곧은근, lateral rectus m.)에 분포하여 안구를 외측으로 돌리는 작용을 한다. 교뇌(다리뇌, pons)의 아래쪽에서 나와 접형골의 상안와열을 통과하여 안와로 들어간다〈그림 7-33〉. 외전신경이 손상될 경우 눈의 측방운동이 마비되어 눈이 내측으로 쏠리는 내사시(medial strabismus)가 된다.

7) 안면신경(얼굴신경, Facial nerve, CN Ⅶ)

안면신경은 운동, 일반감각 및 특수감각, 부교감신경을 포함하는 혼합신경이다〈표 7-8, 표 7-9, 그림 7-34〉.

- **운동신경** : 교뇌의 안면신경핵(얼굴신경핵, facial nucleus)에서 나오며, 안면근(얼굴근육, facial muscles), 등골근(등자근, stapedius m.), 광경근(넓은목근, platysma), 경돌설골근(붓목뿔근, stylohyoid m.), 이복근 후복(두힘살근 뒤힘살, posterior belly of digastric m.)을 지배하며 이들 운동에 관여한다.
- **일반감각신경** : 외이도의 일부와 귀 뒤쪽 피부에 분포한며, 삼차신경척수핵(spinal trigeminal nucleus)으로 들어간다.
- **특수감각신경** : 혀의 앞 2/3부분의 미각을 담당하며, 숨뇌의 고속핵(고립로핵, solitary nucleus)으로 들어간다.
- **부교감신경** : 교뇌의 상타액핵(위침분비핵, superior salivatory nucleus)에서 나와 누선(눈물샘, lacrimal gland), 비선(코샘, nasal gland), 구개선(입천장샘, palatine gland), 설하선(혀밑샘, sublingual gland), 악하선(턱밑샘, submandibular gland)의 분비에 관여한다〈그림 7-35〉.

표 7-9 안면신경

안면신경의 섬유	기능	중추신경과의 연결	분포
운동신경	안면 표정	교뇌의 안면신경핵(얼굴신경핵, facial nucleus)에서 일어난다.	안면근(facial muscles), 등골근(stapedius m.), 광경근(platysma), 경돌설골근(stylohyoid m.), 이복근 후복(두힘살근 뒤힘살, posterior belly of digastric m.)
일반감각신경	일반 감각	삼차신경척수핵(spinal trigeminal nucleus)에 그친다.	외이도의 일부와 귀 뒤쪽 피부
특수감각신경	미각	연수의 고속핵(solitary nucleus)에 그친다.	혀의 앞 2/3부분의 미각 → 설신경(lingual n.)과 동행하는 고삭신경(chorda tympani n.)
부교감신경	샘의 분비	교뇌의 상타액핵(위침분비핵, superior salivatory nucleus)	누선, 비선, 구개선, 설하선, 악하선의 분비

표 7-9 안면신경의 신경절

신경절	분포
슬신경절 (무릎신경절, geniculate ganglion)	• 대추체신경 → 익구개신경절 → 상악신경 가지 → 누선, 비선, 구개선의 분비 • 고삭신경 → 설신경 → 악하신경절 → 악하선, 설하선의 분비 • 고삭신경 → 설신경 → 혀의 앞 2/3부분의 미각
익구개신경절 (날개입천장신경절, pterygopalatine ganglion)	• 대추체신경이 익구개신경절에 신경연접한 후 누선, 비선, 구개선에 부교감신경섬유를 보낸다.
악하신경절 (턱밑신경절, submandibular ganglion)	• 고삭신경이 설신경과 합류하여 악하신경절에 신경연접 한 후 악하선, 설하선에 부교감신경섬유를 보낸다.

안면신경은 뇌에서 나와 측두골의 추체부(바위부분, petrous portion)에서 내이도로 들어가고, 내이도 바닥 부분에서 안면신경관(얼굴신경관, facial canal)으로 들어가 90°로 구부러진다. 이 부위를 안면신경슬(얼굴신경무릎, genu of facial n.)이라 하며, 이 부위에 안면신경의 감각신경절인 슬신경절(무릎신경절, geniculate ganglion)이 형성된다. 이어서 경유돌공(붓꼭지구멍, stylomastoid foramen)을 통해 두개골 밖으로 나와 이하선 속으로 들어간다. 이 때 측두안면지(관자얼굴가지, temporofacial division)와 경안면지(목얼굴가지, cervicofacial division)로 분지되며, 이하선신경총(귀밑샘신경얼기, parotid plexus)을 형성한 후 측두지(관자가지, temporal br.), 관골지(광대가지, zygomatic br.), 협근지(볼가지, buccal br.), 악학연지(턱모서리가지, marginal mandibular br.), 경지(목가지, cervical br.) 등의 여러 근육 가지를 내어 안면근에 분포한다.

안면신경에서 운동섬유 외에 특수감각섬유와 부교감신경섬유가 섞인 신경으로 중간신경(intermediate n.)이 있다. 중간신경은 운동섬유와 함께 안면신경관을 지나다가 경유돌공으로 빠져나오기 전 종말가지인 고삭신경(고실끈신경, chorda tympani n.)이 되어 운동섬유와 분리된다.

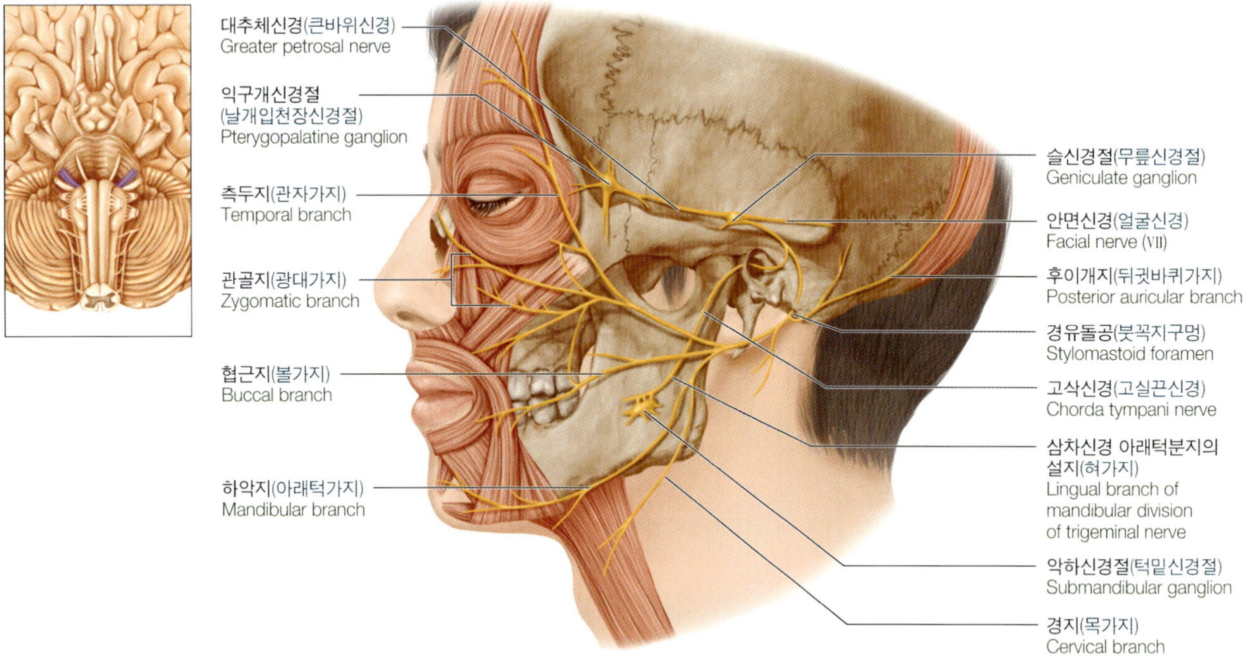

그림 7-34 안면신경

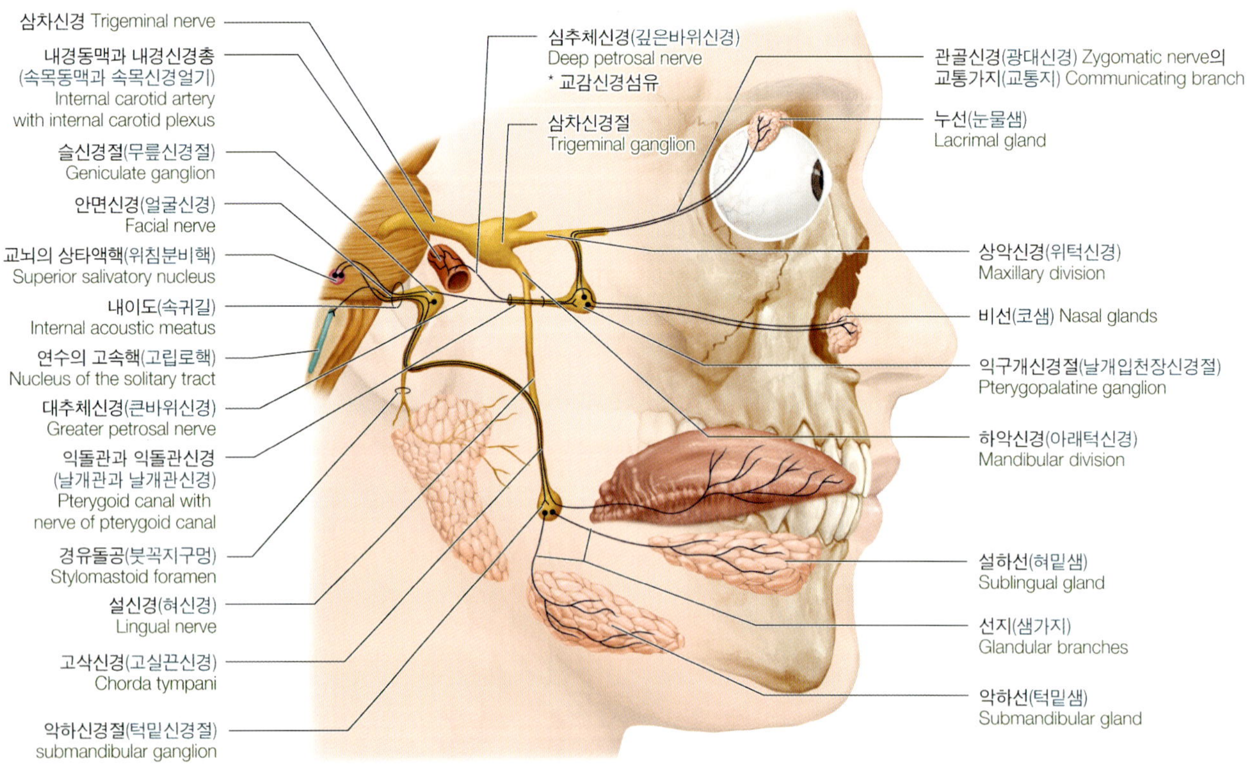

그림 7-35 안면신경의 부교감신경섬유 분포

(1) 대추체신경(큰바위신경, Greater petrosal nerve)

대추체신경은 슬신경절의 앞쪽에서 나오며, 연구개에서 미각을 느끼는 특수감각섬유와 익구개신경절로 가는 부교감신경이 포함된다. 대추체신경 내의 부교감신경은 슬신경절의 앞쪽에서 나와 상경신경절(위목신경절, superior cervical ganglion)에서 일어나는 교감신경인 심추체신경(깊은바위신경, deep pertrosal n.)과 합쳐져서 익돌관신경(날개관신경, n. of pterygoid canal 또는 vidian n.)이 된다. 이어서 익구개신경절(날개입천장신경절, pterygopalatine ganglion)로 들어가 신경연접한 후 이곳에서 나온 신경절이후섬유가 삼차신경의 상악신경가지들을 따라서 누선, 비선, 구개선 등으로 가 이들 선의 분비를 조절한다.

(2) 고삭신경(고실끈신경, Chorda tympani nerve)

중간신경의 종말지인 고삭신경은 악하선과 설하선의 수출성(원심성) 부교감신경과 혀의 앞 2/3부위 미각의 수입성(구심성) 신경섬유를 포함한다. 고삭신경은 슬신경절의 아래부위에서 나와 고실(tympanic cavity)로 들어가 고막(tympanic membrane) 내면을 지나 추체고실열(바위고실틈새, petrotympanic fissure)을 거쳐 측두하와(관자아래우묵, infratemporal fossa)에서 설신경과 합쳐져 혀의 앞 2/3부위 미각과 설하선 및 악하선에 분포하는 부교감신경을 악하신경절로 보낸다.

(3) 그 외 안면신경의 가지들

① 등골근신경(등자근신경, Nerve to stapedius muscle)

안면신경관의 아래부위에서 나오는 가지로 등골근(등자근, stapedius m.)에 분포한다.

② 후이개신경(뒤귓바퀴신경, Posterior auricular nerve)

경유돌공의 아래에서 나와 상이개근(위귓바퀴근, superior auricular m.), 후이개근(뒤귓바퀴근, posterior auricular m.), 후두근(뒤통수근, occipitalis m.)에 분포한다.

③ 이복근지(두힘살근육가지, Digastric branch)

경유돌공 가까이에서 나와 이복근의 후복에 분포한다. 이복근의 전복은 삼차신경의 운동신경섬유인 하악신경(mandibular n.)의 하치조신경(inferior alveolar n.)에 의해 지배된다.

④ 경돌설골근지(붓목뿔근가지, Stylohyoid branch)

이복근지와 함께 일어나서 경돌설골근(붓목뿔근, stylohyoid m.)에 분포한다.

⑤ 측두지(관자가지, Temporal branch)

관골궁을 넘어 측두부위로 가서 전두근(이마힘살, frontalis m.), 안륜근(눈둘레근, orbicularis oculi m.)의 위부분, 추미근(눈썹주름근, corrugator supercilii m.)에 분포한다.

⑥ **관골지**(광대가지, Zygomatic branch)

관골궁 부위를 지나 안와의 아래쪽에 이르러 안륜근의 아래부분과 대관골근(큰광대근, zygomatic major m.) 및 소관골근(작은광대근, zygomatic minor m.)에 분포한다.

⑦ **협근지**(볼가지, Buccal branch)

교근의 측면을 따라 앞으로 가 협근(볼근, buccinator m.), 구륜근(입둘레근, orbicularis oris m.), 소근(입꼬리당김근, risorius m.), 비근(코근, nasalis m.), 상순거근(위입술올림근, levator labii superioris m.) 등에 분포한다.

⑧ **하악연지**(아래턱모서리가지, Marginal mandibular branch)

하악골 아래모서리를 따라 앞으로 가서 이근(턱끝근육, mentalis m.), 하순하체근(아래입술내림근, depressor labii inferioris m.)에 분포한다.

⑨ **경지**(목가지, Cervical branch)

하악골의 아래부분을 지나 광경근(넓은목근, platysma)에 분포한다.

8) 내이신경(속귀신경, Vestibulocochlear nerve, CN Ⅷ)

내이신경은 청각과 평형감각을 전달하는 특수감각신경으로, 교뇌에서 나와 내이도(속귀길, internal acoustic meatus)를 거쳐 내이에 도달한다〈그림 7-36〉. 내이신경은 평형감각을 담당하는 전정신경(안뜰신경, vestibular n.)과 청각을 담당하는 와우신경(달팽이신경, cochlear n.)으로 나뉜다.

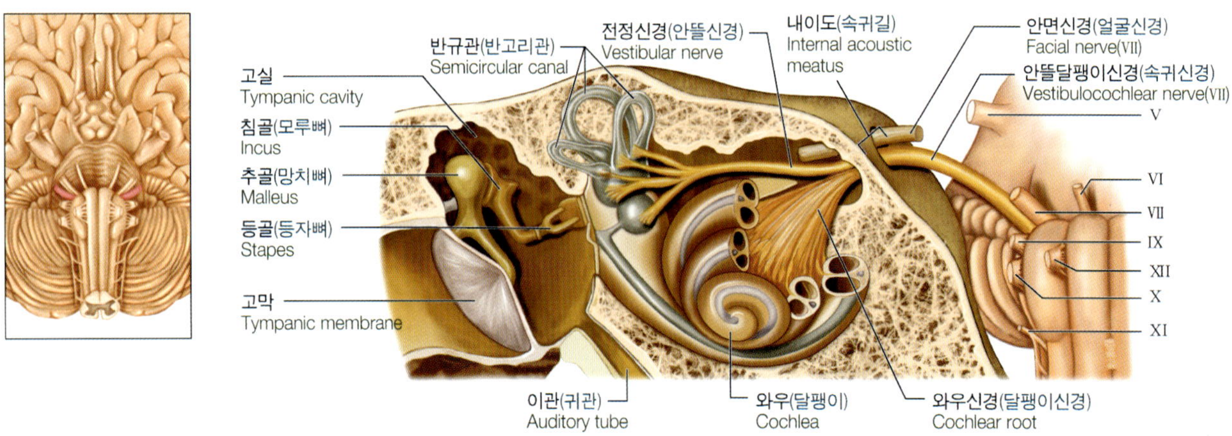

그림 7-36 내이신경

전정신경은 난원낭(타원주머니, utricle), 구형낭(원형주머니, saccule) 및 3개의 반고리관(semicircular canal)에 분포하여 몸의 평형감각을 감지하는데, 이 신경의 세포체는 전정신경절(안뜰신경절, vestibular ganglion)에 위치한다.

와우신경은 와우관(달팽이관, cochlcar duct)에 분포하여 청각을 감지하며, 세포체는 와우신경절(달팽이신경절, cochlear ganglion)에 있다. 이 신경절은 나선신경절(spiral ganglion)이라고도 한다.

9) 설인신경(혀인두신경, Glossopharyngeal nerve, CN Ⅸ)

설인신경은 일반감각, 운동, 미각과 같은 특수감각 및 부교감신경을 포함하는 혼합신경이다.

- **운동신경** : 연수의 의핵(의문핵, ambiguous nucleus)에서 일어나서 경돌인두근(붓인두근, stylopharyngeal m.)에 분포한다.
- **일반감각신경** : 혀의 뒤 1/3부분, 인두(pharynx), 구협(목구멍, fauces)에 분포하며, 연수(숨뇌, medulla oblongata)의 삼차신경척수핵(spinal trigeminal nucleus)으로 들어간다.
- **특수감각신경** : 미각은 혀의 뒤 1/3부분을 담당하며, 연수의 고속핵(solitary nucleus)으로 들어간다.
- **부교감신경** : 이하선의 분비에 관여한다〈표 7-10, 그림 7-37, 그림 7-38〉.

설인신경은 연수에서 나와 경정맥공(목정맥구멍, jugular foramen)을 통과하여 두개강 밖으로 나오며 내경정맥과 내경동맥 사이를 지나서 앞으로 내려가면서 6개의 가지를 내는데, 가지들은 다음과 같다.

- **고실신경(tympanic n.)** : 이하선의 분비를 조절
- **설지(혀가지, lingual br.)** : 혀의 뒤 1/3부분의 점막에 분포하는 일반감각과 미각을 담당
- **편도지(편도가지, tonsillar br.)** : 구개편도(palatine tonsil)와 연구개(soft palate) 및 구협(fauces)에 분포
- **인두지(인두가지, pharyngeal br.)** : 인두섬막의 감각, 인두선의 분비 및 중인두수축근(middle pharyngeal constrictor m.)에 관여

표 7-10 설인신경

설인신경의 성분	중추신경과의 연결	분포
운동신경	연수의 의문핵(ambiguous nucleus)에서 일어난다.	경돌인두근(붓인두근, stylopharyngeal m.)
일반감각신경	삼차신경척수핵(spinal trigeminal nucleus)에 그친다.	혀의 뒤 1/3부분, 인두(pharynx), 구협(목구멍, fauces)
특수감각신경	연수의 고속핵(solitary nucleus)에 그친다.	혀의 뒤 1/3부분의 미각
부교감신경	연수의 하타액핵(아래침분비핵, inferior salivatory nucleus)에서 일어난다.	하타액핵 → 고실신경 → 고실신경총 → 소추체신경(작은바위신경, lesser petrosal n.) → 이신경절(귀신경절, otic ganglion) → 이개측두신경(귓바퀴관자신경, auriculotemporal n.)의 이하선지(귀밑샘가지, parotid br.)와 동행 → 이하선 분비 조절

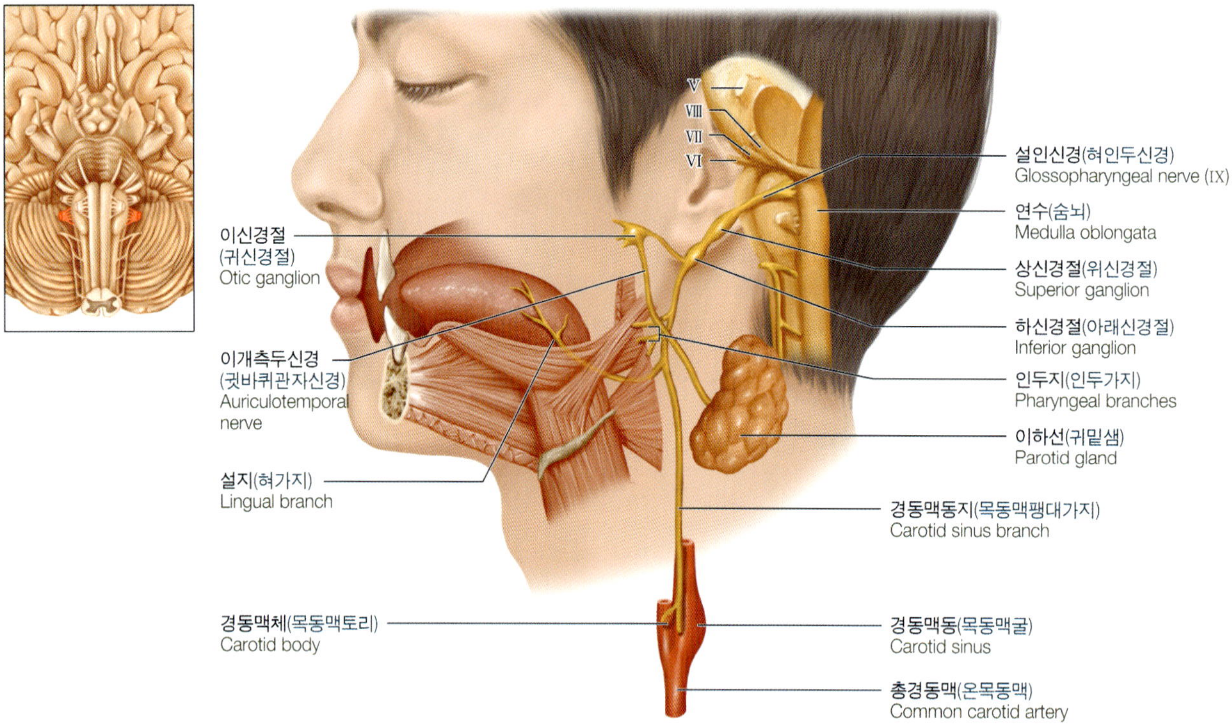

그림 7-37 설인신경

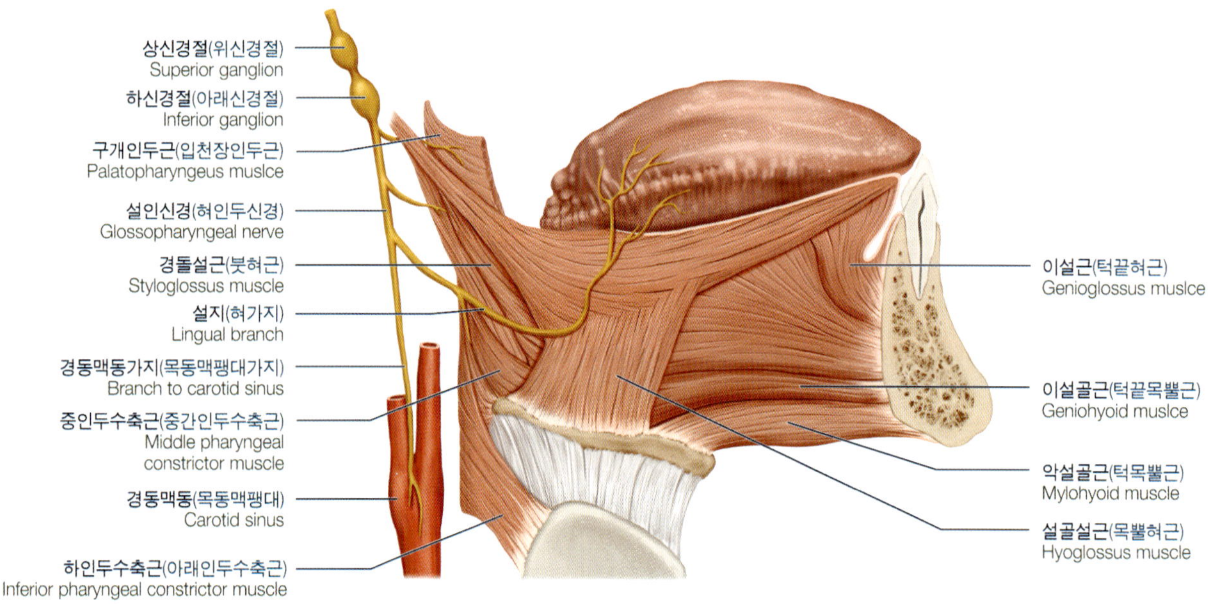

그림 7-38 설인신경의 운동신경섬유의 근육 분포

- **경돌인두근지(붓인두근가지, branch to stylopharyngeus m.)** : 경돌인두근에 분포하는 운동가지
- **경동맥동지(목동맥팽대가지, branch to carotid sinus)** : 혈관확장을 일으켜 혈압을 조절

설인신경에 포함된 부교감신경의 경로는 다음과 같다. 연수에 있는 하타액핵(아래침분비핵, inferior salivatory nucleus)에서 고실신경이 나와 고실로 들어가 고실신경총(고실신경얼기, tympanic plexus)을 형성한다. 이어서 소추체신경(작은바위신경, lesser petrosal n.)이 되어 고실을 나와 측두골(관자뼈, temporal bone)의 추체부(바위부분, petrous part)의 앞위쪽면을 지나 난원공을 빠져나가면서 이신경절(귀신경절, otic ganglion)에 이른다. 이신경절에서 신경연접 후 이신경절에서 나온 신경절이후섬유가 이개측두신경(귓바퀴관자신경, auriculotemporal n.)의 이하선지(parotid br.)를 통해 이하선 분비를 조절한다.

대타액선의 분비를 조절하는 뇌신경이 〈표 7-11〉에 정리되어 있다.

경동맥동지는 미주신경의 가지인 감압신경(depressor n.)과 함께 혈압을 반사적으로 조절하는 중요한 역할을 한다.

10) 미주신경(Vagus nerve, CN Ⅹ)

미주신경은 뇌신경 중 가장 긴 신경으로, 좌측과 우측이 비대칭적이며, 운동, 일반감각, 특수감각 및 부교감신경이 포함된 혼합신경이다〈표 7-12, 그림 7-39, 그림 7-40, 그림 7-41〉.

표 7-11 대타액선의 분비를 조절하는 뇌신경

종류	관련 뇌신경
이하선	설인신경의 소추체신경(작은바위신경, lesser petrosal n.)
악하선	안면신경의 고삭신경(고실끈신경, chorda tympani n.)
설하선	

표 7-12 미주신경

미주신경의 성분	중추신경과의 연결	분포
운동신경	연수의 의문핵(ambiguous nucleus)에서 일어난다.	후두 근육(laryngeal muscles), 구개 근육(muscles of palate), 인두 근육(muscles of pharynx)
일반감각신경	삼차신경척수핵(spinal trigeminal nucleus)에 그친다.	후두개(후두덮개, epiglottis)에 인접한 혀뿌리 부분과 인두의 감각
특수감각신경	연수의 고속핵(solitary nucleus)에 그친다.	후두개(후두덮개, epiglottis)에 인접한 혀뿌리 부분의 미각
부교감신경	연수의 미주신경배측핵(미주신경등쪽핵, dorsal motor nucleus of vagus n.)에서 일어난다.	가슴과 복강 장기들의 평활근과 선(샘, gland)의 분비에 관여

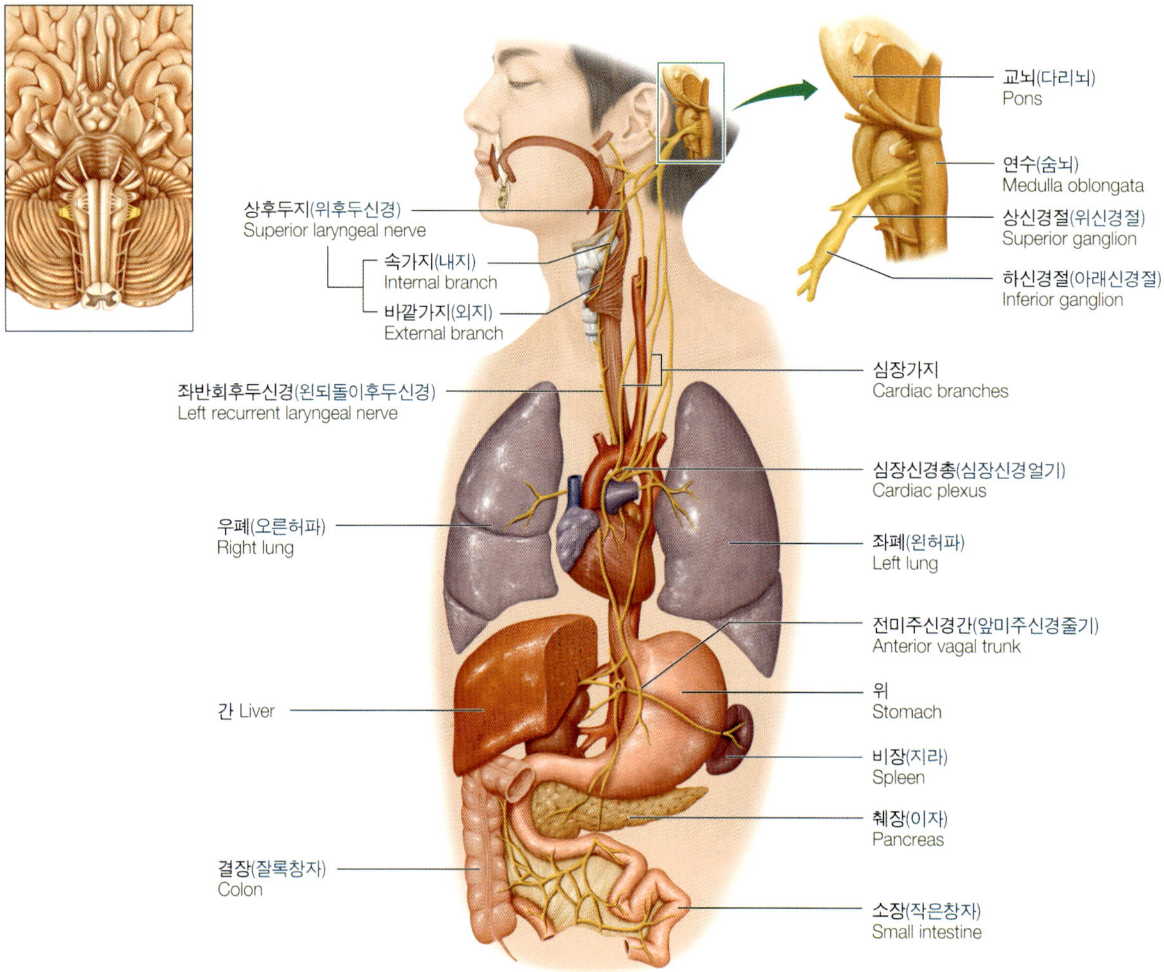

그림 7-39 미주신경

- **운동신경** : 연수(숨뇌, medulla oblongata)에 있는 의문핵(ambiguous nucleus)에서 일어난다. 인두지(인두가지, pharyngeal branch)를 통하여 구개 근육 및 인두 근육에 분포하며, 반회후두신경(되돌이후두신경, recurrent laryngeal n.)을 통해 후두 근육에 분포한다. 연수의 의문핵은 미주신경뿐 아니라 설인신경과 부신경의 운동섬유의 시작핵이기도 하다.
- **일반감각신경** : 후두개(후두덮개, epiglottis)에 인접한 설근(혀뿌리, root of tongue)부분과 인두의 감각을 지배하며, 연수, 교뇌 및 상경척수(위목척수, upper cervical cord)에 있는 삼차신경척수핵(spinal trigeminal nucleus)에서 그친다.
- **특수감각신경** : 후두개(epiglottis)에 인접한 혀뿌리 부분의 미각을 담당하며 연수에 있는 고속핵(solitary nucleus)에서 그친다.
- **부교감신경** : 연수에 있는 미주신경배측핵(미주신경등쪽핵, dorsal motor nucleus of vagus n.)에서 일어나

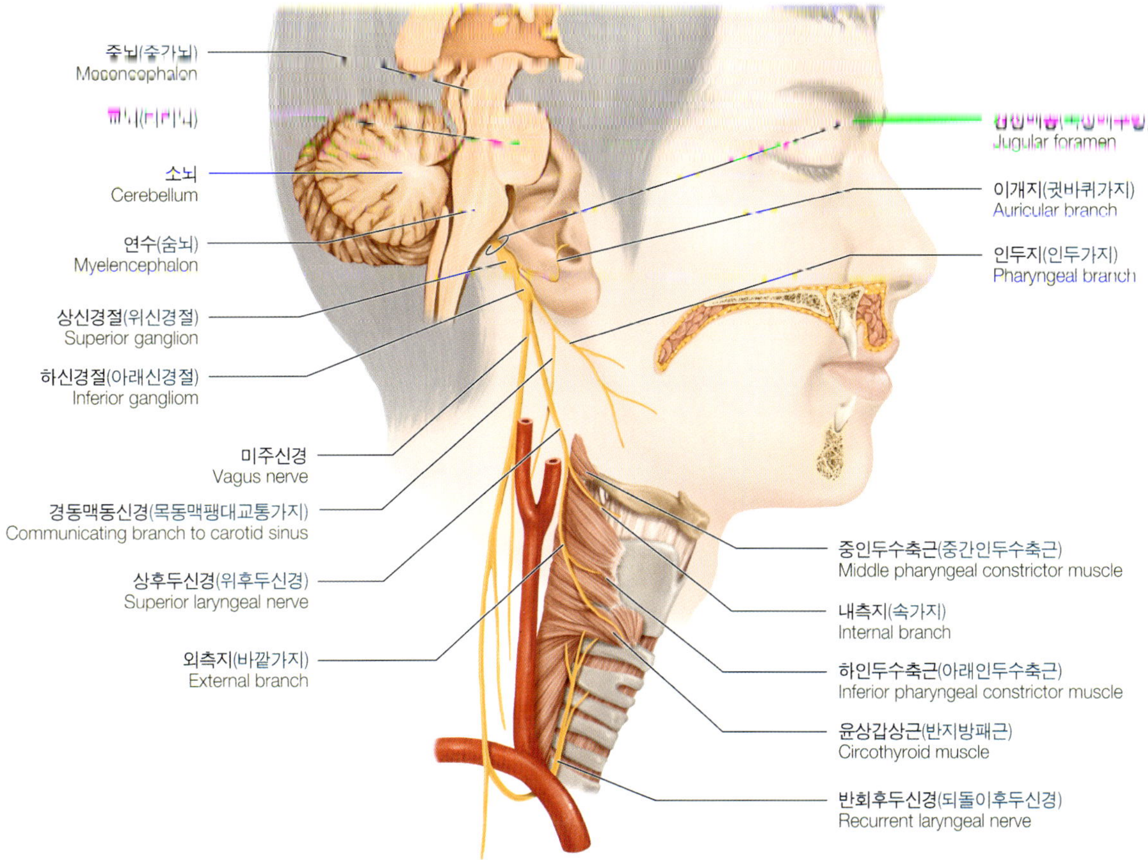

그림 7-40 두경부의 미주신경 분포

며, 가슴과 복강 장기들의 평활근과 선(샘, gland)의 분비에 관여한다. 부교감신경섬유를 함유한 뇌신경들의 시작핵이 〈표 7-13〉에 정리되어 있다.

미주신경은 연수에서 일어나서 설인신경, 부신경과 같이 경정맥공을 통과하여 두개골 밖으로 나와 경동맥초(목혈관신경집, carotid sheath)로 싸여서 내경정맥(속목정맥, internal jugular v.)과 총경동맥(온목동맥, common carotid a.) 사이를 지나 목, 가슴, 배로 내려가 배에서는 골반 내의 장기를 제외한 모든 복강장기들(위, 소장, 대장, 간, 비장, 이자, 쓸개, 콩팥 등)을 지배한다. 후두 근육(laryngeal muscles), 구개 근육(muscles of palate), 인두 근육(muscles of pharynx)의 운동 또한 담당하기 때문에 연하 또는 말하기와 밀접한 관계가 있다.

미주신경의 가지는 머리부분에서 나오는 경막지(뇌막가지, meningeal br.), 이개지(귓바퀴가지, auricular br.), 목부분에서 나오는 인두지(pharyngeal br.), 상후두신경(superior laryngeal n.), 반회후두신경(되돌이후두신경, recurrent laryngeal n.) 등이 있다〈표 7-14〉. 또한, 가슴부위에서 나오는 심장가지, 폐가지, 식도가지, 배부위에서 나오는 위가지, 간가지, 콩팥가지 등이 있어 가슴 및 복강 장기에 분포한다.

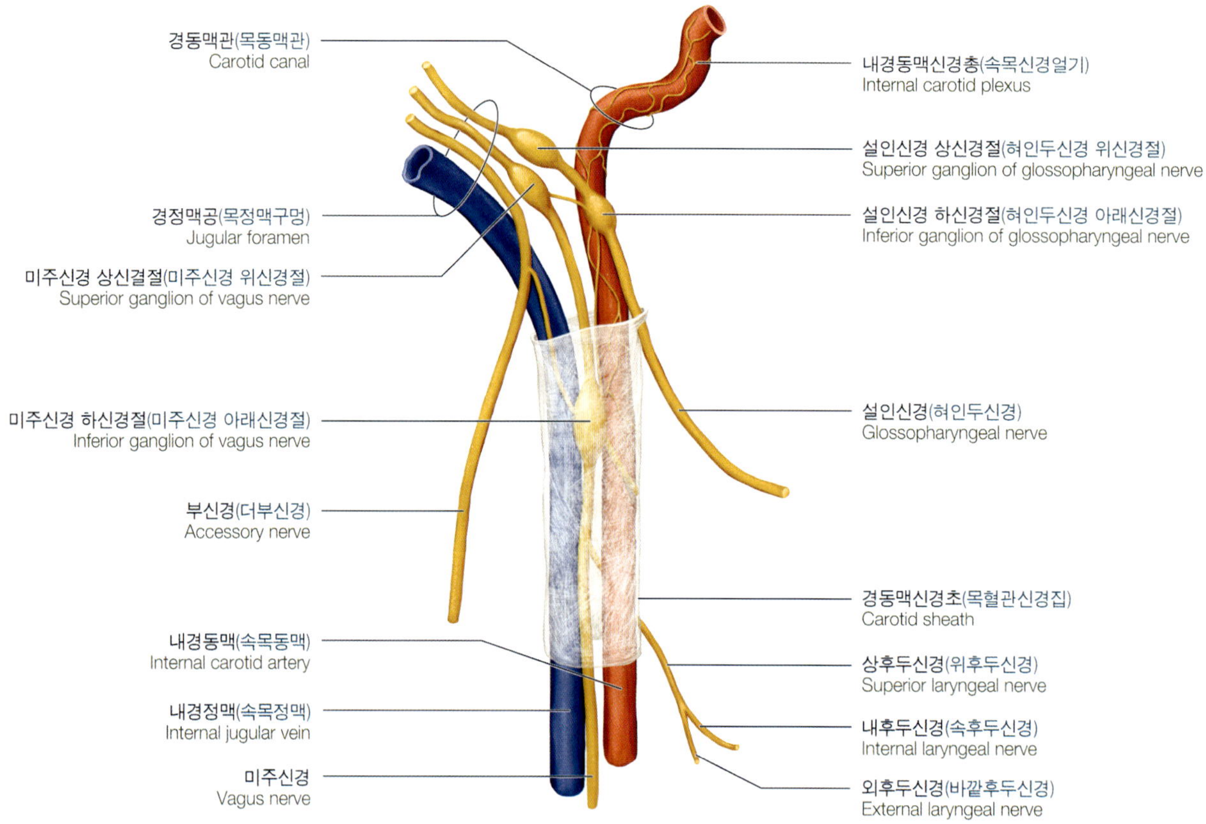

그림 7-41 설인신경, 미주신경, 부신경의 경로

(1) 경막지(뇌막가지, Meningeal branch)

상신경절(superior ganglion)에서 나오며, 경정맥공(목정맥구멍, jugular foramen)을 통과하여 두개강(머리뼈안, cranial cavity) 속으로 들어가서 경막(경질막, dura mater)에 분포한다.

(2) 이개지(귓바퀴가지, Auricular branch)

상신경절에서 나오며, 이개(귓바퀴, auricle) 및 외이도(바깥귀길, external acoustic meatus)의 뒤부분 피부에 분포한다.

(3) 인두지(인두가지, Pharyngeal branch)

하신경절(inferior ganglion)에서 나오며, 설인신경의 인두지, 교감신경(sympathetic n.)의 인두지와 합쳐져서 인두신경총(인두신경얼기, pharyngeal plexus)를 형성한다. 인두신경총에서 나오는 가지 중 감각섬유는 인두 점막을 지배하고, 운동섬유는 인두 근육(muscles of pharynx)과 구개범장근(입천장긴장근,

표 7-13 부교감신경섬유를 포함한 뇌신경의 시작핵

뇌신경	시작핵
동안신경(CN Ⅲ)	중뇌의 에딩거-베스트팔핵(Edinger-Westphal nucleus)
안면신경(CN Ⅶ)	교뇌의 상타액핵(위침분비핵, superior salivatory nucleus)
설인신경(CN Ⅸ)	연수의 하타액핵(아래침분비핵, inferior salivatory nucleus)
미주신경(CN Ⅹ)	연수의 미주신경배측핵(미주신경등쪽핵, dorsal motor nucleus of vagus n.)

표 7-14 미주신경의 가지

미주신경의 가지	연관된 신경절	분포
경막지(뇌막가지, meningeal br.)	상신경절	• 경막(dura mater)
이개지(귓바퀴가지, auricular br.)	상신경절	• 이개(auricle) 뒤 피부 및 외이도
인두지(인두가지, pharyngeal br.)	하신경절	• 운동섬유 : 인두 근육과 구개범장근(입천장긴장근, tensor veli palatini m.)을 제외한 모든 구개근에 분포 • 감각섬유 : 인두 점막에 분포
상후두신경(superior laryngeal n.)	하신경절	• 외지(바깥가지) – 운동성 – 하인두수축근(inferior pharyngeal constrictor m.), 윤상갑상근(반지방패근, criocothyroid m.)에 분포 • 내지(속가지) – 감각성 – 성대주름 위 점막, 후두개의 점막, 후두개에 인접한 설근 부분의 점막에 분포
반회후두신경 (되돌이후두신경, recurrent laryngeal n.)	하신경절	• 운동섬유 : 윤상갑상근을 제외한 모든 후두 근육에 분포 • 감각섬유 : 후두 속으로 들어가 성대주름의 아래 점막에 분포

tensor veli palatini m.)을 제외한 모든 구개근(입천장근육, muscles of palate)을 지배한다. 연구개의 근육 중 구개범장근은 삼차신경의 하악신경에 의해 지배된다.

(4) 상후두신경(위후두신경, Superior laryngeal nerve)

하신경절에서 나오며, 내경동맥의 내측을 따라 내려가 후두(larynx)의 위에 도달하여 외지(external br.)와 내지(internal br.)로 갈라진다.

- **외지(바깥가지, external br.)** : 운동성으로, 아래인두수축근(inferior pharyngeal constrictor m.)과 윤상갑상근(반지방패근, criocothyroid m.)에 분포한다.
- **내지(속가지, internal br.)** : 감각성으로 후두개, 그와 인접한 혀뿌리(root of tongue) 및 성대주름(vocal fold) 위부분 점막에 분포한다.

(5) 반회후두신경(되돌이후두신경, Recurrent laryngeal nerve)

양쪽이 비대칭인 신경으로, 우측은 우쇄골하동맥을 감고 다시 올라가며 좌측은 대동맥궁을 감고 다시 올라간다. 이 신경은 윤상갑상근을 제외한 모든 후두 근육에 분포하여 후두 근육의 운동을 조절하며, 윤상갑상막(반지방패막, cricothyroid membrane)을 뚫고 후두 속으로 들어가 성대주름의 아래 점막에 분포하여 이 부위 감각을 지배한다. 이 신경은 갑상선(thyroid gland)의 바로 뒤에 위치하여 갑상선절제술(thyroidectomy) 시 주의해야 하며, 손상될 경우 목소리를 낼 수 없게 된다.

11) 부신경(더부신경, Accessory nerve, CN XI)

순수 운동신경으로 미주신경(vagus n.)과 합쳐져 그 일부분이 되므로 부신경이라 하며, 연수에서 일어나는 뇌부분(cranial part)과 척수에서 일어나는 척수부분(spinal part)으로 구성된다〈그림 7-41, 그림 7-42〉.

- **뇌부분** : 연수에서 기시하여 경정맥공(목정맥구멍, jugular foramen)을 지나 두개강을 빠져나온 후, 미주신경의 인두지(pharyngeal br.)를 통과하여 구개근(muscles of palate)과 인두수축근(pharyngeal constrictor m.)에 분포하는 것과 미주신경의 상후두신경(위후두신경, superior laryngeal n.)을 통과하여 후두 근육과 식도 근육에 분포하는 것 등 두 부분으로 분리된다.

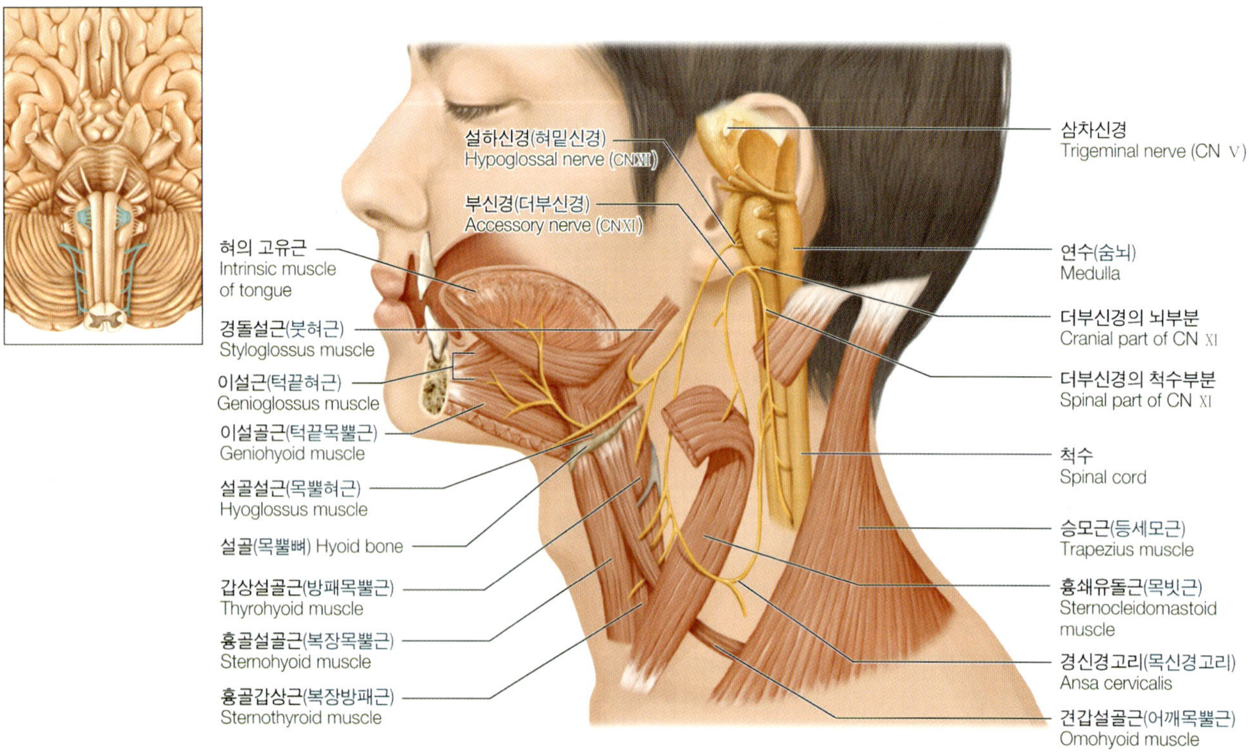

그림 7-42 부신경과 설하신경

- **척수부분** : 척수에서 일어나서 승모근(등세모근, trapezius m.)과 흉쇄유돌근(목빗근, sternocleidomastoid m.)에 분포된다.

12) 설하신경(혀밑신경, Hypoglossal nerve, CN Ⅻ)

설하신경은 혀뿌리에 분포하는 순수 운동신경이다. 연수의 설하신경핵(혀밑신경핵, hypoglossal nucleus)에서 일어난 10~15개의 섬유속이 연수의 앞가쪽으로 나와 설하신경관(혀밑신경관, hypoglossal canal)을 통해 두개강을 빠져나오며, 그 후 내경정맥과 내경동맥 사이를 지나 하악각 부위에서 앞으로 돌아나와 악설골근(턱목뿔근, mylohyoid m.)과 이설골근(턱끝목뿔근, geniohyoid m.) 사이에서 여러 가지로 나뉘어 설근에 분포한다〈그림 7-42, 그림 7-43〉. 이때 혀의 외래설근(바깥기원근육, extrinsic m. of tongue) 중 소각설근(작은뿔혀근, chondroglossus m.)을 제외한 경돌설근(붓혀근, styloglossus m.), 이설근(턱끝혀근, genioglossus m.), 설골설근(목뿔혀근, hyoglossus m.)과 내래설근(자체근육, intrinsic m. of tongue)에 분포한다. 이들 근육에 분포한 설하신경은 저작 시 음식물을 섞거나, 연하 또는 말하기 시 설근을 조화롭게 움직이게 한다.

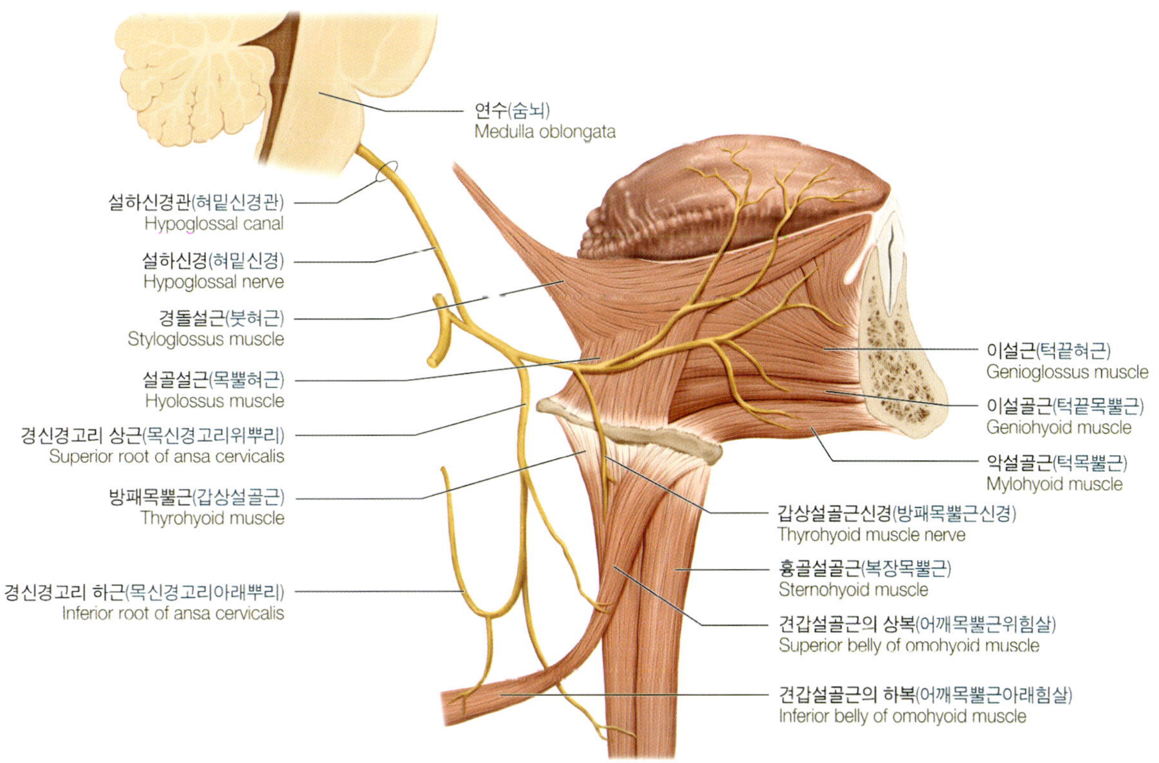

그림 7-43 설하신경

설골하근에 주로 분포하는 경신경고리(목신경고리, ansa cervicalis)는 상근(superior root)과 하근(inferior root)이 있다.

- **상근(위뿌리, superior root)** : 제1경신경으로부터 나오고 설하신경과 합쳐졌다 다시 분리된다.
- **하근(아래뿌리, inferior root)** : 제2경신경과 제3경신경으로부터 나온다.

상근과 하근은 내경정맥의 앞에서 만나 고리(loop)를 형성하고 이 고리에서 설골하근에 분포하는 가지가 나오는데, 상근은 설하신경과 함께 주행하나 신경섬유가 섞이지 않는다.

혀의 신경지배가 〈표 7-15〉에 정리되어 있다.

표 7-15 혀의 신경지배

부위	일반감각	미각	운동
혀의 앞쪽 2/3	설신경[삼차신경(CN Ⅴ)의 가지]	고삭신경[안면신경(CN Ⅶ)의 가지]	설하신경 (CN Ⅻ)
혀의 뒤쪽 1/3	설인신경(CN Ⅸ)		
후두개 근처 설근 부위	미주신경(CN Ⅹ)		

3 두경부의 자율신경계통

앞서 언급했듯이, 자율신경계통(autonomic nervous system)은 말초신경계통의 수출성(원심성) 신경계 중 나머지 하나로, 교감신경(sympathetic n.)과 부교감신경(parasympathetic n.)의 길항작용을 통해 신체기관의 기능을 조절한다.

교감신경계통과 부교감신경계통 모두 신경절(ganglion) 전/후 각각 1개의 신경섬유로 구성되어 있는데, 교감신경계통의 신경절은 대부분 척수 근처에 존재하며, 신경절이전섬유(preganglionic fiber)의 길이가 짧고 신경절이후섬유(postganglionic fiber)의 길이가 더 길다. 부교감신경계통의 신경절은 효과기 (해당 장기) 근처에 존재하며, 교감신경계통과 반대로 신경절이전섬유(preganglionic fiber)의 길이가 더 길고 신경절이후섬유(postganglionic fiber)의 길이가 짧다.

1) 두경부의 교감신경계통

교감신경계통의 중추는 척추의 양가쪽을 따라서 내려가는 교감신경간(교감신경줄기, sympathetic trunk)과 교감신경간신경절(교감신경줄기신경절, ganglia of sympathetic trunk)이다. 목에 존재하는 교감신경절은 상경신경절(위목신경절, superior cervical ganglion), 중경신경절(중간목신경절, middle cervical ganglion),

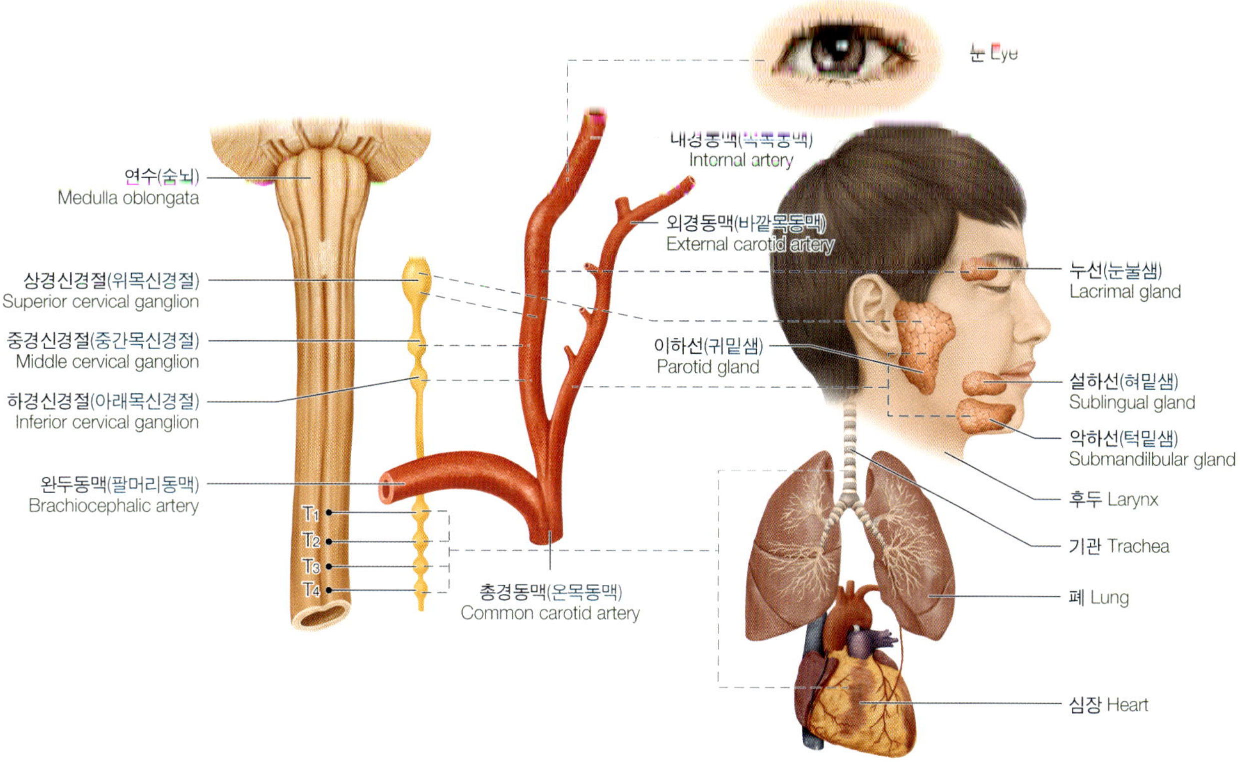

그림 7-44 두경부에 분포하는 교감신경

하경신경절(아래목신경절, inferior cervical ganglion)이 있다.

두경부에 분포하는 교감신경은 척수의 첫째~다섯째 가슴분절의 외측각(가쪽뿔, lateral horn)에서 나와 흉신경절(가슴신경절, thoracic ganglia)에서 신경연접하지 않고, 교감신경줄기를 통해 위로 올라가 상경신경절에서 신경연접한다. 이후 신경절이후섬유는 내경동맥과 외경동맥을 따라 주행하여 두경부에 있는 누선, 한선, 타액선 등의 선과 얼굴의 말초혈관 등에 분포한다〈그림 7-44〉.

(1) 교감신경간(교감신경줄기, sympathetic trunk)

경추(목뼈, cervical vertebrae)에서 미추(꼬리뼈, coccyx)에 이르기까지 일반적으로 척주 양 옆에 있는 20~22쌍의 교감신경간신경절(교감신경줄기신경절, ganglia of sympathetic trunk)과 이들 신경절을 잇는 절간지(신경절사이가지, interganglionic branches)로 구성된다. 신경절이전섬유가 교감신경줄기와 이어지는 것을 백색교통가지(white rami communicant)라고 하고 신경절이후섬유가 신경절에서 나와 다시 척수신경과 이어지는 것을 회색교통가지(gray rami communicant)라 한다.

(2) 상경신경절(위목신경절, Superior cervical ganglion)

제3,4경추의 횡돌기(가로돌기, transverse process) 앞에서 내경동맥의 뒤에 위치하는 신경절로, 목에 존재하는 3개의 신경절 중 가장 크며, 두경부에 분포하는 교감신경이 신경연접하는 곳이다.

상경신경절에서 나오는 주요 신경으로는 경정맥신경(목정맥신경, jugular n.), 내경동맥신경(속목동맥신경, internal carotid n.), 외경동맥신경(바깥목동맥신경, external carotid n.)이 있다.

① 경정맥신경(목정맥신경, Jugular nerve)

경정맥신경은 상경신경절의 위부분에서 나와 경정맥공(목정맥구멍, jugular foramen)에 이르고, 여기서 2개의 가지로 갈라져서 미주신경(vagus n.)의 상신경절(위신경절, superior ganglion)과 설인신경(혀인두신경, glossopharyngeal n.)의 하신경절(아래신경절, inferior ganglion)로 간다.

② 내경동맥신경(속목동맥신경, Internal carotid nerve)

내경동맥신경은 상경신경절의 위부분에서 나와 경정맥공에 도달하여, 내경동맥(속목동맥, internal carotid a.)을 그물모양으로 에워싸서 내경동맥신경총(속목동맥신경얼기, internal carotid plexus)을 형성한다. 이 신경총의 앞쪽으로 상추체신경(깊은바위신경, deep petrosal n.)이 나오는데, 이 신경은 익돌관(날개관, pterygoid canal)으로 들어가서 대추체신경(큰바위신경, greater petrosal n.)과 함께 익돌관신경(날개관신경, n. of pterygoid canal)이 되어 익구개신경절(날개입천장신경절, pterygopalatine ganglion)에 들어가서 누선, 비선, 구개선의 분비에 관여한다.

한편, 내경동맥신경총의 또 다른 가지는 안동맥(눈동맥, ophthalmic a.)을 따라 상안와열(위눈확틈새, superior orbital fissure)을 통해 안와(눈확, orbit)에 들어가서 섬모체신경절(모양체신경절, ciliary ganglion)로 들어가서 동공의 확장에 관여한다.

③ 외경동맥신경(바깥목동맥신경, External carotid nerve)

외경동맥신경은 상경신경절의 앞쪽에서 나와 외경동맥(바깥목동맥, external carotid a.)과 함께 주행하며, 외경동맥의 가지를 따라 분포하면서 이 동맥을 감싸는 외경동맥신경총(바깥목동맥신경얼기, external carotid plexus)을 형성한다. 이 신경총에서 나온 가지 중 하나는 이하동맥(턱끝밑동맥, submental a.)을 따라 앞쪽으로 올라가서 악하신경절(턱밑신경절, submandibular ganglion)로 들어가 악하선과 설하선의 분비에 관여한다.

이 신경총에서 나온 또 다른 가지는 중경막동맥(중간뇌막동맥, middle meningeal a.)을 따라 앞쪽으로 올라가서 이신경절(귀신경절, otic ganglion)로 들어가 이하선의 분비에 관여한다.

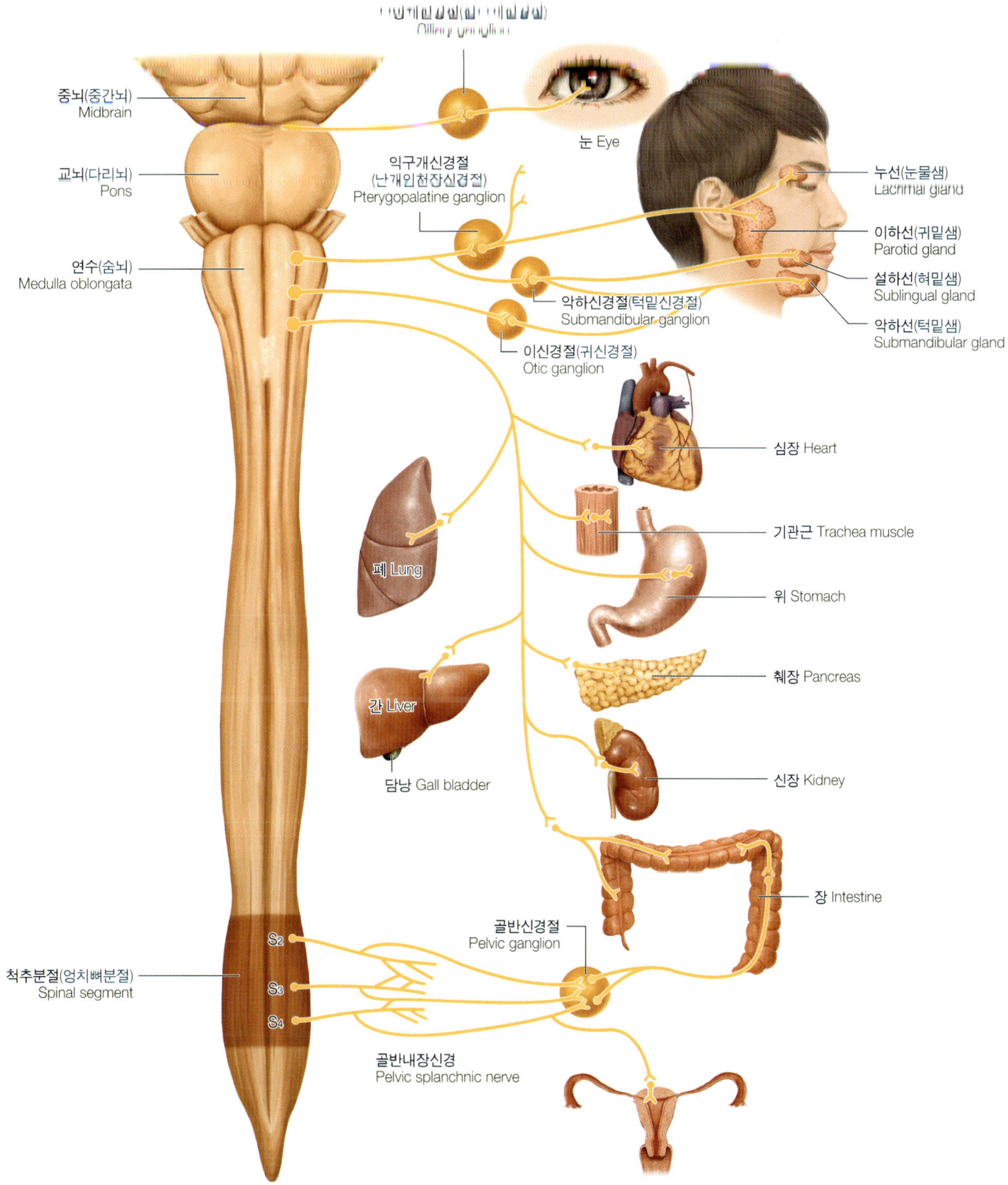

그림 7-45 두경부에 분포하는 부교감신경

2) 두경부의 부교감신경계통

부교감신경의 중추는 두경부와 천골(엉치뼈, sacrum)로 나누어져 있다.

두경부에 분포하는 부교감신경은 에딩거-웨스트팔핵(Edinger-Westphal nucleus)에서 나오는 동안신경(눈돌림신경, oculomotor n.), 상타액핵(superior salivatory nucleus)에서 나오는 안면신경(얼굴신경, facial n.), 하타액핵(inferior salivatory nucleus)에서 나오는 설인신경(혀인두신경, glossophryngeal n.)이 있어 동공 및 누선, 비선, 구개선, 이하선, 악하선, 설하선 등의 샘에 분포한다.

미주신경배측핵(dorsal motor nucleus of vagus n.)에서 나오는 미주신경(vagus n.)은 핵은 두경부에 위치하나 신경절이후섬유가 내장기관에 분포한다〈그림 7-45, 표 7-16〉.

(1) 동안신경(눈돌림신경, Oculomotor nerve)

중뇌의 에딩거-웨스트팔핵(Edinger-Westphal nucleus)에서 나와 모양체신경절(ciliary ganglion)에 이르며, 이 신경절의 신경절이후섬유(postganglionic fiber)가 동공조임근(sphincter pupillae m.)과 모양체근(ciliary m.)에 분포하여 동공(pupil)을 축소한다.

(2) 안면신경(얼굴신경, Facial nerve)

교뇌(다리뇌, pons)의 상타액핵(superior salivatory nucleus)에서 나온 안면신경의 특수감각신경섬유인 중간신경(intermediate n.)은 슬신경절(무릎신경절, geniculate ganglion)을 이룬다. 일부는 고삭신경(고실끈신경, chorda tympani n.)으로 하악신경의 설신경(혀신경, lingual n.)과 합류하여 악하신경절(턱밑신

표 7-16 부교감신경섬유를 함유한 뇌신경핵

뇌신경	신경핵	신경절	작용
동안신경 (CN Ⅲ)	• 중뇌의 에딩거-웨스트팔핵 (Edinger-Westphal nucleus)	• 섬모체신경절(모양체신경절, ciliary ganglion)	• 동공조임근과 모양체근에 분포하여 동공을 축소
안면신경 (CN Ⅶ)	• 교뇌의 상타액핵(위침분비핵, superior salivatory nucleus)	• 슬신경절(무릎신경절, geniculate ganglion) • 익구개신경절(날개입천장신경절, pterygopalatine ganglion) • 악하신경절(턱밑신경절, submandibular ganglion)	• 중간신경-슬신경절-고삭신경-악하신경절-악하선, 설하선에 분포하여 분비 촉진 • 중간신경-슬신경절-대추체신경-익구개신경절-누선, 비선, 구개선에 분포하여 분비 촉진
설인신경 (CN Ⅸ)	• 연수의 하타액핵(아래침분비핵, inferior salivatory nucleus)에서 일어남	• 이신경절(귀신경절, otic ganglion)	• 설인신경-고실신경-소추체신경-이신경절-이하선에 분포하여 분비 촉진
미주신경 (CN Ⅹ)	• 연수의 미주신경배측핵(미주신경등쪽핵, dorsal motor nucleus of vagus n.)	• 종말신경절(terminal ganglia)	• 심장, 간, 폐, 위, 췌장, 신장 등 여러 내장기관에 분포

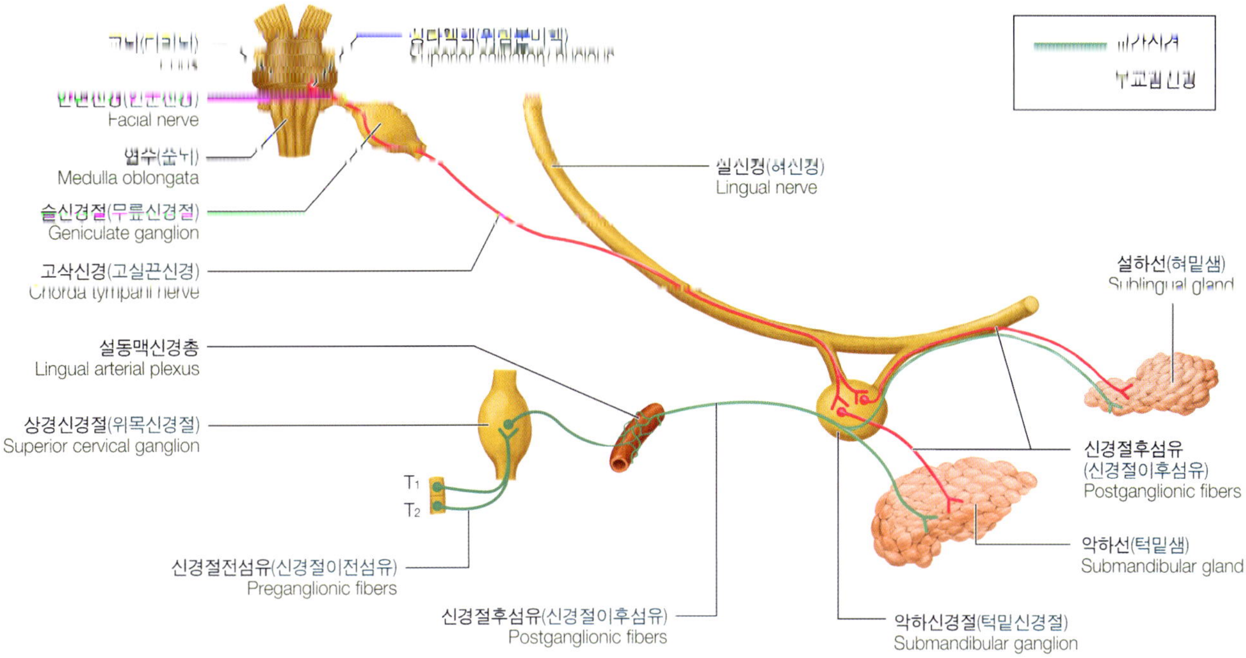

그림 7-46 악하선과 설하선에 분포하는 교감신경 및 부교감신경의 경로

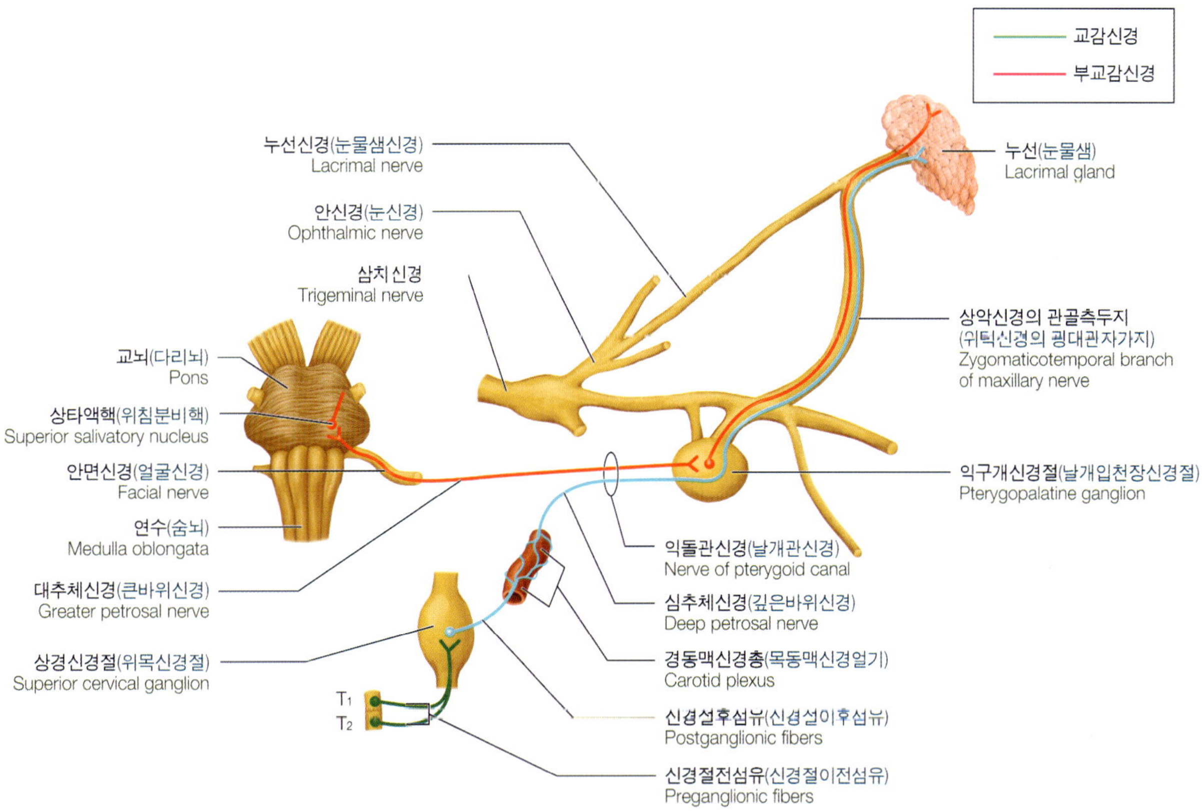

그림 7-47 누선에 분포하는 교감신경 및 부교감신경의 경로

경절, submandibular ganglion)에 이르고, 신경절이후섬유가 악하선과 설하선에 분포하여 분비를 촉진한다〈그림 7-46〉. 다른 일부는 대추체신경(큰바위신경, greater petrosal n.)으로 익구개신경절(날개입천장신경절, pterygopalatine ganglion)에 이르러 신경절이후섬유가 누선, 비선, 구개선에 분포하여 분비를 촉진한다〈그림 7-47〉.

(3) 설인신경(혀인두신경, Glossopharyngeal nerve)

연수(숨뇌, medulla oblongata)의 하타액핵(inferior salivatory nucleus)에서 나와서 설인신경의 가지인 고실신경(tympanic n.) 및 소추체신경(작은바위신경, lesser petrosal n.)을 거쳐 이신경절(귀신경절, otic ganglion)에 이르고, 신경절이후섬유가 이개측두신경(귓바퀴관자신경, auriculotemporal n.)을 통해 이하선에 분포하여 분비를 촉진한다〈그림 7-48〉.

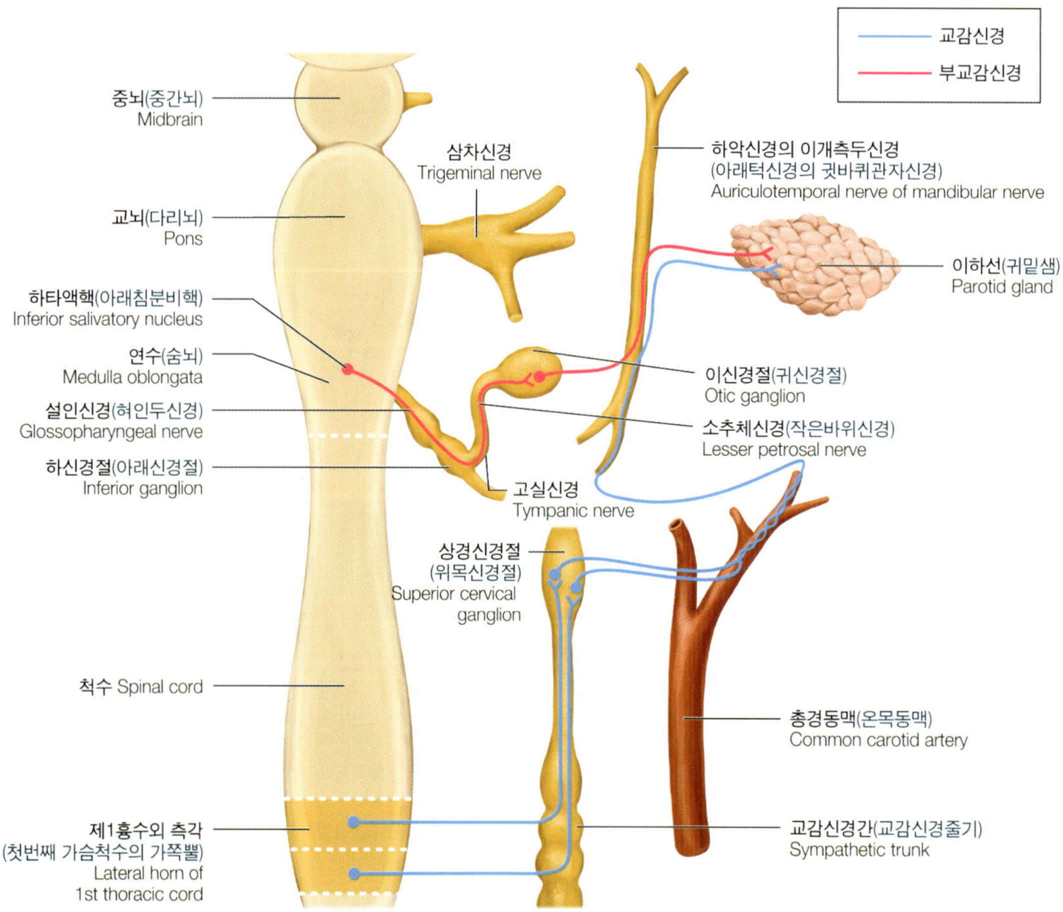

그림 7-48 이하선에 분포하는 교감신경 및 부교감신경의 경로

(4) 미주신경(Vagus nerve)

연수(숨뇌, medulla oblongata)의 미주신경배측핵(dorsal motor nucleus of vagus n.)에서 나온 신경절이전섬유가 가슴안과 배안까지 내려가서 각 종말신경절(terminal ganglia)에서 시냅스연결하고, 신경절이후섬유가 심장, 간, 폐, 위, 이자, 콩팥 등 여러 내장기관에 분포한다. 심장의 기능은 억제하나, 다른 내장기관의 기능은 촉진하여 소화를 돕는다. 다만, 골반 내에 있는 내장기관들은 엉치부교감신경(sacral parasympathetic n.)이 담당한다.

4 두경부의 임상신경해부학

두경부에 염증, 종양, 골절 등으로 인해 그 주변 신경이 압박을 받거나 손상되면 그에 따른 임상적 증상이 나타나게 된다. 이 때, 해부학적으로 어떤 신경이 영향을 받아 증상이 나타나게 되었는지 파악함으로써 정확한 진단과 치료가 가능하다.

1) 삼차신경뇌핵(Trigeminal cranial nuclei)의 손상시 야기될 수 있는 임상적 증상

삼차신경뇌핵(trigeminal cranial nuclei)은 삼차신경감각핵(trigeminal sensory nuclei)과 삼차신경운동핵(trigeminal motor nuclei)으로 구분할 수 있다. 삼차신경감각핵에는 촉각 및 압각을 받아들이는 삼차신경교뇌핵(pontine trigeminal nucleus) 또는 삼차신경주감각핵(main sensory trigeminal nucleus), 통각 및 온도감각을 받아들이는 삼차신경척수핵(spinal trigeminal nucleus), 심부감각을 받아들이는 삼차신경중뇌핵(mesencephalic trigeminal nucleus)이 있다. 삼차신경운동핵은 심부감각에서 무의식적 또는 반사적인 신경로를 담당하며, 저작근의 운동에 관여한다.

뇌에 존재하는 삼차신경뇌핵에서부터 손상될 경우 어떤 임상적 증상이 나타나는지 알아보자.

- 중뇌와 교뇌(pons)에 있는 삼차신경중뇌핵이 손상될 경우, 저작근, 안면근 및 악관절의 고유감각 및 심부감각이 소실된다.
- 교뇌에 있는 삼차신경교뇌핵 또는 삼차신경주감각핵이 손상될 경우, 두경부의 촉각 및 압각 전도가 소실된다.
- 교뇌에 있는 삼차신경운동핵이 손상될 경우, 저작근의 마비와 위축이 일어난다.
- 교뇌에 있는 삼차신경핵의 위부분인 삼차신경교뇌핵(pontine trigeminal nucleus)이 손상된 경우, 두경부의 식별성 촉각 및 압각 전도가 소실된다.
- 연수(medulla oblongata)에 있는 삼차신경핵의 아래부분인 삼차신경척수핵(spinal trigeminal nucleus)이 손상될 경우, 두경부의 통각 및 온도감각의 전도가 소실된다.

2) 안면신경(얼굴신경, Facial nerve)에서 손상부위에 따라 야기될 수 있는 임상적 증상 〈그림 7-49〉

- 교뇌의 상타액핵(superior salivatory nucleus)이 손상될 경우, 누선(눈물샘, lacrimal gland), 비선(코샘, nasal gland), 구개선(입천장샘, palatine gland), 악하선(턱밑샘, submandibular gland) 및 설하선(혀밑샘, sublingual gland)의 분비장애가 일어난다.
- 교뇌의 안면신경핵(facial nucleus)이 손상될 경우, 안면근(얼굴근육, facial m.), 광경근(넓은목근, platysma), 경돌설골근(붓목뿔근, stylohyoid m.), 이복근 후복(두힘살근 뒤힘살, posterior belly of digastric m.), 상이개근(위귓바퀴근, superior auricular m.), 후이개근(뒤귓바퀴근, posterior auricular m.), 후두근(뒤통수근, occipitalis m.)이 마비된다.
- 연수에 있는 고속핵(고립로핵, solitary nucleus)이 손상될 경우, 혀의 앞 2/3부분의 미각이 소실된다.
- 뇌간(뇌줄기, brain stem)에 인접한 운동신경섬유인 안면신경(얼굴신경, facial n.)과 특수감각신경인 중

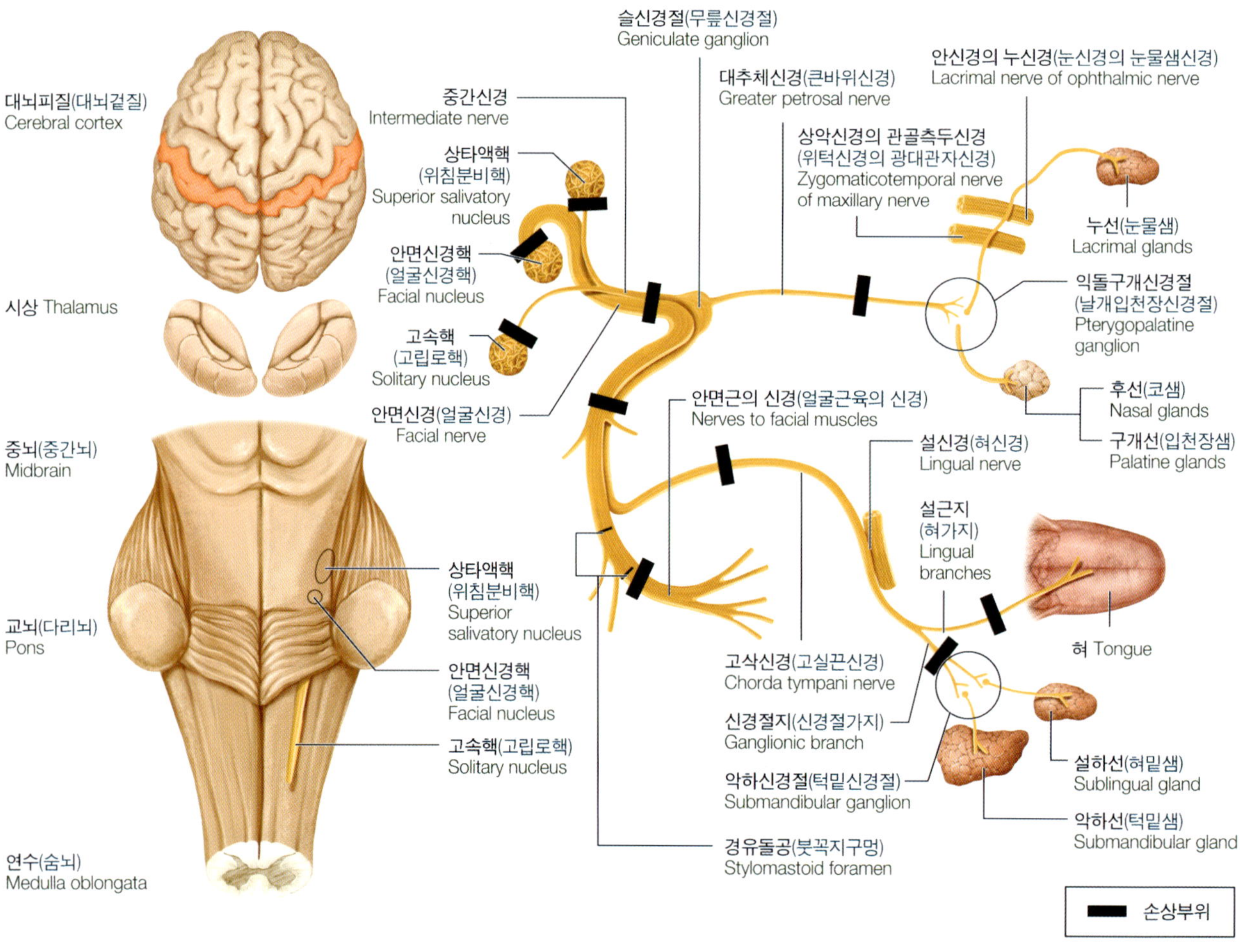

그림 7-49 안면신경의 가지와 손상부위를 표시한 모식도

간신경(intermediate n.)이 손상될 경우, 안면근의 마비, 혀 앞 2/3부분의 미각소실, 악하선 및 설하선, 누선, 비선, 구개선의 분비장애가 일어난다.

- 슬신경절(무릎신경절, geniculate ganglion)의 앞쪽에서 나오는 대추체신경(큰바위신경, greater petrosal n.)이 손상될 경우, 누선, 비선, 구개선의 분비장애가 일어난다.
- 슬신경절의 아래쪽에서 나오는 고삭신경(고실끈신경, chorda tympani n.)이 손상될 경우, 혀의 앞 2/3부분의 미각소실, 악하선 및 설하선의 분비장애가 일어난다.
- 설신경(혀신경, lingual n.)과 악하신경절(턱밑신경절, submandibular ganglion)을 연결하는 신경절가지가 손상된 경우, 악하선 및 설하선의 분비장애가 일어난다.
- 설신경의 설지(lingual br.)가 손상될 경우, 혀 앞 2/3부분의 미각소실 및 점막 감각장애가 나타난다.
- 경유돌공(붓꼭지구멍, stylomastoid foramen) 입구 가까이에 있는 등자근신경(n. to stapedius m.)이 손상될 경우, 청각과민과 안면근의 마비가 일어난다.
- 안면신경이 경유돌공을 통과해 밖으로 나온 부위가 손상될 경우, 안면근, 광경근, 경돌설근, 이복근 후복, 상이개근, 후이개근, 후두근이 마비된다.

3) 설인신경(혀인두신경, Glossopharyngeal nerve)에서 손상부위에 따라 야기될 수 있는 임상적 증상 〈그림 7-50〉

- 연수(medulla oblongata)에 있는 하타액핵(inferior salivatory nucleus)이 손상될 경우, 이하선(귀밑샘, parotid gland)의 분비장애가 나타난다.
- 연수에 있는 고속핵(고립로핵, solitary nucleus)이 손상될 경우, 혀의 뒤 1/3부분의 미각이 소실된다.
- 연수에 있는 의핵(의문핵, ambiguous nucleus)이 손상될 경우, 경돌인두근(붓인두근, stylopharyngeal m.)이 마비된다.
- 연수에 있는 삼차신경척수핵(spinal nucleus of trigeminal n.)이 손상될 경우, 혀의 뒤 1/3부분의 점막, 인두점막, 구개편도, 귀관, 중이의 감각이 소실된다.
- 설인신경의 부교감신경의 경로인 하신경절(아래신경절, inferior ganglion) – 고실신경(tympanic n.) – 고실신경총(고실신경얼기, tympanic plexus) – 소추체신경(작은바위신경, lesser petrosal n.) – 이신경절(귀신경절, otic ganglion) – 이개측두신경(귓바퀴관자신경, auriculotemporal n.)에서 어느 한 곳이 손상될 경우 이하선의 분비장애가 일어난다.
- 경돌인두근지(붓인두근가지, branch to stylopharygeus m.)가 손상될 경우 경돌인두근이 마비된다.
- 인두지(pharyngeal br.)가 손상될 경우, 중인두수축근이 마비된다.
- 편도지(tonsillar br.)가 손상될 경우, 구개편도, 연구개, 구협의 감각이 소실된다.
- 설지(lingual br.)가 손상될 경우, 혀의 뒤 1/3부분의 미각과 점막 감각이 소실된다.

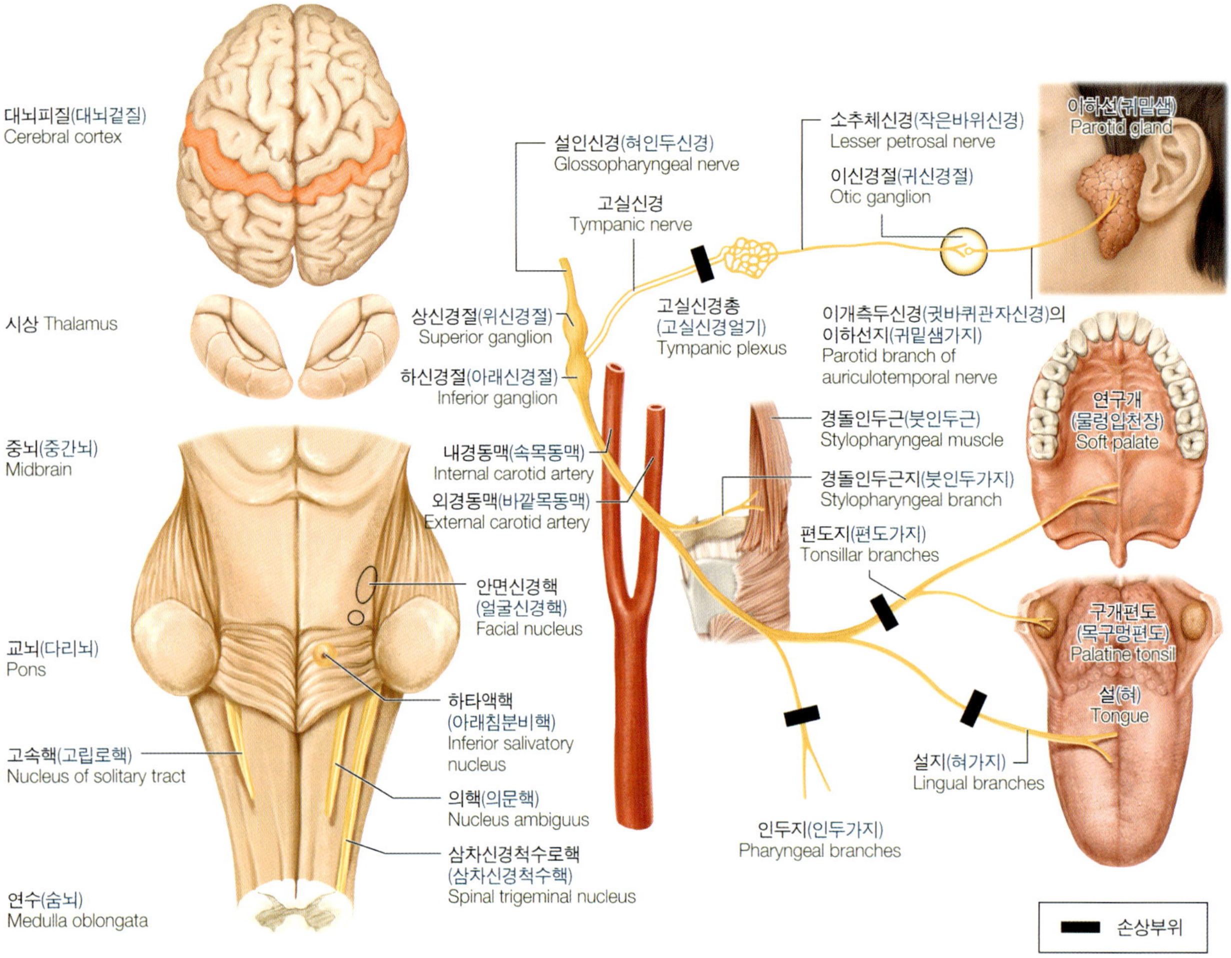

그림 7-50 설인신경의 가지와 손상부위를 표시한 모식도

4) 미주신경(Vagus nerve)에서 손상부위에 따라 야기될 수 있는 임상적 증상 〈그림 7-51〉

- 연수(숨뇌, medulla oblongata)에 있는 의핵이 손상될 경우, 연하장애가 발생한다.
- 연수에 있는 고속핵이 손상될 경우, 후두개(후두덮개, epiglottis)에 인접한 설근 부분의 미각이 소실된다.
- 연수에 있는 미주신경등쪽운동핵(dorsal motor nucleus of vagus n.)이 손상될 경우, 가슴과 복강 장기의 평활근의 마비와 선(샘, gland)의 분비장애가 일어난다.
- 인두지(pharyngeal br.)가 손상될 경우, 구개근의 기능이상으로 연하장애가 일어난다.
- 상후두신경(superior laryngeal n.)의 내지(internal br.)가 손상될 경우, 설근 및 후두개의 점막 감각이 소실되며, 그 부위 미각 또한 소실된다.
- 반회후두신경(되돌이후두신경, recurrent laryngeal n.)이 손상될 경우, 목소리가 나오지 않거나 쉰 소리(hoarseness)가 나오게 된다.

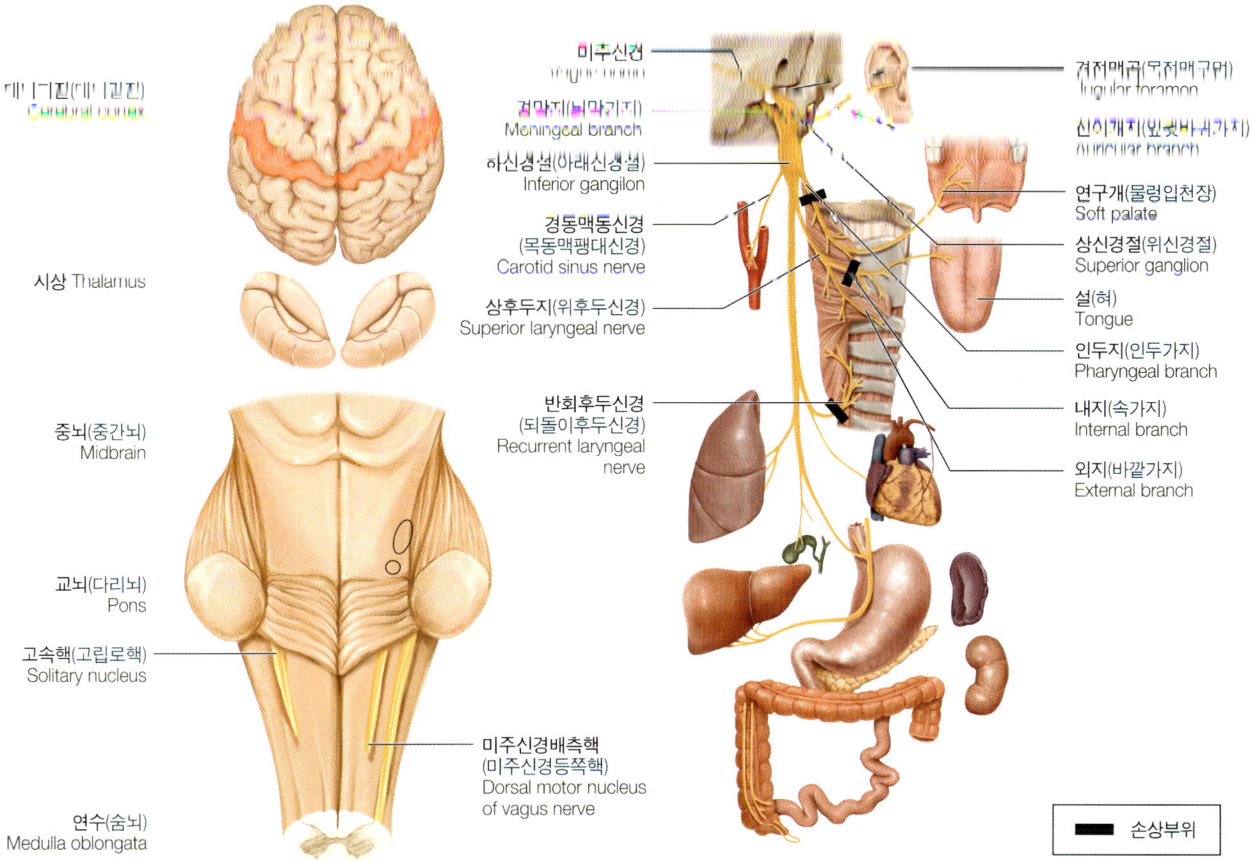

그림 7-51 미주신경의 가지와 손상부위를 표시한 모식도

Summary

1. 12쌍의 뇌신경

- 후신경(후각신경, olfactory n.)
- 시신경(시각신경, optic n.)
- 동안신경(눈돌림신경, oculomotor n.)
- 활차신경(도르래신경, trochlear n.)
- 삼차신경(trigeminal n.)
- 외전신경(갓돌림신경, abducent n.)
- 안면신경(얼굴신경, facial n.)
- 내이신경(속귀신경, vestibulocochlear n.)
- 설인신경(혀인두신경, glossopharyngeal n.)
- 미주신경(vagus n.)
- 부신경(더부신경, accessory n.)
- 설하신경(혀밑신경, hypoglossal n.)

2. 뇌신경 중 감각신경

- 후신경, 시신경, 내이신경

3. 뇌신경 중 운동신경

- 동안신경, 활차신경, 회전신경, 부신경 설하신경

4. 뇌신경 중 혼합신경

- 삼차신경, 안면신경, 설인신경, 미주신경

5. 부교감신경섬유를 포함하고 있는 신경

- 동안신경, 안면신경, 설인신경, 미주신경

6. 부교감신경섬유를 함유한 뇌신경의 시작핵

- 동안신경 : 중뇌에 있는 에딩거-웨스트팔핵
- 안면신경 : 교뇌에 있는 상타액핵
- 설인신경 : 연수에 있는 하타액핵
- 미주신경 : 연수에 있는 미주신경배측핵

7. 삼차신경의 가지와 경유신경절

- 안신경 : 모양체신경절
- 상악신경 : 익구개신경절

• 하악신경 : 이신경절, 악하신경절

8. 상악신경의 익구개신경 경유 가지들

• 대구개신경 : 경구개 부위의 치은 및 점막에 분포

• 소구개신경 : 연구개와 구협편도에 분포

• 비구개신경 : 경구개의 앞부위와 상악절치의 구개치은

9. 상악신경의 가지인 전상치조신경, 중상치조신경, 후상치조신경의 분포

• 전상치조신경 : 상악절치 및 상악견치와 그 부위 구순치은

• 중상치조신경 : 상악소구치와 그 부위의 협측치은

• 후상치조신경 : 상악동의 점막, 상악대구치와 그 부위 협측치은 및 점막

10. 안면신경의 신경절

• 슬신경절, 익구개신경절, 악하신경절

11. 눈을 뜰 때 작용하는 근육과 그 근육을 지배하는 신경

• 상안검거근, 동안신경

12. 눈을 감을 때 작용하는 근육과 그 근육을 지배하는 신경

• 안륜근, 안면신경

13. 대타액선 분비에 관여하는 뇌신경

• 이하선 : 설인신경의 소추체신경

• 악하선 : 안면신경의 고삭신경

• 설하선 : 안면신경의 고삭신경

허의 신경지배

부위	일반감각	미각	운동
혀의 앞쪽 2/3	설신경[삼차신경(CN Ⅴ)]	고삭신경[안면신경(CN Ⅶ)]	설하신경(CN Ⅻ)
혀의 뒤쪽 1/3	설인신경(CN Ⅸ)		
후두개 근처 설근 부위	미주신경(CN Ⅹ)		

용/어/정/리

- 간뇌(사이뇌, Diencephalon)
- 경돌설골근(붓목뿔근, Stylohyoid m.)
- 경돌설골근지(붓목뿔근가지, Stylohyoid br.)
- 경돌설근(붓혀근, Styloglossus m.)
- 경돌인두근(붓인두근, Stylopharyngeal m.)
- 경돌인두근지(붓인두근가지, Branch to stylopharyngeus muscle)
- 경동맥동지(목동맥팽대가지, Branch to carotid sinus)
- 경동맥초(목혈관신경집, Carotid sheath)
- 경막지(뇌막가지, Meningeal br.)
- 경신경(목신경, Cervical n.)
- 경신경고리(목신경고리, Ansa cervicalis)
- 경안면지(목얼굴가지, Cervicofacial division)
- 경유돌공(붓꼭지구멍, Stylomastoid foramen)
- 경정맥공(목정맥구멍, Jugular foramen)
- 경정맥신경(목정맥신경, Jugular n.)
- 경지(목가지, Cervical br.)
- 경추(목뼈, Cervical vertebrae)
- 고막장근(고막긴장근, Tensor tympani m.)
- 고삭신경(고실끈신경, Chorda tympani n.)
- 고속핵(고립로핵, Solitary nucleus)
- 고실신경(Tympanic n.)
- 고실신경총(고실신경얼기, Tympanic plexus)
- 관골부(광대부위, Zygomatic region)
- 관골신경(광대신경, Zygomatic n.)
- 관골안면공(광대얼굴구멍, Zygomaticofacial foramen)
- 관골안면신경(광대얼굴신경, Zygomaticofacial n.)
- 관골지(광대가지, Zygomatic br.)
- 관골측두공(광대관자구멍, Zygomaticotemporal foramen)
- 관골측두신경(광대관자신경, Zygomaticotemporal n.)
- 광경근(넓은목근, Platysma)
- 교감신경간(교감신경줄기, Sympathetic trunk)
- 교감신경간신경절(교감신경줄기신경절, Ganglia of sympathetic trunk)
- 교근(깨물근, Masseter m.)
- 교근신경(깨물근신경, Masseteric n.)
- 교뇌(다리뇌, Pons)
- 구강저(입안바닥, Oral floor)
- 구개관(입천장관, Palatine canal)
- 구개구(입천장고랑, Palatine groove)
- 구개근(입천장근육, Muscles of palate)
- 구개범장근(입천장긴장근, Tensor veli palatini m.)
- 구개선(입천장샘, Palatine gland)
- 구개지(입천장가지, Palatine br.)
- 구개편도(목구멍편도, Palatine tonsil)
- 구륜근(입둘레근, Orbicularis oris m.)
- 구심성(수입성, Afferent)
- 구치지(어금니가지, Molar br.)
- 구협(목구멍, Fauces)
- 구형낭(원형주머니, Saccule)
- 구후지(어금니뒤가지, Retromolar br.)
- 극공(뇌막동맥구멍, Foramen spinosum)
- 기저핵(바닥핵, Basal nuclei)
- 난원공(타원구멍, Foramen ovale)
- 난원낭(타원주머니, Utricle)
- 내경동맥(속목동맥, Internal carotid a.)
- 내경동맥신경(속목동맥신경, Internal carotid n.)
- 내경동맥신경총(속목동맥신경얼기, Internal carotid plexus)
- 내경정맥(속목정맥, Internal jugular v.)
- 내래설근(자체근육, Intrinsic m. of tongue)
- 내이도(속귀길, Internal acoustic meatus)
- 내이신경(속귀신경, Vestibulocochlear n.)
- 내측익돌근(안쪽날개근, Medial pterygoid m.)
- 내측익돌근신경(안쪽날개근신경, Medial pterygoid n.)
- 내측직근(안쪽곧은근, Medial rectus m.)
- 내측후상비지(안쪽위뒤코가지, Medial superior posterior nasal br.)
- 뇌(brain)

- 뇌간(뇌줄기, Brainstem)
- 뇌량(뇌들보, Corpus callosum)
- 뇌신경(Brain nerves)
- 뇌실(Ventricle)
- 뇌척수액(Cerebrospinal fluid)
- 누선(눈물샘, Lacrimal gland)
- 누선신경(눈물샘신경, Lacrimal n.)
- 대관골근(큰광대근, Zygomatic major m.)
- 대구개공(큰입천장구멍, Greater palatine foramen)
- 대구개신경(큰입천장신경, Greater palatine n.)
- 대뇌(Cerebrum)
- 대뇌반구(Cerebral hemisphere)
- 대뇌백색질(Cerebral white matter)
- 대뇌피질(대뇌겉질, Cerebral cortex)
- 대추체신경(큰바위신경, Greater petrosal n.)
- 동공괄약근(동공조임근, Sphincter pupillae m.)
- 동안신경(눈돌림신경, Oculomotor n.)
- 두개강(머리뼈안, Cranial cavity)
- 등골근(등자근, Stapedius m.)
- 등골근신경(등자근신경, Nerve to stapedius m.)
- 맥락막총(맥락얼기, Choroid plexus)
- 모양체근(섬모체근, Ciliary m.)
- 모양체신경절(섬모체신경절, Ciliary ganglion)
- 미골신경(꼬리신경, Coccygeal n.)
- 미주신경(Vagus n.)
- 미주신경배측핵(미주신경등쪽핵, Dorsal motor nucleus of vagus n.)
- 미추(꼬리뼈, Coccyx)
- 반회후두신경(되돌이후두신경, Recurrent laryngeal n.)
- 백질(백색질, White matter)
- 부비동(코곁굴, Paranasal sinus)
- 부신경(더부신경, Accessory n.)
- 비구개신경(코입천장신경, Nasopalatine n.)
- 비근(코근, Nasalis m.)
- 비모양체신경(코섬모체신경, Nasociliary n.)
- 비선(코샘, Nasal gland)
- 비점막(코점막, Nasal mucous membrane)
- 비중격(코중격, Nasal septum)
- 비지(코가지, Nasal br.)
- 사골(벌집뼈, Ethmoid bone)
- 사골신경(벌집신경, Ethmoidal n.)
- 사판(벌집체판, Cribriform plate)
- 삼차신경(Trigeminal n.)
- 삼차신경절압흔(삼차신경절자국, Trigeminal impression)
- 상경신경절(위목신경절, Superior cervical ganglion)
- 상경척수(위목척수, Upper cervical cord)
- 상구(위둔덕, Superior colliculus)
- 상근(위뿌리, Superior root)
- 상두(위머리, Superior head)
- 상사근(위빗근, Superior oblique m.)
- 상순거근(위입술올림근, Levator labii superioris m.)
- 상순지(위입술가지, Upper labial br.)
- 상악신경(위턱신경, Maxillary n.)
- 상안검(위눈꺼풀, Upper eyelid)
- 상안검거근(위눈꺼풀올림근, Levator palpebrae superioris muscle)
- 상안와열(위눈확틈새, Superior orbital fissure)
- 상이개근(위귓바퀴근, Superior auricular m.)
- 상직근(위곧은근, Superior rectus m.)
- 상타액핵(위침분비핵, Superior salivatory nucleus)
- 선(샘, Gland)
- 설골설근(목뿔혀근, Hyoglossus m.)
- 설근(혀뿌리, Root of tongue)
- 설신경(혀신경, Lingual n.)
- 설인신경(혀인두신경, Glossopharyngeal n.)
- 설지(혀가지, Lingual br.)
- 설하선(혀밑샘, Sublingual gland)
- 설하신경(혀밑신경, Hypoglossal n.)

용/어/정/리

- 설하신경관(혀밑신경관, Hypoglossal canal)
- 설하신경핵(혀밑신경핵, Hypoglossal nucleus)
- 섬모체신경절(모양체신경절, Ciliary ganglion)
- 소각설근(작은뿔혀근, Chondroglossus m.)
- 소관골근(작은광대근, Zygomatic minor m.)
- 소구개공(작은입천장구멍, Lesser palatine foramen)
- 소구개신경(작은입천장신경, Lesser palatine n.)
- 소근(입꼬리당김근, Risorius m.)
- 소뇌(Cerebellum)
- 소추체신경(작은바위신경, Lesser petrosal n.)
- 수상돌기(가지돌기, Dendrite)
- 수초(말이집, Myelin)
- 순지(입술가지, Labial branch)
- 슬신경절(무릎신경절, Geniculate ganglion)
- 승모근(등세모근, Trapezius m.)
- 시방사(시각부챗살, Optic radiation)
- 시삭(시각로, Optic tract)
- 시상(Thalamus)
- 시상밑부(Subthalmus)
- 시상상부(Epithalamus)
- 시상하부(Hypothalamus)
- 시신경(시각신경, Optic n.)
- 시신경관(시각신경관, Optic canal)
- 시신경교차(시각신경교차, Optic chiasm)
- 신경총(신경얼기, Plexus)
- 심추체신경(깊은바위신경, Deep pertrosal n.)
- 심측두신경(깊은관자신경, Deep temporal n.)
- 악관절(턱관절, Temporomandibular joint)
- 악설골근(턱목뿔근, Mylohyoid m.)
- 악설골근신경(턱목뿔근신경, Mylohyoid n.)
- 악설골근신경구(털목뿔근신경고랑, Mylohyoid groove)
- 악하선(턱밑샘, Submandibular gland)
- 악하신경절(턱밑신경절, Submandibular ganglion)
- 악학연지(턱모서리가지, Marginal mandibular br.)
- 안동맥(눈동맥, Ophthalmic a.)
- 안륜근(눈둘레근, Orbicularis oculi m.)
- 안만신경슬(얼굴신경무릎, Genu of facial n.)
- 안면근(얼굴근육, Facial muscles)
- 안면신경(얼굴신경, Facial n.)
- 안면신경관(얼굴신경관, Facial canal)
- 안면신경핵(얼굴신경핵, Facial nucleus)
- 안신경(눈신경, Ophthalmic n.)
- 안와(눈확, Orbit)
- 안와상신경(눈확위신경, Supraorbital n.)
- 안와지(눈확가지, Orbital br.)
- 안와하공(눈확아래구멍, Infraorbital foramen)
- 안와하관(눈확아래관, Infraorbital canal)
- 안와하구(눈확아래고랑, Infraorbital groove)
- 안와하신경(눈확아래신경, Infraorbital n.)
- 연구개(물렁입천장, Soft palate)
- 연수(숨뇌, Medulla oblongata)
- 와우관(달팽이관, Cochlear duct)
- 와우신경(달팽이신경, Cochlear n.)
- 와우신경절(달팽이신경절, Cochlear ganglion)
- 외경동맥(바깥목동맥, External carotid a.)
- 외경동맥신경(바깥목동맥신경, External carotid n.)
- 외경동맥신경총(바깥목동맥신경얼기, External carotid plexus)
- 외래설근(바깥기원근육, Extrinsic m. of tongue)
- 외비지(바깥코가지, External nasal br.)
- 외이도(바깥귀길, External acoustic meatus)
- 외전신경(갓돌림신경, Abducent n.)
- 외측슬상체(가쪽무릎체, Lateral geniculate body)
- 외측익돌근(가쪽날개근, Lateral pterygoid m.)
- 외측익돌근신경(가쪽날개근신경, Lateral pterygoid n.)
- 외측직근(가쪽곧은근, Lateral rectus m.)
- 외측후상비지(가쪽위뒤코가지, Lateral superior posterior nasal br.)

- 요신경(허리신경, Lumbar n.)
- 원심성(수출성, Efferent)
- 위단극신경세포(거짓홑신경세포, Pseudounipolar neuron)
- 윤상갑상근(반지방패근, Cricothyroid m.)
- 윤상갑상막(반지방패막, Cricothyroid membrane)
- 의핵(의문핵, Ambiguous nucleus)
- 이개(귓바퀴, Auricle)
- 이개지(귓바퀴가지, Auricular br.)
- 이개측두신경(귓바퀴관자신경, Auriculotemporal n.)
- 이공(턱끝구멍, Mental foramen)
- 이근(턱끝근육, Mentalis m.)
- 이복근 전복(두힘살근 앞힘살, Anterior belly of digastric muscle)
- 이복근 후복(두힘살근 뒤힘살, Posterior belly of digastric muscle)
- 이복근지(두힘살근육가지, Digastric br.)
- 이설골근(턱끝목뿔근, Geniohyoid m.)
- 이설근(턱끝혀근, Genioglossus m.)
- 이신경(턱끝신경, Mental n.)
- 이신경절(귀신경절, Otic ganglion)
- 이지(턱끝가지, Mental br.)
- 이하동맥(턱끝밑동맥, Submental a.)
- 이하선신경총(귀밑샘신경얼기, Parotid plexus)
- 이하선지(귀밑샘가지, Parotid br.)
- 익구개관(날개입천장관, Pterygopalatine canal)
- 익구개신경(날개입천장신경, Pterygopalatine n.)
- 익구개신경절(날개입천장신경절, Pterygopalatine ganglion)
- 익구개와(날개입천장오목, Pterygopalatine fossa)
- 익돌관(날개관, Pterygoid canal)
- 익돌관신경(날개관신경, Nerve of pterygoid canal)
- 인두신경총(인두신경얼기, Pharyngeal plexus)
- 인두지(인두가지, Pharyngeal br.)
- 저작근(씹기근육, Masticatory m.)
- 전근(앞뿌리, Anterior root)
- 전두(이마, Forehead)
- 전두근(이마힘살, Frontalis m.)
- 전두동(이마굴, Frontal sinus)
- 전두신경(이마신경, Frontal n.)
- 전상치조신경(앞위이틀신경, Anterior superior alveolar n.)
- 전심측두신경(앞깊은관자신경, anterior deep temporal n.)
- 전정신경(안뜰신경, Vestibular n.)
- 전정신경절(안뜰신경절, Vestibular ganglion)
- 절간지(신경절사이가지, Interganglionic branches)
- 절치공(앞니구멍, Incisive foramen)
- 절치관(앞니관, Incisive canal)
- 절치지(앞니가지, Incisal br.)
- 접구개공(나비입천장구멍, Sphenopalatine foramen)
- 접형골(나비뼈, Sphenoid bone)
- 정원공(원형구멍, Foramen rotundum)
- 종뇌(끝뇌, Telencephalon)
- 중경막동맥(중간뇌막동맥, Middle meningeal a.)
- 중경막지(중간뇌막가지, Middle meningeal br.)
- 중뇌(중간뇌, Midbrain)
- 중상치조신경(중간위이틀신경, Middle superior alveolar nerve)
- 중심관(Central canal)
- 지주막과립(거미막과립, Arachnoid granulation)
- 지주막하강(거미막밑공간, Subarachnoid space)
- 척수(Spinal cord)
- 척수신경(Spinal nerves)
- 척주(등골뼈, Vertebral column)
- 천골(엉치뼈, Sacrum)
- 천골신경(엉치신경, Sacral n.)
- 천측두동맥(얕은관자동맥, Superficial temporal a.)
- 천측두정맥(얕은관자정맥, Superficial temporal v.)
- 체신경계(몸신경계통, Somatic nervous system)
- 총경동맥(온목동맥, Common carotid a.)

용/어/정/리

- 추미근(눈썹주름근, Corrugator supercilii m.)
- 추체고실열(바위고실틈새, Petrotympanic fissure)
- 추체부(바위부분, Petrous portion)
- 측두골(관자뼈, Temporal bone)
- 측두근(관자근, Temporalis m.)
- 측두부(관자부위, Temporal region)
- 측두안면지(관자얼굴가지, Temporofacial division)
- 측두지(관자가지, Temporal br.)
- 측두하와(관자아래우묵, Infratemporal fossa)
- 치은지(잇몸가지, Gingival br.)
- 치조관(이틀관, Alveolar canal)
- 치지(치아가지, Dental br.)
- 편도지(편도가지, Tonsillar br.)
- 하근(아래뿌리, Inferior root)
- 하두(아래머리, Inferior head)
- 하사근(아래빗근, Inferior oblique m.)
- 하순하체근(아래입술내림근, Depressor labii inferioris m.)
- 하악공(턱뼈구멍, Mandibular foramen)
- 하악관(턱뼈관, Mandibular canal)
- 하악신경(아래턱신경, Mandibular n.)
- 하안검지(아래눈꺼풀가지, Inferior palpebral br.)
- 하안와열(아래눈확틈새, Inferior orbital fissure)
- 하직근(아래곧은근, Inferior rectus m.)
- 하치신경총(아래치아신경얼기, Inferior dental plexus)
- 하치은지(아래잇몸가지, Inferior gingival br.)
- 하치조신경(아래이틀신경, Inferior alveolar n.)
- 하치조혈관(아래이틀혈관, Inferior alveolar vessel)
- 하치지(아래치아가지, Inferior dental br.)
- 하타액핵(아래침분비핵, Inferior salivatory nucleus)
- 협근(볼근, Buccinator m.)
- 협근지(볼가지, Buccal br.)
- 협신경(볼신경, Buccal n.)
- 협점막(볼점막, Buccal mucous membrane)
- 협측치은(볼잇몸, Buccal gingiva)
- 활차상신경(도르래위신경, Supratrochlear n.)
- 활차신경(도르래신경, Trochlear n.)
- 활차하신경(도르래아래신경, Infratrochlear n.)
- 회백질(회색질, Gray matter)
- 횡돌기(가로돌기, Transverse process)
- 후구(후각망울, Olfactory bulb)
- 후근(뒤뿌리, Posterior root)
- 후두개(후두덮개, Epiglottis)
- 후두근(뒤통수근, Occipitalis m.)
- 후삭(후각로, Olfactory tract)
- 후삼각(후각로삼각, Olfactory triangle)
- 후상비지(위뒤코가지, Superior posterior nasal br.)
- 후상치조신경(뒤위이틀신경, Posterior superior alveolar n.)
- 후신경(후각신경, Olfactory n.)
- 후심측두신경(뒤깊은관자신경, Posterior deep temporal n.)
- 후이개근(뒤귓바퀴근, Posterior auricular m.)
- 후이개신경(뒤귓바퀴신경, Posterior auricular n.)
- 흉쇄유돌근(목빗근, Sternocleidomastoid m.)
- 흉신경(가슴신경, Thoracic n.)
- 흉신경절(가슴신경절, Thoracic ganglia)

CHAPTER 08

두경부의 감각전도로 및 운동전도로

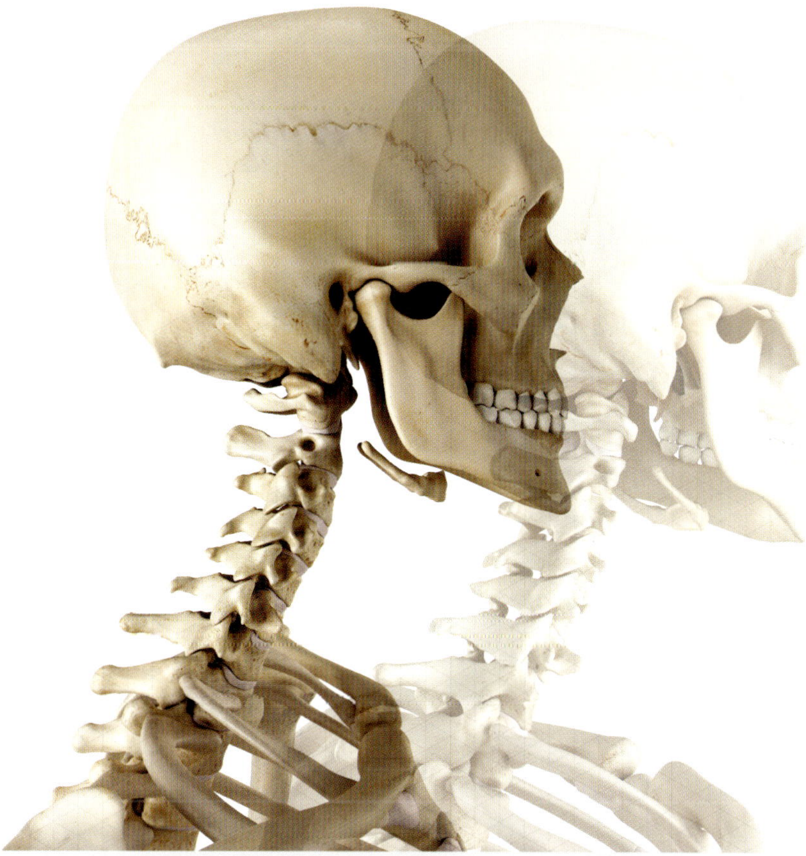

학/습/목/표

- 감각전도로를 정의할 수 있다.
- 감각전도로의 종류를 구분할 수 있다.
- 삼차신경뇌핵의 종류를 나열할 수 있다.
- 통각, 촉각, 냉각, 온각, 압각, 심부감각의 감각수용기를 열거할 수 있다.
- 두경부의 촉각과 압각을 전달하는 신경로를 설명할 수 있다.
- 두경부의 통각과 온도감각을 전달하는 신경로를 설명할 수 있다.
- 두경부의 심부감각을 전달하는 신경로를 설명할 수 있다.

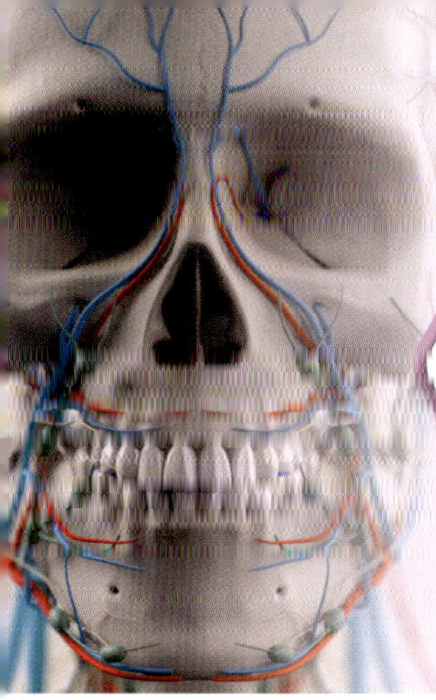

CHAPTER 8

두경부의 감각전도로 및 운동전도로

1 감각전도로 및 운동전도로의 개요

인체는 외부환경 변화에 대하여 항상성을 유지하기 위해 노력한다. 외부의 환경변화는 인체가 감지할 수 있는 형태의 정보로 전환되며, 인체는 이를 감지하고 판단하여 환경변화에 대해 적절하게 대응한다. 이때 외부환경의 변화를 자극(stimulus)이라 하며, 자극은 신경계를 통해 전달된다.

외부 환경이 신체에 미치는 다양한 자극을 말단 조직이나 기관에 존재하는 감각감수기가 감지하여 외부환경 변화를 전기적인 에너지로 변환시키고 신경세포에서 활동전압의 형태로 변조된, 감각정보를 뇌신경을 통해 중추신경계통으로 전달한다. 이것은 자극의 진행 방향으로 구분하면 구심성(수입성, afferent) 또는 감각(sensory)신경이 된다.

또한, 신경계는 골격근의 수축, 내장기관의 평활근(민무늬근육) 수축, 외분비 혹은 내분기 기관의 분비 조절 등 인체의 활동을 조절하는 중요한 기능을 한다. 이러한 활동을 총괄하여 신경계의 운동기능(motor function)이라 하며, 근육과 분지샘 등은 신경의 신호에 따라 고유한 기능을 수행하기 때문에 효과기(effector)라 한다. 이러한 조절은 진행 방향으로 구분하면 원심성(efferent) 신경이 된다.

일부의 경우, 어떤 자극은 대뇌피질로 전달되지 않고, 척수의 빈사중추에서 말초의 원심로로 비로 전달되는 경우가 있다. 이러한 경우를 반사(reflex)라 하며, 이 경로를 반사로(reflex pathway)라 한다.

2 감각전도로(Sensory pathway, 상행성전도로 또는 구심성전도로)

감각전도로는 신체의 말초에서 발생된 자극을 척수, 그물핵, 소뇌, 시상, 대뇌피질(cerebral cortex)로 전달하는 경로를 말한다. 얼굴과 구강의 감각은 주로 말초의 삼차신경에 의해 교뇌에 위치한 삼차신경감각핵(trigeminal sensory nuclei)을 거쳐 삼차신경시상로(trigeminothalamic tract)를 지나 시상의 후내측복측핵(뒤안쪽배쪽핵, nucleus ventralis posteromedialis)을 통해 대뇌피질 중심후회(중심뒤이랑, postcentral gyrus)으로 전달된다〈그림 8-1〉.

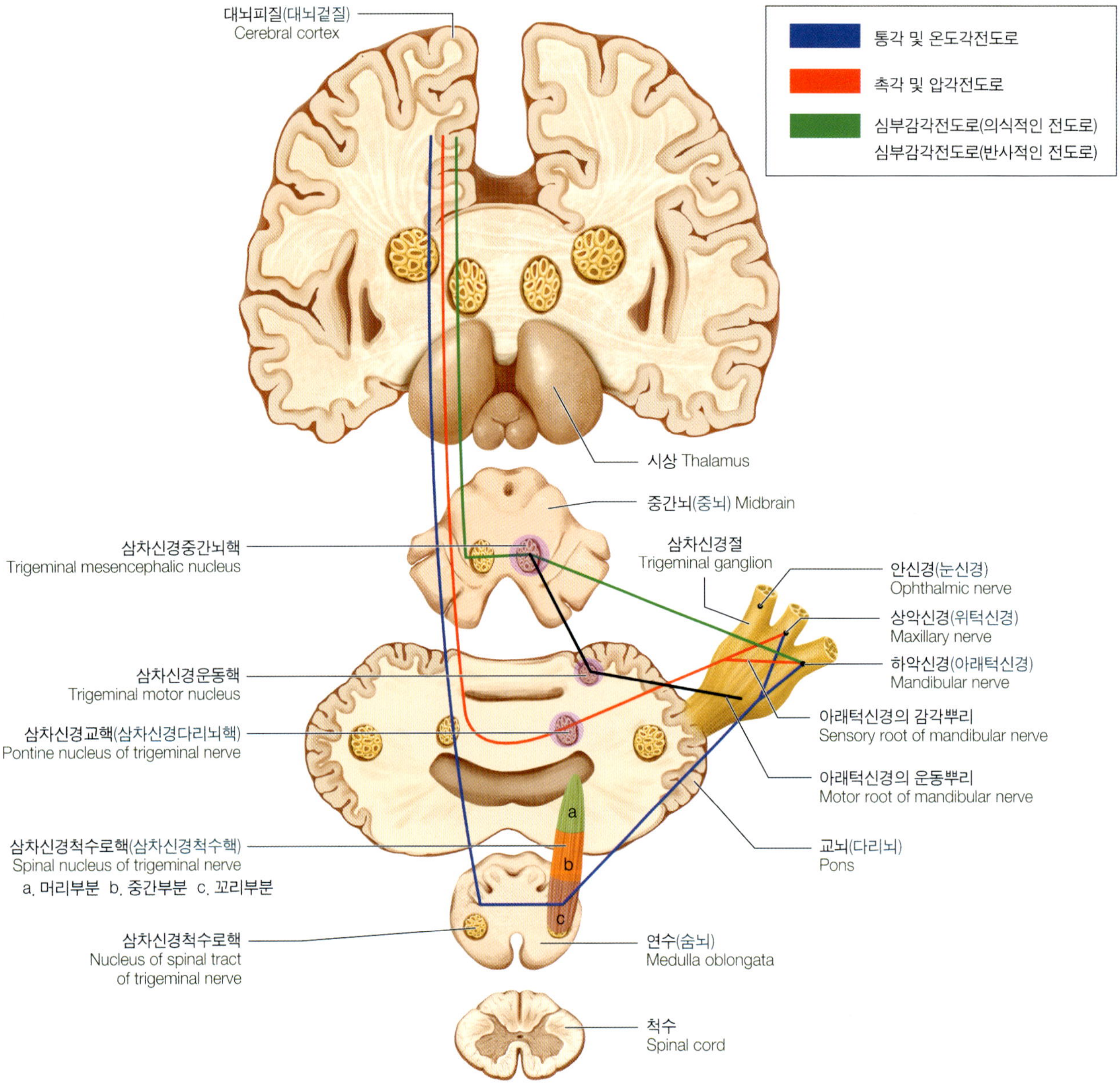

그림 8-1 감각전도로

대뇌피질은 감각정보에 대한 통합중추이며, 적절한 결정을 통해 여러 가지 운동반응을 결정한다. 뇌를 기능적인 관점에서 본다면, 감각신호를 받고 지각신호로 바꾸는 감각영역(sensory area), 직접 골격근을 움직이는 운동영역(motor area), 감각영역과 운동영역으로부터 들어온 정보를 통합하고 자발적 행동을 지시하는 연합영역(association area)의 세 부분으로 나눌 수 있다〈그림 8-2〉. 브로드만(Korbinian Brodmann)은 이러한 대뇌피질을 기능적으로 47개의 영역으로 나누어 지도로 나타내었다. 현재는 52개 영역으로 정리되었다〈그림 8-3, 그림 8-4〉.

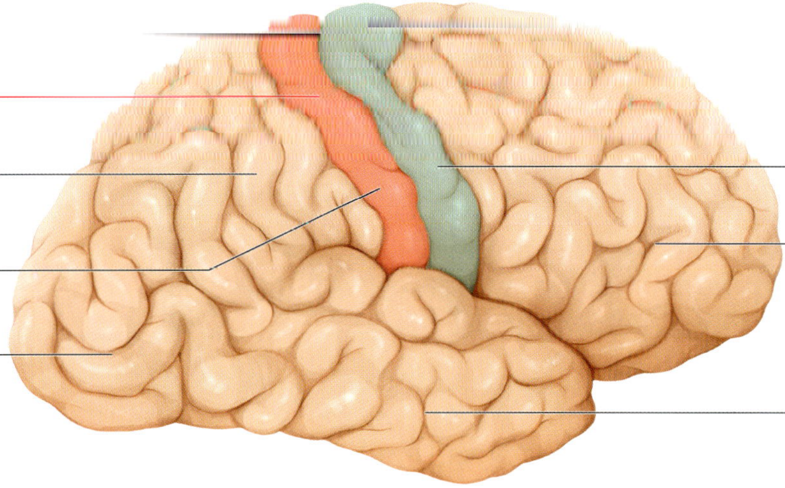

그림 8-2 대뇌피질의 운동영역 및 감각영역

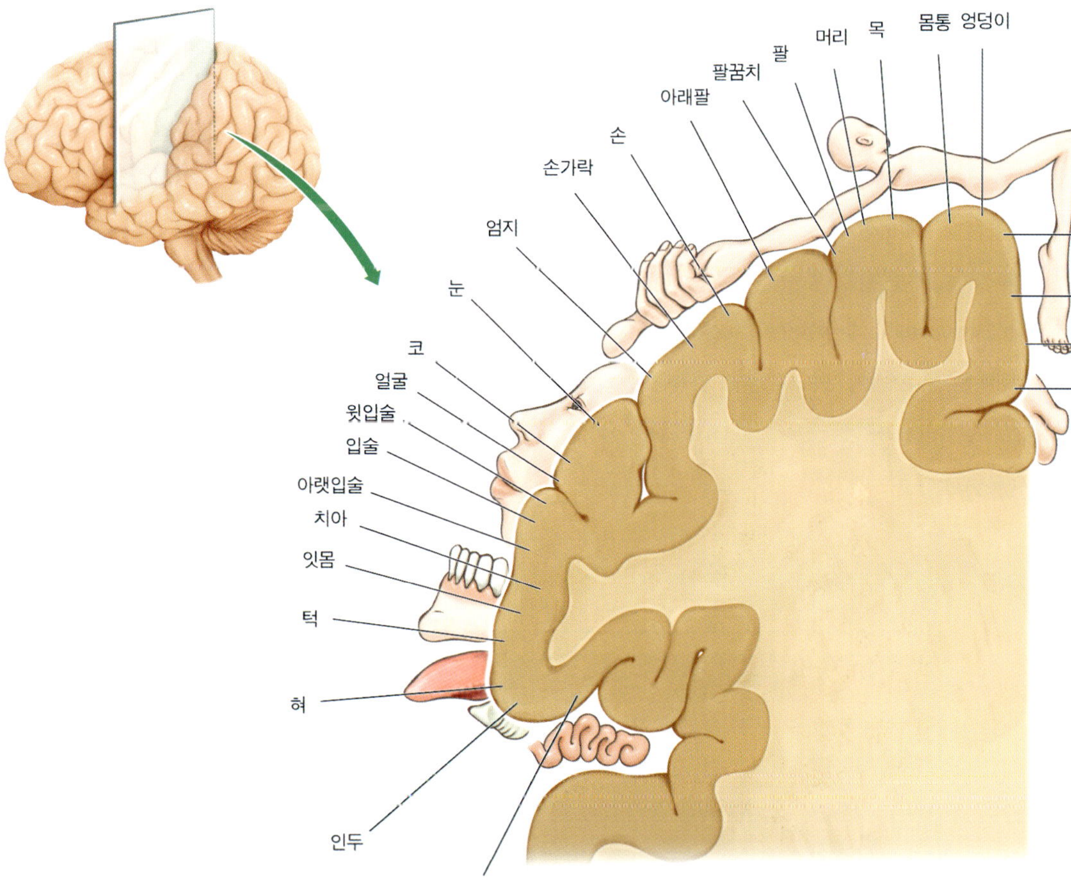

그림 8-3 감각의 대뇌피질 지배영역

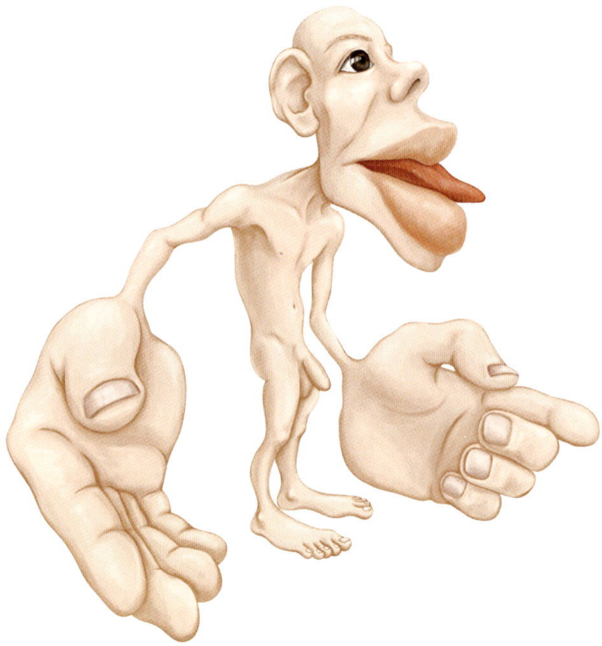

그림 8-4 신체 각 부분의 감각이 대뇌피질에서 지배하는 영역의 크기에 비례하여 나타낸 인체의 모식도

삼차신경핵(trigeminal nuclei)은 삼차신경감각핵(trigeminal sensory nuclei)과 삼차신경운동핵(trigeminal motor nuclei)으로 구분할 수 있다. 삼차신경감각핵에는 촉각 및 압각을 받아들이는 삼차신경교뇌핵(pontine trigeminal nucleus), 통각 및 온도감각을 받아들이는 삼차신경척수핵(spinal trigeminal nucleus), 심부감각을 받아들이는 삼차신경중뇌핵(mesencephalic trigeminal nucleus)이 있다. 삼차신경운동핵은 심부감각에서 무의식적 또는 반사적인 신경로를 담당하며, 저작근의 운동에 관여한다〈표 8-1, 그림 8-5〉.

감각신경계에는 감각을 받아들이는 감각신경섬유의 종말부인 감각수용기(sensory receptor)와 감각 자극을 전달하는 신경섬유가 있다.

표 8-1 삼차신경뇌핵의 종류

종류		기능	위치
삼차신경 감각핵	삼차신경교뇌핵(pontine trigeminal nucleus) 또는 삼차신경주감각핵(principal sensory trigeminal nucleus)	촉각 및 압각 인지	교뇌
	삼차신경척수핵(spinal trigeminal nucleus)	식별성 촉각	교뇌 및 연수
		통각 및 온도감각 인지	
	삼차신경중뇌핵(mesencephalic trigeminal nucleus)	심부감각 인지	중뇌
삼차신경운동핵(trigeminal motor nucleus)		저작근의 운동에 관여	교뇌

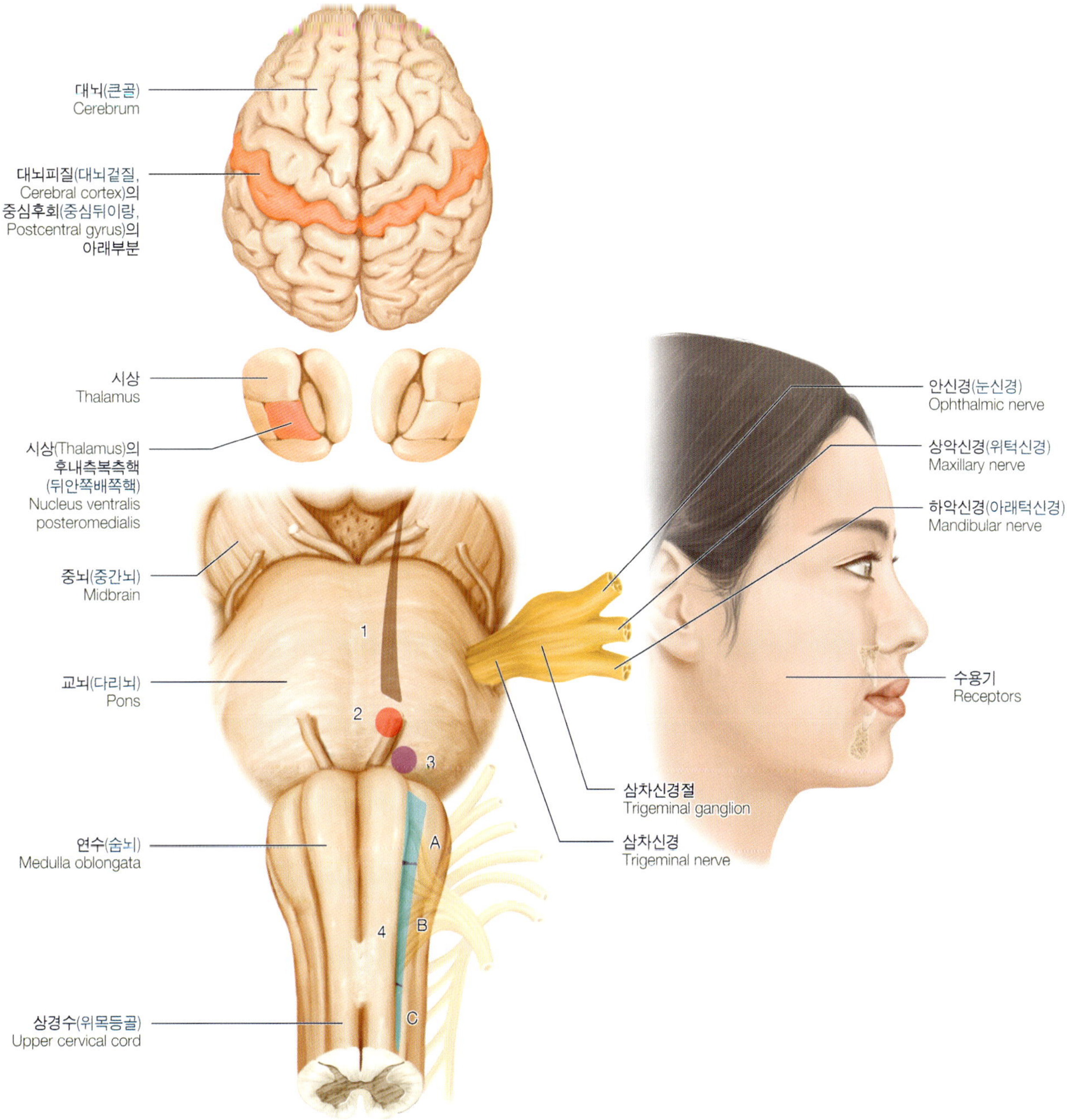

그림 8-5 삼차신경뇌핵(trigeminal cranial nuclei)의 종류

1. 삼자신경숭뇌핵, 2. 삼차신경운동핵, 3. 삼차신경교뇌핵 또는 삼사신경주감각핵, 4. 삼차신경척수핵
A. 머리 부분, B. 중간 부분, C. 꼬리 부분

1) 감각수용기(Sensory receptor)

감각은 소리, 빛, 접촉, 동통, 온도 등 다양한 자극이 신경섬유를 통하여 중추로 전달되고 대뇌피질에서 자극을 인식하는 일련의 과정이다. 감각신경계는 외부환경의 변화를 대뇌에서 인식하기까지 생체에서 일어나는 정보전달체계라 할 수 있다. 따라서 모든 자극은 생체의 감각신경을 통하여 전달될 수 있는 형태인 전기적 신호로 바뀌어져야 하며, 이러한 자극정보의 변환은 신체의 특정부위에 산재해 있는 감각수용기에서 시작된다. 어떤 종류의 감각을 지각하기 위해서는 그 감각을 일으킬 수 있는 특정한 자극이 있어야 하며, 그 자극에만 반응하는 특정한 감각수용기에 작용한다.

기본적인 감각수용기의 종류로는 수용기 및 수용기 주변 조직의 기계적인 압박이나 신장(stretch)을 감지하는 기계적 수용기(mechanoreceptor), 온도변화를 감지하는 온도수용기(thermoreceptor), 물리적 혹은 화학적 자극에 의한 조직손상을 감지하는 유해수용기(nociceptor), 망막에서 빛 자극 등을 감지하는 전자기 감수기(electromagnetic receptor), 맛자극이나 후각 자극, 삼투질 농도, 혈중 산소 및 이산화탄소의 농도 등을 감지하는 화학적 감수기(chemoreceptor) 등 5가지 종류이다〈그림 8-5, 그림 8-6, 그림 8-7〉. 한편, 외부환경에서 가해진 감각을 감지하는 외수용기와 평형감각, 위치감각, 근감각과 같은 신체 내부의 변화를 감지하는

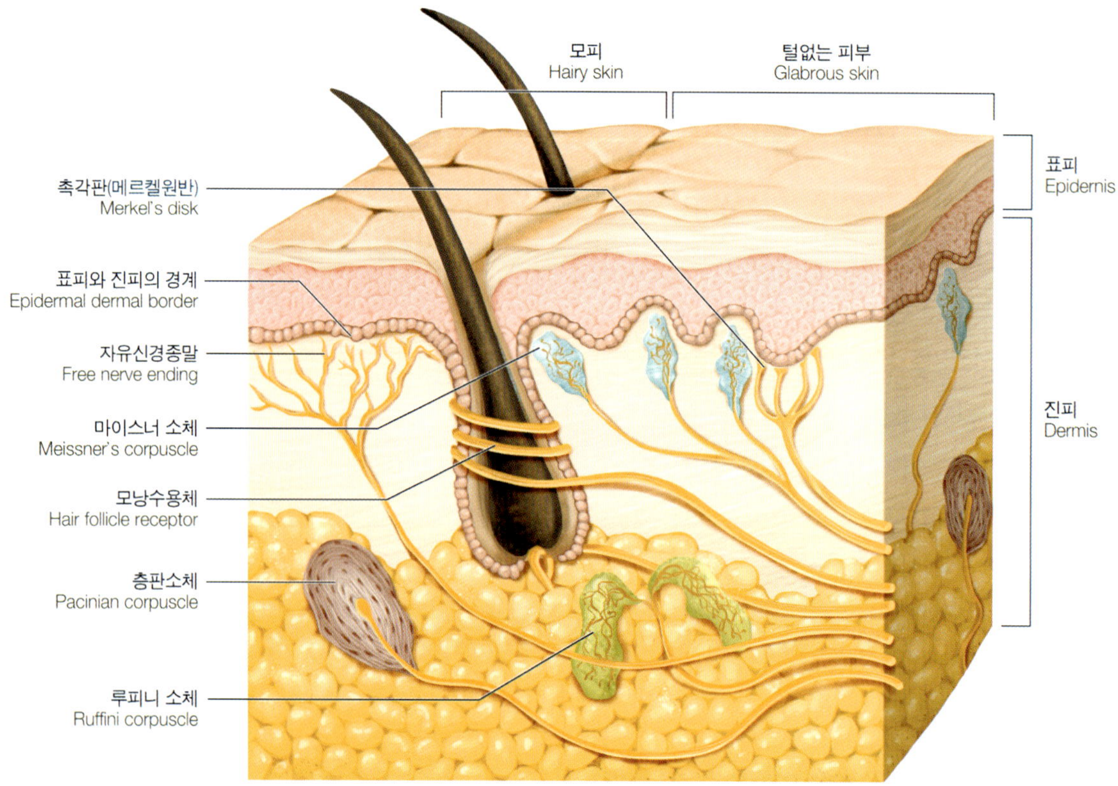

그림 8-6 감각수용기(1)

내수용기로도 분류할 수 있다.

두경부의 피부에서 받아들이는 감각인 통각, 촉각, 냉각, 온각, 압각, 심부감각의 감각수용기에 대해 알아보자.

- **통각(pain sense)** : 자유신경종말(free nerve ending)에서 인식되며, 피부, 인대, 골막, 치수 등 뇌를 제외한 대부분의 조직에 분포한다.
- **촉각(tactile sense)** : 가늘고 긴 갓 모양의 마이스너 소체(Meissner's corpuscle)에 의해 인식되며, 피부 가까이에 위치하고, 특히 손바닥이나 발바닥의 피부에 많이 분포되어 있다. 또한, 털주머니 주위에 많이 분포하고 있어서 털에 물체가 닿으면 예민하게 반응한다.
- **냉각(cold sense)** : 크라우제 소체(Krause's corpuscle)에 의해 인식된다.
- **온각(heat sense)** : 타원형의 루피니 소체(Ruffini's corpuscle)에 의해 인식되며, 피하조직에 분포한다.
- **압각(pressure sense)** : 바터파치니 소체(Vater-Pacinian corpuscles, Pacinian corpuscle)에 의해 인식되며, 피부의 심부에 존재하여 기계적 압박을 감지한다.
- **심부감각(deep sensation)** : 근육의 근육방추(muscle spindle), 건(힘줄, tendon)의 골지힘줄이 근육과 힘

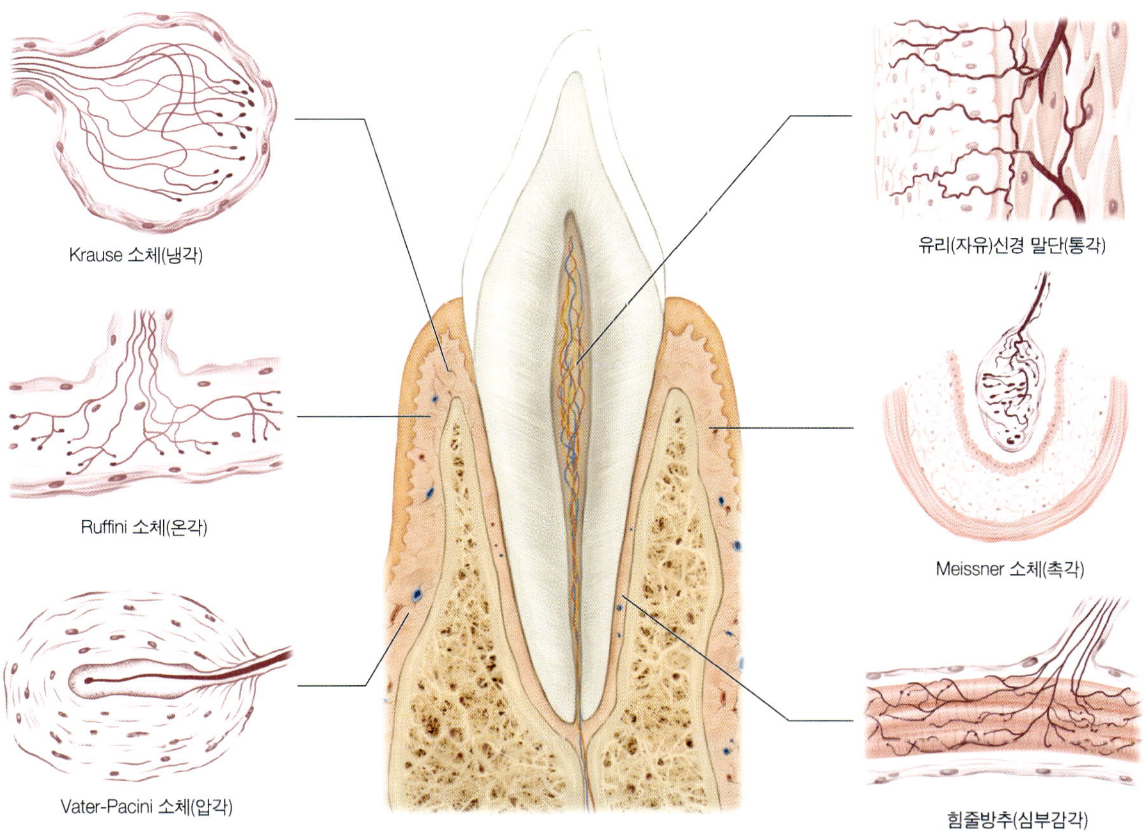

그림 8-7 감각수용기(2)

줄의 신장, 이완, 장력 등을 조절한다. 치아의 치주인대(periodontal ligament) 또한 치아의 위치감각을 인지하는 고유수용성감각 수용기로 작용한다.

2) 두경부의 촉각 및 압각을 전도하는 신경로

두경부의 촉각과 압각은 각각 마이스너 소체(Meissner's corpuscle)와 바터파치니 소체(Vater-Pacinian corpuscles, Pacinian corpuscle)에 의해 인지되며, 이 자극이 삼차신경과 삼차신경절을 거쳐 삼차신경척수

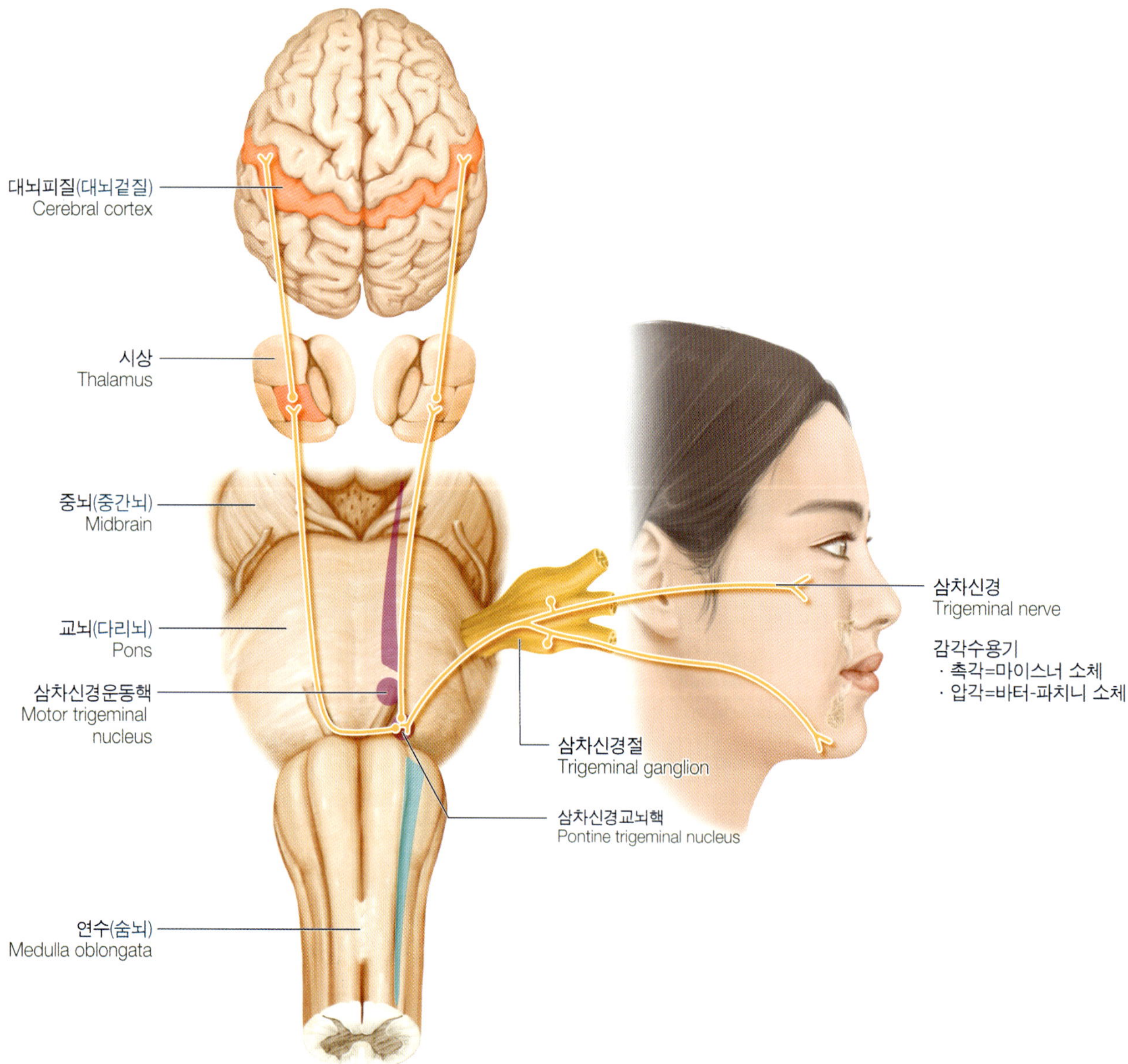

그림 8-8 두경부의 촉각과 압각을 전도하는 신경로의 모식도

교를 따라 올라가 뇌의 삼차신경주감각핵(main sensory trigeminal nucleus) 또는 삼차신경교뇌핵(pontine nucleus of trigeminal n.)에 모입니다. 이곳에서 교차된 후 반대쪽으로 가, 삼차신경시상로(trigeminothalamic tract)를 통하여 시상(thalamus)의 뒤안쪽배쪽핵(nucleus ventralis posteromedialis)에 이른다. 그 후 내포(속섬유막, internal capsule)의 뒤다리와 방사관(대뇌부챗살, corona radita)을 거쳐 대뇌피질의 중심후회(중심뒤이랑, postcentral gyrus) 아래부분에서 끝난다〈그림 8-8, 그림 8-9〉.

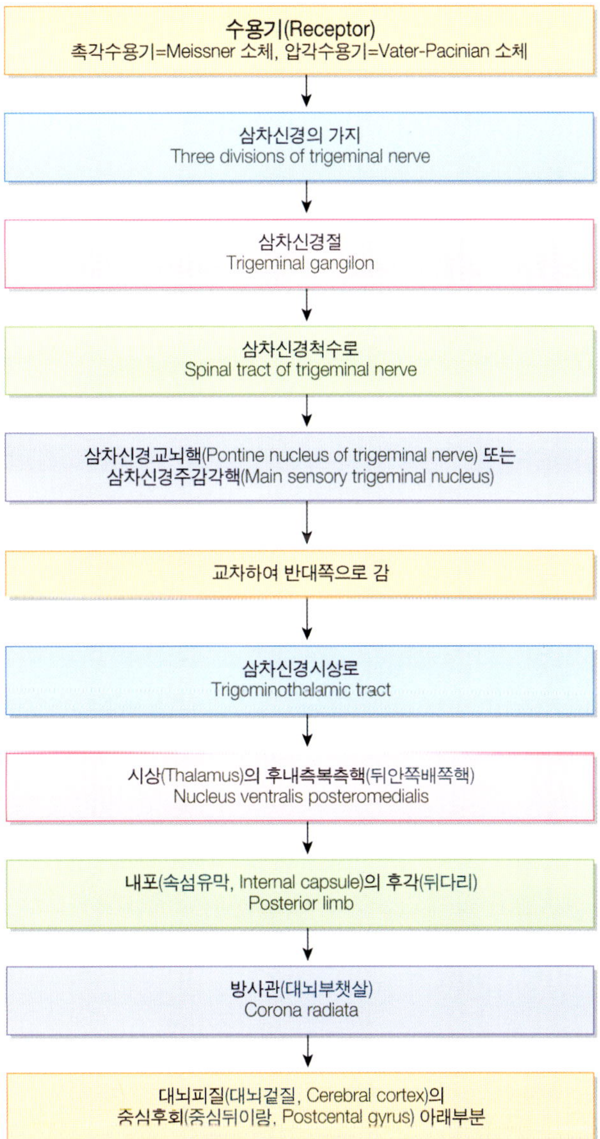

그림 8-9 두경부의 촉각과 압각을 전도하는 신경로

3) 두경부의 통각 및 온도감각을 전도하는 신경로

두경부의 통각과 온각 및 냉각은 각각 자유신경종말과 루피니 소체(Ruffini's corpuscle) 및 크라우제 소체(Krause's corpuscle)에 의해 인지되며, 이 자극이 삼차신경과 삼차신경절을 거쳐 삼차신경척수로를 따라 올라가 뇌의 삼차신경척수핵의 꼬리쪽부분(caudal part of spinal trigeminal nucleus)에 도달한다. 이곳에서 교차된 후 반대쪽으로 가, 삼차신경시상로(trigeminothalamic tract)를 통하여 시상(thalamus)의 뒤안쪽배쪽

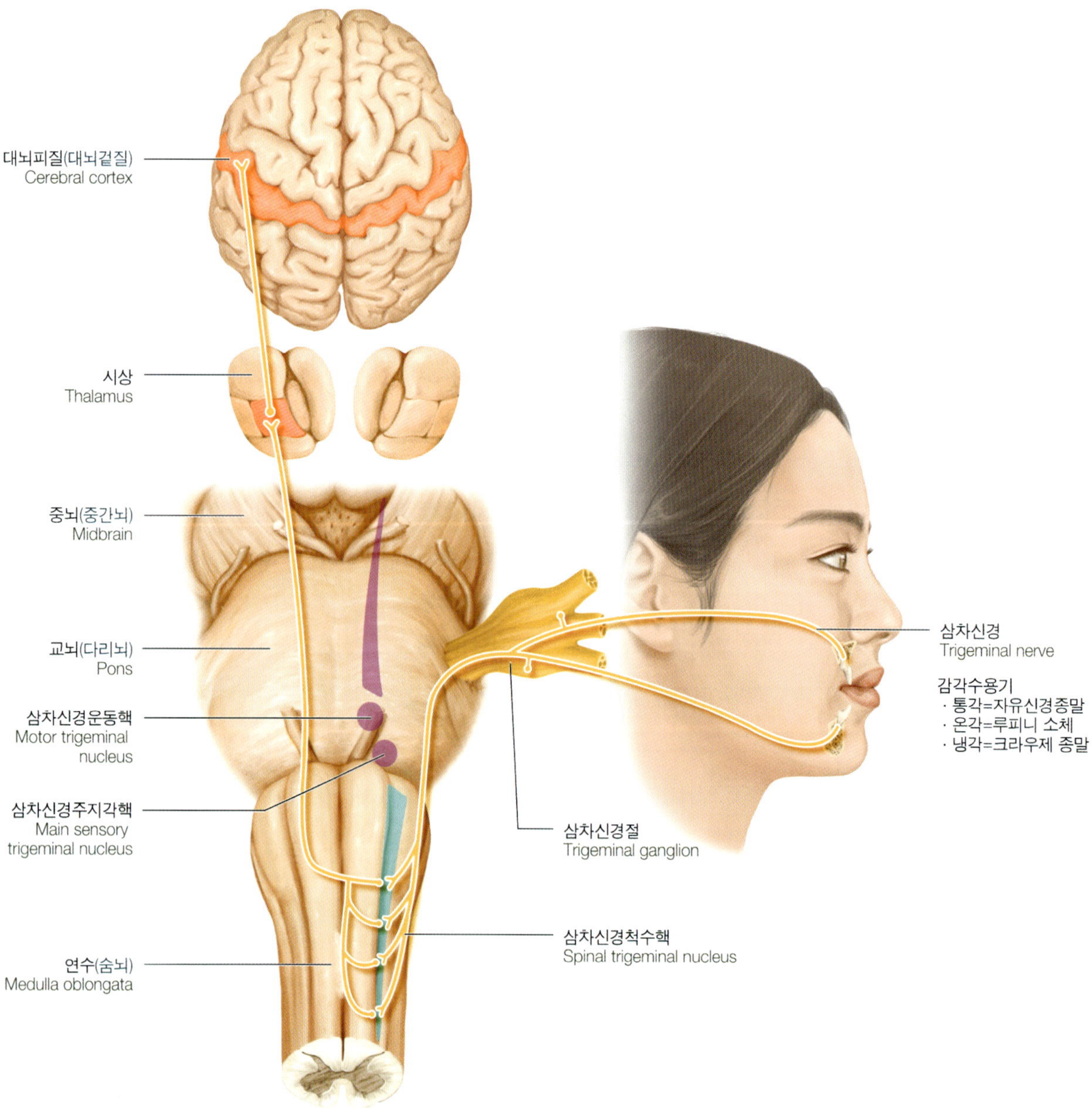

그림 8-10 두경부의 통각과 온도감각을 전도하는 신경로의 모식도

핵(nucleus ventralis posteromedialis)에 이른다. 그 후 속섬유막뒤다리와 대뇌부챗살을 거쳐 대뇌피질의 중심뒤이랑(postcentral gyrus) 아래부분에서 끝난다(그림 8-10, 그림 8-11).

4) 두경부의 심부감각을 전도하는 신경로

두경부의 심부감각은 근육은 근방추(muscle spindle), 건(tendon)은 골건, 치아는 치주인대(periodontal ligament)에 의해 각각 인지되며, 이 자극이 삼차신경과 삼차신경절을 거쳐 삼차신경척수로를 따라 올라가 뇌의 삼차신경중뇌핵(mesencephalic trigeminal nucleus)에 도달한다. 이 때 의식적인 신경전도와 무의

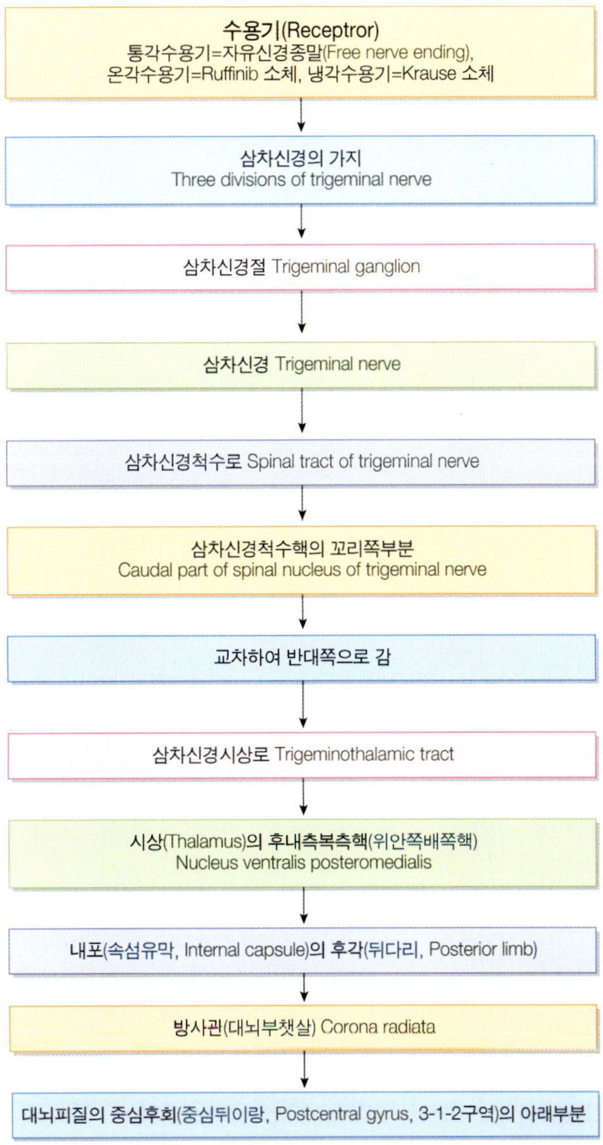

그림 8-11 두경부의 통각과 온도감각을 전도하는 신경로

식적인 반사적 신경전도로 나뉘게 된다〈그림 8-11, 그림 8-12, 그림 8-13〉.

의식적인 신경전도의 경우, 삼차신경중뇌핵에서 교차된 후 반대쪽으로 가, 삼차신경시상로(trigeminothalamic tract)를 통하여 시상(thalamus)의 뒤안쪽배쪽핵(nucleus ventralis posteromedialis)에 이른다. 그 후 속섬유막 뒤다리와 대뇌부챗살을 거쳐 대뇌피질의 중심뒤이랑(postcentral gyrus) 아래부분에서 끝난다.

한편, 반사적 신경전도의 경우, 교차하지 않고 그대로 가서 삼차신경운동핵(trigeminal motor nucleus)에 가서 삼차신경의 운동신경뿌리(motor root)를 통해 하악신경에 합류하여 저작근의 신전반사(extension reflex)와 교합압 조절반사에 관여한다.

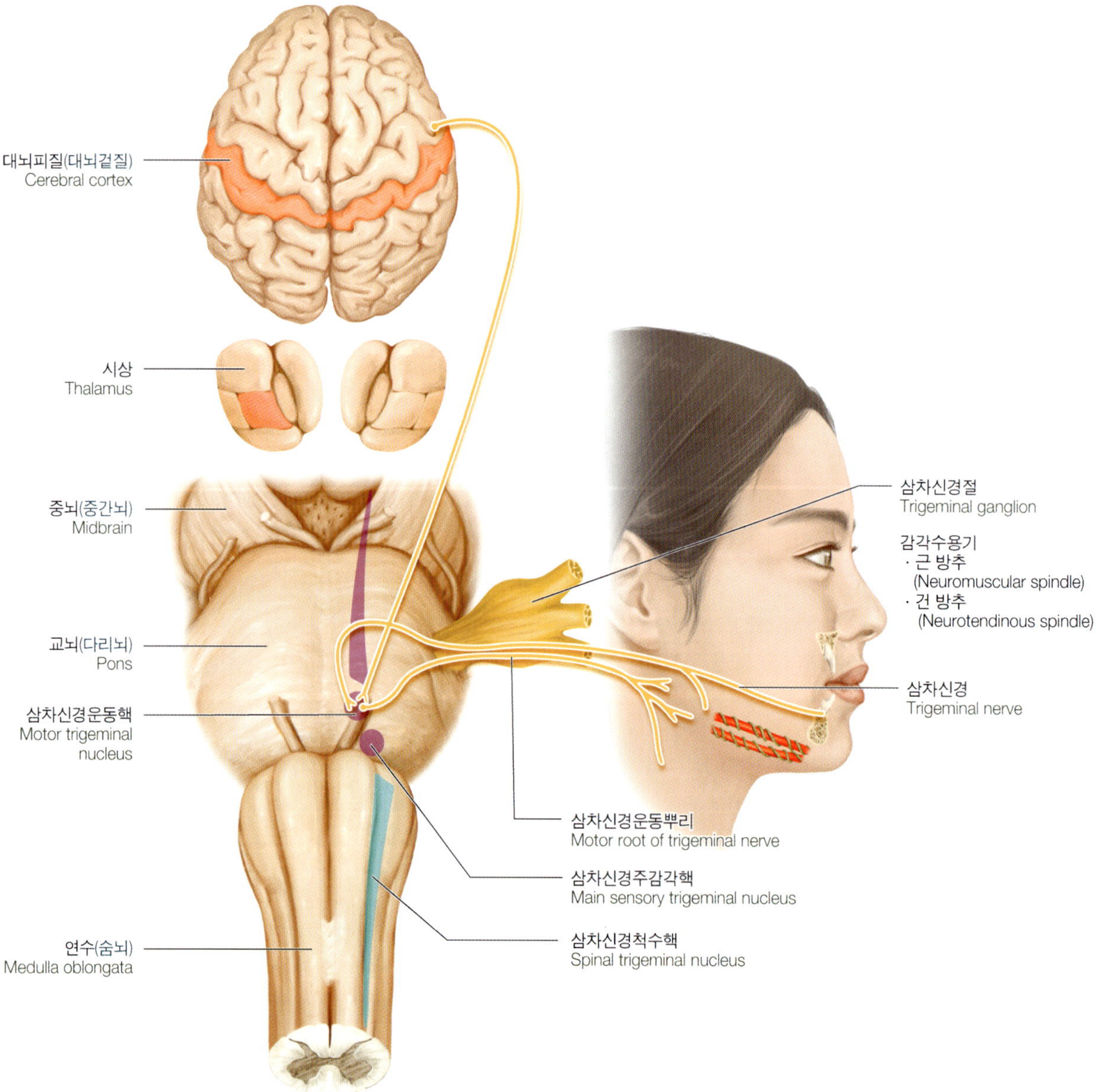

그림 8-12 두경부의 심부감각을 전도하는 신경로의 모식도

3 운동전도로(Motor pathway, 하행성전도로 또는 원심성전도로)

운동전도로는 중추의 명령을 말초에 전달하는 것으로, 수의적, 불수의적 운동명령이 운동전도로를 통해 말초의 운동신경에 도달하여 작용하는 내림성전도로를 말한다. 골격근에 의한 수의적 운동은 추체로(pyramidal tract)를 통해 전도되며, 불수의적인 운동은 추체외로(extrapyramidal tract)를 통해 전도된다.

한편, 말초의 자극이 대뇌피질까지 도달하지 않고 척수의 반사중추를 통해 다시 말초로 전달되는 경로를 반사로(reflex pathway)라 한다.

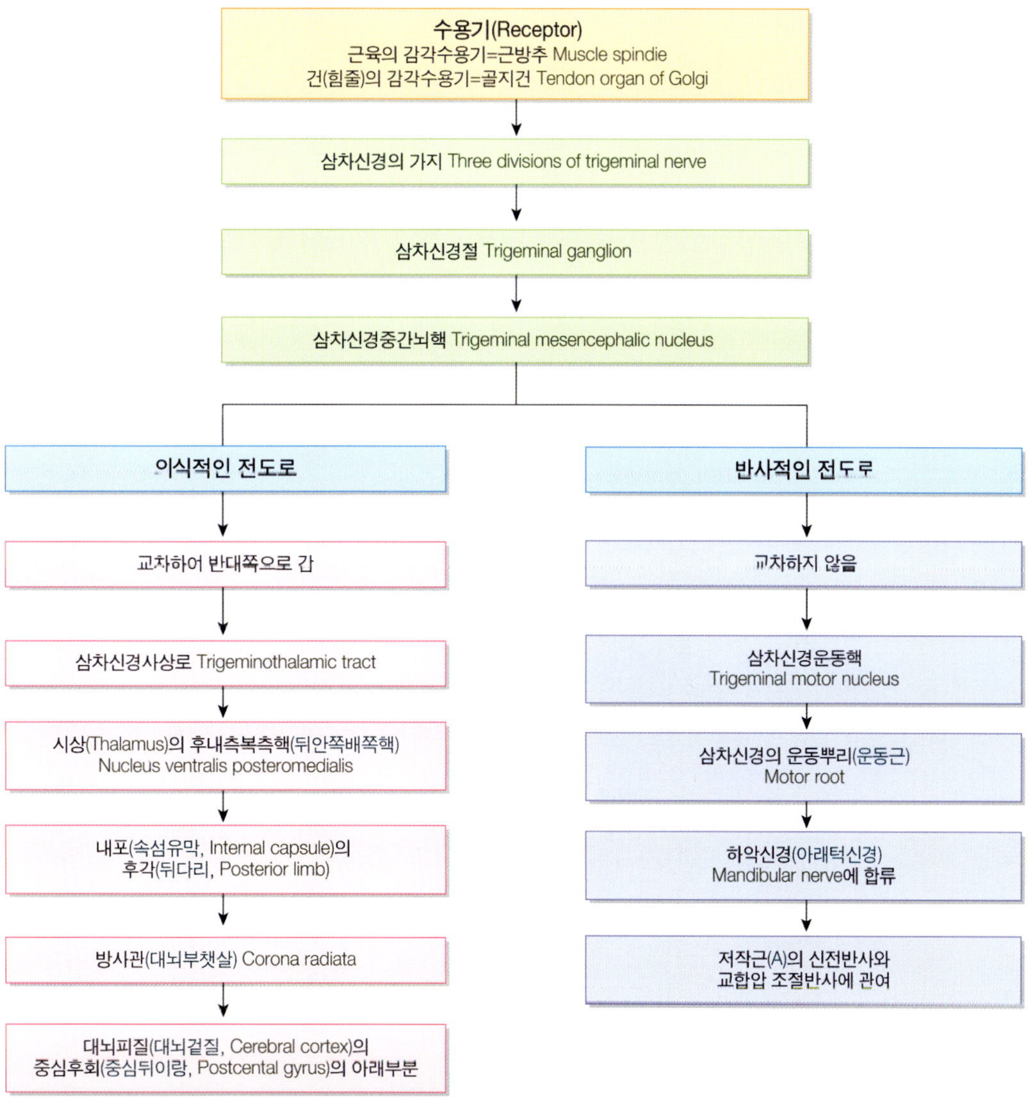

그림 8-13 두경부의 심부감각을 전도하는 신경로

1) 추체로(피라밋로, Pyramidal tract)

추체로는 골격근의 수의운동을 지배하는 운동전도로로 대뇌피질의 운동영역에 있는 피라밋층에서 시작하여 중뇌, 교뇌, 연수 및 운동성의 뇌신경핵에 도달한다. 이 전도로는 중간에 좌/우가 교차하여 내려가 우측의 대뇌반구는 몸의 좌측부위의 운동을 지배하게 된다.

2) 추체외로(피라밋바깥로, Extrapyramidal tract)

추체외로는 추체로에 의한 골격근의 수의운동에 따른 근육의 긴장과 이완 등의 운동을 조절하는 운동전도로를 말한다. 대부분의 운동은 추체로의 지배를 받지만, 추체로와 함께 추체외로의 운동이 함께 어우러져 서로 밀접하게 협조함에 따라 원활한 운동이 이루어지게 된다.

3) 반사로(Reflex pathway)

반사(reflex)란 감각 수용기에 의해 받아들여진 자극에 의해 늘 똑같은 반응을 일으키는 현상을 말한다. 이러한 반응은 계통 또는 개체발생과정에서 적절한 반응인 것으로 입증되어 왔다. 반사가 일어나기 위

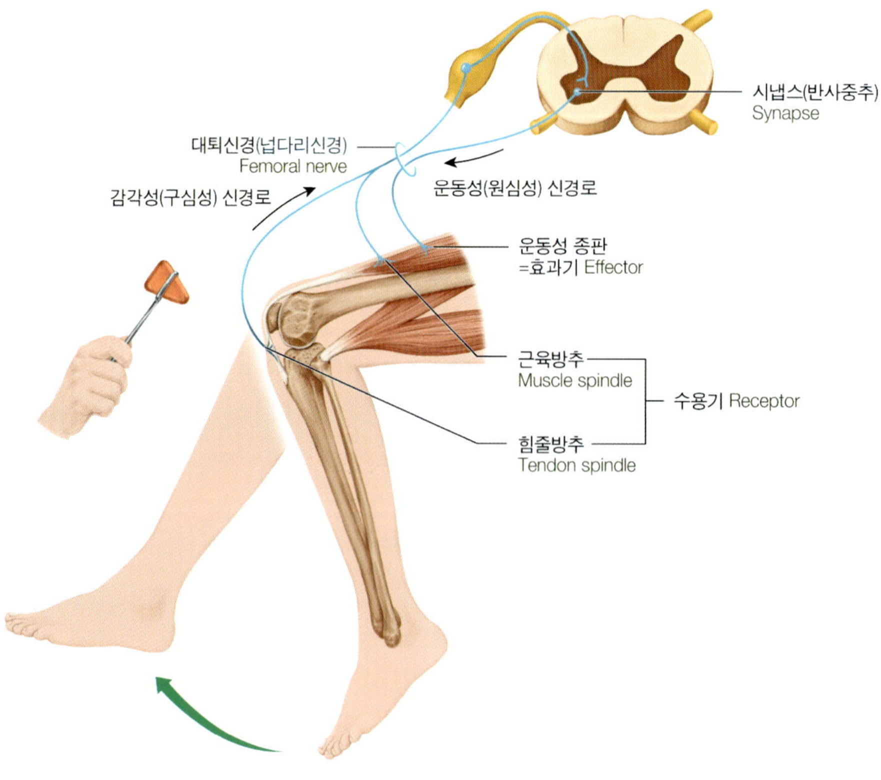

그림 8-14 척수반사의 예(신전반사)

해서는 자극을 받아들이는 수용기(receptor), 자극을 중추신경계통으로 전달하는 구심성신경(수입성신경, afferent neuron), 중추신경계통에서 정보를 처리하는 반사중추(reflex center), 처리된 정보를 말초에 전달해주는 원심성신경(운동성신경, efferent neuron), 전달된 신호에 의해 반응을 나타내는 효과기(effector) 등 5가지의 요소가 필요하며, 이를 반사활(reflex arch)이라 한다.

척수(spinal cord)는 뇌와 말초 사이의 정보를 전달하며 각종 반사의 중추 역할을 한다. 척수반사(spinal reflex)는 말초에서의 자극이 대뇌피질까지 도달하지 않고 척수의 반사중추를 통해 바로 원심성신경을 통해 말초의 효과기로 도달하는 경로이다. 유해자극이 가해지면 재빨리 사지를 피하는 굴근－회피 반사(flexor-withdrawal reflex)나 의자에 앉아 무릎을 쳤을 때 다리가 앞으로 튕겨 나가는 것과 같은 슬개건반사(무릎힘줄반사, patellar tendon reflex)와 같은 반사작용이 척수반사의 대표적인 예이다〈그림 8-14〉.

Summary

1. 감각수용기의 종류

감각	감각수용기
통각	자유신경종말(free nerve ending)
촉각	마이스너 소체(Meissner's corpuscle)
냉각	크라우제 소체(Krause's corpuscle)
온각	루피니 소체(Ruffini's corpuscle)
압각	바터파치니 소체(Vater-Pacinian corpuscles)
심부감각(고유감각)	근육의 근육방추(muscle spindle), 건(힘줄, tendon)의 건방추(힘줄방추, tendon spindle)

2. 삼차신경뇌핵의 종류와 감각

감각	삼차신경뇌핵의 종류
촉각 및 압각	삼차신경교뇌핵(pontine trigeminal nucleus) 또는 삼차신경주감각핵(main sensory trigeminal nucleus)
통각 및 온도감각	삼차신경척수핵(spinal trigeminal nucleus)
심부감각(의식적 전도)	삼차신경중뇌핵(trigeminal mesencephalic nucleus)
심부감각(무의식 전도)	삼차신경운동핵(trigeminal motor nucleus)

3. 반사의 5가지 요소

수용기(receptor), 수입신경(afferent neuron), 반사중추(reflex center), 수출신경(efferent neuron), 효과기(effector)

- 건(힘줄, Tendon)
- 반사루(Reflex pathway)
- 슬개건반사(무릎힘줄반사, Patellar tendon reflex)
- 중심후회(중심뒤이랑, Postcentral gyrus)
- 추체로(피라밋로, Pyramidal tract)
- 추체외로(피라밋바깥로, Extrapyramidal tract)
- 치주인대(Periodontal ligament)
- 후내측복측핵(뒤안쪽배쪽핵, Nucleus ventralis posteromedialis)

ORAL ANATOMY

CHAPTER 09

임상응용해부학

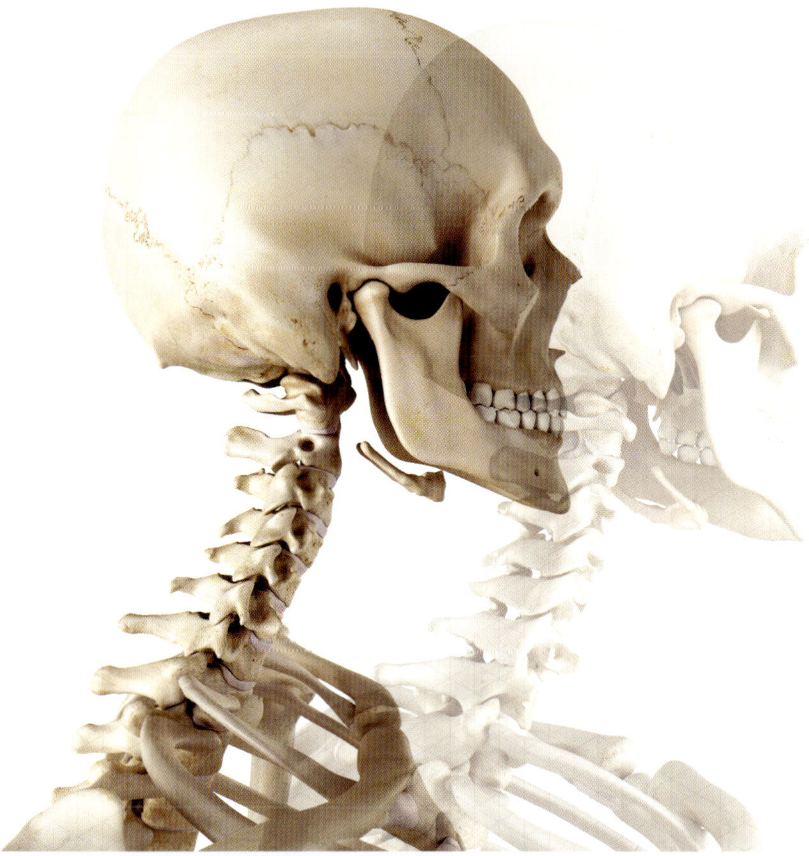

학/습/목/표

- 국소마취의 종류를 나열할 수 있다.
- 상악신경의 전달마취법을 나열할 수 있다.
- 상악신경의 전달마취법에 따른 마취부위를 구분할 수 있다.
- 상악과 하악에서의 침윤마취 시 마취효과에 대해 비교할 수 있다.
- 하악신경의 전달마취법을 나열할 수 있다.
- 하악신경의 전달마취법에 따른 마취부위를 구분할 수 있다.

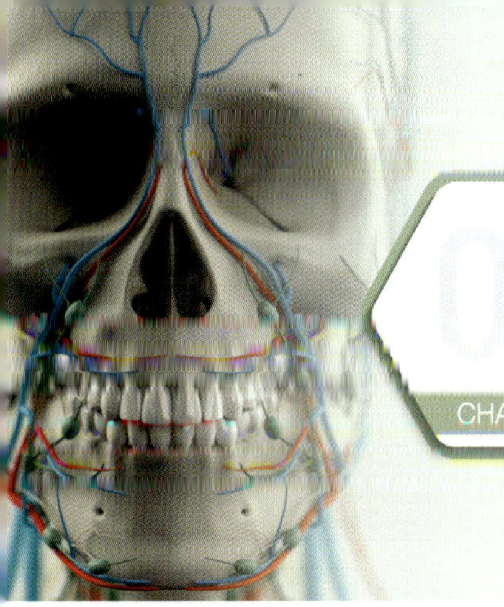

CHAPTER 9

임상응용해부학

ORAL ANATOMY

1 국소마취의 개요

국소마취(local anesthesia)는 신체의 특정 부위를 지배하는 말초신경 말단에 국소마취제를 투여하여 그 신경이 지배하는 신체 일부의 신경 전도를 화학적으로 차단하는 마취를 뜻한다. 국소마취는 주입된 마취제가 영향을 미치는 범위에 따라 전달마취법(block anesthesia), 침윤마취법(infiltration anesthesia), 도포마취법(swabbing anesthesia)으로 나뉘게 된다〈그림 9-1〉.

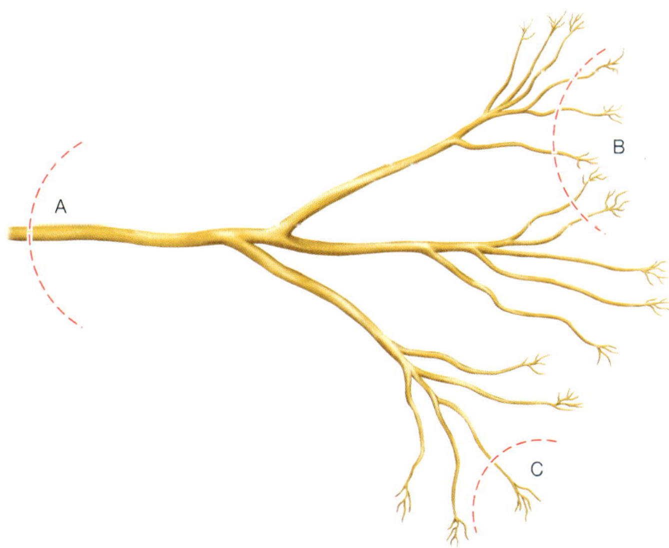

그림 9-1 국소마취의 종류

A. 전달마취법, B. 침윤마취법, C. 도포마취법

1) 전달마취법(Block anesthesia)

전달마취법은 신경간(신경줄기, nerve trunk)에 국소마취제를 주입하여 이곳으로부터 분포되는 모든 말초 신경을 마비시키는 방법으로, 통증의 자극 전달로를 차단하여 마취효과를 얻는 방법이다. 치과치료 시에 주로 사용하는 방법으로, 소량의 마취제로 광범위하고 심도있는 마취를 할 수 있고, 마취작용시간이 보다 길다는 장점이 있다. 그러나 원하지 않는 부위까지도 마취효과가 나타날 수 있는 단점이 있다.

2) 침윤마취법(Infiltration anesthesia)

침윤마취법은 원하는 부위의 말단신경(terminal n.)에 국소마취제를 침윤시켜 원하는 부위만큼만 마취효과를 얻는 방법이다. 시술방법이 비교적 간단하고, 원하는 부위를 선택적으로 마취할 수 있다는 장점이 있다. 침윤마취법은 종종 연조직 또는 치은 수술 시 혈관수축제를 혼용하여 지혈효과를 얻기 위해 사용되기도 한다.

침윤마취법은 구강내 주사부위에 따라 점막하주사법(subcutaneous or submucosal injection), 골막주위주사법(paraperiosteal injection), 골막하주사법(subperiosteal injection), 골내주사법(intraosseous injection), 치조골간중격내 주사법(interseptal injection), 치근막내주사법(intraligamental injection), 치간유두주사법(interpapillary injection), 치수내주사법(intrapulpal injection) 등으로 나뉜다.

3) 도포마취법(Swabbing anesthesia)

도포마취법은 점막 표면에 국소마취제를 흡수시켜 신경말단(nerve ending)을 마취시키는 방법으로, 주로 연고로 도포하거나 용액 형태를 분무하여 마취한다. 대부분 침윤마취나 전달마취의 보조수단으로서 주사침 자입점 부위의 통증을 줄이는 데 사용한다. 현재 독성이 적고, 도포마취 효과가 강한 리도카인(lidocaine)이 주로 사용되고 있으며, 메피바카인(mepivacaine)과 테트라카인(tetracaine) 등도 사용된다.

도포마취법은 침윤마취나 전달마취 시 보조수단으로 사용되는 것 외에도, 표재성 점막하농양 절개 등 점막 표면의 외과적 처치나 건치와나 점막 표면의 궤양의 경우 통증완화를 위해 사용되기도 한다. 도포마취 시 점막 표면의 마취효과는 충분하지만 골막까지 마취되지는 않는다는 점을 알아야 하며, 구강 점막 및 인두 점막에서의 흡수가 매우 빠르기 때문에 광범위하게 다량의 국소마취제를 분무하지 않도록 주의해야 한다.

2 상악신경마취

상악에서 국소마취법은 주로 삼차신경의 상악분지를 마취하는 술식으로, 상악의 치아 또는 치은 치료에서부터 상악동 이식술 등의 시술 시에도 사용된다. 상악 부위에 사용되는 국소마취법으로는 침윤마취법인 골막주위마취법, 전상치조신경 전달마취법, 중상치조신경 전달마취법, 후상치조신경 전달마취법, 안와하신경 전달마취법, 비구개신경 전달마취법, 대구개신경 전달마취법 등이 있다. 상악의 침윤마취법은 일반적인 치과 치료에서 주로 사용되는 마취법으로, 시술 범위와 목적, 치료 시간에 따라 각각의 전달마취법이 이용된다.

1) 골막주위마취법(Paraperiosteal anesthesia)

침윤마취법인 골막주위마취법은 시술방법이 간단하고, 성공률이 높아서 상악에서 자주 사용되는 국소마취법이다. 그러나 광범위한 치료 시에는 다수의 주사침 주입과 과량의 국소마취제 사용의 위험이 있어 추천되지 않는다.

(1) 마취방법

25~27게이지(gauge)의 짧은 주사침을 이용하며, 시술할 치아의 치근첨 부위 협측 치은구 또는 구개부 점막에 3~4mm 정도 삽입하여 마취액을 주입한다〈그림 9-2〉. 삽입 시 주사침의 경사면은 골면과 마주보게 한다〈그림 9-3〉.

(2) 마취부위

① 국소마취제가 주입된 해당 치아의 치수와 협측 또는 구개측 치은

② 주입된 국소마취제의 양과 확산 정도에 따라 인접치아, 치주조직, 드물게 안면부위까지 마취

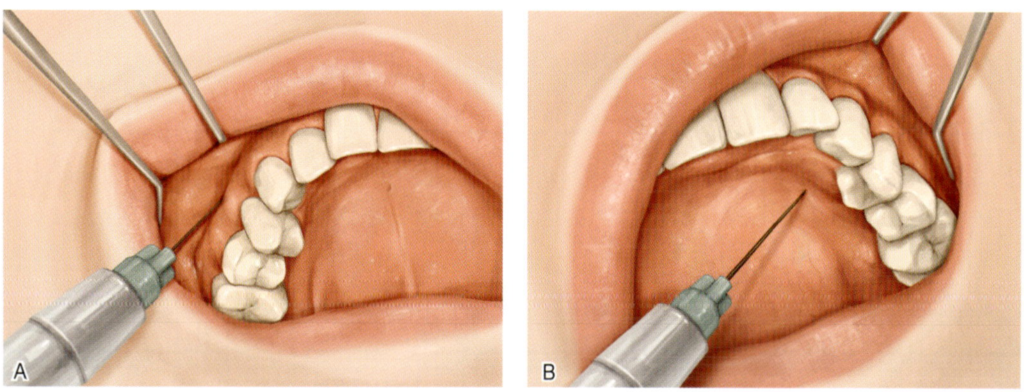

그림 9-2 골막주위마취법. A. 협측 점막에서 접근법, B. 구개측 점막에서 접근법

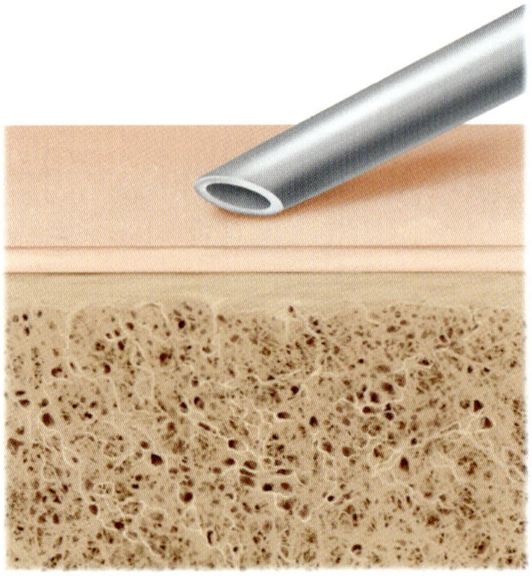

그림 9-3 자입시 주사침의 방향. 경사면이 골면과 마주보게 한다.

(3) 마취의 합병증

주사바늘 끝이 골막 아래쪽으로 자입 될 경우 심한 통증을 느낄 수 있으며, 해당 부위 혈관이 손상될 경우 혈종(hematoma)이 발생한다.

2) 전상치조신경 전달마취법(앞위이틀신경 전달마취법, Anterior superior alveolar nerve block anesthesia)

(1) 마취방법

주사침을 상악 측절치의 치은협이행부(잇몸볼주름, mucobuccal fold)에서 측절치의 치근을 향하여 삽입한 후 1.0~1.5ml의 국소마취제를 서서히 주입한다〈그림 9-4, 그림 9-5〉.

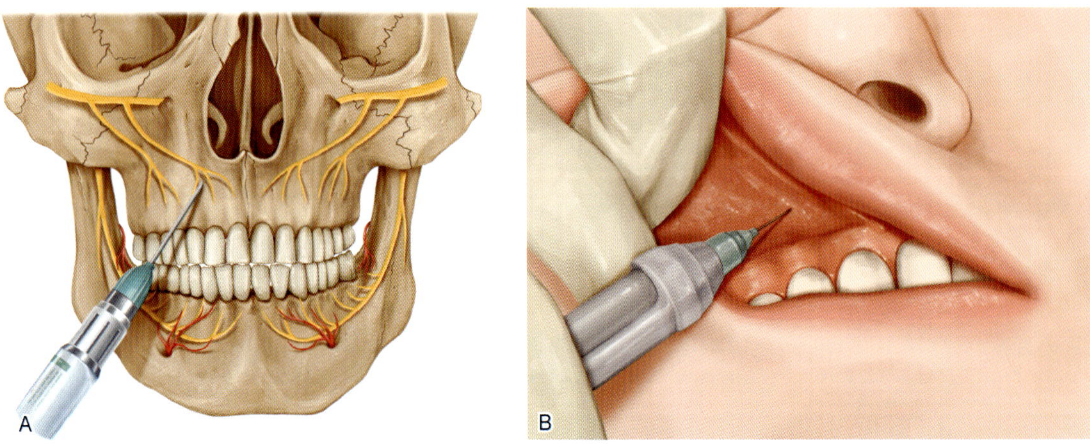

그림 9-4 전상치조신경 전달마취법. 상악 측절치 치근단부에 주사침을 자입한다.

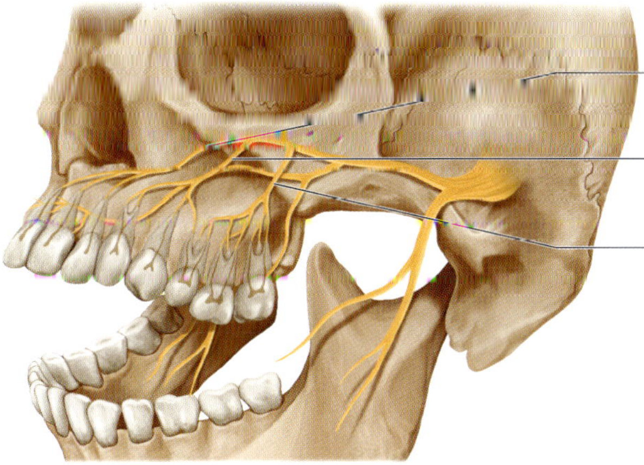

그림 9-5 전상치조신경, 중상치조신경, 후상치조신경의 분포

(2) 마취부위

① 상악 중절치, 상악 측절치, 견치

② 해당 치아의 상순치은 및 협측치은과 점막

(3) 마취의 실패 및 합병증

마취 후에도 가끔 중절치 부위의 통증을 호소하는 경우가 있는데, 이는 반대측의 전상치조신경(앞위이틀신경, anterior superior alveolar nerve)이 교차분포하기 때문이며, 이때에는 추가적인 중절치 침윤마취가 필요하다.

해당 부위 혈관이 손상될 경우 혈종이 발생한다.

3) 중상치조신경 전달마취법(중간위이틀신경 전달마취법, Middle superior alveolar nerve block anesthesia)

(1) 마취방법

주사침을 상악 제2소구치의 치은협이행부(mucobuccal fold)에서 상악 제2소구치의 치근첨을 향하여 삽입한 후 1.0~1.5ml의 국소마취제를 서서히 주입한다〈그림 9-5, 그림 9-6〉.

(2) 마취부위

① 상악 제1, 2소구치

② 상악 제1대구치의 근심협측치근(안쪽볼쪽치아뿌리, mesiobuccal root)

③ 해당 치아의 협측치은과 점막

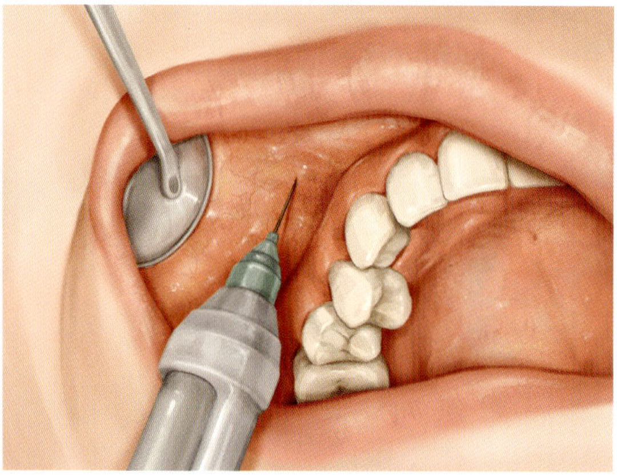

그림 9-6 **중상치조신경 전달마취법.** 상악 제2소구치 치근단 상방에 주사침을 자입시킨다.

(3) 마취의 합병증

해당 부위 혈관이 손상될 경우 혈종이 발생한다.

4) 후상치조신경 전달마취법(뒤위이틀신경 전달마취법, Posterior superior alveolar nerve block anesthesia)

(1) 마취방법

혈종 발생 예방을 위해 25게이지의 짧은 주사침을 이용하여 상악 제2대구치의 치은협이행부(mucobuccal fold)에서 교합평면을 기준으로 45° 위쪽, 정중선을 향하여 45° 내측, 상악 제2대구치 장축에 45° 뒤쪽으로 기울여 삽입한 후, 1.0~1.8ml의 국소마취제를 주입한다〈그림 9-5, 그림 9-7, 그림 9-8〉.

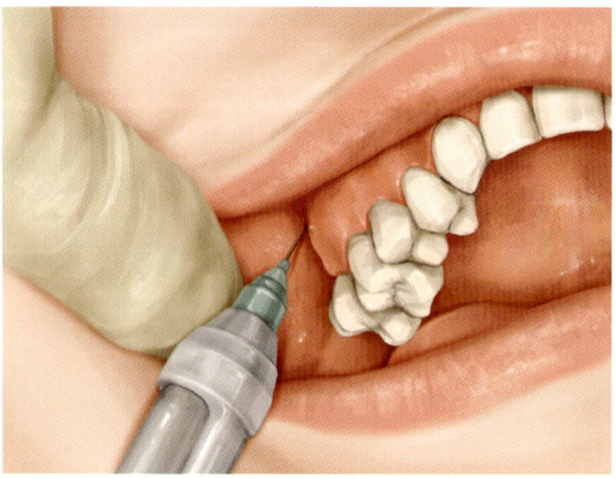

그림 9-7 **후상치조신경 전달마취법.** 주사침의 각도는 교합평면을 기준으로 45도 상방, 정중선에 대해 45도 내측, 상악 제2대구치 장축에 45도 후방이다.

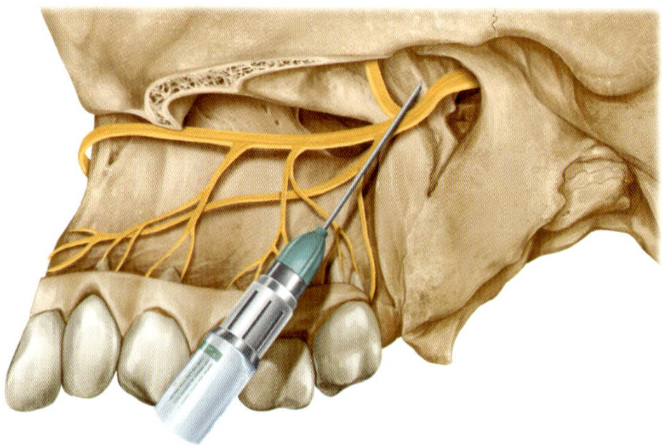

그림 9-8 **후상치조신경의 주행방향과 자입된 주사침의 위치 관계**

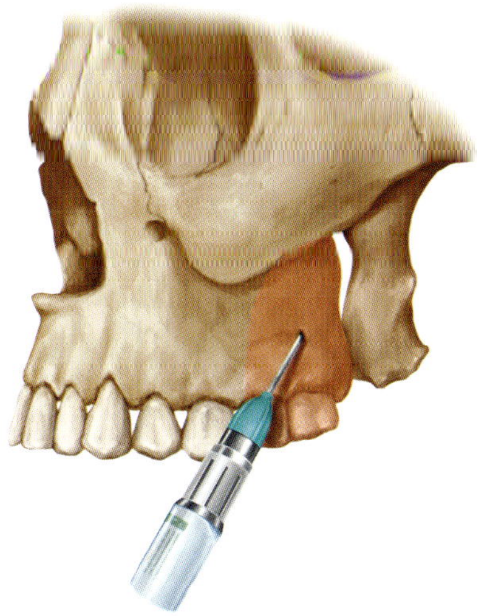

그림 9-9 후상치조신경 전달마취 시 마취되는 부위

(2) 마취부위 〈그림 9-9〉

① 상악 제1, 2, 3대구치(단, 상악 제1대구치의 근심협측치근 제외)

② 해당 치아의 협측치은과 점막

③ 마취의 합병증 : 주사침이 너무 뒤쪽으로 자입되어 익돌근정맥총(날개근정맥얼기, pterygoid plexus)로 들어갈 경우, 혈종이 발생하고, 협측 점막의 부종이 나타날 수 있다.

5) 안와하신경 전달마취법(눈확아래신경 전달마취법, Infraorbital nerve block anesthesia)

(1) 마취방법

인와하신경(눈확아래신경, infraorbital n.)이 나오는 안와하공(눈확아래구멍, infraorbital foramen)은 상악 제2소구치의 장축의 연장선상에 위치한다〈그림 9-10〉. 그러므로 25게이지의 긴 주사침을 상악 제2소구치의 치은협주름(mucobuccal fold)에서 상악 제2소구치의 장축과 평행하게 위치시켜 1.5cm 정도 삽입하여 안와하공에 다다르면 0.9～1.2ml의 국소마취제를 주입한다〈그림 9-11〉. 마취 후 1분 정도 자입부에 손가락으로 압력을 가해 안와하공으로의 마취제 확산을 증가시키도록 한다.

(2) 마취부위 〈그림 9-12〉

① 상악 중절치, 측절치, 견치, 제1, 2소구치

② 상악 제1대구치의 근심협측치근

③ 해당 치아의 협측치은과 점막

④ 하안검(lower eyelid), 코의 측면부

(3) 마취의 실패 및 합병증

하안검에 혈종이 발생할 수 있으며, 주사침에 의해 안와하정맥(눈확아래정맥, infraorbital v.) 감염이 일어날 경우, 해면정맥동(해면정맥굴, cavernous sinus)의 혈전증(thrombosis)이 생길 수 있다.

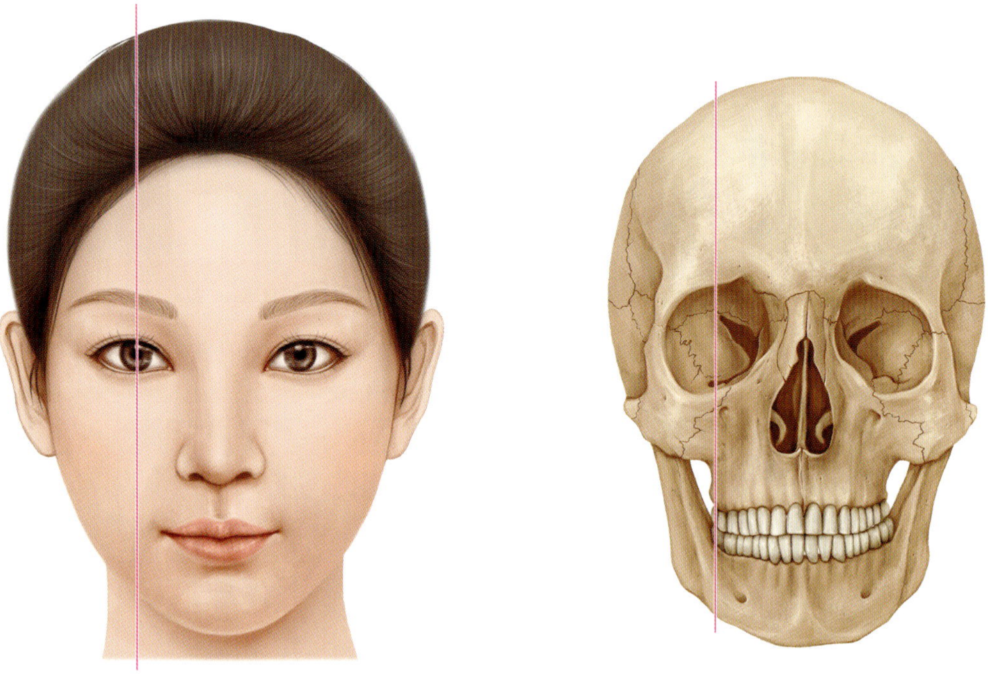

그림 9-10 **안와하공의 해부학적 위치.** 동공과 상악 제2소구치를 연결하는 선상에 위치

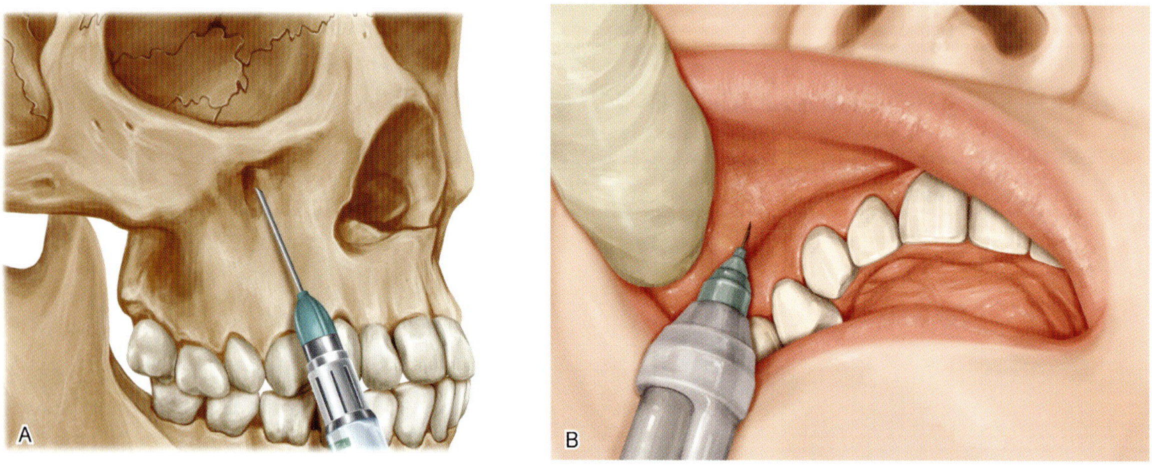

그림 9-11 **안와하신경 전달마취법.** 상악 제2소구치의 치아 장축을 따라 수직으로 접근한다.

6) 비구개신경 전달마취법(코입천장신경 전달마취법, Nasopalatine nerve block anesthesia)

(1) 마취방법

27게이지의 짧은 주사침을 이용하여 절치유두(앞니유두, incisive papilla) 약간 옆쪽에서 3~5mm 정도 삽입하여 아주 천천히 0.4~0.5ml의 국소마취제를 주입한다⟨그림 9-13, 그림 9-14⟩. 절치유두는 통증에 민감하므로, 도포마취와 압박을 이용하여 통증을 경감시킨 후 마취하는 것이 좋다.

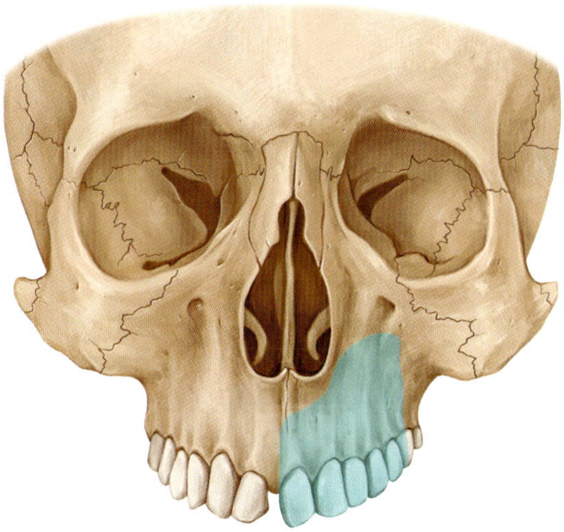

그림 9-12 안와하신경 전달마취 시 마취되는 부위

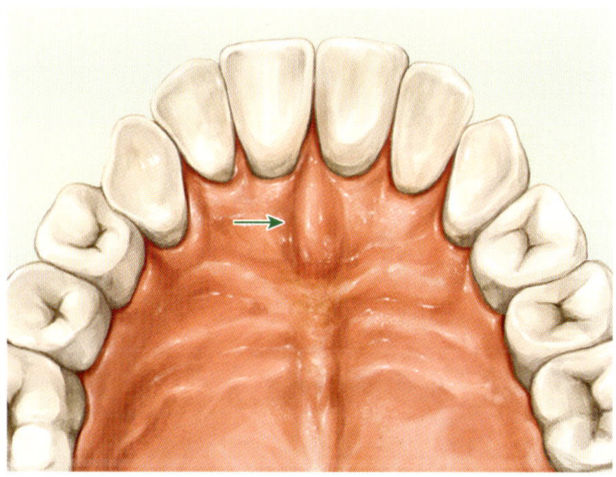

그림 9-13 절치공의 해부학적 위치

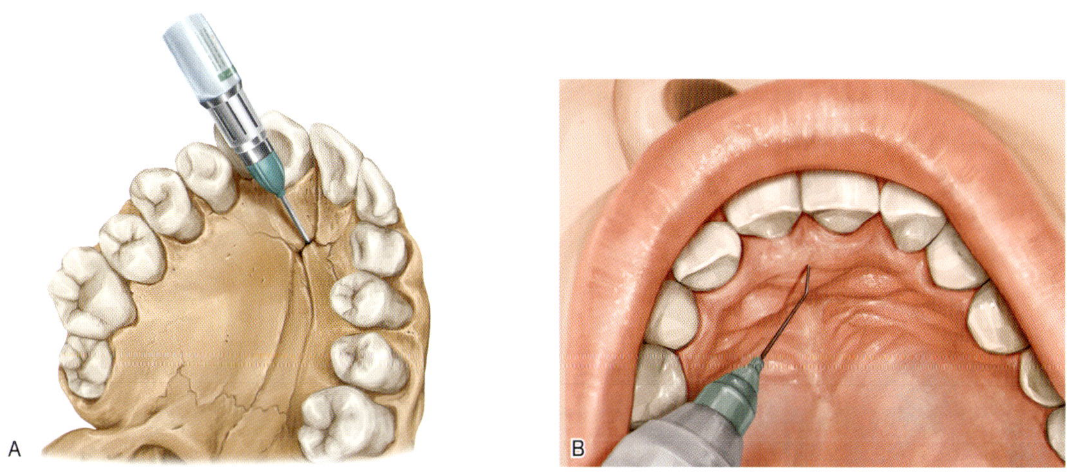

그림 9-14 비구개신경 전달마취법

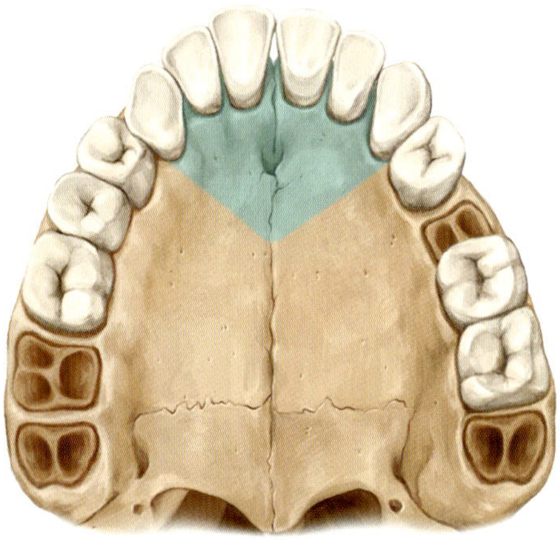

그림 9-15 비구개신경 전달마취 시 마취되는 부위

(2) 마취부위 〈그림 9-15〉

상악 좌/우 중절치, 측절치, 견치 부위의 구개측 치은과 점막

(3) 마취의 합병증

많은 양의 국소마취제 주사 시 압력에 의해 통증을 수반한 구개 점막의 조직괴사가 초래될 수 있으며, 혈관이 손상될 경우 혈종이 생길 수 있다.

7) 대구개신경 전달마취법(큰입천장신경 전달마취법, Greater palatine nerve block anesthesia)

(1) 마취방법

대구개신경(큰입천장신경, greater palatine n.)이 나오는 대구개공(큰입천장구멍, greater palatine foramen)은 상악 제2대구치와 제3대구치 사이의 치은연으로부터 구개정중선 방향으로 약 10mm 떨어진 부위의 구개(입천장, palate)에 위치한다. 그러므로 상악 제2대구치의 원심면의 치은연에서 턱쪽 10mm 위치에 주사침을 직각으로 삽입하여 0.25～0.5ml의 국소마취제를 천천히 주입한다〈그림 9-16〉.

(2) 마취부위 〈그림 9-17〉

상악 제1, 2소구치, 제1, 2대구치 부위의 구개측 치은과 점막

(3) 마취의 합병증

많은 양의 국소마취제 주사 시 구개 점막의 조직괴사가 초래될 수 있으며, 혈관이 손상될 경우 혈종이 생길 수 있다.

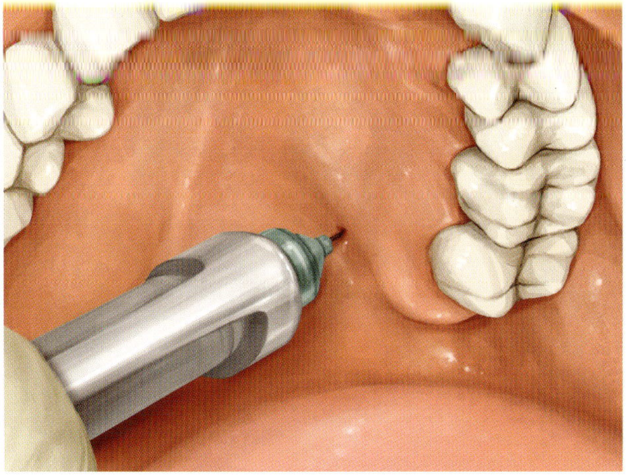

그림 9-16 대구개신경 전달마취법

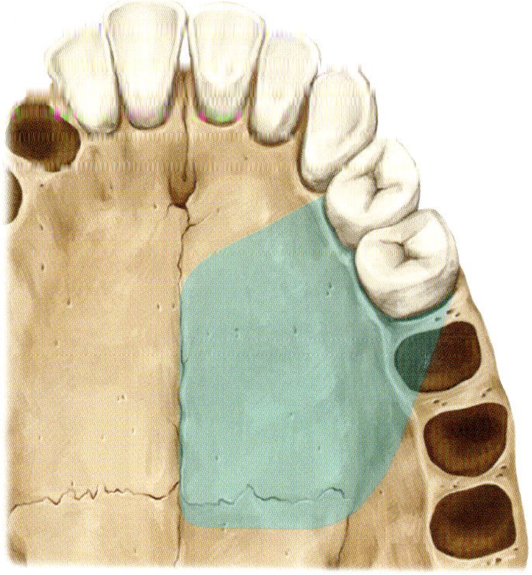

그림 9-17 대구개신경 전달마취 시 마취되는 부위

3 하악신경마취

상악의 치은뼈는 다공성이어서 침윤마취만으로도 치아 및 주위 치주조직에 충분한 마취효과를 얻을 수 있지만, 하악은 중절치부위를 제외하고는 단단한 치밀골로 되어 있어서, 하치조신경(inferior alveolar n.), 협신경(buccal n.), 설신경(lingual n.) 등의 각각의 신경에 대한 전달마취가 필요하다.

하악 부위 마취는 침윤마취법인 골막주위마취법, 하치조신경 전달마취법, 설신경 전달마취법, 협신경 전달마취법, 이신경 전달마취법 등이 있다.

1) 골막주위마취법(뼈막주위마취법, Paraperiosteal anesthesia)

하악골(아래턱뼈, mandible)에서 침윤마취법인 골막주위마취법은 성인의 경우 절치부나 연조직 수술 등에서 제한적으로 사용되며, 성인보다는 어린이나 청소년에서 좀 더 효과적이다. 성인(특히 노인)에서는 치밀골이 매우 단단하여 이 방법을 포함한 침윤마취에 의한 마취효과를 기대하기 힘들다.

(1) 마취방법

25~27게이지의 주사침을 이용하여 마취하려는 치아의 치근단 쪽으로 자입하며, 이때 너무 깊이 넣어 이근(턱끝근육, mentalis m.) 속으로 들어가 통증을 유발하지 않도록 주의하여 마취액을 주입한다. 주사침의 각도는 경사면이 골면을 향하도록 하며 치아의 장축에 평행이 되도록 한다.

(2) 마취부위

① 국소마취제가 주입된 해당 치아의 치수와 협측 또는 구개측 치은(치밀골이 단단할 경우 제대로 마취되지 않는 경우가 많다.)

② 주입된 국소마취제의 양과 확산 정도에 따라 하순의 일부가 마취

(3) 마취의 합병증

혈관이 손상될 경우 혈종이 생길 수 있다.

2) 하치조신경 전달마취법(아래이틀신경 전달마취법, Inferior alveolar nerve block anesthesia)

(1) 마취방법

하치조신경 전달마취법은 하악에서 가장 기본이 되는 신경인 하치조신경(inferior alveolar n.)을 마취하는 방법으로, 하치조신경이 지나는 익돌하악간극(날개아래턱공간, pterygomandibular space)에 주사침을 자입하는 마취법이다〈그림 9-18〉. 주사침은 하악소설(턱뼈혀돌기, mandibular lingula)의 바로 뒤에까지 도달해야 하치조신경이 들어가는 하악공(mandibular foramen)에 마취액이 다다를 수 있다.

25~27게이지의 긴 주사침을 사용하여 익돌하악봉선(날개아래턱솔기, pterygomandibular raphe)부위 점막능선의 가장 깊은 곳의 전후방 거리의 3/4지점과 하악 교합면 위 1cm 높이가 만나는 점을 향해 반대편 하악 제1소구치 부위에서 접근하여 자입하며, 2~2.5cm 주사침이 하악지(턱뼈가지, ramus of mandible)에 닿으면 살짝 뺀 후 마취액을 주입한다〈그림 9-19, 그림 9-20, 그림 9-21〉.

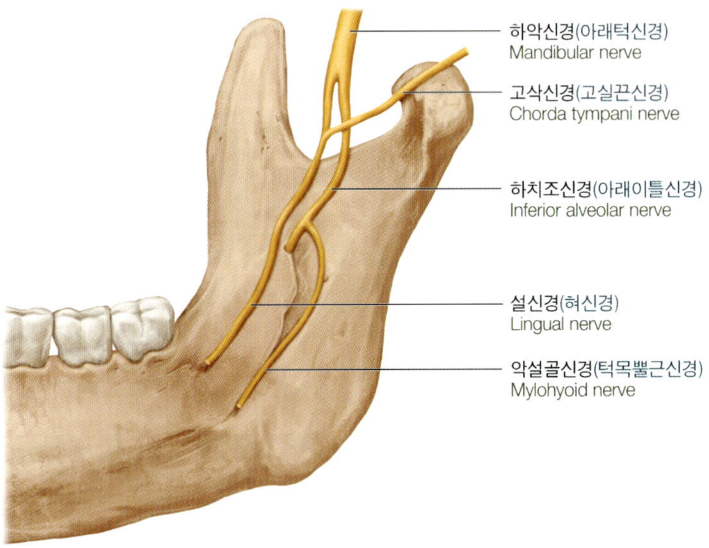

그림 9-18 하치조신경의 해부학적 구조

(2) 마취부위 〈그림 9-22〉

① 하악 중절치, 측절치, 견치, 제1, 2소구치, 제1~3대구치 치수

② 하악 중절치, 측절치, 견치, 제1, 2소구치 협측치은과 점막

③ 혀의 앞쪽 2/3부위, 구강저 설측치은(설신경의 일부가 마취되면서 나타나는 마취부위)

(3) 마취의 합병증 〈그림 9-23〉

주사 부위 혈관이 손상될 경우 혈종이 생길 수 있으며, 마취액이 과도하게 확산되어 개구장애(입벌림장애, trismus)가 나타날 수 있다.

3) 설신경 전달마취법(혀신경 전달마취법, Lingual nerve block anesthesia)

(1) 마취방법

설신경 전달마취는 보통 하치조신경 전달마취 시 같이 이루어진다. 하치조신경 전달마취 시 하악공 주위에 마취액을 주사한 다음, 1/2 정도 빼고 0.3~0.5ml 정도 마취액을 주입하면 설신경이 마취된다.

(2) 마취부위

하악 중절치, 측절치, 견치, 제1, 2소구치, 제1~3대구치의 설측치은(lingual gingiva)과 점막

(3) 마취의 합병증

주사 부위 혈관이 손상될 경우 혈종이 생길 수 있다.

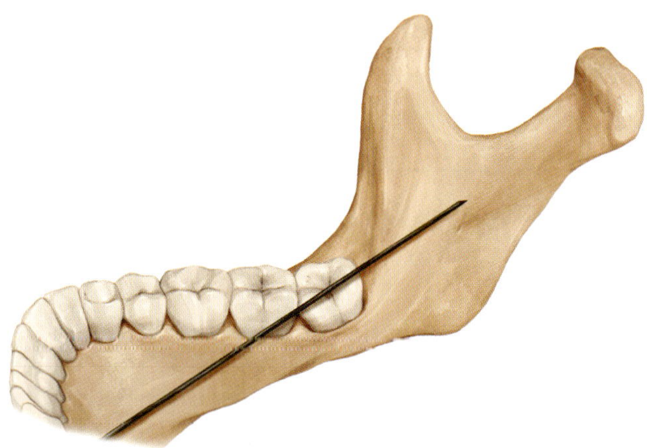

그림 9-19 하치조신경 전달마취 시 주사침의 자입방향

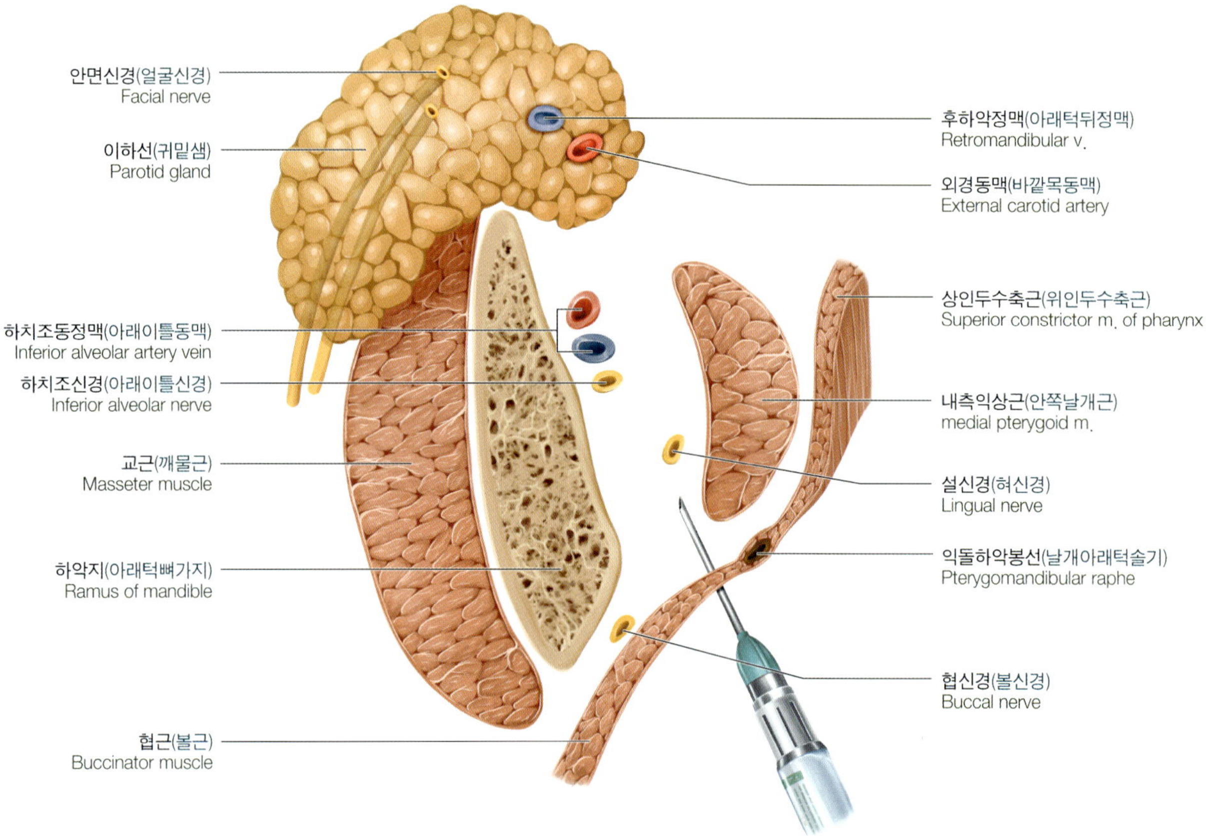

그림 9-20 하치조신경 전달마취 시 주사침 주위의 해부학적 구조

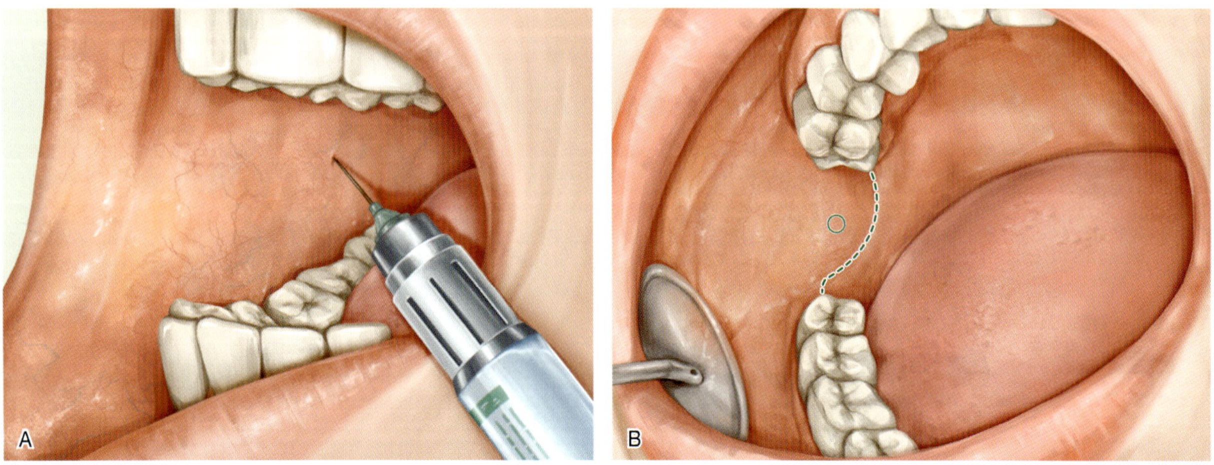

그림 9-21 하치조신경 전달마취 시 주사침의 위치(좌측)와 주사침의 자입점(우측, ○)

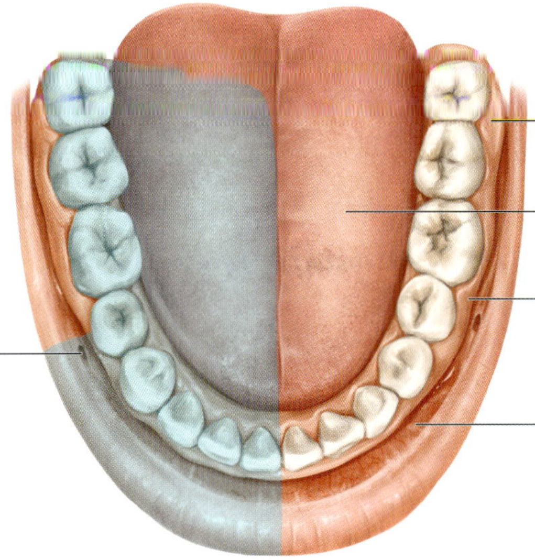

그림 9-22 하치조신경 전달마취 시 마취되는 부위(파란색)

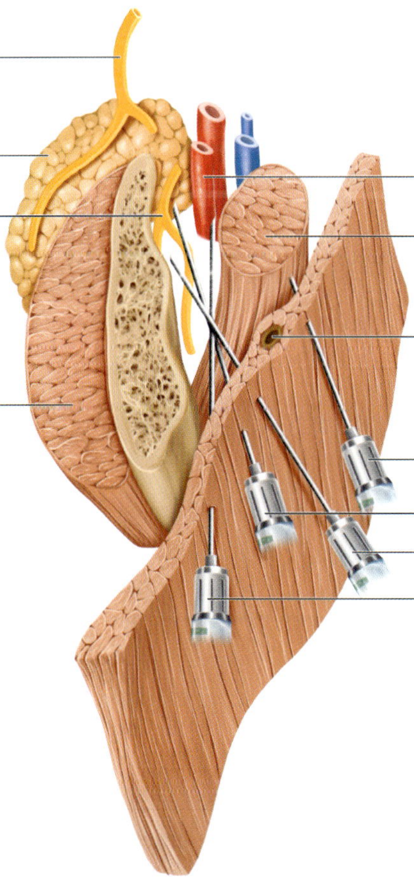

그림 9-23 하치조신경 전달마취 시 주사침 위치에 따라 여러 합병증이 야기될 수 있다.

4) 협신경 전달마취법(볼신경 전달마취법, Buccal nerve block anesthesia)

(1) 마취방법

주사침을 교합면과 평행하게 위치시킨 후, 하악 가장뒤쪽 대구치의 후외측에 주사침의 경사면을 골면을 향하게 하여 가장뒤쪽 대구치의 뒤쪽 협측 골면에 닿도록 주사침을 자입한다. 주사침이 하악골(mandible)에 닿으면 살짝 뺀 후 마취액을 주입한다〈그림 9-24〉.

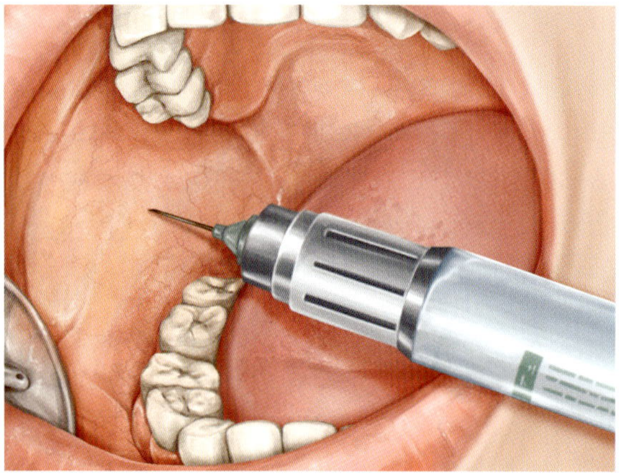

그림 9-24 협신경 전달마취법. 하악골 사선(oblique line)의 직내방에 주사침을 자입한다.

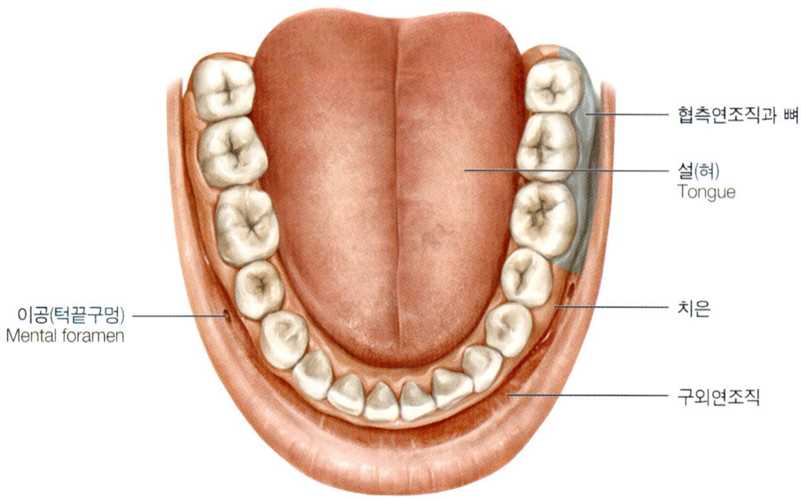

그림 9-25 협신경 전달마취 시 마취되는 부위(파란색)

(2) 마취부위 〈그림 9-25〉

하악 제1, 2대구치 부위의 협측치은과 점막, 협부의 피부

(3) 마취의 합병증

주사 부위 혈관이 손상될 경우 혈종이 생길 수 있다.

5) 이신경 전달마취법(턱끝신경 전달마취법, Mental nerve block anesthesia)

(1) 마취방법

이신경이 나오는 이공(턱끝구멍, mental foramen)은 보통 하악 제2소구치 아래쪽으로 치은연과 하악하연(턱뼈아래모서리, mandibular lower edge)의 중간부위에 위치한다. 그러므로 주사침을 하악 제2소구치 부위에서 전내하방으로 1cm 정도 삽입하여 이공 주위에 닿으면 마취액을 주입한다〈그림 9-26〉.

(2) 마취부위 〈그림 9-27〉

① 하악 중절치, 측절치, 견치, 제1, 2소구치의 치수

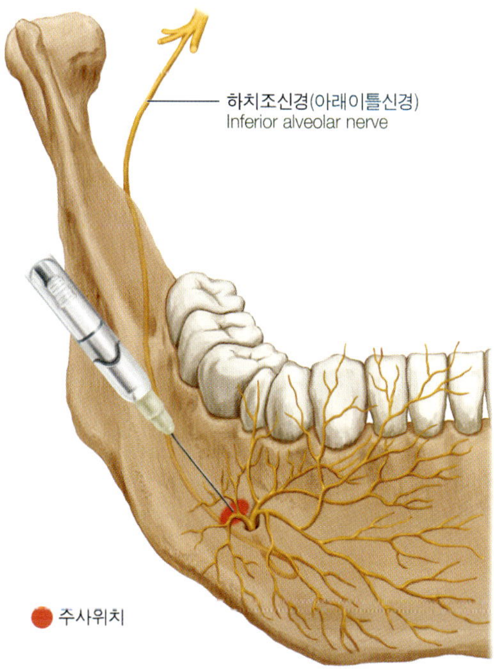

그림 9-26 이신경 전달마취법. 이공의 개구방향을 따라 전내하방으로 주사침을 주입한 후 국소마취제를 주입하여 이신경을 마취한다.

② 하악 중절치, 측절치, 견치, 제1, 2소구치 부위의 설측 또는 협측 치은과 점막

③ 하순

(3) 마취의 합병증

주사 부위 혈관이 손상될 경우 혈종이 생길 수 있다.

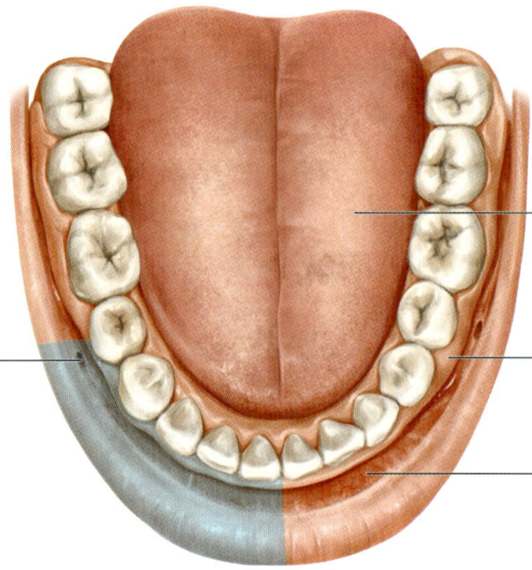

그림 9-27 이신경 전달마취 시 마취되는 부위(파란색)

Summary

1. 국소마취의 종류

- 선닐마취, 침윤마취, 도포마취

2. 상악신경 전달마취법

- 전상치조신경 전달마취법
- 중상치조신경 전달마취법
- 후상치조신경 전달마취법
- 안와하신경 전달마취법
- 비구개신경 전달마취법
- 대구개신경 전달마취법

3. 하악신경 전달마취법

- 하치조신경 전달마취법
- 설신경 전달마취법
- 협신경 전달마취법
- 이신경 전달마취법

용/어/정/리

- 개구장애(입벌림장애, Trismus)
- 근심협측치근(안쪽볼쪽치아뿌리, Mesiobuccal root)
- 대구개공(큰입천장구멍, Greater palatine foramen)
- 대구개신경(큰입천장신경, Greater palatine n.)
- 비구개신경(코입천장신경, Nasopalatine n.)
- 설신경(혀신경, Lingual n.)
- 신경간(신경줄기, Nerve trunk)
- 안와하공(눈확아래구멍, Infraorbital foramen)
- 안와하신경(눈확아래신경, Infraorbital n.)
- 안와하정맥(눈확아래정맥, Infraorbital v.)
- 이공(턱끝구멍, Mental foramen)
- 이근(턱끝근육, Mentalis m.)
- 이신경(턱끝신경, Mental n.)
- 익돌근정맥총(날개근정맥얼기, Pterygoid plexus)
- 익돌하악간극(날개아래턱공간, Pterygomandibular space)
- 익돌하악봉선(날개아래턱솔기, Pterygomandibular raphe)
- 전상치조신경(앞위이틀신경, Anterior superior alveolar n.)
- 절치유두(앞니유두, Incisive papilla)
- 중상치조신경(중간위이틀신경, Middle superior alveolar n.)
- 치은협이행부(잇몸볼주름, Mucobuccal fold)
- 하악(아래턱, Mandible)
- 하악공(아래턱구멍, Mandibular foramen)
- 하악소설(턱뼈혀돌기, Mandibular lingula)
- 하악지(턱뼈가지, Ramus of mandible)
- 하악하연(턱뼈아래모서리, Mandibular lower edge)
- 하안검(아래눈꺼풀, Lower eyelid)
- 하치조신경(아래이틀신경, Inferior alveolar n.)
- 해면정맥동(해면정맥굴, Cavernous sinus)
- 협신경(볼신경, Buccal n.)
- 후상치조신경(뒤위이틀신경, Posterior superior alveolar n.)

가

나

다

라

마

바

사

아

자

차

카

A

B

C

D

E

F

G

H

I

J

N

O

R

S

T

U

V

W

Y

Z

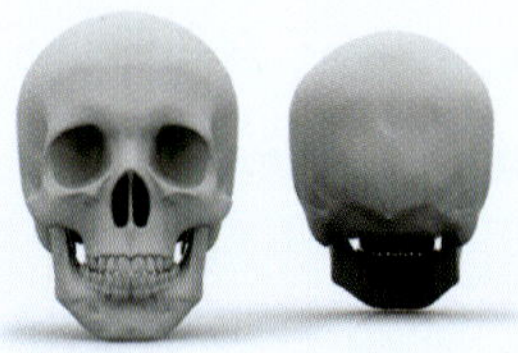

ORAL ANATOMY

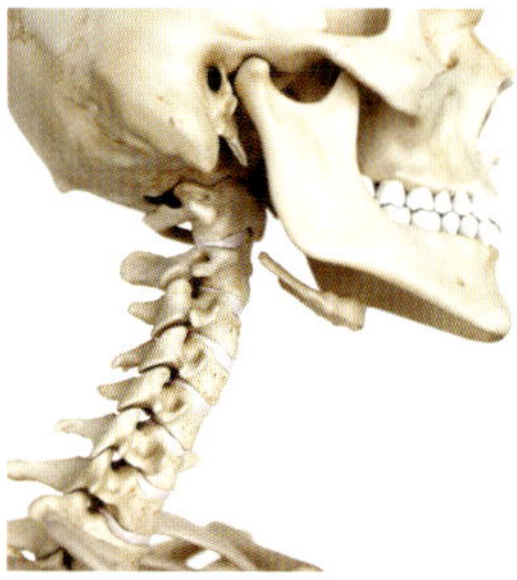

최신

ORAL ANATOMY 구강해부학

초판 발행 2017년 3월 2일
2판 2쇄 발행 2021년 2월 22일

편저자 김종대, 유기연, 정보현, 정은경, 조원길
발행인 이 웅 현
발행처 **퍼시픽북스**
서울시 중구 충무로 29 아시아미디어타워 501호
TEL. 02-2272-7766(代) / FAX. 02-2272-7166
E-mail: papu77@daum.net

ISBN 978-89-6130-915-8

정가 40,000원

ORAL ANATOMY